食品营养与卫生

SHIPIN YINGYANG YU WEISHENG

主　编：高宇萍　袁静宇
副主编：李　海　马玉玲　高艳玲

海洋出版社
北　京

内 容 简 介

膳食营养与人们的生活息息相关,合理的营养是健康的基础。本书从食品营养学和食品卫生学的角度,力求与食品专业相结合的同时,对基础营养知识作了扼要的论述,同时又增加了营养配餐的部分知识。

主要内容: 根据高职高专食品科学与工程专业的课程需要,本书主要对食物的消化与吸收、食品营养学基础、各类食品的营养价值、不同人群的营养、强化食品、社区营养、食品污染及其预防、食品卫生监督管理及各类食品卫生以及食物中毒等方面进行了详细的阐述。以丰富的理论知识及实际操作经验,对各类食品的营养学特征进行了详细而系统的讲解,并且从食品卫生学的角度重点介绍了如何安全健康地获得富有营养的食品。

本书特点: 1. 重点突出、叙述简练、实用性强。2. 知识点覆盖面广,深入浅出。

适用范围: 不仅适合作为高职高专食品科学与工程专业的教材,也适用于非食品专业的学生作为公共选修课教材,还可作为营养普及教育用书。

图书在版编目(CIP)数据

食品营养与卫生/高宇萍等主编. —北京:海洋出版社,2010.3
ISBN 978-7-5027-7686-2

Ⅰ.①食… Ⅱ.①高… Ⅲ.①食品营养②食品卫生 Ⅳ.①R15

中国版本图书馆 CIP 数据核字(2010)第 031819 号

总 策 划:刘 斌	发 行 部:(010)62174379(传真)(010)62132549
责任编辑:刘 斌	(010)62100075(邮购)(010)62173651
责任校对:肖新民	网 址:www.oceanpress.com.cn
责任印制:刘志恒	承 印:北京朝阳印刷厂有限责任公司印刷
排 版:海洋计算机图书中心 晓阳	版 次:2018 年 1 月第 1 版第 4 次印刷
出版发行:海洋出版社	开 本:787mm×1092mm 1/16
地 址:北京市海淀区大慧寺路 8 号(705 房间)	印 张:20.5
100081	字 数:492 千字
经 销:新华书店	定 价:35.00 元
技术支持:(010)62100055	

本书如有印、装质量问题可与发行部调换

《食品营养与卫生》编写人员

主　编：高宇萍　袁静宇

副主编：李　海　马玉玲　高艳玲

参　编（排名不分先后）：

白粉娥　任志龙　张　锐　王　芳

云雅光　元向东　张文华　姜志伟

张邦建　翁鸿珍　纪铁鹏

前　言

食物是人类生存与活动最基本的物质保证。人类通过有规律、有选择地摄入食物来满足自身的生理需要，即维持生命、保证健康。而食物的营养水平又与人类的智力和身体健康、与民族的兴衰和发展密切相关。只有遵循营养学的基本原理，合理营养，平衡膳食，科学安排日常饮食，才能保证身体健康，有充沛的体力和精神进行工作和学习。

随着社会的发展，人们对食物的要求也在不断提高，已不仅仅满足于最初的饱腹、维持自身生存的基本条件，而是逐渐向疾病的防治、人体的健康以及通过食物良好的色、香、味、形、质来满足人们不同的嗜好和要求等方面发展。随之，生命科学、营养学等学科应运而生并且迅速发展起来，一些天然的具有特殊生理活性的物质不断得到重视，对于有益于健康的食品成分及饮食与疾病相互关系的研究不断得到拓展。

通过改善饮食条件与食品组成，发挥食品本身的生理调节功能，以提高人类健康水平已日益成为人们的共识。天然的、营养的、具有特殊生理活性的食品也成为健康的最佳选择。由此，食品营养除了提供人类所需的营养素以外又注入了新的内容。

随着人们生活水平的提高，人们的食品消费观念也在进步，尤其是对营养学的基本原理、食品的安全卫生知识、各类食品的营养与保健功能、营养失调与疾病、食品营养与抗衰老等更为关注。为此，普及营养科学知识十分重要。科学技术的普及是提高公众科学素质的关键，营养科学知识的普及有利于提高全民的饮食文化素养、生活质量及健康水平。

本书利用十一个章节对相关问题进行了阐述，力求与食品专业相结合的同时，对基础营养知识作了扼要的论述，同时又增加了营养配餐的部分知识。本书覆盖面广，深入浅出，不仅适用于高职高专食品科学与工程专业的教材，也适用于非食品专业的学生作为公共选修课教材，还可作为营养普及教育用书。

本书由包头轻工职业技术学院高宇萍、袁静宇主编。李海、马玉玲、高艳玲担任副主编，另外白粉娥、任志龙、张锐、王芳、云雅光、元向东、张文华、姜志伟、张邦建、翁鸿珍、纪铁鹏等多位老师参与了编写。本书在编写过程中，得到了包头轻工职业技术学院领导和生物工程系领导的支持，在此谨致以衷心的感谢！本书编写过程中参考了大量文献和资料，在此向所有参考书和论文的作者表达真诚的谢意！

书中难免有一些不足和疏漏之处，敬请广大读者批评指正，以便我们今后修订、补充和完善。

编　者

目　录

第一章　绪论 1
　　本章习题 4
第二章　食物的消化与吸收 5
　第一节　消化系统的组成与功能 6
　　　一、口腔 7
　　　二、食道 9
　　　三、胃 9
　　　四、小肠 11
　　　五、大肠 12
　第二节　主要营养物质的消化与吸收 ... 12
　　　一、碳水化合物的消化与吸收 ... 12
　　　二、蛋白质的消化与吸收 16
　　　三、脂肪的消化与吸收 17
　　本章习题 17
第三章　食品营养学基础 19
　第一节　蛋白质 19
　　　一、蛋白质的生理功能 19
　　　二、氮平衡 20
　　　三、氨基酸和必需氨基酸 20
　　　四、食物蛋白质的营养评价 21
　　　五、蛋白质的互补作用 24
　　　六、蛋白质供给量及食物来源 .. 25
　第二节　脂类 27
　　　一、脂类的分类 27
　　　二、脂肪酸和必需脂肪酸 28
　　　三、磷脂和胆固醇 30
　　　四、脂类的生理功能 31
　　　五、脂肪营养价值的评价 33
　　　六、脂类供给量及食物来源 33
　第三节　碳水化合物 34
　　　一、碳水化合物的分类 34
　　　二、膳食纤维 36
　　　三、碳水化合物的生理功能 38
　　　四、碳水化合物的供给量及食
　　　　　物来源 39
　第四节　能量 39
　　　一、概述 39
　　　二、能量来源 40
　　　三、人体能量的需要 42
　　　四、能量的食物来源及供给量 .. 43
　第五节　矿物质和水 44
　　　一、矿物质概述 44
　　　二、钙 44
　　　三、磷 48
　　　四、镁 50
　　　五、铁 52
　　　六、碘 55
　　　七、锌 59
　　　八、硒 62
　　　九、铜 66
　　　十、水 69
　第六节　维生素 72
　　　一、概述 72
　　　二、维生素 A 72
　　　三、维生素 D 75
　　　四、维生素 E 78
　　　五、维生素 K 81
　　　六、维生素 B_1 83
　　　七、维生素 B_2 86
　　　八、烟酸 89
　　　九、维生素 B_6 91
　　　十、叶酸 94
　　　十一、维生素 B_{12} 97
　　　十二、维生素 C 99
　　　十三、泛酸、胆碱、生物素 ... 102
　　本章习题 104
第四章　各类食品的营养价值 ... 107
　第一节　食品营养价值的评定及意义 ... 107
　　　一、食品营养价值的评定 107
　　　二、营养素的生物利用率 107
　　　三、评定食品营养价值的意义 .. 108
　第二节　谷类食品的营养价值 108

一、谷类的主要营养成分及组成特点..........108
　　二、谷类的合理利用..........108
　　三、常见谷类食物的营养价值....109
第三节　豆类及其制品的营养价值..........114
　　一、大豆的主要营养成分及组成特点..........114
　　二、豆类及其制品的合理利用.....114
　　三、常见其他豆类及豆制品的营养价值..........114
第四节　蔬菜、水果的营养价值..........115
　　一、蔬菜..........115
　　二、水果类..........118
第五节　畜、禽肉及鱼类的营养价值..........121
　　一、畜禽肉..........121
　　二、鱼类..........124
第六节　乳及乳制品的营养价值..........126
　　一、乳类及其制品的营养成分及组成特点..........126
　　二、乳类及其制品的合理利用.....129
第七节　蛋和蛋制品的营养价值..........129
　　一、蛋的结构..........129
　　二、蛋类的主要营养成分及组成特点..........129
　　三、蛋类的合理利用..........132
本章习题..........132

第五章　不同人群的营养..........136
第一节　孕妇营养..........136
　　一、孕期生理特点..........136
　　二、孕期的营养特点..........136
　　三、孕期营养不良对母体及胎儿的影响..........138
　　四、孕妇的合理膳食..........138
第二节　乳母营养..........140
　　一、乳母的营养特点..........140
　　二、乳母的合理膳食..........140
第三节　婴幼儿营养..........141
　　一、婴儿的营养需要..........141
　　二、幼儿的营养..........145

第四节　学龄前、学龄儿童与青少年营养..........146
　　一、学龄前儿童的生理及营养特点..........146
　　二、学龄儿童营养及饮食安排....148
　　三、青少年营养与膳食指南........148
第五节　老年人营养..........149
　　一、老年人的生理代谢特点........149
　　二、老年人的营养需要..........150
　　三、老年人的合理膳食..........152
本章习题..........152

第六章　强化食品..........154
第一节　食品营养强化概述..........154
　　一、食品营养强化的目的..........154
　　二、食品营养强化的要求..........155
第二节　食品强化剂的选择及强化方法....155
第三节　强化食品的种类..........156
第四节　人体健康与保健食品..........157
　　一、人体健康的基本概念..........157
　　二、保健食品..........160
本章习题..........166

第七章　社区营养..........168
　　一、社区营养的定义..........168
　　二、社区营养的目的..........168
　　三、特点..........168
第一节　膳食营养素参考摄入量..........168
　　一、膳食营养素参考摄入量的发展..........168
　　二、膳食营养素参考摄入量（DRIs）的内容..........169
　　三、膳食营养素需要量与摄入量..........170
　　四、膳食营养素参考摄入量的制定方法..........170
　　五、用膳食营养素参考摄入量评价膳食..........171
第二节　膳食结构与膳食指南..........173
　　一、膳食结构..........173
　　二、膳食指南..........176

- 第三节 营养调查 179
  - 一、膳食调查 180
  - 二、体格检查 181
  - 三、生化检查 182
- 第四节 营养监测 183
  - 一、营养监测的概念 183
  - 二、营养监测的作用 183
  - 三、社会营养监测与营养调查的区别 183
- 第五节 营养与疾病 183
  - 一、蛋白质—热能营养不良 183
  - 二、脑血管疾病 185
  - 三、糖尿病 188
  - 四、肿瘤 190
- 本章习题 193

第八章 营养配餐 195
- 第一节 营养配餐的概念 195
  - 一、营养配餐的目的和意义 195
  - 二、营养配餐的理论依据 195
  - 三、营养配餐现状 198
- 第二节 营养食谱 198
  - 一、营养食谱的调整与确定原则 198
  - 二、营养食谱的制定方法 199
  - 三、常见营养食谱的确定 208
- 本章习题 213

第九章 食品污染及其预防 214
- 第一节 食品的细菌污染与腐败变质 214
- 第二节 霉菌与霉菌毒素对食品的污染及其预防 223
  - 一、概述 223
  - 二、黄曲霉毒素 225
  - 三、杂色曲霉毒素（Sterigma Tocystin，ST）...... 227
  - 四、镰刀菌毒素 227
- 第三节 农药残留对食品的污染及其预防 230
  - 一、农药残留 230
  - 二、食品中农药残留的来源 231
  - 三、常用农药对食品的污染及其毒性 232
  - 四、食品贮藏和加工过程对农药残留量的影响 233
  - 五、控制食品中农药残留量的措施 234
- 第四节 有毒金属对食品的污染及预防 234
  - 一、有害金属污染食品的途径、毒作用的特点和控制措施 234
  - 二、几种主要有害金属对食品的污染及毒性 236
- 第五节 N-亚硝基化合物污染及其预防 239
  - 一、N-亚硝基化合物的分类、结构特点及理化性质 239
  - 二、N-亚硝基化合物的前体物 240
  - 三、食品中的亚硝胺及亚硝胺在体内的合成 242
  - 四、N-亚硝基化合物的遗传毒性 243
  - 五、预防亚硝基化合物危害的措施 244
- 第六节 多环芳烃类和杂环胺类化合物污染及其预防 245
  - 一、苯并（a）芘〔benzo（a）pyrene，B（a）P〕...... 245
  - 二、杂环胺化合物 247
- 第七节 食品容器和包装材料设备的食品卫生 249
  - 一、塑料分类与基本卫生问题 249
  - 二、橡胶的食品卫生 251
  - 三、涂料的食品卫生 253
  - 四、陶瓷搪瓷及其他包装材料的卫生问题 253
  - 五、复合包装材料的卫生问题 254
  - 六、食品容器包装材料设备的卫生管理 255
- 第八节 食品的放射性污染及预防 255
  - 一、电离辐射的单位及天然放射性本底 255

二、食品中的天然放射性核素......256
　三、环境中人为的放射性核素污染及其向食品中的转移......257
　四、食品放射性污染对人体的危害......258
　五、控制食品放射性污染的措施......259
本章习题......259

第十章　食品卫生监督管理及各类食品卫生......261
第一节　粮豆、蔬菜水果的卫生与管理......261
第二节　畜、禽、鱼类原料及其制品的卫生与管理......264
　一、畜肉及其制品的卫生与管理......264
　二、禽蛋类的卫生与管理......268
　三、鱼类食品的卫生与管理......271
第三节　奶及奶制品的卫生及其管理......272
　一、奶的卫生及管理......272
　二、奶及奶制品的卫生质量要求......274
第四节　冷饮食品的卫生及其管理......275
　一、冷饮食品原料的卫生要求......275
　二、冷饮食品加工过程的卫生要求......276
　三、冷饮食品的卫生管理......278
第五节　食品添加剂的使用卫生......278
　一、食品添加剂的定义和分类......278
　二、对食品添加剂及其使用的原则要求......279
　三、食品添加剂的卫生管理......280
　四、我国常用的食品添加剂......281

本章习题......283

第十一章　食物中毒......284
第一节　食物中毒的概念与分类......284
　一、食物中毒的概念......284
　二、食物中毒特征......284
　三、食物中毒的分类......284
　四、食物中毒发生的原因......285
　五、食物中毒的流行病学特点......286
第二节　细菌性食物中毒......286
　一、细菌性食物中毒的特点......286
　二、沙门菌属食物中毒......287
　三、变形杆菌食物中毒......289
　四、病原性大肠埃希菌食物中毒......291
　五、葡萄球菌食物中毒......293
　六、副溶血性弧菌食物中毒......295
　七、蜡样芽胞杆菌食物中毒......297
　八、肉毒梭菌食物中毒......298
　九、产气荚膜梭菌食物中毒......301
　十、椰毒假单胞菌酵米面亚种食物中毒......302
　十一、小肠结肠炎耶尔森菌食物中毒......304
　十二、其他的细菌性食物中毒......305
第三节　非细菌性食物中毒......306
　一、化学性食物中毒......306
　二、有毒动植物中毒......310
　三、真菌毒素和霉变食品中毒......315
第四节　食物中毒的调查处理......316
本章习题......317

参考文献......319

第一章 绪 论

膳食、营养与人们的生活息息相关，合理的营养是健康的基础。随着我国社会经济的发展和人民生活水平的提高，人们对营养与健康日益重视，科学饮食、合理营养、促进健康已成为人们生活的基本要求。但是，当前我国营养学专业人才严重缺乏，为了广泛普及营养知识，提高全民营养素质，培养专业的营养技术人员已成为当前我国食品营养学专业的迫切要求。

1. 食品营养与卫生的概念

食品是指经口腔摄入并对机体有一定营养作用的物质。它是人类获得营养素和能量的来源，以及赖以生存、繁衍的物质基础。"营养"作为一个名词已被众所周知，"营"在汉字里是谋求的意思，"养"是养生或养身，两个字组合在一起即是"谋求养生"的意思。确切的说应该是用食物或食物中的有益成分谋求养生。人体在生命活动中需要不断从外界环境中摄取食物，从中获得生命活动中所需要的营养物质。以下介绍一些与营养有关的概念。

（1）营养学：是指研究人体营养规律及其改善措施的科学。

（2）营养：是指人体吸收、利用食物或营养物质的过程，也是人类通过摄取食物以满足机体生理需要的生物学过程。营养是人体获得并利用其作为生命运动所必须的物质和能量的过程。据此，我们也可以认为营养学是研究人们"吃"的科学，它研究人们应该"吃什么"，"如何吃"才能更好的消化、吸收、代谢、利用，保证机体维持正常生长发育与良好健康相关的过程。

（3）营养素：是人体用以维持正常生长、发育、繁殖和健康生活所必须的物质。目前已知在各类食品中有 40~45 种人体必须的营养素。它们通常分为碳水化合物、脂肪、蛋白质、维生素、矿物质和水六大类；近年来也有不少学者把膳食纤维也列为营养素并称为第七类营养素。其中碳水化合物、脂肪和蛋白质在食品中存在和摄入的量较大，称为宏量营养素或常量营养素，而维生素和矿物质在平衡膳食中仅需少量，故称微量营养素。人们在进食含有这些营养素的食品之后，机体可进一步利用它们，并用来制造许多为身体机能活动所必须的其他物质，如酶和激素等。从营养学和食品科学或食品加工的角度来说，应尽量保持这些营养素不受破坏。

（4）营养密度：食品的的营养密度是指食品中以单位热量为基础所含重要营养素（维生素：矿物质、蛋白质）的浓度。通常，乳和肉（瘦肉）就其每千焦（kJ）所提供的营养素来说既多且好，故营养密度较高。肥肉的营养密度则较低，因其每千焦所提供的上述营养素很少，对于纯糖块之类的食品，主要是提供能量而无维生素、矿物质、蛋白质等营养素，则无营养密度可谈。

（5）食品的营养价值：通常是指在特定食品中的营养素及其质和量的关系。食品营养价值的高低，取决予食品中营养素是否齐全，数量多少，相互比例是否适宜，以及是否易于消化、吸收等。一般说，食品中所提供的营养素种类及其含量越接近人体需要，则该食品的营养价值就越高。

（6）合理营养：是指通过合理的膳食和科学的烹调加工，能向机体提供足够数量的热能和各种营养素，并保持各营养素之间的数量平衡，以满足人体的正常生理需要，保持人体健康。

（7）食品卫生学：是研究食品中可能存在的、威胁人体健康的有害因素及其预防措施，提高食品卫生质量，保护食用者安全的科学。

营养与食品卫生学是研究食物、营养与人体健康关系的一门学科。本学科具有很强的科学性、社会性和应用性，与国计民生密切相关，它在增进人的体质、预防疾病、保护和提高健康水平等方面起着重要作用。

2. 营养学的形成和发展

食品营养学的发展历史据说可追溯到五千年以前。当时人类从外界获取一定的食物用于维持自己的生命和从事各种活动，并进一步选取某些食物作为药方用以维护自己的身体健康。在古代，埃及长老曾把某些食物作为药方利用，古希腊和古罗马学者也强调食品在维持健康中的作用。我国古代的"药食同源"之说，认为药与食在养生保健作用上是相辅相成的，两千多年前《黄帝内经·素问》中曾提出"五谷为养、五果为助、五畜为益、五菜为充"的食物和养生的记载，即以谷物为主食，配以动物性食品增进其营养价值，有益健康，再加上果品的辅助、蔬菜的充实，这与现代营养学的膳食模式很相似，这无疑是人们从长期实践中所总结的古代朴素的食品营养学说。

现代食品营养学据说是由 Antoine Laurent Lavoisier（1743～1794）开创的，在他之前是令人难懂并最终被推翻的"燃素"理论。而他则开创了了解氧化过程即呼吸过程的性质和设计量热器的道路。然而，真正的现代营养学作为一门学科来说，主要是 20 世纪的产物。在整个 19 世纪和 20 世纪初是发现和研究各种营养素的鼎盛时期，当时正值生化学科从生理学科中分离出来不久，而营养研究又是当时生化研究的重要部分（主要分析食物的组成成分）。可以说真正的现代食品营养学的创立是随着生物化学、生理学、化学、农学以及食品科学等学科的发展，并通过医学家、营养学家和食品科学家等共同努力的结果。今天的食品营养学研究，随着与之相关的其他各门学科的发展则有了更进一步地发展，特别是随着生物化学和分子生物学等的发展已经推进到了分子水平，从而把营养功能直接与物质代谢等联系起来。

现代食品营养学的发展在经历了对能量问题的研究和认识之后，又进一步研究并认识到碳水化合物、脂肪、蛋白质、维生素、矿物质的作用。而在 20 世纪 60 年代营养学家对蛋白质进行了扩大研究，并认为蛋白质缺乏是世界上最严重和普遍的营养问题。此后则从多方面研究、干预，并且突出与营养不良做斗争。近年来，人们对上述某些营养素的研究不断有更深入的认识。例如：对多不饱和脂肪酸特别是 n-3 系列的 α-亚麻酸及其在体内形成的二十碳五烯酸（EPA）和二十二碳六烯酸（DHA）的研究颇受重视，而 n-亚麻酸已被认为是人体必需脂肪酸。维生素 E、维生素 C 和胡萝卜素以及微量元素硒等在体内的抗氧化作用及其作用机制的研究亦引人注目，更重要的是对膳食纤维以及某些植物化学物质（phytochemicals）如有机硫化物、异硫氰酸盐、多酚、黄酮和异黄酮等非传统营养素进行了深入研究，并认识到它们对人体有许多益处，特别是对人体某些慢性和非传染性疾病，如心血管病、某些癌症等有防护和保健作用，从而将食品营养学由了解某些营养素在预防营养缺乏中所起的作用，发展为既防止营养缺乏病又防护某些慢性和非传染性疾病的发生。

特别值得一提的是，由于食品科学特别是食品加工业的迅速发展，以及人们对营养、健康的日益重视，许多食品加工生产中的营养、安全问题不断涌现。例如，某些食品的营养价值经加工后而被降低，甚至由于加工不当还可能会产生某些有害物质等。然而，对于食品生产加工中的营养问题却直到 20 世纪 80 年代才开始重视，1985 年在第十三届国际营养学会议上曾有报告称,"工业上对于食品加工期间如何保存和改善食品的营养价值还很少注意。实际上,随着食品工业的迅速发展和人们生活节奏的加快,加工食品或方便食品已大量呈现在人们面前。这些食品的营养和营养价值亦已成为人们十分关注的问题。但是食品加工对食品营养素和营养价值的影响究竟如何,尤其是不同的加工方法。以及加工时食品中各营养素、非营养素和所添加的食品成分(包括食品添加剂)之间,它们的分子内和分子间的反应如何?这些问题正有待研究,以便使食品加工在杀灭有害微生物、钝化酶和去除食品的不利因素,以及将食品加工过程中出现的安全、卫生问题减到最小的同时,对食品的有益作用(如生物利用率、食品的感官和营养质量等)最佳化,进一步改善人类健康"。目前,食品营养学的发展正在由传统的研究"营养足够"向"营养最佳"方面发展,即通过食品获取足够营养的同时,正在强调食品可能具有的促进健康(包括心理和生理健康)和防病(尤其是防止慢性非传染性疾病)的保健方面发展。

3. 食品卫生学的起源以及发展

食品卫生学主要研究内容包括食品污染及其预防,包括污染的种类来源、性质作用、含量水平、监测管理以及预防措施;各类食品的主要卫生问题;食品添加剂;食物中毒及其预防以及食品卫生监督管理等。

食品卫生学也经历了较长的历史发展过程。在我国周朝就设置了"凌人"专司食品冷藏防腐。《唐律》规定了处理腐败食品的法律准则,在古医籍中,对于鱼类引起的组胺中毒,也有很深刻而准确地描述,这均体现出预防食物中毒的思想。

现代食品卫生学起源于19世纪,首先提出的是微生物引起食品变质的看法和巴氏消毒的理论和应用。随着商品经济的发展,食品掺假伪造相当严重,法国、英国和美国先后颁布了《取缔食品伪造法》、《防止饮品掺伪法》和《食品、药品、化妆品法》,这均为食品卫生法规管理奠定了基础。

上世纪中叶,由于现代食品的出现和环境污染的日趋严重,发生或发现了各种来源不同、种类各异的食品污染因素,如黄曲霉毒素;多环芳烃化合物、N-亚硝基化合物;化学农药的污染、残留;食品容器包装材料等高分子物质的单体及加工中所用的助剂、食品添加剂毒性等,从而使食品毒理学理论与方法得到了进一步发展。随着科学的进步、社会的的发展和人们生活水平的不断提高,食品的安全和卫生显得越来越重要。1995年我国正式制定和颁布了《中华人民共和国食品卫生法》,从而进一步形成了较完善的食品卫生法律体系和食品卫生监督管理体系,使我国的食品卫生监督管理工作进入了一个依法治理的新的历史发展时期。

近年来,环境污染对食物链造成的污染问题的研究,如工业生产及食品包装材料和垃圾焚烧中产生的二噁英,杂环胺等污染物对人体的生物作用,也取得了可喜的进展。

保健食品或功能性食品的安全性以及功能的评价、研究和开发最近已成为食品卫生学中一个新兴领域。越来越多地发现表明营养素的功能已不仅仅是预防营养缺乏病,而且在慢性病预防中也有着重要的作用。

食品卫生学科的另一个新的且非常重要的动向是它在日益频繁的国际食品贸易中显示出重要的作用,食品安全和卫生已成为世界贸易组织的重要文件。在FAO/WHO的积极支持和推动下,由危险性评估、危险管理和危险性交流组成的危险性分析技术在解决重大食品问题和制定食品卫生标准中得到越来越多的应用。

食品卫生学今后的重要任务是以现代食品卫生监督管理最新理论和成就,不断制定和修订各项食品卫生技术规范,并落实各项技术规范,不断完善法律法规,研究食物中毒的新病原物质,提高食物中毒的科学管理水平,提高食品合格率,进一步以危害性分析理论与方法和质量控制体系完善各种食品污染物安全性评价,标准制定,进一步扩大研究新的食品污染因素,采用良好生产工艺和危害分析关键控制点管理体系,提高各种监测分析方法水平,加强食品安全与食品质量。

4. 食品营养与卫生学的研究任务、内容及方法

食品营养与卫生学是研究食品和人体健康关系的一门科学,它应使人们在最经济的条件下获得最合理的营养。其主要内容如下:

(1) 食品的营养成分及其检测。
(2) 人体对食品的摄取、消化、吸收、代谢和排泄。
(3) 营养素的作用机制和它们之间的相互关系。
(4) 营养与膳食问题。
(5) 营养与疾病防治。
(6) 食品加工对营养素的影响。

上述最后一点即食品加工与营养的关系问题。由于食品营养学与食品科学以及食品工艺学之间的密切关系,我们可以认为,食品营养学是研究食品对人体的影响,或者是人体以最有益于健康的方式来利用食品的科学。对于从事食品科学或食品加工的人来说,则应在了解普通营养学知识的基础上更多地了解食品加工对营养的影响。在尽量发挥食品加工有益作用的同时,将食品加工、运输、保藏等过程中营养素的损失,以及在此过程中出现的安全、卫生问题减到最小,进一步改善和提高食品的营养价值,使之更有利于健康。此外,近几年发展起来的旨在防病、保健的功能食品也为食品营养学的发展又开辟了一个新的领域。

本书旨在介绍普通营养与卫生学的同时,着重介绍食品加工与营养的关系以及膳食营养等内容。

本章习题

简答题

1. 简述食品营养与卫生的概念。
2. 简述营养学的形成和发展。
3. 简述食品卫生学的起源以及发展。

第二章　食物的消化与吸收

我们日常所吃的食物中的营养成分，主要包括糖类、蛋白质、脂肪、维生素、无机盐和水，除了维生素、无机盐和水可直接吸收外，蛋白质、脂肪和糖类都是复杂的大分子有机物，均不能直接吸收，必须先在消化道内被加工处理，分解成结构简单的小分子物质，才能通过消化道的粘膜进入血液，送到身体各处供组织细胞利用。食物在消化道内的这种分解过程称为"消化"。食物经过消化后，通过消化管粘膜上皮细胞进入血液循环的过程叫"吸收"。食物的消化和吸收需要通过消化系统各个器官的协调合作来完成的，是两个紧密相连的过程。

消化是由消化道来完成的，人的消化道由不同的消化器官相延续而成。消化有两种方式：一种是食物经过口腔的咀嚼，牙齿的磨碎，舌的搅拌、吞咽，胃肠肌肉的活动，将大块的食物变成碎小的，使消化液充分与食物混合，并推动食团或食糜下移，从口腔推移到肛门，这种消化过程叫机械性消化，或物理性消化；另一种是消化腺分泌的消化液对食物进行化学分解，由消化腺所分泌的消化液，将各种复杂的营养物质分解为肠壁可以吸收的简单的化合物，如糖类分解为单糖，蛋白质分解为氨基酸，脂类分解为甘油及脂肪酸。然后这些分解后的营养物质被小肠（主要是空肠）吸收进入体内，进入血液和淋巴液，这种消化过程叫化学性消化。正常情况下，这两种方式的消化作用是同时进行，互相配合的。食物经过消化后，透过消化道的粘膜，进入血液和淋巴循环的过程，称为吸收。消化和吸收是两个相辅相成、紧密联系的过程。不能被消化和吸收的食物残渣，最后以粪的形式排出体外。如表2-1所示。

表2-1　消化液的成分及其作用

消化液	分泌量（L/d）	pH	主要成分	酶的底物	酶的水解产物
唾液	1.0~1.5	6.6~7.1	粘液		
胃液	1.5~2.5	0.9~1.5	α-淀粉酶	淀粉	麦芽糖、脐、多肽
			粘液、盐酸		
			胃蛋白酶（原）	蛋白质	
			内因子		
胰液	1.0~2.0	7.8~8.4	HCO_3		
			胰蛋白酶（原）	蛋白质	氨基酸、寡肽
			糜蛋白酶（原）		
			羧基肽酶（原）	肽	氨基酸
			核糖核酸酶	RNA	单核苷酸
			脱氧核糖核酸酶	DNA	
			α-淀粉酶	淀粉	麦芽糖、寡糖
			胰脂肪酶	甘油三酯	脂肪酸、甘油、甘油一酯
			胆固醇酯酶	胆固醇酯	脂肪酸、胆固醇
			磷脂酶	磷脂	脂肪酸、溶血磷脂

续表

消化液	分泌量（L/d）	pH	主要成分	酶的底物	酶的水解产物
胆汁	0.8～1.0	6.8～7.4	胆盐		
			胆固醇		
			胆色素		
小肠液	1.0～3.0	7.6	粘液		
			肠激酶	胰蛋白酶（原）	胰蛋白酶
大肠液	0.5	8.3	粘液		
			HCO_3		

第一节 消化系统的组成与功能

消化系统可以将不能被人体直接利用的营养物质分解成简单的小分子物质，而且能够重新加工合成三千多种不同的化合物和近千种酶，这些新的营养物质经过矿物质作用，才能被人体吸收，使组织器官发挥各自的功能，新陈代谢才能正常进行，因此消化系统在人体中非常重要。

消化系统由消化道和消化腺两部分组成（如图 2-1 所示）。

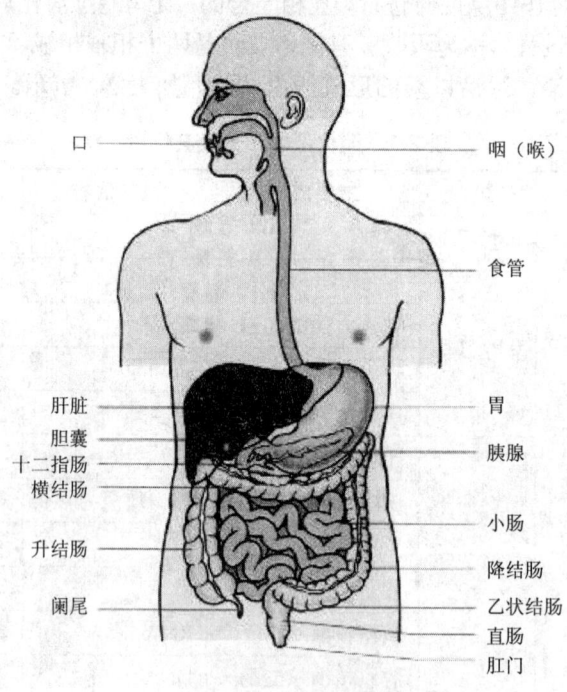

图 2-1 消化系统的组成

消化道是一条起自口腔，延续至咽、食道、胃、小肠、大肠，终于肛门的很长的肌性管道，包括口腔、咽、食管、胃、小肠（十二指肠、空肠、回肠）和大肠（盲肠、结肠、直肠）等部，如图 2-2 所示。

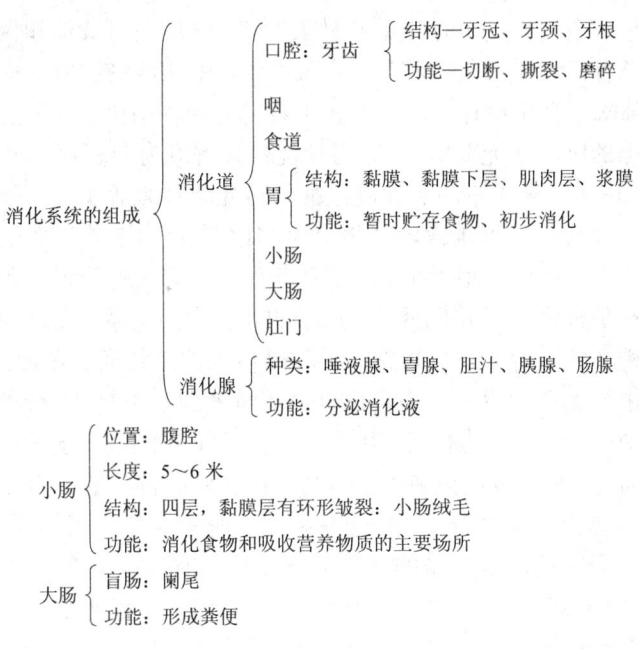

图 2-2 消化系统的组成

消化腺有小消化腺和大消化腺两种。小消化腺分散在消化管各部的管壁内,大消化腺有三对唾液腺(腮腺、下颌下腺、舌下腺)、肝和胰,它们均借助导管将分泌物排入消化管内。

一、口腔

食物的消化作用发生于口腔,口腔借剪断及研磨等两种物理作用将食物切断、磨碎,可以增加食物与消化液的接触面积,所以咀嚼越细越容易消化。食物被碾碎以后,神经的反射作用以及食道的蠕动,将食物碎粒往胃部输送,其间伴有重力作用,所以,病人躺着吃东西会有难以下咽的感觉。

口腔内有唾液腺、腮腺、颌下腺、舌下腺及许多小腺。

1. 唾液

唾液是由大小唾液腺分泌的混合液。腮腺是由浆液细胞组成的,分泌稀的唾液。颌下腺和舌下腺是混合腺,即腺泡由浆液细胞和粘液细胞组成。

唾液为无色无味近于中性(pH6.6~7.1)的低渗液体,唾液中水分约占99%,有机物主要为粘蛋白,还有球蛋白、氨基酸、尿素、尿酸、唾液淀粉酶和溶菌酶等。唾液中的无机物有钠、钾、钙、硫氰酸盐、氯、氨等。此外,唾液中还有一定量的气体,如氧、氮和二氧化碳。

唾液中的粘蛋白几乎全由粘液细胞所分泌,它使唾液具有粘稠性质。浆细胞分泌稀薄的唾液,几乎不含粘蛋白,但浆液腺所分泌的唾液淀粉酶是粘液腺所分泌的 4 倍。

唾液的渗透压随分泌率的变化而有所不同。在分泌率很低的情况下,其渗透压也低,约为 $50mOsm/kgH_2O$;而在最大分泌率时,渗透压可接近血浆,此时唾液中钠和氯的浓度升高,钾的浓度降低;分泌率低时则出现相反的现象。目前认为,唾液中电解质成分随分泌率变化的原因是分泌液在流经导管时,导管上皮细胞对电解质的吸收不相同而造成的,而分泌液从腺泡细胞中排出时是等渗的,电解质的组成与血浆是相似的。

唾液可以湿润与溶解食物，以引起味觉并易于吞咽。唾液还可清洁和保护口腔，它可清除口腔中的残余食物，当有害物质进入口腔时，它可冲淡、中和这些物质，并将它们从口腔粘膜上洗掉。唾液中的溶菌酶还有杀菌作用。在人和少数哺乳动物如兔、鼠等的唾液中，含中唾液淀粉酶（狗、猫、马等的唾液中无此酶），它可使淀粉分解成为麦芽糖。唾液淀粉酶发挥作用的最适pH值在中性范围内，唾液中的氯和硫氰酸盐对此酶有激活作用。食物进入胃后，唾液淀粉酶还可继续使用一段时间，直至胃内容物变为pH值约为4.5的酸性反应为止。

唾液分泌的调节完全是神经反射性的，包括非条件反射和条件反射两种。引起非条件反射性唾液分泌的正常刺激是食物对口腔机械的、化学的和温度的刺激。在这些刺激的影响下，口腔粘膜和舌的神经末稍（感受器）发生兴奋，冲动沿传入神经纤维（在舌神经、鼓索神经支、舌咽神经和迷走神经中）到达中枢，再由传出神经到唾液腺，引起唾液分泌。

唾液分泌的初级中枢在延髓，其高级中枢分布在下丘脑和大脑皮层等处。支配唾液腺的传出神经以副交感神经为主，如第9对脑神经到腮腺，第7对脑神经的鼓索支到颌下腺。刺激这些神经可引起量多而固体少的唾液分泌。副交感神经对唾液腺的作用是通过其末稍释放乙酰胆碱而实现的，因此，用对抗乙酰胆碱的药物如阿托品，能抑制唾液分泌，而用乙酰胆碱或其类似药物时，可引起大量的唾液分泌。副交感神经兴奋时，还可使唾液腺的血管舒张，进一步促进唾液的分泌。目前认为，副交感神经引起唾液腺附近血管舒张的神经纤维是肽能神经纤维，其末稍释放血管活性肠肽。支配唾液腺的交感神经是肽能神经纤维，在颈上神经节换神经元后，发出节后纤维分布在唾液腺的血管和分泌细胞上。刺激这些神经引起血管收缩，也可引起唾液分泌，但其分泌作用则随不同的唾液腺而有不同，例如，刺激人的颈交感神经，只引起颌下腺分泌，却不引起腮腺分泌。

人在进食时，食物的形状、颜色、气味，以及进食的环境，都能形成条件反射，引起唾液分泌。"望梅止渴"就是日常生活中条件反射性唾液分泌的一个例子。

2. 咀嚼

口腔通过咀嚼运动对食物进行机械性加工。咀嚼是由各咀嚼肌有顺序地收缩所组成的复杂的反射性动作，咀嚼肌包括咬肌、翼内肌、翼外肌和颞肌等，它们的收缩可使下颌向上、向下、向左右及向前方运动，这时，上牙列与下牙列相互接触，可以产生很大的压力以磨粹食物。咀嚼还使食物与唾液充分混合，以形成食团，便于吞咽。

吸吮也是一个反射动作，吸吮时，口腔壁肌肉和舌肌收缩，使口腔内空气稀薄，压力降低到比大气压力低 0.98～1.47kPa（10～15cmH$_2$O）。凭着口腔内的这个低压条件，液体便可进入口腔。

应当指出，口腔内消化过程不仅完成口腔内食物的机械性和化学性加工，它还能反射性地引起胃、胰、肝、胆囊等的活动，以及引起胰岛素的分泌等变化，为以后的消化过程及紧随消化过程的代谢过程准备有利条件。

3. 吞咽

吞咽是一种复杂的反射性动作，它使食团从口腔进入胃。根据食团在吞咽时所经过的部位，可将吞咽动作分为下列三期：

第一期：由口腔到咽，这是在来自大脑皮层的冲动的影响下随意开始的。开始时舌尖上举及硬腭，然后主要由下颌舌骨肌的收缩，把食团推向软腭后方而至咽部。舌的运动对于这一期的吞咽动作是非常重要的。

第二期：由咽到食管上端，这是通过一系列急速的反射动作而实现的。由于食团刺激了软腭部的感受器，引起一系列肌肉的反射性收缩，结果使软腭上升，咽后壁向前突出，封闭了鼻回通路。声带内收，喉头升高并向内紧贴会厌，封闭了咽与气管的通路，呼吸暂时停止；由于喉头前移，食管上口张开，食团就从咽被挤入食管，这一期进行得极快，通常约需 0.1 秒。

第三期：沿食管下行至胃，这是由食管肌肉的顺序收缩而实现的。食管肌肉的顺序收缩又称蠕动，它是一种向前推进的波形运动。在食团的下端为舒张波，上端为收缩波，这样，食团就很自然地被推送前进。

从吞咽开始至食物到达贲门所需的时间，与食物的形状及人体的体位有关。液体食物约需 3～4 秒，糊状食物约需 5 秒，固体食物较慢，约需 6～8 秒，一般不超过 15 秒。

二、食道

人的咽的上端起自颅底，下端位于第 6、7 颈椎交界处而与食管相连，形成一个前后略扁的漏斗形肌肉性管道，主要由咽肌和粘膜组成。前方自上而下分别与鼻腔、口腔和喉腔相通，因此咽腔可分为鼻咽、口咽和喉咽 3 部分。鼻咽的两侧壁左右各有一个咽鼓管的开口；口咽部的侧壁有一凹陷，左右各有一长卵形的腭扁桃体；喉咽是咽的最下部，较狭窄。咽不仅是食物的通道，也是气体进出的途径。当吞咽食物时，软腭上举，口咽腔与鼻咽腔被隔开，同时喉头上提，会厌软骨盖着喉口，此时呼吸暂停，食团便由口腔经咽、食管而入（如图 2-3 所示）。

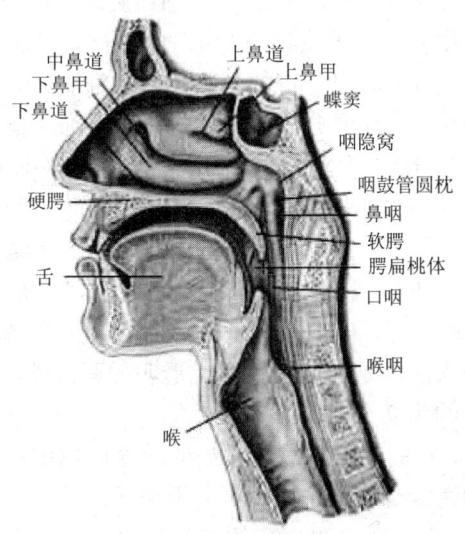

图 2-3　咽部结构图

食道是一条由肌肉组成的通道，连接咽喉到胃。食道本身并没有任何的消化作用，其主要功能只是将食物从咽喉传递到胃中。当食物进入咽喉时会触动吞咽的反射动作，自此之后消化的过程就脱离了自我意识可以控制的范围。这个吞咽反射动作主要是蠕动以将食物推入胃中。在食道的最尾端与胃相接的地方有一个括约肌确保胃酸不会逆流至食道中。

三、胃

胃位于左上腹，是消化道中最大的部分。胃可以分为三部分：胃的上部称上脘，包括贲门；

中部称中脘，即胃体部位；下部称下脘，包括幽门（胃前庭和幽门瓣），如图2-4所示。

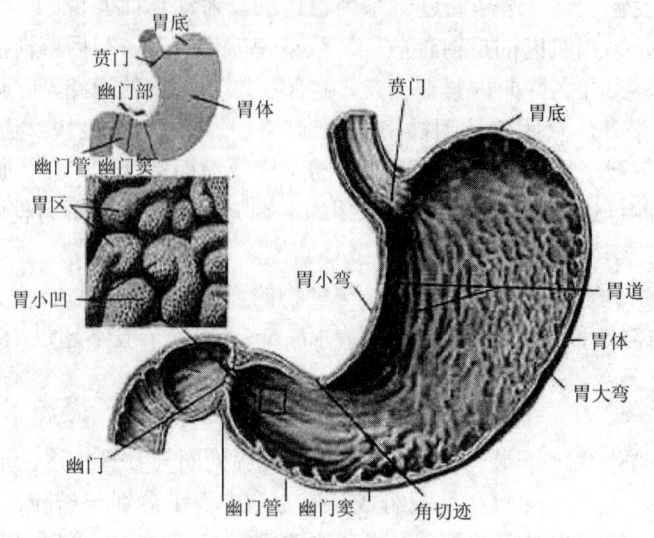

图2-4 胃结构图

食物通过贲门后首先进入胃底，胃底的肌肉有三种功用，即贮存、搅拌和控制食物慢慢送入胃本体。食物进入胃本体，胃壁的蠕动增加使食物的碎化更加充分然后将食物慢慢送入胃前庭。在胃前庭蠕动降低使食物变成半流体（食糜）。幽门瓣通过收缩控制将食糜送往十二指肠，如此慢慢使食物离开胃部，呈强酸性的食糜有足够时间与小肠液中和。

胃部的消化作用主要发生在胃本体，胃的粘膜上有主细胞、壁细胞和少量颈黏液细胞。主细胞又称为胃酶细胞，数量较多，主要分布于胃底的中、下部。胞体呈圆柱状，胞核圆形，胞质嗜碱性，有酶原颗粒，主要功能是分泌胃蛋白酶原。壁细胞（parietal cell）又称为盐酸细胞，主要分布于胃底腺的上半部。细胞体积较大，呈三角形或圆形，胞质嗜酸性，在HE染色中呈红色。壁细胞主要功能是分泌盐酸，具有激活胃蛋白酶原和杀菌作用，同时壁细胞还分泌内因子，具有促进维生素B_{12}吸收的作用。颈黏液细胞数量较少，分布于胃底腺的上部，夹在壁细胞之间。细胞呈柱状，胞核扁圆形，位于细胞基部，细胞内充满黏原颗粒，能分泌黏液。以上三种细胞分泌出来的统称为胃液，是一种淡黄色、透明的强酸液，含盐酸、黏液和少量的酵素，人体每天胃液的分泌量约为2公升。

盐酸全部由壁细胞分泌，它的作用是提供适当的酸性环境更有利于酵素作用。黏液可以防止胃壁受到强酸的腐蚀并润滑混合食物，使其更易于输送。胃中主要的酵素是胃蛋白酶，由主细胞分泌，用来分解蛋白质，然而刚分泌出来的胃蛋白原酶尚无活性，需由盐酸活化变成胃蛋白酶，才能作用于蛋白质。

胃液的分泌还受外界因素影响：①神经的刺激，愤怒和急躁会使胃酸分泌增加，忧虑和害怕会使其减少。②激素的刺激，有些刺激食物例如咖啡、酒精会刺激盐酸和胃酸的分泌，因此患有十二指肠溃疡应避免此类食物。

胃液酸性很强，胃在分泌强酸的同时还能正常的工作，是因为它有着很强的自我保护能力。事实上，胃液在消化食物的同时，也对胃壁有一定的损害作用，即造成一些细胞的死亡。但是由于胃有很强的再生能力，因此这种损害仅仅是暂时的，胃能很快恢复如初。美国密歇根大学医学系德本教授的研究资料表明，每分钟胃的表面能够产生约50万个新细胞，也就是说只需三天，就可以再生出一个新胃来。然而，由于胃液能在几小时内把胃的组织溶化掉，只靠产生的新细胞，还来不及完全弥补所造成的损失。

另外，胃壁覆盖着一层厚厚的被称为胃粘膜的上皮细胞。它与胃液直接接触，使带有腐蚀性的胃液不能渗入到胃的内壁。我们知道，如果胃内产生过多的酸液，就会导致胃溃疡，由于胃粘膜具有特殊的保护作用，所以可免遭或只受到轻度的酸液侵蚀。

只靠胃的再生能力和胃粘膜的保护作用还不够，在胃壁上皮细胞上面还覆盖着薄薄的一层碳水化合物，即所谓的糖体层，它可以进一步加强对胃的保护。另外，在胃壁里层，还覆盖了一层由脂肪物质组成的称为类脂体的物质。此类物质对盐酸的氢离子和氯离子，具有很强的阻碍作用，这是胃保护自己的第三个绝活。

近年来，科学家发现胃粘膜上皮细胞能不断合成和释放内源性前列腺素，它对胃肠道粘膜有明显的保护作用。此外，还有人证明胃肠道是人体内最大的内分泌器官，能分泌新的激素（都是肽类物质）。

四、小肠

小肠是食物消化的主要器官，它位于腹中，上端接幽门与胃相通，下端通过阑门与大肠相连，长5～7米，从上到下分为十二指肠、空肠和回肠。小肠有独特的构造，除黏膜人体的消化作用大部分在小肠进行，肝脏、胆囊、胰脏等分泌大量多种酵素及乳化剂帮助食物消化。小肠有四种消化液完成最后的消化作用：①小肠内有多种酵素可分别作用于糖、脂肪和蛋白质。②十二指肠壁可分泌大量的黏液，从胃送入的食糜有很强的酸性，大量的黏液可防止肠壁受到强酸的侵蚀。③酸性食糜进入小肠上段刺激黏膜产生两种胰激素，胰激素进入血液流至胰脏可促使胰脏产生胰液，并中和酸性食糜。④胆汁负责脂肪的乳糜化，对脂肪的消化和利用很重要。

小肠的另一个重要作用是吸收消化的终产物，例如葡萄糖、半乳糖、各种氨基酸和维生素等。小肠有着吸收的有利条件：①小肠有巨大的吸收面积。人的小肠长约5～7米，小肠黏膜形成许多环行皱襞，皱襞上有大量的绒毛，绒毛表面的柱状上皮细胞还有许多微绒毛，这就使小肠的吸收面积比同样长度的单筒面积增加了600倍。②食糜在小肠内的分子小。食物在小肠内已被充分消化，成为适于吸收的结构简单的小分子物质（食糜），有利于吸收。③食糜在小肠内停留时间长。食糜在小肠内约停留3～8小时，使营养物质有充分的时间被消化吸收。④小肠绒毛具有特殊结构。小肠绒毛内部有毛细血管、毛细淋巴管、平滑肌纤维和神经纤维网等结构，进食时绒毛能产生节律性伸缩和摆动，这些运动加速了绒毛内血液和淋巴的流动，有助于吸收。

吸收是很复杂的过程，基本归纳为四种机制。单纯扩散，即物质的分子从浓度高的区域进入浓度低的区域。细胞膜是处于细胞内液和细胞外液之间的一层脂质膜，因此，只有能溶于脂质的物质分子，才有可能由膜的高浓度一侧向低浓度一侧扩散（又称弥散）。单纯扩散方式的吸收过程不消耗能量，物质分子依浓度梯度或电位梯度移动。单纯扩散不是小肠吸收营养物质的重要方式。易化扩散，物质分子在细胞膜内的特异性蛋白质分子（载体）协助下，通过细胞膜的扩散过程，这种易化扩散同单纯扩散一样，也是从浓度高的一侧，通过膜而透向浓度低的一侧。某些非脂溶性的物质的吸收即通过这种方式。易化扩散不需要消耗代谢能量；主动转运，一种需要消耗细胞代谢的能量，可以逆电化学梯度进行的物质通过膜的转运。例如，小肠内的葡萄糖和氨基酸就是以主动方式逆浓度差转运的。内吞是一种原始的摄入食物的方式，通过细胞膜的内陷包围食物颗粒或伸出伪足把食物颗粒卷入细胞内。小肠对一些大分子物质和物质团块，如完整的蛋白质、甘油三酯，可用内吞方式吸收。

五、大肠

大肠包括盲肠、结肠和直肠三部分，大肠的主要工作是吸收水分，另外还吸收钠及其他矿物质等，将消化的食物和营养素变成粪便排出体外。

平均一个人一天排到大肠的不被消化的食糜的水分约为 500~1000ml，在小肠与盲肠之间有一道结肠膜，控制小肠内的食糜慢慢进入大肠，并确保营养素能在小肠内完全的吸收。食糜进入大肠后仍进行得很慢，大部分水分在大肠前段被吸收，小部分帮助排出粪便。

食物中的矿物质，大部分都由大肠吸收，也有 20%~70%的钙，80%~95%的铁以及部分的磷和碳酸盐被排出体外。大肠内的细菌作用与维生素的生成有很大关系，维生素 K 和某些 B 族维生素由肠内细菌合成后由大肠吸收被身体利用。

粪便的颜色与味道也与肠内的细菌有关，正常的粪便颜色为黄棕色，表示有胆汁色素存在，若胆汁排出不良，则粪便呈灰色。

第二节 主要营养物质的消化与吸收

一、碳水化合物的消化与吸收

碳水化合物的吸收和代谢有两个重要步骤：小肠中的消化和细菌帮助下的结肠发酵。这一认识改变了我们过去几十年对膳食中碳水化合物消化吸收的理解。例如，我们现在知道淀粉并不能完全的消化，实际上有些是非常难消化的。难消化的碳水化合物不仅只提供少量能量，最重要的是其发酵产物对人体有重要的生理价值。"糖"也并不是对健康普遍不利，而淀粉不一定对血糖和血脂产生有利影响，这些研究结果充实和扩展了碳水化合物与人类健康关系的理论，使我们对碳水化合物消化和吸收的认识提到了一个崭新的阶段。

碳水化合物是人类食物中的主要成分，是人体能量的主要来源，人体每天摄入的糖一般要比蛋白质和脂肪多，通常占食入量的一半以上。每克葡萄糖在体内完全氧化分解可释放能量约为 4 千卡，体内所有组织细胞可以利用葡萄糖，其中有些组织更是依赖葡萄糖供能，例如，脑组织就是直接利用血液中的葡萄糖供给能量。碳水化合物也是机体重要的组成成分，如糖与脂形成糖脂是构成神经组织和细胞膜的成分，还可以与蛋白质结合为糖蛋白，在体内具有多种复杂的功用，一些酶、抗体和激素中也含有糖。总之，碳水化合物既是人体的能源物质，又是人体重要的结构物质。

食物中的碳水化合物主要是淀粉以及少量的蔗糖、乳糖、葡萄糖等。小部分的淀粉在口腔内被消化，口腔唾液淀粉酶适合中性和微碱性环境，将少部分淀粉分解成糊精，更有很小部分消化成麦芽糖。胃的 pH 值很低，唾液淀粉酶因不适而停止活性，食物留在胃内时间较长，胃酸将碳水化合物分解为单糖然后进入十二指肠，因此碳水化合物在胃的消化并不重要。

胰脏分泌的胰淀粉将口腔留下来未消化的大部分淀粉分解为糊精、麦芽糖和葡萄糖，再由小肠粘膜细胞分泌的麦芽糖酶、蔗糖酶、乳糖酶分别作用于麦芽糖、蔗糖和乳糖等分解为最简单的单糖，这样才能被小肠上皮细胞所吸收。单糖直接在小肠为消化吸收，双糖经酶水解后再吸收，一部分寡糖和多糖水解成葡萄糖后吸收。在小肠不能消化的部分，到结肠经细菌发酵后再吸收。各种单糖的吸收速率有很大差别，已糖的吸收很快，而戊糖则很慢。在已糖中，又以半乳糖和葡萄糖的吸收为最快，果糖次之，甘露糖最慢。

1. 碳水化合物的消化吸收

（1）小肠中的消化吸收

蔗糖和乳糖经红细胞膜表面的蔗糖酶和乳糖酶水解为葡萄糖、果糖和半乳糖。由小肠吸收到门静脉血中的糖都是单糖，但吸收速率各不相同。若以葡萄糖的吸收率为100，则半乳糖为110，果糖为43，甘露糖为19，木酮糖为15，阿拉伯糖为9，这些糖类的吸收均为主动转运过程。但是，如果糖和葡萄糖或淀粉同时食用，果糖可完全吸收，甚至单独对果糖吸收不良的人也是如此。因为果糖很少单独的存在于没有其他碳水化合物的食物中，所以果糖吸收不良可能仅是口服果糖研究中的一个问题。小肠黏膜上皮细胞刷状缘葡萄糖苷酶是可以诱导的，有证据表明，蔗糖摄入量的增加，提高了餐后胰岛素和胃肠多肽的应答，由于诱导了蔗糖酶的活性，因而也使蔗糖吸收率增加。小肠黏膜上皮细胞刷状缘葡萄糖苷酶缺乏，将引起相应碳水化合物的吸收限制，乳糖酶缺乏普遍存在于非白人的人群，并常引起乳糖吸收不良。棉子糖和水苏糖在小肠中不能消化，但可在结肠中被细菌分解。双糖糖醇在小肠中酶的作用下部分的水解，单糖糖醇通过被动扩散吸收，比葡萄糖要少，如果量大可能到结肠发酵后再吸收。组成淀粉的直链和支链淀粉首先经口中唾液分泌的淀粉酶消化，到达小肠后，通过小肠上端胰腺分泌的淀粉酶继续被消化。胃酸可能也消化了一些碳水化合物，但淀粉酶适宜在中性介质中反应，在酸性条件下，淀粉酶失活，因此淀粉在胃中不能被消化，淀粉的消化主要发生在小肠。肠腔中胰腺分泌的胰淀粉酶最适合于碱性环境，有助于淀粉的消化反应。食物中的淀粉和糖原被胰淀粉酶作用于 a—1—4 糖苷键，使之水解成为 a—糊精、麦芽寡糖、麦芽糖，再经小肠黏膜上皮细胞刷状缘 a—糊精酶、麦芽糖酶等继续分解成为葡萄糖。

（2）结肠中的发酵

发酵是结肠的一种消化方式，指在小肠中不消化的碳水化合物到达结肠后，被结肠菌群分解，产生氢气、甲烷气、二氧化碳和短链脂肪酸的一系列过程。这些气体经循环被转运到呼气和直肠中；发酵产生的物质如短链脂肪酸很快被肠壁吸收并被机体代谢，乙酸主要进入血液中并被肝脏、肌肉和其他组织吸收，丁酸能够调节上皮细胞的更新，从而影响细胞凋亡。不消化碳水化合物的代谢产物对肠道有良好的保护作用。

不消化的碳水化合物一方面在肠道菌的帮助下在结肠发酵，另一方面又进一步促进肠道特定菌群的生长繁殖，这类物质常称为"益生源"。"益生源"概念由 Yazawa K 在 1982 年首先提出，指不消化的食物成分，并且这些成分可通过选择性的刺激一个或几个结肠生理性细菌的增殖和活性，对宿主产生有益的健康效应，如特异性的促进双歧杆菌或乳酸杆菌等益生菌的生长。益生源的概念起源于人们对不消化碳水化合物的生理功能的认识，从目前资料来看，低聚果糖和菊粉认为属于益生源类，而非淀粉多糖、抗性淀粉虽然也有可促进有益菌群生长的报道，但作为结论还过早。Lilly D.M.在 1965 年认为："益生菌是指能够对任何一类哺乳动物肠道菌群平衡有益的促进物质或微生物"，后来修改为："益生菌是补充喂养的活的微生物，而且可通过提高肠道菌群的平衡，对宿主动物产生良好的健康效应"。虽然这个定义当时仅指动物，但目前 Fuller 的定义仍被大多数医学和营养学研究所接受。益生菌对人体健康作用的肯定更加促进了人类对碳水化合物消化吸收的传统认识的改变。

一些新的作用如促进肠道益生菌繁殖、调节血糖、降低血脂、清除肠道毒素氨、酚等作用也将成为人类对碳水化合物再认识的重点。

(3) 碳水化合物类型与消化吸收的关系

碳水化合物的类型不同，消化吸收率不同，引起的餐后血糖水平也不同。影响因素包括碳水化合物的类型（如淀粉或非淀粉多糖）、碳水化合物的结构（如支链和直链淀粉）、食物的化学成分和含量（如膳食纤维、脂肪、蛋白质的多少）、食物的制作过程和物理状况（如高压、高热、糊化程度等；生熟、颗粒大小等）等。

食物的血糖生成指数 GI 值是反映食物类型和碳水化合物消化吸收水平的一个参数。相同量的碳水化合物，也可产生不同的血糖反应和相应不同的 GI 值。一般果糖含量和直链淀粉含量高的食物，GI 值偏低。可溶性纤维也能降低食物 GI 值（如果胶和瓜尔豆胶），脂肪可延长胃排空和减少淀粉糊化，因此脂肪也有降低 GI 值作用。但是，值得注意的是，尽管含脂肪高的个别食物（如冰淇淋）GI 值较低，对糖尿病人来说仍是应限制的食物。

淀粉分为易消化的淀粉，缓慢但完全消化的淀粉和完全不能消化的抗性淀粉，研究提示，易消化淀粉和抗性淀粉有不同的健康意义。

2. 碳水化合物的分布和利用

碳水化合物经消化吸收后，在肠壁和肝脏几乎全部转变为葡萄糖，主要合成为肝糖原储存，也可氧化分解供给肝脏本身所需的能量。另一部分则经肝静脉进入体循环，由血液运送到各组织细胞，进行代谢或合成糖原储存，或氧化分解供能，或转变成脂肪和脂肪等。综上所述，糖的代谢包括氧化分解直接提供能量，合成糖原储存备用，转变成脂肪等，这些过程相互联系和制约，共同组成复杂而又有秩序的糖代谢。

(1) 直接利用

葡萄糖称为"首要燃料"，可直接被机体组织所利用。尤其是大脑神经系统需要大量的能量来维持活动，约有 1/5 的总基础代谢发生在脑中，所以葡萄糖是机体中大脑的主要能源。在正常的环境中，大脑的神经系统并不储存能量，而是直接利用葡萄糖来维持生命活动，所以脑中没有糖原这个中间物。如果注射过量的胰岛素，会使葡萄糖骤然减少，并很快引起神经系统变化。当然饥饿状态下，脑也可利用其他形式的燃料来维持生命活动。

(2) 转化成糖原

早在 1850 年，人类在动物体内第一次证明葡萄糖合成糖原。目前，人体中的糖代谢也已基本了解，肝脏是糖原最丰富的器官，骨骼肌的浓度比较低，但是，由于肌肉量多，肌肉仍是储存糖原的主要场所。

正常情况下，人体碳水化合物储存的量是较少的。例如，如果在不进食情况下，一个成人走 2~3 小时就几乎消耗全部储存。最后的呼吸商是 0.75 或更低，表明走路消耗的能量几乎全部来自脂肪。在某些情况下，储存可能更多一些，但是"糖原储存过多疾病"是很少的。从遗传学的起源来看，人类可能缺少糖原代谢酶。

储存在肌肉中的糖原是能量的直接来源，在不需要氧的情况下，能迅速的分解，所以乳酸是一个分解产物。糖酵解是机体普遍存在的代谢途径，但不是主要供能通路。成熟的红细胞没有线粒体，不能进行有氧氧化，因此酵解是红细胞获取能量的主要途径。糖酵解从供能角度来看，仅为辅助途径。因为糖酵解过程中，每一个葡萄糖靠底物水平方式生成 4ATP，减去活化时消耗的 2ATP，净生成 2ATP。与糖的有氧氧化生成（36~38 ATP）相比，供能意义较小。但在氧供应不足时，糖酵解是某些组织获取能量的重要方式。如在剧烈运动时，糖酵解在肌肉中进行，产生的乳酸大部分由血液运到肝脏，转变为糖原或葡萄糖，葡萄糖再由血液运入肌肉氧化或合成糖原，这一过程即为乳酸循环。肌糖原不能直接分解为葡萄糖入血，但通过乳酸循环，可以补充血糖，间接维持血糖恒定。

（3）转化成脂肪

JosephGilbert 和 Stetten 教授在 1983 年已证明，当食物提供的葡萄糖多于组织需要的时候，过量的部分最终转化为脂肪，并且沉积在机体的脂肪组织上。用重水作为标记显示，碳水化合物含量高的膳食，葡萄糖转化为糖原到脂肪酸的比例比正常组高出 10 倍。同位素的研究进一步显示，机体中葡萄糖的转化率比游离脂肪酸要低，游离脂肪酸能够为机体组织提供的能量高出葡萄糖 2.5 倍。

3. 血液中葡萄糖水平的调节

正常人空腹血糖含量约为 80～120mg/100ml，饭后血糖浓度暂时轻度升高，饥饿的初期略降低，但不久会恢复正常。血糖是糖在体内的运输形式，可供各组织细胞摄取利用。血糖浓度这种相对稳定的特点，是细胞进行正常代谢、维持器官正常功能的重要条件之一。特别是脑组织，因糖原含量少，又主要靠糖氧化供能，意义更大。血糖水平的高低，决定于血糖的来源和去路的相对速度，这些来源和去路实质上都是具体的糖代谢过程，因而血糖水平高低可以综合性的反映体内糖代谢状况。血糖的来源和去路受神经和激素的调节，这是血糖能经常维持动态平衡的重要条件。

血糖在激素和中枢神经的调节下，不断建立动态平衡。胰岛素是胰岛的 B-细胞分泌到血中的一个蛋白质，碳水化合物的消化和随之而来的血糖上升刺激了胰岛素的分泌。胰岛素调节血糖的利用，又抑制糖的异生，因而减少血糖来源、增加血糖去路，结果使血糖浓度降低，胰岛素调节血糖的作用原理主要有：

（1）促进肌肉和脂肪细胞膜对葡萄糖的通透性，使血糖容易进入细胞内，从而使血糖浓度降低。

（2）胰岛素可激活肝脏葡萄糖激酶，加速葡萄糖的磷酸化，间接促使血糖进入肝细胞生成糖原，使血糖降低。

（3）胰岛素可以诱导肝脏合成丙酮酸激酶、葡萄糖激酶和磷酸果糖激酶，因而有加速血糖氧化利用的作用。

（4）胰岛素可活化糖原合成酶，促进血糖合成糖原，或抑制糖异生的关键酶，减少血糖来源，从而降低血糖，实际上虽然胰岛素的研究已有 60 多年，但它在帮助葡萄糖从血液进入细胞的化学机理方面仍然是知之甚少，这是今后生物化学和医学研究的一个核心问题。

肾上腺素具有儿茶酚胺的基本结构。肾上腺皮质激素有许多种，其中对糖代谢影响较大的一类称为糖皮质激素，其主要作用是促进糖异生，抑制糖的氧化，因而使血糖浓度升高。生长激素是垂体前叶分泌的激素，生长激素对糖代谢的作用和胰岛素相反，能抑制进入细胞的葡萄糖的磷酸化作用，使血糖不易生成糖原，也不易氧化，有升高血糖的作用。另外能减少儿童尿氮的排出和促进脂肪的氧化，促进生长发育，对成人的主要作用是抵抗胰岛素作用。高血糖和低血糖症则属于糖代谢异常现象。

肝糖原也可以再分解为葡萄糖进入血液，维持血糖相对浓度恒定。在肝外组织中，肌肉储存的糖原最多，肌糖原不能直接分解为葡萄糖，主要是氧化分解供给本身活动所需能量。但肌糖原酵解所产生的乳酸，大部分经血液运到肝脏，又变成肝糖原，所以肌糖原对血糖的恒定也起间接调节作用。

二、蛋白质的消化与吸收

蛋白质是荷兰科学家格里特在 1838 年发现的。他观察到有生命的东西离开了蛋白质就不能生存。蛋白质是生物体内一种极重要的高分子有机物，占人体干重的 54%。蛋白质主要由氨基酸组成，因氨基酸的组合排列不同而组成各种类型的蛋白质。人体中估计有 10 万种以上的蛋白质。生命是物质运动的高级形式，这种运动方式是通过蛋白质来实现的，所以蛋白质有极其重要的生物学意义。人体的生长、发育、运动、遗传、繁殖等一切生命活动都离不开蛋白质。生命运动需要蛋白质，也离不开蛋白质。

人体内的一些生理活性物质如胺类、神经递质、多肽类激素、抗体、酶、核蛋白以及细胞膜上、血液中起"载体"作用的蛋白都离不开蛋白质，它对调节生理功能，维持新陈代谢起着极其重要的作用。人体运动系统中肌肉的成分以及肌肉在收缩、作功、完成动作过程中的代谢无不与蛋白质有关，离开了蛋白质，体育锻炼就无从谈起。

在生物学中，蛋白质被解释为是由氨基酸借肽键联接起来形成的多肽，然后由多肽连接起来形成的物质。通俗易懂些说，它就是构成人体组织器官的支架和主要物质，在人体生命活动中，起着重要作用，可以说没有蛋白质就没有生命活动的存在。每天的饮食中蛋白质主要存在于瘦肉、蛋类、豆类及鱼类中。这些食物都含有丰富的蛋白质，人体不能直接用食物蛋白来更新和修补组织，必须先经过消化、消除蛋白质的种属特异性，将复杂的大分子蛋白质转变为简单的小分子氨基酸，以便吸收后再重新合成人体自身特有的蛋白质，如图 2-5 所示。

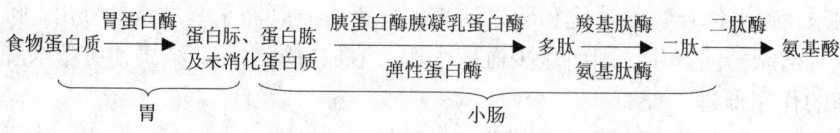

图 2-5　蛋白质消化的基本过程

蛋白质的消化过程主要分为两部分，首先是在胃里进行初步消化，胃蛋白酶初步分解蛋白质成多肽，然后在小肠里面，胰腺分泌的胰蛋白酶、胰糜蛋白酶和小肠分泌的氨基肽酶，二肽酶等，以多种方式分步地将多肽链水解为氨基酸。无论是食入的蛋白质（100g/d）或内源性蛋白质（25～35g/d）最终分解为氨基酸，氨基酸透过小肠绒毛上皮进入血液，被人体吸收。氨基酸的吸收主要在小肠进行。经煮过的蛋白质因变性而易于消化，在十二指肠和近端空肠就被迅速吸收，未经煮过的蛋白质和内源性蛋白质较难消化，需进入回肠后才基本被吸收。因此，肠胃功能正常是保证蛋白质消化吸收的关键。食用多少蛋白质并不代表就能吸收多少，肠胃不好的人因为对蛋白质的消化吸收能力比较差，所以单纯补充蛋白质，往往事倍功半。因此身体虚弱的人在选用容易消化的优质蛋白的同时，往往还需要注意调理脾胃，一味补充蛋白质，却无法充分吸收利用，只能是浪费。

氨基酸的吸收是主动性的，目前在小肠壁上已确定出 3 种主要的转运氨基酸的特殊运载系统，它们分别转动中性、酸性或碱性氨基酸。一般来讲，中性氨基酸的转运比酸性或碱性氨基酸速度快。与单糖的吸收相似，氨基酸的吸收也是通过与钠吸收偶联的，钠泵的活动被阻断后，氨基酸的转运便不能进行。氨基酸吸收的路径几乎完全是经血液的，当小肠吸收蛋白质后，门静脉血液中的氨基酸含量即行增加。

蛋白质并不是只有水解成氨在酸后才能被吸收。近年来的实验表明，小肠的纹状缘上还存在有二肽和三肽的转运系统，因此，许多二肽和三肽也可完整地被小肠上皮细胞吸收，而且肽的转运系统吸收效率可能比氨基酸更高。进入细胞内的二肽和三肽，可被细胞内的二肽酶和三肽酶进一步分解为氨基酸，再进入血液循环。极少量的食物蛋白也可以完整地进入血液，由于吸收的量很少，从营养的角度来看是无意义的；相反，它们常可作为抗原而引起过敏反应或中毒反应，对人体不利。

三、脂肪的消化与吸收

脂肪的消化主要是在小肠，消化与吸收比较特殊。由于脂肪不溶于水，而体内的酶促反应是在水溶液中进行，所以脂肪必须先乳化才能进行消化。来自胆囊的胆盐在脂肪消化中起重要作用，它首先是净化脂肪，并减少它的表面张力，然后使脂肪乳化成非常细小的乳化微粒。胰液含有脂肪酶，脂肪在脂肪酶的作用下进行分解。分解的产物是甘油二酸酯、甘油一酸酯、脂肪酸和甘油。低于12个碳原子的短链脂肪酸直接被小肠粘膜内壁吸收。长链脂肪酸再被酯化成甘油三酯，与胆固醇、脂蛋白、磷脂结合，形成乳糜微粒进入淋巴系统，最后进入血液，运送到身体各个组织。在所有食物的脂类中只有牛奶的脂类是富含短链脂肪酸的，而长链脂肪酸都要通过淋巴系统运输。长链脂肪酸的吸收是在小肠中穿过粘膜进入到肠粘膜的末端淋巴管，重新与在淋巴管中的甘油进行脂化，发生甘油三酯的再合成作用，这些乳糜微粒通过淋巴胸导管和辅助通路，主要在左侧颈静脉和锁骨下静脉的交汇处进入血液。在体温下呈液态的脂类能很好的被消化吸收，而那些熔点超过体温的很多脂类则很难消化吸收。因此，在37℃时仍然是固体的一些动物脂肪人体很难吸收。

在小肠内，脂类的消化产物脂肪酸、甘油一酯、胆固醇等很快与胆汁中的胆盐形成混合微胶粒。由于胆盐有亲水性，它能携带脂肪消化产物通过覆盖在小肠绒毛表面的非流动水层到达微绒毛上。在这里，甘油一酯、脂肪酸和胆固醇等又逐渐地从混合胶粒中释出，它们透过微绒毛的脂蛋白膜而进入粘膜细胞（胆盐被遗留于肠腔内）。

长链脂肪酸及甘油酯被吸收后，在肠上皮细胞的内质网中大部分重新合成为甘油三酯，并与细胞中生成的载脂蛋白合成乳糜微粒。乳糜微粒一旦形成即进入高尔基复合体中，乳糜微粒被包裹在一个囊泡内。囊泡移行到细胞底侧膜时，便与细胞膜融合，释出乳糜微粒进入细胞间隙，再扩散入淋巴。

中、短链甘油三酯水解产生的脂肪酸和甘油一酯，在小肠上皮细胞中不再变化，它们是水溶性的，可以直接进入门脉而不入淋巴。由于膳食的动、植物油中含有15个以上碳原子的长链脂肪酸很多，所以脂肪的吸收途径乃以淋巴为主。

本章习题

一、选择题

1. 下列液体中不含消化酶的是（　　）。
   A. 胃液　　　　　B. 胆汁　　　　　C. 胰液　　　　　D. 肠液
2. 淀粉、蛋白质、脂肪在消化道中开始化学消化的器官依次是（　　）。
   A. 口腔、胃、胃　　　　　　　　　B. 口腔、小肠、小肠
   C. 口腔、口腔、小肠　　　　　　　D. 口腔、胃、小肠
3. 小肠壁的结构由外向内依次是（　　）。
   A. 浆膜、肌肉层、粘膜下层、粘膜　　B. 粘膜、肌肉层、粘膜下层、浆膜

C. 浆膜、粘膜、肌肉层、粘膜下层　　D. 粘膜、粘膜下层、肌肉层、浆膜
4. 食物消化和吸收的主要器官是（　　）。
   A. 口腔　　　　　B. 胃　　　　　C. 小肠　　　　　D. 大肠
5. 胃的主要功能是（　　）。
   A. 消化蛋白质的主要场所　　　　　B. 消化糖类
   C. 消化脂肪　　　　　　　　　　　D. 暂时贮存食物和初步消化蛋白质
6. 人体最大的消化腺是（　　）。
   A. 胰腺　　　　　B. 肠腺　　　　　C. 肝脏　　　　　D. 胃腺
7. 如果胃的结构发生了病变，首先影响哪种食物成份的消化（　　）。
   A. 糖类　　　　　B. 脂肪　　　　　C. 蛋白质　　　　D. 维生素
8. 下列有关消化的叙述中，属于化学性消化的是（　　）。
   A. 牙齿咀嚼磨碎食物　　　　　　　B. 舌拌食物混合唾液
   C. 唾液使淀粉分解成麦芽糖　　　　D. 胃、肠蠕动混合消化液
9. 下列食物的有机成分中，只能在小肠里被消化的是（　　）。
   A. 淀粉　　　　　B. 麦芽糖　　　　C. 蛋白质　　　　D. 维生素
10. 含消化酶种类最多的器官是（　　）。
    A. 胃　　　　　　B. 小肠　　　　　C. 大肠　　　　　D. 口腔

二、填空题

1. 消化系统是由＿＿＿＿和＿＿＿＿组成的。
2. 经过消化，食物中的蛋白质、糖类、脂肪最终分别被分解成＿＿＿、＿＿＿、＿＿＿。
3. 人体摄取的食物中，能被消化道壁直接吸收的物质是＿＿＿、＿＿＿和＿＿＿。
4. 口腔通过咀嚼运动对食物进行＿＿＿＿。
5. 胃部的消化作用主要发生在＿＿＿＿。
6. ＿＿＿＿是食物消化的主要器官。
7. 大肠包括＿＿＿、＿＿＿和＿＿＿三部分。
8. 碳水化合物的吸收和代谢有两个重要步骤：＿＿＿和＿＿＿。
9. 氨基酸的吸收是＿＿＿＿的。
10. 脂肪的消化主要是在＿＿＿＿，消化与吸收比较特殊。

三、问答题

1. 什么叫消化吸收？
2. 吞咽动作可以分为哪几期？
3. 简述胃部的结构。
4. 胃液的分泌受哪些外界因素影响？
5. 小肠的吸收有哪些有利条件？
6. 吸收可以基本归纳为几种机制？
7. 简述碳水化合物的消化与吸收过程。
8. 减数蛋白质的消化过程。

第三章 食品营养学基础

人类在生命活动过程中需要不断地从外界环境中摄取食物,从中获得生命活动所需的营养物质,这些营养物质在营养学上称为"营养素"。人体所需的营养素有碳水化合物、脂类、蛋白质、矿物质、维生素等 5 大类,其中有些营养素不能在体内合成,而必需从食物中获得,称为"必需营养素"。必需营养素包括 9 种氨基酸(异亮氨酸、亮氨酸、赖氨酸、蛋氨酸、苯丙氨酸、苏氨酸、色氨酸、缬氨酸、组氨酸)、2 种脂肪酸(亚油酸、仅一亚麻酸)、碳水化合物、7 种常量元素(钾、钠、钙、镁、硫、磷、氯)、8 种微量元素(铁、碘、锌、硒、铜、铬、钼、钴)、14 种维生素(维生素 A、维生素 D、维生素 E、维生素 K、维生素 B_1、维生素 B_2、维生素 B_6、维生素 C、烟酸、泛酸、叶酸、维生素 B_{12}、胆碱、生物素)加上水等,共计 40 余种。

其中碳水化合物、脂类和蛋白质因为需求量多,在膳食中所占的比重大,称为"宏量营养素"。矿物质和维生素因需求的相对较少,在膳食中所占比重也较小,称为"微量营养素"。矿物质中有 7 种在人体内含量较多,叫做"常量元素",有 8 种在人体内含量较少,称"微量元素"。

这些营养素在体内有三方面功用:一是供给生活、劳动和组织细胞功能所需的能量;二是提供人体的"建筑材料",用以构成和修补身体组织;三是提供调节物质,用以调节机体的生理功能。营养素有这三方面的作用,可见营养素是健康之本,是健康的物质基础。

第一节 蛋 白 质

蛋白质是化学结构复杂的一类有机化合物,是人体的必需营养素。蛋白质一词源于希腊文的 proteios,是"头等重要"的意思,表明蛋白质是生命活动中头等重要的物质。现已证明,生命的产生、存在和消亡都与蛋白质有关,蛋白质是生命的物质基础,没有蛋白质就没有生命。

一、蛋白质的生理功能

1. 蛋白质是人体组织的构成成分

蛋白质是构成机体组织、器官的重要成分,人体各组织、器官无一不含蛋白质。在人体的瘦组织中,如肌肉组织和心、肝、肾等器官中均含有大量蛋白质;骨骼、牙齿乃至指、趾也含有大量蛋白质;细胞中,除水分外,蛋白质约占细胞内物质的 80%。因此,构成机体组织、器官的成分是蛋白质最重要的生理功能。身体的生长发育可视为蛋白质的不断积累过程。蛋白质对生长发育期的儿童尤为重要。

人体内各种组织细胞的蛋白质始终在不断更新。例如,人血浆蛋白质的半寿期约为 10 天,肝中大部分蛋白质的半寿期为 1~8 天,某些蛋白质的半寿期很短,只有数秒钟。只有摄入足够的蛋白质方能维持组织的更新。身体受伤后也需要蛋白质作为修复材料。

2. 蛋白质可以调节人体生理功能

机体生命活动之所以能够有条不紊的进行,有赖于多种生理活性物质的调节。而蛋白质在体内是构成多种重要生理活性物质的成分，参与调节生理功能。如核蛋白构成细胞核并影响细胞功能；酶蛋白具有促进食物消化、吸收和利用的作用；免疫蛋白具有维持机体免疫功能的作用；收缩蛋白，如肌球蛋白具有调节肌肉收缩的功能；血液中的脂蛋白、运铁蛋白、视黄醇结合蛋白具有运送营养素的作用；血红蛋白具有携带、运送氧的功能；白蛋白具有调节渗透压、维持体液平衡的功能；由蛋白质或蛋白质衍生物构成的某些激素，如垂体激素、甲状腺素、胰岛素及肾上腺素等等都是机体的重要调节物质。

3. 供给热能

蛋白质在体内降解成氨基酸后，经脱氨基作用生成的仅一酮酸，可以直接或间接经三羧酸循环氧化分解，同时释放能量，是人体能量来源之一。不过蛋白质的这种功能可以由碳水化合物、脂肪所代替，因此，供给能量是蛋白质的次要功能。

二、氮平衡

氮平衡是反应机体摄入氮（食物蛋白质含氮量约为16%）和排出氮的关系。其公式为：

$$B=I-(U+F+S)$$

式中：B 为氮平衡；I 为摄入氮；U 为尿氮；F 为粪氮；S 为皮肤等氮损失。

摄入氮和排出氮相等为零氮平衡，摄入氮多于排出氮为正氮平衡，摄入氮少于排出氮为负氮平衡，如图 3-1 所示。

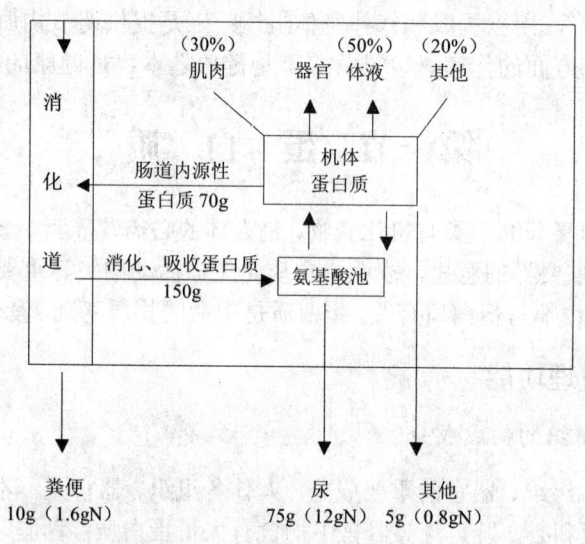

图 3-1 蛋白质代谢及氮平衡

三、氨基酸和必需氨基酸

构成蛋白质的 22 种氨基酸划分为：必需氨基酸、半必需氨基酸（半胱氨酸和酪氨酸，它们可由蛋氨酸和苯丙氨酸转变而成）和非必需氨基酸（人体自身可以合成共 9 种）。

1. 定义

必需氨基酸：人体不能合成或合成速度不能满足肌体需要，必需从食物中直接获得的氨基酸。包括如下 9 种必需氨基酸：异亮氨酸、亮氨酸、赖氨酸、蛋氨酸、苯丙氨酸、苏氨酸、色氨酸、缬氨酸和组氨酸，如表 3-1 所示。

条件必需氨基酸：半胱氨酸和酪氨酸。

非必需氨基酸：人体能自行合成或由其他氨基酸转变而来，不必由食物供给的氨基酸。

表 3-1 构成人体蛋白质的氨基酸

氨基酸		英文	氨基酸		英文
必需氨基酸	异亮氨酸	Isoleucine（Ile）	非必需氨基酸	精氨酸	Arginine（Arg）
	亮氨酸	Leucine（Leu）		天门冬氨酸	Aspartic acid（Asp）
	赖氨酸	Lysine（Lys）		天门冬酰胺	Asparagine（Asn）
	蛋氨酸	Methionine（Met）		谷氨酸	Glutamic acid（Glu）
	苯丙氨酸	Phenylalanine（Phe）		谷氨酰胺	Glutamine（Gln）
	苏氨酸	Threonine（Thr）		甘氨酸	Glycine（Gly）
	色氨酸	Tryptophan（Trp）		脯氨酸	Proline（Pro）
	缬氨酸	Valine（Val）		丝氨酸	Serine（Ser）
	组氨酸*	Histidine（His）	条件必需氨基酸	半胱氨酸	Cysteine（Cys）
非必需氨基酸	丙氨酸	Alanine（Ala）		酪氨酸	Tyrosine（Tyr）

* 组氨酸为婴儿必需氨基酸，成人需要量可能较少。

2. 必需氨基酸的需要量及需要量模式

如果要知道某种蛋白质中各种必需氨基酸的构成比例，计算方法是将该种蛋白质中的色氨酸含量定为1，分别计算出其他必需氨基酸的相应比值，这一系列的比值就是该种蛋白质氨基酸模式。

当食物蛋白质必需氨基酸模式与人体蛋白质相接近时，必需氨基酸被机体消化吸收利用的程度越高，食物蛋白质营养价值越高。如奶、鱼及鸡蛋蛋白质，大豆蛋白质，称为优质蛋白质。

3. 限制氨基酸

限制氨基酸是指食物蛋白质中一种或几种必需氨基酸相对含量较低，导致其他的必需氨基酸在体内不能被充分利用而浪费，造成其蛋白质营养价值降低，这些含量相对较低的必需氨基酸，称为限制氨基酸。主要有赖氨酸（谷物蛋白质和植物蛋白质缺少）和蛋氨酸（大豆、花生、牛奶、肉类蛋白质缺少）。

四、食物蛋白质的营养评价

食物蛋白质由于氨基酸组成的差别，营养价值不完全相同，一般来说动物蛋白质的营养价值优于植物蛋白质。评价食物蛋白质营养价值主要从"量"和"质"两个方面，总的评价方法，可概括为生物学法和化学分析法。

1. 食物蛋白质的含量

微量凯氏定氮法：测定食物中的氮含量，再乘以由氮换算成蛋白质的换算系数，就可得到食物蛋白质的含量。

2. 食物蛋白质消化率

食物蛋白质消化率是反映食物蛋白质在消化道内被分解和吸收程度的一项指标。是指在消化道内被吸收的蛋白质占摄入蛋白质的百分数，是评价食物蛋白质营养价值的生物学方法之一。一般采用动物或人体实验测定，根据是否考虑内源粪代谢氮因素，可分为表观消化率和真消化率两种方法。

（1）表观消化率：即不计内源粪氮的蛋白质消化率。通常以动物或人体为实验对象，在实验期内，测定实验对象摄入的食物氮和从粪便中排出的氮（粪氮），然后按下式计算：

$$蛋白质表观消化率(\%) = \frac{食物氮 - 粪氮}{食物氮} \times 100$$

（2）真消化率：考虑粪代谢时的消化率。粪中排出的氮实际上有两个来源，一是来自未被消化吸收的食物蛋白质；二是来自脱落的肠粘膜细胞以及肠道细菌等所含的氮。通常以动物或人体为实验对象，首先设置无氮膳食期，即在实验期内给予无氮膳食，并收集无氮膳食期内的粪便，测定氮含量，无氮膳食期内的粪氮即粪代谢氮，成人24小时内粪代谢氮一般为0.9~1.2克；然后再设置被测食物蛋白质实验期，实验期内摄取被测食物，再分别测定摄入氮和粪氮。从被测食物蛋白质实验期的粪氮中减去无氮膳食期的粪代谢氮，才是摄入食物蛋白质中真正未被消化吸收的部分，故称蛋白质真消化率。计算公式如下：

$$蛋白质真消化率(\%) = \frac{食物氮 - (粪氮 - 粪代谢氮)}{食物氮} \times 100$$

由于粪代谢氮测定十分繁琐，且难以准确测定，故在实际工作中常不考虑粪代谢氮，特别是当膳食中的膳食纤维含量很少时，可不必计算粪代谢氮。当膳食中含有多量膳食纤维时，成年男子的粪代谢氮值，可按每天 12mgN/kg 体重计算。

食物蛋白质消化率受到蛋白质性质、膳食纤维、多酚类物质和酶反应等因素影响。一般来说，动物性食物的消化率高于植物性食物。如鸡蛋、牛奶蛋白质的消化率分别为97%和95%，而玉米和大米蛋白质的消化率分别为85%和88%，如表3-2所示。

表3-2 几种食物蛋白质的消化率

食物	真消化率（%）	食物	真消化率（%）	食物	真消化率（%）
鸡蛋	97±3	大米	88±4	大豆粉	87±7
牛奶	95±3	面粉（精致）	96±4	菜豆	78
肉、鱼	94±3	燕麦	86±7	花生酱	88
玉米	85±6	小米	79	中国混合膳	96

3. 蛋白质利用率

指食物蛋白质被消化吸收后在体内被利用的程度，是食物蛋白营养评价常用的生物学方法。测定食物蛋白质利用率的方法很多，大体上可以分为两大类。一类是以体重增加为基础的方法；一类是以氮在体内储留为基础的方法。以下介绍几种常用方法。

（1）生物价：生物价是反映食物蛋白质消化吸收后被机体利用程度的指标。生物价越高，被机体利用程度越高，最大值为100。

通常采用动物或人体实验,实验期内动物食用含被测蛋白质的合成饲料,收集实验期内动物饲料和粪、尿样品,测定氮含量。另在实验前给实验动物食用无氮饲料,收集无氮饲料期粪、尿样品,测定氮含量,得粪代谢氮和尿内源氮数据(人体实验时可按成人全日尿内源氮 2～2.5g,粪代谢氮 0.91～1.2g 计),然后按下式计算被测食物蛋白质的生物价。

$$生物价 = \frac{储留氮}{吸收氮} \times 100$$

其中:吸收氮=食物氮-(粪氮-粪代谢氮);储留氮=吸收氮-(尿氮-尿内源性氮)。

常见食物蛋白质的生物价如表 3-3 所示。

表 3-3 常见食物蛋白质的生物价

蛋白质	生物价	蛋白质	生物价	蛋白质	生物价
鸡蛋	94	大米	77	小米	57
鸡蛋白	83	小麦	67	玉米	60
鸡蛋黄	96	生大豆	57	白菜	76
脱脂牛奶	85	熟大豆	64	红薯	72
鱼	83	扁豆	72	马铃薯	67
牛肉	76	蚕豆	58	花生	59
猪肉	74	白面粉	52		

(2)净利用率:反映食物中蛋白质实际被利用的程度即机体利用的蛋白质占食物中蛋白质的百分比,其公式为:

$$蛋白质净利用率 = 消化率 \times 生物价 = \frac{储留氮}{食物氮} \times 100\%$$

(3)蛋白质功效比值(PER):是以体重增加为基础的方法,是指实验期内,动物平均每摄入 1g 蛋白质时所增加的体重克数。例如,常作为参考蛋白质的酪蛋白的 PER 2.5,即指每摄入 1g 酪蛋白,可使动物体重增加 2.5g。一般选择初断乳的雄性大鼠,用含 10%被测蛋白质饲料喂养 28 天,逐日记录进食量,每周称量体重,然后按下式计算蛋白质功效比值。

$$蛋白质功效比值 = \frac{动物体重增加(g)}{摄入食物蛋白质(g)}$$

由于同一种食物蛋白质,在不同实验室所测得的 PER 值重复性常不佳,故通常设酪蛋白(参考蛋白质)对照组,并将酪蛋白对照组 PER 值换算为 2.5,然后校正被测蛋白质(实验组)PER。

$$被测蛋白质功效比值 = \frac{实验组功效比值}{对照组功效比值} \times 2.5$$

几种常见食物蛋白质的 PER 分别为:全鸡蛋 3.92、牛奶 3.09、鱼 4.55、牛肉 2.30、大豆 2.32、精制面粉 0.60、大米 2.16。

（4）氨基酸评分（蛋白质分、化学分）：指食物蛋白质中的必需氨基酸和理想模式（或参考蛋白质中相应的必需氨基酸）的比值。食物蛋白质氨基酸的模式与人体蛋白质构成模式越接近，其营养价值高，氨基酸评分能评价其接近程度，反映蛋白质构成和利用的关系，其公式为：

$$氨基酸评分 = \frac{被测蛋白质每克氮（或蛋白质）中氨基酸量（mg）}{参考蛋白质中每克氮（或蛋白质）中氨基酸量（mg）}$$

氨基酸评分相对较低的必需氨基酸称为限制性氨基酸。如赖氨酸、苏氨酸，故天然动物蛋白质营养价值高，植物性的食物缺少赖氨酸、苏氨酸。

确定某一食物蛋白质氨基酸评分的步骤：①计算被测蛋白质中每种必需氨基酸的评分值；②在上述计算结果中，找出第一限制氨基酸评分值，即为该蛋白质的氨基酸评分，表3-4 为几种食物和不同人群需要的氨基酸评分模式。

表3-4 几种食物和不同人群需要的氨基酸评分模式

必需氨基酸	人群（mg/g 蛋白质）				食物（mg/g 蛋白质）		
	1岁以下	2~5岁	10~12岁	成人	鸡蛋	牛奶	牛肉
组氨酸	26	19	19	16	22	27	34
异亮氨酸	46	28	28	13	54	47	48
亮氨酸	93	66	44	19	86	95	81
赖氨酸	66	58	44	16	70	78	89
蛋氨酸+半胱氨酸	42	25	22	17	57	33	40
苯丙氨酸+酪氨酸	72	63	22	19	93	102	80
苏氨酸	43	34	28	9	47	44	46
缬氨酸	55	35	25	13	66	64	50
色氨酸	17	11	9	5	17	14	12
总计	460	339	241	127	512	504	479

五、蛋白质的互补作用

为了提高植物性蛋白质的营养价值，往往将两种或两种以上的食物混合食用，而达到以多补少的目的，提高膳食蛋白质的营养价值，不同食物间相互补充其必需氨基酸不足的作用，称为蛋白质互补作用。

例如，玉米、小米、大豆单独食用时，其生物价分别为60、57、4，如按23%、25%、52%的比例混合食用，生物价可提高到 73。如将玉米、面粉、干豆混合食用，蛋白质的生物价也会提高。这是因为玉米、面粉、小米、大米的蛋白质中赖氨酸含量较低，蛋氨酸相对较高，而大豆中的蛋白质恰恰相反，混合食用时赖氨酸和蛋氨酸两者可相互补充。若在植物性食物的基础上再添加少量动物性食物，蛋白质的生物价还会提高，如面粉、小米、大豆、牛肉单独食用时，其蛋白质的生物价分别为67、57、64、76，若按39%、13%、22%、26%的比例混合食用，其蛋白质的生物价可提高到89，可见动、植物性混合食用比单纯植物混合还要好。

几种食物混合后蛋白质的生物价，见表3-5所示。

表 3-5　几种食物混合后蛋白质的生物价

食物名称	单独食用 BV	混合食用所占比例（%）		
小麦	67	37	…	31
大米	57	32	40	46
大豆	64	16	20	8
豌豆	48	15	…	…
玉米	60	…	40	…
牛肉干	76	…	…	15
混合食用 BV		74	73	89

若以氨基酸分为指标，亦明显可见蛋白质的互补作用。例如，谷类、豆类氨基酸分为 44、68，若按谷类 67%、豆类 22%、奶粉 11% 的比例混合评分，氨基酸分可达 88，见表 3-6 所示。

表 3-6　几种食物混合后蛋白质的氨基酸分

蛋白质来源	蛋白质氨基酸含量（%）				氨基酸分（限制氨基酸）
	赖氨酸	含硫氨基酸	苏氨酸	色氨酸	
WHO/FAO 标准	5.5	3.5	4	1	100
谷类	2.4	3.8	3	1.1	44（赖氨酸）
豆类	7.2	2.4	4.2	1.4	68（含硫氨基酸）
奶粉	8	2.9	3.7	1.3	83（含硫氨基酸）
混合食用	5.1	3.2	3.5	1.2	88（苏氨酸）

我国北方居民许多食物的传统食用方法，从理论和实践上都证明是合理和科学的。为充分发挥食物蛋白质的互补作用，在调配膳食时，应遵循三个原则：①食物的生物学种属愈远愈好，如动物性和植物性食物之间的混合比单纯植物性食物之间的混合要好。②搭配的种类愈多愈好。③食用时间愈近愈好，同时食用最好，因为单个氨基酸在血液中的停留时间约 4 小时，然后到达组织器官，再合成组织器官的蛋白质，而合成组织器官蛋白质的氨基酸必须同时到达才能发挥互补作用，合成组织器官蛋白质。

六、蛋白质供给量及食物来源

1. 蛋白质需要量

研究蛋白质需要量的方法主要有两种：一是要因加算法，二是氮平衡法。

（1）要因加算法

要因加算法的基本原理是以补偿从尿、粪便、皮肤以及其他方面不可避免或必要氮损失为基础，再加上诸多因素来确定蛋白质需要量的方法。例如：

① 不可避免丢失氮：58mg/kg 体重
② 成人对鸡蛋蛋白质利用率：55%
③ 应激因素安全率：10%
④ 混合膳食蛋白质利用率（相当于卵蛋白质利用率的百分比）：80%
⑤ 个体差异：30%

则蛋白质需要量为　　　58×100/55×100/80×1.1×1.3
　　　　　　　　　　　　＝189mgN/kg×6.25
　　　　　　　　　　　　＝1.18g 蛋白质/kg 体重

（2）氮平衡法

氮平衡是指氮的摄入量和排出量的关系。通常采用测定氮的方法，推算蛋白质量。氮平衡常用于蛋白质代谢、机体蛋白质营养状况评价和蛋白质需要量研究。氮的摄入量和排出量的关系可用下式表示：

$$B = I - (U + F + S)$$

式中：B 为氮平衡，I 为摄入氮；U、F、S 为排出氮（U：尿氮，F：粪氮，S：皮肤氮）。

通常以健康人为实验对象，给予不同水平蛋白质膳食，收集每日排出氮。根据摄入氮与排出氮数据，求出直线回归方程式，该回归方程式的斜率与氮平衡为零时的交叉点（截距）即为蛋白质需要量。

2. 膳食参考摄入量

2000 年，中国营养学会在 RDA 的基础上，重新修订了推荐的膳食营养素摄入量，并采用了 DRIs 新概念。新修订的蛋白质推荐摄入量（RNIs）中成年男、女轻体力活动分别为 75g/d 和 60g/d；中体力活动分别为 80g/d 和 70g/d；重体力活动分别为 90g/d 和 80g/d。

3. 氨基酸需求量

1985 年 FAO/WHO/UNU 专家委员会对不同研究资料进行了归纳，提出了不同年龄组人群对必需氨基酸需要量的估计值（如表 3-7 所示）。关于组氨酸，过去认为只是婴幼儿的必需氨基酸，但近年研究认为组氨酸也是成人的必需氨基酸，而且经实验证实，其需要量为 8～12mg/（kg·d）。

表 3-7　必需氨基酸需求量的估计值　　　　单位 mg/(kg·d)

必需氨基酸	婴儿	2岁幼儿	10～12岁	成人
组氨酸	28	?	?	8～12
异亮氨酸	70	31	30	10
亮氨酸	161	73	45	14
赖氨酸	103	64	60	12
蛋氨酸+胱氨酸	58	27	27	13
苯丙氨酸+酪氨酸	125	69	27	14
苏氨酸	87	37	35	7
色氨酸	17	12.5	4	3.5
缬氨酸	93	38	33	10
合计	714	352	261	84

4. 食物来源

蛋白质的食物来源可分为植物性蛋白质和动物性蛋白质两大类。植物蛋白质中，谷类含蛋白质 10%左右，蛋白质含量不算高，但由于是人们的主食，所以仍然是膳食蛋白质的主要来源。豆类含有丰富的蛋白质，特别是大豆含蛋白质高达 36%～40%，氨基酸组成也比较合理，在体内的利用率较高,是植物蛋白质中非常好的蛋白质来源。

蛋类含蛋白质 11%～14%,是优质蛋白质的重要来源。奶类(牛奶)一般含蛋白质 3.0%～3.5%,是婴幼儿蛋白质的最佳来源。

肉类主要包括禽、畜和鱼的肌肉。新鲜肌肉含蛋白质 15%～22%,肌肉蛋白质营养价值优于植物蛋白质,是人体蛋白质的重要来源。

为改善膳食蛋白质质量,在膳食中应保证有一定数量的优质蛋白质。一般要求动物性蛋白质和大豆蛋白质应占膳食蛋白质总量的 30%～50%。常见食物蛋白质含量见表 3-8 所示。

表 3-8 常见食物蛋白质含量

食物	蛋白质	食物	蛋白质
小麦粉(标准粉)	11.2	黄豆	35
粳米(标一)	7.7	绿豆	21.6
籼米(标一)	7.7	赤小豆	20.2
玉米(干)	8.7	花生仁	24.8
玉米面	8.1	猪肉(肥瘦)	13.2
小米	9	牛肉(肥瘦)	19.9
高粱米	10.4	羊肉(肥瘦)	19
马铃薯	2	鸡	19.3
甘薯	0.2	鸡蛋	13.3
蘑菇(干)	21.1	草鱼	16.6
紫菜(干)	26.7	牛奶	3

第二节 脂 类

营养学上重要的脂类主要有甘油三酯、磷脂和固醇类物质。食物中的脂类 95%是甘油三酯,5%是其他脂类,人体贮存的脂类中甘油三酯高达 99%。脂类是人体必需的一类营养素,是人体的重要成分,包括脂肪和类脂。通常所说的脂肪包括脂和油,常温情况下呈固体状态的称"脂",呈液体状态的叫作"油"。脂和油都是由碳、氢、氧三种元素组成的,先组成甘油和脂肪酸,再由甘油和脂肪酸组成甘油三酯,也称"中性脂肪"。日常食用的动、植物油,如猪油、菜油、豆油、芝麻油等均属于脂肪和油,也就是说,日常的食用油就是脂肪。类脂是与脂和油很类似的物质,种类很多,主要有卵磷脂、神经磷脂、胆固醇和脂蛋白等。

一、脂类的分类

脂类包括脂肪和类脂。

1. 脂肪

脂肪又称甘油三酯,是由一分子甘油和三分子脂肪酸结合而成,膳食脂肪主要为甘油三酯。组成天然脂肪的脂肪酸种类很多,所以由不同脂肪酸组成的脂肪对人体的作用也有所不同。通常 4～12 碳的脂肪酸都是饱和脂肪酸,碳链更长时可出现 1 个甚至多个双键,称为不饱和脂肪酸。

不饱和脂肪酸中由于双键的存在可出现顺式及反式的立体异构体,天然的不饱和脂肪酸几乎都是以不稳定的顺式异构体形式存在。脂肪酸中顺反构型对熔点有一定的影响,如顺式油酸熔点为14℃,而反式则为44℃。

人体组织中的脂肪皆以软脂酸(棕榈酸C16:0)和油酸(C18:1)为其主要组成成分,其他动物也类似,但在牛、羊的脂肪中硬脂酸含量高,而油酸和亚油酸含量少。

2. 类脂

类脂包括磷脂和固醇类。

(1) 磷脂

磷脂按其组成结构可以分为两类:一类是磷酸甘油酯,包括磷脂酸、磷脂酰胆碱(卵磷脂)、磷脂酰乙醇胺(脑磷脂)、磷脂酰丝氨酸和磷脂酰肌醇;另一类是神经鞘脂,机体主要的神经鞘脂是神经鞘磷脂,其分子结构中不含甘油,但含有脂肪酰基、磷酸胆碱和神经鞘氨醇。

(2) 固醇类

固醇类为一些类固醇激素的前体,如7-脱氢胆固醇即为维生素D_3的前体。胆固醇是人体中主要的固醇类化合物。人体内的胆固醇有些已酯化,即形成胆固醇酯。动物性食物所含的胆固醇,有些也是以胆固醇酯的形式存在的,所以,膳食中的总胆固醇是胆固醇和胆固醇酯的混合物。

胆固醇酯中的脂肪酸通常含有16~20个碳原子,且多属单烯酸或多烯酸。人体组织内最常见的胆固醇酯为胆固醇的油酸酯和胆固醇的亚油酸酯,这些酯类在血浆脂蛋白、肾上腺皮质和肝中都大量存在。低密度脂蛋白(LDL)中约有80%的总胆固醇是以胆固醇酯的形式存在,高密度脂蛋白(HDL)中则含90%。在动脉粥样硬化病灶中,堆积在动脉壁的脂类以胆固醇酯最多。胆固醇酯作为体内固醇类物质的一种贮存形式,也是人体组织中非极性最大的脂类。胆固醇酯在细胞膜和血浆脂蛋白之间,或在各种血浆脂蛋白之间,都不容易进行交换,与游离的胆固醇不同。

植物中不含胆固醇,所含有的其他固醇类物质统称为植物固醇,其固醇的环状结构和胆固醇完全一样,仅侧链有所不同。

二、脂肪酸和必需脂肪酸

1. 脂肪酸

脂肪酸的化学式为R-COOH,式中的R为由碳原子所组成的烷基链。脂肪酸的分类方法之一是按其链的长短,即按链上所含碳原子数目来分类。碳原子数2~5为短链脂肪酸,6~12为中链脂肪酸,14以上为长链脂肪酸。人体血液和组织中的脂肪酸大多数是各种长链脂肪酸。

自然界中的脂肪酸几乎都是含双数碳原子的脂肪酸,脂肪酸从结构形式上可分为饱和脂肪酸和不饱和脂肪酸,不饱和脂肪酸又分为单不饱和脂肪酸和多不饱和脂肪酸。饱和脂肪酸不含双键,即每个碳原子价数是满的,不饱和脂肪酸含有一个或多个双键,含有一个不饱和键的称为单不饱和脂肪酸,具有两个或多个不饱和键的称为多不饱和脂肪酸。多不饱和脂肪酸的双键为每相隔三个碳原子一个双键,这使其对自动氧化作用或过氧化作用有较大的防护能力。一般植物和鱼类的脂肪含多不饱和脂肪酸比畜、禽类脂肪含量高。

脂肪酸命名规则:脂肪酸分子上的碳原子用阿拉伯数字编号定位通常有两种系统,△编号系统从羧基碳原子算起,n或ω编号系统则从离羧基最远的碳原子算起,常见脂肪酸见表3-9所示。

示例：CH3—CH2—CH2—CH2—CH2—CH2—CH2—CH2—CH2—COOH
△编号系统　10　9　8　7　6　5　4　3　2　1
n 或 ω 编号系统　1　2　3　4　5　6　7　8　9　10

表 3-9　常见的脂肪酸

名　称	代　号
丁酸（butyricacid）	C4：0
巳酸（caproicacid）	C6：0
辛酸（caprylicacid）	C8：0
癸酸（capricacid）	C10：0
月桂酸（lauricacid）	C12：0
肉豆蔻酸（myristicacid）	C14：0
棕榈酸（palmiticacid）	C16：0
棕榈油酸（palmitoleicacid）	C16：1，n-7 cis
硬脂酸（stearicacid）	C18：0
油酸（oleicacid）	C18：1，n-9 cis
反油酸（elaidicacid）	C18：1，n-9 trans
亚油酸（linoleicacid）	C18：2，n-6，9，all cis
α-亚麻酸（α-linolenicacid）	C18：3，n-3，6，9，all cis
γ-亚麻酸（γ-linolenicacid）	C18：3，n-6，9，12 all cis
花生酸（arachidicacid）	C20：0
花生四烯酸（arachidonicacid）	C20：4，n-6，9，12，15 all cis
二十碳五烯酸（timnodonicacid，EPA）	C20：5，n-3，6，9，12，15 all cis
芥子酸（erucicacid）	C22：1，n-9 cis
二十二碳五烯酸（鳀鱼酸）（clupanodonicacid）	C22：5，n-3，6，9，12，15 all cis
二十二碳六烯酸（docosahexenoicacid，DHA）	C22：6，n-3，6，9，12，15，18 all cis
二十四碳单烯酸（神经酸）（nervonicacid）	C24：1，n-9 cis

2. 必需脂肪酸

人体除了从食物中得到脂肪酸外，还能自身合成多种脂肪酸，包括饱和脂肪酸、单不饱和脂肪酸和多不饱和脂肪酸。有些脂肪酸是人体不能自身合成的，如亚油酸和 α-亚麻酸，而植物能合成。亚油酸是维持人体健康所必需的，它的衍生物是某些前列腺素的前体，而且只要能供给足够量的亚油酸，人体就能合成所需要的其他 n-6 类脂肪酸，但亚油酸必需通过食物供给人体，因此称为"必需脂肪酸"。α-亚麻酸也属必需脂肪酸，其可衍生为二十碳五烯酸和二十二碳六烯酸；花生四烯酸是由亚油酸衍生而来，但在合成数量不足时，也必须由食物供给，故花生四烯酸也被称为必需脂肪酸。

动物长期摄取不含必需脂肪酸的膳食，就会发生必需脂肪酸缺乏症。在人体尚未发生过缺乏症的全部症候群中，婴儿缺乏亚油酸可出现湿疹，长期摄入不含脂肪膳食的人会发生皮炎和伤口难以愈合，通过口服或静脉滴注给予病人多不饱和脂肪酸，可使症状消失。亚油酸缺乏对维持膜的正常功能和氧化磷酸化的正常偶联均会发生一定影响。

二十二碳六烯酸（DHA，C22:6，n-3）是视网膜光受体中最丰富的多不饱和脂肪酸，它由食物中的α-亚麻酸衍生而来。DHA是维持视紫红质正常功能所必需的，大鼠饲料缺乏亚麻酸（n-3）时，可引起大鼠杆状细胞外段盘破坏，光激发盘散射减弱以及光线诱导的光感受器细胞死亡，所以亚麻酸对增强视力有良好作用。此外，长期缺乏亚麻酸（n-3）时对调节注意力和认知过程有不良影响，这可能与大脑皮质额叶中的多巴胺和5-羟色胺发生改变有关。DHA、EPA在体内具有降血脂、改善血液循环、抑制血小板凝集、阻抑动脉粥样硬化斑块和血栓形成等功效，对心脑血管病有良好的防治效果等等。DHA亦可提高儿童的学习机能，增强记忆。

花生四烯酸（AA，C20:4，n-6）是合成前列腺素的主要成分。前列腺素D，是花生四烯酸在脑中的主要代谢产物，它在脑内涉及有关睡眠、热调节和疼痛反应等功能。DHA和AA是大脑中最丰富的两种长链多不饱和脂肪酸，从出生前至出生后两岁在婴儿前脑中持续增加，从妊娠第26周开始在胎儿大脑中积累，到妊娠末期3个月中持续增加，但早产儿由于缩短了积累时间，故胎龄小于28周的早产儿脑组织中的DHA和AA的总量和累积量都远远低于足月胎儿。同时由于早产儿体内Δ-4去饱和酶活力较低，自身由亚麻酸和亚油酸合成DHA和AA的能力下降，又因早产儿生长发育快使必需脂肪酸多数氧化用于供能，所以早产儿应及时补充DHA和AA。一般母乳中AA的含量为0.5%～0.7%，DHA为0.3%。

必需脂肪酸的供给量通过研究得出，膳食亚油酸占膳食能量的3%～5%，亚麻酸（C18:3，n-3）占0.5%～1%时，可使组织中DHA达最高水平和避免产生任何明显的缺乏症。至于二者比例不当时是否可产生不良的生理学作用尚待研究。

三、磷脂和胆固醇

1. 磷脂

磷脂不仅是生物膜的重要组成成分，而且对脂肪的吸收和运转以及储存脂肪酸特别是不饱和脂肪酸起着重要作用。磷脂主要含于蛋黄、瘦肉、脑、肝和肾中，机体自身也能合成所需要的磷脂。磷脂按其组成结构可以分为两类：磷酸甘油酯和神经鞘磷脂。前者以甘油为基础，后者以神经鞘氨醇为基础。

（1）磷酸甘油酯

红细胞膜的脂类约40%为磷脂，线粒体膜的脂类约95%为磷脂。磷酸甘油酯通过磷脂酶水解为甘油、脂肪酸、磷酸及含N碱物质。磷酸甘油酯的合成有两条途径：一为全程合成途径，是从葡萄糖起始经磷胳酸合成磷脂的整个途径，卵磷脂和脑磷脂主要经全程途径合成。另一个合成磷脂的途径称为磷脂酸途径或半程途径，这一途径是从糖代谢的中间产物磷脂酸开始的，磷脂酸途径主要是生成心磷脂和磷脂酰肌醇。

必需脂肪酸是合成磷脂的必要组成，缺乏时会引起肝细胞脂肪浸润。在大量进食胆固醇的情况下，由于胆固醇竞争性地与必需脂肪酸结合成胆固醇酯，从而影响了磷脂的合成，是诱发脂肪肝的原因之一。食物中缺乏卵磷脂、胆碱，或是甲基供体如蛋氨酸等，皆可引起脂肪肝。这是由于胆碱缺乏影响了肝细胞对卵磷脂的合成，而增加了甘油三酯的合成，因此促进了肝细胞的脂肪浸润。

（2）神经鞘磷脂

神经鞘磷脂的分子结构中含有脂肪酰基、磷酸胆碱和神经鞘氨醇，但不含甘油。神经鞘氨醇是由软脂酰CoA和丝氨酸合成。神经鞘磷脂是膜结构的重要磷脂，它与卵磷脂并存于细胞膜外侧。神经髓鞘含脂类约为干重的97%，其中11%为卵磷脂，5%为神经鞘磷脂。人红细胞膜的磷脂中约20%～30%为神经鞘磷脂。

（3）食物中的磷脂

人体除自身能合成磷脂外，每天从食物中也可以得到一定量的磷脂，含磷脂丰富的食物有蛋黄、瘦肉、脑以及肝、肾等动物内脏，尤其蛋黄含卵磷脂最多，达9.4%。除动物性食物外，植物性食物以大豆中的含量最丰富，磷脂含量可达1.5%～3%，其他植物种子如向日葵子、亚麻籽、芝麻籽等也含有一定量。大豆磷脂在保护细胞膜、延缓衰老、降血脂、防治脂肪肝等方面具有良好效果。

2. 胆固醇

人体各组织中皆含有胆固醇，在细胞内除线粒体膜及内质网膜中含量较少外，它是许多生物膜的重要组成成分。

（1）胆固醇的消化吸收

胆固醇是机体内主要的固醇物质。它既是细胞膜的重要组分，又是类固醇激素、维生素D及胆汁酸的前体。人体每千克体重含胆固醇2g。人们从每天膳食中可摄入约300～500mg的外源性胆固醇，主要来自肉类、肝、内脏、脑、蛋黄和奶油等。食物中胆固醇酯不溶于水，不易与胆汁酸形成微胶粒，不利于吸收，必须经胰液分泌的胆固醇酯酶将其水解为游离胆固醇后，方能吸收。未被吸收的胆固醇在小肠下段被细菌转化为粪固醇，由粪便排出。

影响胆固醇吸收的因素：①胆汁酸是促进胆固醇吸收的重要因素，胆汁酸缺乏时，明显降低胆固醇的吸收。食物中脂肪不足时，也会影响胆固醇的吸收，因为高脂肪膳食不仅具有促进胆汁分泌的作用，脂肪水解产物还有利于形成混合微胶粒，并能促进胆固醇在粘膜细胞中进一步参与形成乳糜微粒，转运入血，所以高脂肪膳食容易导致血胆固醇升高。②胆固醇在肠道中的吸收率随食物胆固醇含量增加而下降。③膳食中含饱和脂肪酸过高，可使血浆胆固醇升高，摄入较多不饱和脂肪酸，如亚油酸，血浆胆固醇即降低，这是由于不饱和脂肪酸能促进卵磷脂的合成和提高卵磷脂胆固醇脂肪酰转移酶（LCAT）活性，生成较多胆固醇酯，由高密度脂蛋白转运至肝，再经肠道排出体外。④植物食物中的谷固醇和膳食纤维可减少胆固醇的吸收，从而可降低血胆固醇。⑤年龄、性别的影响，随着年龄的增长，血浆胆固醇有所增加。50岁以前，男女之间差别不太明显，60岁后，女性显著升高，超过男性，在65岁左右达到高峰，此与妇女绝经有关。血浆胆固醇的变化主要取决于LDL，而脂蛋白代谢受性激素的影响。在男性和缺乏雌激素的女性中，给予雌激素则血中HDL和VLDL水平增高，而LDL浓度下降，女性绝经后雌性激素水平下降，致使血胆固醇升高。

（2）胆固醇的合成

胆固醇除来自食物外，还可由人体组织合成。人体组织合成胆固醇的主要部位是肝脏和小肠。此外，产生类固醇激素的内分泌腺体，如肾上腺皮质、睾丸和卵巢，也能合成胆固醇。

胆固醇合成的全部反应都在胞浆内进行，而所需的酶大多数是定位于内质网。肝脏是胆固醇代谢的中心，合成胆固醇的能力很强，同时还有使胆固醇转化为胆汁酸的特殊作用，而且血浆胆固醇和多种脂蛋白所含的胆固醇的代谢，皆与肝脏有密切的关系。人体每天约可合成胆固醇1～1.2g，而由肝脏合成的胆固醇占合成量的80%。

四、脂类的生理功能

脂类是人体必需营养素之一，它与蛋白质、碳水化合物是产能的三大营养素，在供给人体能量方面起着重要作用。脂类也是构成人体细胞的重要成分，如细胞膜、神经髓鞘膜都必须有脂类参与构成。其主要生理功能如下：

1. 供给能量

一般合理膳食的总能量有 20%～30%由脂肪提供，储存脂肪常处于分解（供能）与合成（储能）的动态平衡中。哺乳类动物一般含有两种脂肪组织，一种是含储存脂肪较多的白色脂肪组织，另一种是含线粒体、细胞色素较多的褐色脂肪组织，后者较前者更容易分解供能。初生婴儿上躯干和颈部含褐色脂肪组织较多，故呈褐色。由于婴儿体表面积与体脂之比值较高，体温散失较快，褐色脂肪组织即可及时分解生热以补偿体温的散失。在体脂逐渐增加后，白色脂肪组织也随之增多。1g 脂肪在体内氧化可产能 37.56kJ，相当于 9kcal 的能量。

2. 构成身体成分

正常人按体重计算含脂类约 14%～19%，胖人约含 32%，过胖人可高达 60%左右，脂类绝大部分是以甘油三酯形式储存于脂肪组织内。脂肪组织所含脂肪细胞，多分布于腹腔、皮下、肌纤维间。这一部分脂肪常称为储存脂肪，因受营养状况和机体活动的影响而增减，故又称之为可变脂。一般储脂在正常体温下多为液态或半液态，皮下脂肪因含不饱和脂肪酸较多，故熔点低而流动度大，有利于在较冷的体表温度下仍能保持液态，从而进行各种代谢。机体深处储脂的熔点较高，常处于半固体状态，有利于保护内脏器官，防止体温丧失。类脂包括磷脂和固醇类物质，是组织结构的组成成分，约占总脂的 5%，这类脂类比较稳定，不太受营养和机体活动状况影响，故称为定脂，类脂的组成因组织不同而有差异。

人体脂类的分布受年龄和性别影响较显著。例如，中枢神经系统的脂类含量，由胚胎时期到成年时期可增加一倍以上。又如，女性的皮下脂类高于男性，而男性皮肤的总胆固醇含量则高于女性。

细胞膜、内质网膜、线粒体膜、核膜、神经髓鞘膜以及红细胞膜是机体主要的生物膜。脂类，特别是磷脂和胆固醇，是所有生物膜的重要组成成分。生物膜按重量计，一般含蛋白质约 20%，含磷脂 50%～70%，含胆固醇 20%～30%，糖脂和甘油三酯的含量甚低或无。由于功能不同，各种膜的脂类含量也有显著差异。亚细胞结构的膜含磷脂较高，因而胆固醇与磷脂之比值较低，细胞膜及红细胞膜含胆固醇较高，故比值较高。神经髓鞘膜除含较多的胆固醇、磷脂和脑苷脂外，尚含一定量的糖脂。磷脂中的不饱和脂肪酸有利于膜的流动性，饱和脂肪酸和胆固醇则有利于膜的坚性。所有生物膜的结构和功能与所含脂类成分有密切关系，膜上许多酶蛋白均与脂类结合而存在并发挥作用。

3. 供给必需脂肪酸

必需脂肪酸是磷脂的重要成分，而磷脂又是细胞膜的主要结构成分，故必需脂肪酸与细胞的结构和功能密切相关。亚油酸是合成前列腺素的前体，前列腺素在体内有多种生理功能，必需脂肪酸还与胆固醇代谢有密切关系。必需脂肪酸缺乏，可引起生长迟缓、生殖障碍、皮肤受损（出现皮疹）等。另外，还可引起肝脏、肾脏、神经和视觉等多种疾病。

此外，脂肪还可提供脂溶性维生素并促进脂溶性维生素的吸收，保护脏器和维持体温，节约蛋白质，脂肪还可增加膳食的美味和增加饱腹感，脂肪具有内分泌作用，构成参与某些内分泌激素。

五、脂肪营养价值的评价

食用脂肪的营养价值主要从以下四个方面来评价：

（1）食物脂肪的消化率：含不饱和脂肪酸和短碳链脂肪酸越多，其熔点越低，越容易消化，机体利用率高，营养价值高。

（2）必需脂肪酸的含量：必需脂肪酸的含量与组成是衡量食物油脂营养价值的重要方面，植物油中含较多的必需脂肪酸，其营养价值高。动物油脂不含双键，必需脂肪酸少，营养价值低。

（3）脂溶性维生素含量：植物脂肪含丰富的维生素 E，特别是谷类种子的胚中含量丰富。动物储藏脂肪不含维生素，一般动物器官中含有少量，如肝脏的脂肪中含有维生素 A、维生素 E；奶和蛋脂肪中含维生素 A、维生素 D。

（4）油脂的稳定性：耐储藏、稳定性高的油脂不易发生酸败。

六、脂类供给量及食物来源

1. 膳食参考摄入量

2000 年中国营养学会在制订《中国居民膳食营养素参考摄入量》时，参考各国不同人群的脂肪 RDA，结合我国膳食结构的实际，提出成人脂肪适宜摄入量（AI），见表 3-10 所示。

表 3-10　中国成人膳食脂肪适宜摄入量（AI）
（脂肪能量占总能量的百分比，%）

年龄（岁）	脂肪	SFA	MUFA	PUFA	n-6：n-3	胆固醇（mg）
成人	20～30	<10	10	10	4～6：1	<300

注：SFA 饱和脂肪酸，MUFA 单饱和脂肪酸，PUFA 多饱和脂肪酸。

2. 食物来源

部分食物的脂肪含量见表 3-11 所示。

表 3-11　部分食物的脂肪含量　　　　　　　　　　　　单位：g/100g

食物名称	脂肪含量	食物名称	脂肪含量
猪肉（脖子）	60.5	牛肝	3.9
猪肉（肥）	90.4	羊肉（瘦）	3.9
猪肉（肥瘦）	37	羊肉（肥瘦）	14.1
猪肉（后臀尖）	30.8	羊肉（冻，山羊）	24.5
猪肉（后蹄膀）	28	鹌鹑	9.4
猪肉（里脊）	7.9	鸡	2.3
猪肉（肋条肉）	59	鸡翅	11.8
猪肉（奶脯）	35.3	鸡腿	13
猪肉（瘦）	6.2	鸭	19.7
猪蹄爪尖	20	鸭（北京填鸭）	41.3
猪肝	3.5	鲅鱼	3.1
猪大肠	18.7	鳊鱼	6.3
牛肉（瘦）	2.3	草鱼	5.2
牛肉（肥瘦）	13.4	带鱼	4.9

续表

食物名称	脂肪含量	食物名称	脂肪含量
大马哈鱼	8.6	核桃	58.8
大黄鱼	2.5	花生（炒）	48
海鳗	5	葵花子（炒）	52.8
鲤鱼	4.1	南瓜子仁	48.1
鸡蛋	11.1	松子（炒）	58.5
鸡蛋黄	28.2	西瓜子仁	45.9
鸭蛋	18		

除食用油脂含约100%的脂肪外，含脂肪丰富的食品为动物性食物和坚果类。动物性食物以畜肉类含脂肪最丰富，且多为饱和脂肪酸，猪肉含脂肪量在30%~90%之间，仅腿肉和瘦猪肉脂肪含量在10%左右。牛、羊肉含脂肪量比猪肉低很多，如牛肉（瘦）脂肪含量仅为2%~5%，羊肉（瘦）多数为2%~4%。一般动物内脏除大肠外含脂肪量皆较低，但蛋白质的含量较高。禽肉一般含脂肪量较低，多数在10%以下，但北京烤鸭和肉鸡例外，其含量分别为38.4%和35.4%。鱼类脂肪含量基本在10%以下，多数在5%左右，且其脂肪含不饱和脂肪酸多，所以老年人宜多吃鱼少吃肉。蛋类以蛋黄含脂肪量高，约为30%，但全蛋仅为10%左右，其组成以单不饱和脂肪酸为多。

除动物性食物外，植物性食物中以坚果类（如花生、核桃、瓜子、榛子、葵花子等）含脂肪量较高，最高可达50%以上，不过其脂肪组成多以亚油酸为主，所以是多不饱和脂肪酸的重要来源。

第三节　碳水化合物

一、碳水化合物的分类

碳水化合物可分为糖、寡糖和多糖三类，如下表3-12所示。

表3-12　碳水化合物分类

分类（糖分子DP）	亚组	组成
糖（1~2）	单糖	葡萄糖、半乳糖、果糖
	双糖	蔗糖、乳糖、麦芽糖、海藻糖
	糖醇	山梨醇、甘露糖醇
寡糖（3~9）	异麦芽低聚寡糖	麦芽糊精
	其他寡糖	棉子糖、水苏糖、低聚果糖
多糖≥	淀粉	直链淀粉、支链淀粉、变性淀粉
	非淀粉多糖	纤维素、半纤维素、果胶、亲水质物

1. 糖

包括单糖、双糖和糖醇。

（1）单糖

单糖是最简单的糖，通常条件下不能被直接水解为分子更小的糖。单糖具有醛基或酮基，有醛基者称为醛糖,有酮基者称为酮糖。常见的单糖有:①D-葡萄糖:即通常所说的葡萄糖,又名右旋糖。D-葡萄糖不仅是最常见的糖,也是世界上最丰富的有机物。在血液、脑脊液、淋巴液、水果、蜂蜜以及多种植物液中都以游离形式存在,是构成多种寡糖和多糖的基本单位。②D-半乳糖:又名脑糖。此糖几乎全部以结合形式存在。它是乳糖、蜜二糖、水苏糖、棉子糖等的组成成分之一。某些植物多糖例如琼脂、阿拉伯树胶、牧豆树树胶、落叶松树胶以及其他多种植物的树胶及粘浆液水解后都可得到 D-半乳糖。③D-果糖:又称左旋糖,它是一种己酮糖。D-果糖通常与蔗糖共存于水果汁及蜂蜜中,在苹果及番茄中的含量亦较多。D-果糖是天然碳水化合物中甜味最高的糖,如果蔗糖甜度为 100,D-果糖的相对甜度可达 110。

(2)双糖

双糖是由两个相同或不相同的单糖分子上的羟基脱水生成的糖苷。自然界最常见的双糖是蔗糖及乳糖。此外还有麦芽糖、海藻糖、异麦芽糖、纤维二糖、壳二糖等。①蔗糖:蔗糖俗称白糖、砂糖或红糖。它是由一分子 D-葡萄糖的半缩醛羟基与一分子 D-果糖的半缩醛羟基彼此缩合脱水而成。蔗糖几乎普遍存在于植物界的叶、花、根、茎、种子及果实中。在甘蔗、甜菜及槭树汁中含量尤为丰富。②乳糖:乳糖由一分子 D-葡萄糖与一分子 D-半乳糖以 β-1,4-糖苷键相连而成。乳糖只存在于各种哺乳动物的乳汁中,其浓度约为 5%。人体消化液中乳糖酶可将乳糖水解为其相应的单糖。③麦芽糖:麦芽糖由二分子葡萄糖借 α-1,4-糖苷键相连而成,大量存在于发芽的谷粒,特别是麦芽中。麦芽糖是淀粉和糖原的结构成分。

(3)糖醇

糖醇是单糖的重要衍生物,常见有山梨醇、甘露醇、木糖醇、麦芽糖醇等。①山梨醇和甘露醇二者互为同分异构体。山梨醇存在于许多植物的果实中,甘露醇在海藻、蘑菇中含量丰富。山梨醇可氢化葡萄糖制得,由于它含有多个醇羟基,亲水性强,所以临床上常用 20%或 25%的山梨醇溶液作脱水剂,使周围组织及脑实质脱水,从而降低颅内压,消除水肿。②木糖醇是存在于多种水果、蔬菜中的五碳醇,其甜度与蔗糖相等。其代谢不受胰岛素调节,故木糖醇常作为甜味剂用于糖尿病人的专用食品及许多药品中。③麦芽糖醇由麦芽糖氢化制得,可作为功能性甜味剂用于心血管病、糖尿病等患者的保健食品中,不能被口腔中的微生物利用,有防龋齿作用。

2. 寡糖

寡糖又称低聚糖。FAO(联合国粮食及农业组织)根据专家建议,定义糖单位大于等于 3 的并且小于 10 的聚合度为寡糖和糖的分界点。目前已知的几种重要寡糖有棉籽糖、水苏糖、异麦芽低聚糖、低聚果糖、低聚甘露糖、大豆低聚糖等,其甜度通常只有蔗糖的 30%~60%。

(1)低聚果糖

低聚果糖又称寡果糖或蔗果三糖族低聚糖,是由蔗糖分子的果糖残基上结合 1~3 个果糖而组成。低聚果糖主要存在于日常食用的水果、蔬菜中,如洋葱、大蒜、香蕉等。低聚果糖的甜度约为蔗糖的 30%~60%,难以被人体消化吸收,被认为是一种水溶性膳食纤维,但易被大肠双歧杆菌利用,是双歧杆菌的增殖因子。

(2)大豆低聚糖

大豆低聚糖是存在于大豆中的可溶性糖的总称,主要成分是水苏糖、棉籽糖和蔗糖。大豆低聚糖也是肠道双歧杆菌的增殖因子,可作为功能性食品的基料,能部分代替蔗糖应用于清凉饮料、酸奶、乳酸菌饮料、冰淇淋、面包、糕点、糖果和巧克力等食品中。

3. 多糖

多糖是由≥10个的单糖分子脱水缩合,并借糖苷键彼此连接而成的高分子聚合物。多糖在性质上与单糖和低聚糖不同,一般不溶于水,无甜味,不形成结晶,无还原性,在酶或酸的作用下,水解成单糖残基不等的片段,最后成为单糖。根据营养学上新的分类方法,多糖可分为淀粉和非淀粉多糖。

（1）淀粉

淀粉是人类的主要食物,存在于谷类、根茎类等植物中。淀粉由葡萄糖聚合而成,因聚合方式不同分为直链淀粉和支链淀粉。为了增加淀粉的用途,淀粉经过改性处理后可以获得各种各样的变性淀粉。①直链淀粉:又称糖淀粉,由几十个至几百个葡萄糖分子残基以 α-1,4-糖苷键相连而成的一条直链,并卷曲成螺旋状二级结构,分子量为 1 万至 10 万。直链淀粉在热水中可以溶解,与碘产生蓝色反应,一般不显还原性。在天然食品中,直链淀粉含量较少,一般仅占淀粉成分的 19%～35%。②支链淀粉:又称胶淀粉,分子相对较大,一般由几千个葡萄糖残基组成,其中每 25～30 个葡萄糖残基以 α-1,4-糖苷键相连而形成许多个短链,每两个短链之间又以 α-1,6-糖苷键连接,如此则使整个支链淀粉分子形成许多分支再分支的树冠样的复杂结构。支链淀粉难溶于水,其分子中有许多个非还原性末端,但却只有一个还原性末端,故不显现还原性。支链淀粉遇碘产生棕色反应。在食物淀粉中,支链淀粉含量较高,一般占 65%～81%。③糖原:即多聚 D-葡萄糖,几乎全部存在于动物组织中,故又称动物淀粉。糖原结构与支链淀粉相似,分子中各葡萄糖残基间通过 α-1,4-糖苷键相连,链与链之间以 α-1,6-糖苷键连接。糖原的分支多,支链比较短,每个支链平均长度相当于 12～18 个葡萄糖分子。糖原的分子很大,一般由几千个至几万个葡萄糖残基组成。

（2）非淀粉多糖

80%～90%的非淀粉多糖由植物细胞壁成分组成,包括纤维素、半纤维素、果胶等,即我们常说的膳食纤维,其他是非细胞壁物质如植物胶质、海藻胶类等。①纤维素:纤维素一般由 1000～1 万个葡萄糖残基借 β-1,4-糖苷键相连,形成一条线状长链。分子量约为 20 万～200 万。纤维素在植物界无处不在,是各种植物细胞壁的主要成分。人体缺乏能水解纤维素的酶,故纤维素不能被人体消化吸收,但它可刺激和促进胃肠道的蠕动,有利用于其他食物的消化吸收及粪便的排泄。②半纤维素:绝大多数的半纤维素都是由 2～4 种不同的单糖或衍生单糖构成的杂多糖。半纤维素也是组成植物细胞壁的主要成分,一般与纤维素共存。半纤维素既不是纤维素的前体或衍生物,也不是其生物合成的中间产物。③果胶类:果胶类亦称果胶物质,一般指 D-半乳糖醛酸为主要成分的复合多糖之总称。果胶类普遍存在于陆地植物的原始细胞壁和细胞间质层,在一些植物的软组织中含量特别丰富,例如在柑桔类水果的皮中约含 30%,甜菜中约含 25%,苹果中约含 15%。果胶物质均溶于水,与糖、酸在适当的条件下能形成凝冻,一般用作果酱、果冻及果胶糖果等的凝冻剂,也可用作果汁、饮料、冰淇淋等食品的稳定剂。④其他多糖:动物和植物中含有多种类型的多糖,有些多糖具有调节生理功能的活性,如香菇多糖、茶多糖、银耳多糖、壳聚糖等。

二、膳食纤维

1. 膳食纤维组成

膳食纤维根据其水溶性不同,一般分为可溶性纤维和不溶性纤维。

可溶性纤维包括果胶、树胶、粘胶、少数半纤维素等。不溶性纤维包括纤维素、某些半纤维素、木质素。

2. 膳食纤维的作用

膳食纤维的作用主要有四点：

（1）降低血糖和血浆胆固醇作用。

（2）改善血糖生成反应，与纤维黏度有关。黏度可延缓胃排空速率，延缓淀粉在小肠内消化或减慢葡萄糖在小肠内吸收。

（3）改善大肠功能，缩短消化残渣在大肠通过时间，增加排便次数，防肠癌、便秘。

（4）控制体重和预防肥胖。

3. 膳食纤维参考摄入量与食物来源

（1）膳食纤维的摄取

美国摄入量标准为成人每日 20～35 克，相当于每人每千卡（4.2kJ）能量计为 10～13 克。含有不可溶性纤维 70～75%，可溶性纤维 25%～30% 为宜，由天然食物提供膳食纤维。

我国尚未提出膳食纤维的摄入量标准。

（2）膳食纤维的食物来源

膳食纤维主要来源于谷、薯、豆类、蔬菜、水果等植物性食品。

4. 功能性低聚糖

低聚糖是由 2～10 个单糖通过糖苷键连接而成的直链或支链低度聚合糖。分为功能性低聚糖（水苏糖、棉籽糖、异麦芽酮糖、乳酮糖、低聚果糖、大豆低聚糖、低聚壳聚糖等）、普通性低聚糖。人体胃肠道没有水解它们的酶系统，它们不被消化吸收直接进入大肠内优先为双歧杆菌利用，是双歧杆菌的增殖因子。

（1）生理作用

① 整肠功能（改善肠道功能）

② 生成并改善营养素的吸收

③ 热值低

④ 增强机体免疫力

（2）膳食来源

功能性低聚糖的膳食来源大多是果蔬，如洋葱、大蒜、葡萄、洋姜、芦苇、香蕉等含低聚果糖，大豆含水苏糖，甜菜中含棉籽糖，如表 3-13 所示。

表 3-13 膳食纤维的种类、食物来源和主要功能

种类		主要食物来源	主要功能
不溶性纤维	木质素	所有植物	正在研究之中
	纤维素	所有植物（如小麦制品）小麦、黑麦、大米、蔬菜	增加粪便体积
	半纤维素		促进胃肠蠕动
可溶性纤维	果胶、树胶、粘胶少数半纤维素	柑橘类、燕麦制品和豆类	延缓胃排空时间、减缓葡萄糖吸收、降低血胆固醇

三、碳水化合物的生理功能

碳水化合物是生命细胞结构的主要成分及主要供能物质，具有调节细胞活动的重要功能。

1. 供给和储存能量

膳食碳水化合物是人类获取能量的最经济和最主要的来源。每克葡萄糖在体内氧化可以产生 16.7kJ（4kcal）的能量。在维持人体健康所需要的能量中，大约 55%～65% 的能量由碳水化合物提供。糖原是肌肉和肝脏碳水化合物的储存形式，肝脏约储存机体内 1/3 的糖原。一旦机体需要，肝脏中的糖原即分解为葡萄糖以提供能量。碳水化合物在体内释放能量较快，供能也快，是神经系统和心肌的主要能源，也是肌肉活动时的主要燃料，对维持神经系统和心脏的正常供能，增强耐力，提高工作效率都有重要意义。

2. 构成组织及重要生命物质

碳水化合物是构成机体组织的重要物质，并参与细胞的组成和多种活动。每个细胞都有碳水化合物，其含量约为 2%～10%，主要以糖脂、糖蛋白和蛋白多糖的形式存在。核糖核酸和脱氧核糖核酸两种重要生命物质均含有 D-核糖，即 5 碳醛糖。一些具有重要生理功能的物质，如抗体、酶和激素的组成成分，也需碳水化合物参与。

3. 节约蛋白质作用

机体需要的能量，主要由碳水化合物提供，当膳食中碳水化合物供应不足时，机体为了满足自身对葡萄糖的需要，将通过糖原异生作用动用蛋白质以产生葡萄糖，供给能量。而当摄入足够量的碳水化合物时则能预防体内或膳食蛋白质消耗，不需要动用蛋白质来供能，即碳水化合物具有节约蛋白质作用。

4. 抗生酮作用

脂肪酸被分解所产生的乙酰基需要与草酰乙酸结合进入三羧酸循环，而最终被彻底氧化和分解产生能量。当膳食中的碳水化合物供应不足时，草酰乙酸供应相应减少，而体内脂肪或食物脂肪被动员并加速分解为脂肪酸来供应能量。这一代谢过程中，由于草酰乙酸不足，脂肪酸不能彻底氧化而产生过多的酮体，酮体不能及时被氧化而在体内蓄积，以致产生酮血症和酮尿症。膳食中充足的碳水化合物可以防止上述现象的发生，因此称为碳水化合物的抗生酮作用。

5. 解毒作用

经糖醛酸途径生成的葡萄糖醛酸，是体内一种重要的结合解毒剂，在肝脏中能与许多有害物质如细菌毒素、酒精、砷等结合，以消除或减轻这些物质的毒性或生物活性，从而起到解毒作用。

6. 增强肠道功能

非淀粉多糖类如纤维素和果胶、抗性淀粉、功能性低聚糖等抗消化的碳水化合物，虽不能在小肠内消化吸收，但能刺激肠道蠕动，增加了结肠内的发酵，发酵产生的短链脂肪酸和肠道菌群增殖，有助于正常消化和增加排便量。

四、碳水化合物的供给量及食物来源

1. 碳水化合物的膳食参考摄入量

人体对碳水化合物的需要量,常以可提供能量的百分比来表示。由于体内其他营养素可转变为碳水化合物,因此其需要量尚难确定。

在1988年,中国营养学会曾建议我国健康人群的碳水化合物供给量为总摄入能量的60%~70%。根据目前我国膳食碳水化合物的实际摄入量和FAO/WHO的建议,于2000年制订的中国居民膳食营养素参考摄入量中的碳水化合物适宜摄入量(AI)为总能量的55%~65%。同时对碳水化合物的来源也作出要求,即应包括复合碳水化合物淀粉、不消化的抗性淀粉、非淀粉多糖和低聚糖等碳水化合物。限制纯能量食物如糖的摄入量,提倡摄入营养素、能量密度高的食物,以保障人体能量和营养素及改善胃肠道环境和预防龋齿的需要。

2. 碳水化合物的食物来源

膳食中碳水化合物的来源主要是粮谷类和薯类食物。粮谷类一般含碳水化合物60%~80%,薯类中含量为15%~29%,豆类中为40%~60%,见表3-14所示。

表3-14 常见食物碳水化合物含量 单位:g/100g

食物名称	含量	食物名称	含量	食物名称	含量	食物名称	含量
粉条	83.6	木耳	35.7	葡萄	9.9	番茄	3.5
粳米(标二)	77.7	鲜枣	28.6	酸奶	9.3	牛乳	3.4
籼米(标一)	77.3	甘薯	23.1	西瓜	7.9	芹菜	3.3
挂面(标准粉)	74.4	香蕉	20.8	杏	7.8	带鱼	3.1
小米	73.5	黄豆	18.6	梨	7.3	白菜	3.1
小麦粉(标粉)	71.5	柿	17.1	花生仁	5.5	鲜贝	2.5
莜麦面	67.8	马铃薯	16.5	南瓜	4.5	猪肉	2.4
玉米	66.7	苹果	12.3	萝卜	4	黄瓜	2.4
方便面	60.9	辣椒	11	鲫鱼	3.8	冬瓜	1.9
小豆	55.7	桃	10.9	豆腐	3.8	鸡蛋	1.5
绿豆	55.6	橙	10.5	茄子	3.6	鸡肉	1.3

第四节 能 量

一、概述

新陈代谢是一切生命活动的基本特征,人体在生命活动过程中不断从外界环境中摄取食物,从中获得人体必需的营养物质,其中包括碳水化合物、脂类和蛋白质,一般称之为三大营养素。三大营养素经消化转变成可吸收的小分子物质被吸收到血液中,这些小分子物质一方面经过合成代谢构成机体组成成分或更新衰老的组织,另一方面经过分解代谢释放出所蕴藏的化学能,这些化学能经过转化成为生命活动过程中各种能量的来源,所以分解代谢是放能反应,而合成代谢则需要供给能量,因此是吸能反应。而机体在物质代谢过程中所伴随的能量释放、转移和利用则构成了整个能量代谢过程。

"能"在自然界中有多种形式,如太阳能、化学能、机械能、电能等,它们之间可以相互转换。为了计量上的方便,国际上制订了统一的单位即焦耳(Joule, J),或卡(calorie)。1kcal 指 1000g 纯水的温度由 15℃上升到 16℃所需要的能量。而 1 焦耳则是指用 1 牛顿(N)力把 1kg 物体移动 1m 所需要的能量。1000J 等于 1 "千焦耳"(kilo joule, kJ);1000kJ 等于 1 "兆焦耳"(mega joule, MJ)。两种能量单位的换算如下:

1kcal=4.184kJ,　1kJ=0.239kcal

1000kcal=4.184MJ,　1MJ=239kcal

二、能量来源

人体在生命活动过程中需要能量,如物质代谢的合成和分解反应、心脏跳动、肌肉收缩、腺体分泌等,而这些能量来源于食物。生物的能量来源于太阳的辐射能,其中,植物借助叶绿素的功能吸收利用太阳辐射能,通过光合作用将二氧化碳和水合成为碳水化合物。植物还可以吸收利用太阳辐射能合成脂类、蛋白质。而动物在食用植物时,实际上是从植物中间接的吸收利用太阳辐射能,人类则是通过摄取动、植物性食物获得所需的能量。动、植物性食物中所含的营养素可分为碳水化合物、脂类、蛋白质、矿物质和维生素五大类,如果加上水,则为六大类。其中,碳水化合物、脂类和蛋白质经体内代谢可释放能量,三者统称为"产能营养素"或能源物质。

1. 产能营养素

(1)碳水化合物

碳水化合物是机体的重要能量来源,机体所摄取食物中的营养素,以碳水化合物所占的比重最大。一般说来,机体所需能量的 50%以上是由食物中的碳水化合物提供的。食物中的碳水化合物经消化产生的葡萄糖被吸收后,有一部分以糖原的形式贮存在肝脏和肌肉中。肌糖原是骨骼肌中随时可动用的贮备能源,用来满足骨骼肌在工作情况下的需要。肝糖原也是一种贮备能源,贮存量不大,主要用于维持血糖水平的相对稳定。

脑组织消耗的能量相对较多,在通常情况下,脑组织消耗的能量均来自碳水化合物在有氧条件下的氧化,因而脑组织对缺氧非常敏感。另外,脑组织细胞中贮存的糖原又极少,代谢消耗的碳水化合物主要来自血糖,所以脑功能对血糖水平有很大的依赖性。

(2)脂类

机体内的脂类分为组织脂质和贮存脂质两部分。组织脂质主要包括胆固醇、磷脂等,是组织和细胞的组成成分,在人体饥饿时也不减少,但不能成为能源。贮存脂质主要是脂肪,也称甘油三酯或中性脂肪。在全部贮存脂质中,脂肪约占 98%。其中一部分是来自食物的外源性脂肪,另一部分是来自体内碳水化合物和氨基酸转化成的内源性脂肪。脂肪含能量最高,是体内各种能源物质的主要贮存形式。

在正常情况下,人体所消耗的能源物质中有 40%~50%来自体内的脂肪,其中包括从食物中摄取的碳水化合物所转化成的脂肪。在短期饥饿情况下,则主要由体内的脂肪供给能量。脂肪酸可直接供给很多组织利用,也可在肝脏中转化成丙酮酸再供给其他组织利用。不但骨骼肌、心肌等可利用脂肪酸和酮体,在饥饿时,脑组织也可利用酮体。所以,脂肪也是重要的能源物质,但它不能在机体缺氧条件下供给能量。

（3）蛋白质

蛋白质是由氨基酸构成的，在机体蛋白质代谢中，也主要是利用氨基酸进行合成和分解代谢。机体内氨基酸有两个来源，一是来自食物蛋白质消化所产生的氨基酸，由小肠吸收进血液中；二是在机体新陈代谢过程中，组织、细胞蛋白质分解所产生的氨基酸。这两部分氨基酸主要用于合成细胞成分以实现自我更新，也用于合成酶、激素等生物活性物质。氨基酸也可以作为能源物质，但这是用较高的代价而取得的。

氨基酸在体内经过脱氨基作用或氨基转换作用，分解为非氮成分和氨基。其中非氮成分（α-酮酸）可以氧化供能，氨基则经过处理后主要由肾脏排出体外。人体在一般情况下主要利用碳水化合物和脂肪氧化供能。但在某些特殊情况下，机体所需能源物质供能不足，如长期不能进食或消耗量过大时，体内的糖原和贮存脂肪已大量消耗之后，将依靠组织蛋白质分解产生氨基酸来获得能量，以维持必要的生理功能。

进食是周期性的，而能量消耗则是连续不断的，因而贮备的能源物质不断被利用，又不断补充。当机体处于饥饿状态时，碳水化合物的贮备迅速减少，而脂肪和蛋白质则作为长期能量消耗时的能源。

2. 食物的卡价

人体所需要的能量来源于动物性和植物性食物中的碳水化合物、脂类和蛋白质三种产能营养素。每克产能营养素在体内氧化所产生的能量值称为"食物的热价"或"食物的能量卡价"，亦称"能量系数"。

（1）食物在体外的燃烧热

物质燃烧时所释放出的热，称为燃烧热。食物可在动物体内氧化，也可在动物体外燃烧。体外燃烧和体内氧化的化学本质是一致的，每克产能营养素在体外燃烧时所产生的能量值称为"物理卡价"。

食物的燃烧热通常采用"弹式热量计"测定。"弹式热量计"的基本构造是两中空形金属球（或带盖小钢罐），即钢弹，钢弹内安放能放电的电极及其引出的导线，操作时先将定量的食物或产能营养素样品置于钢弹内的电极附近，然后紧闭钢弹，从气口充入纯氧至一定压力，将钢弹置于定量的特制水箱内，水箱中放置一个精密温度计，导线通电后可使钢弹内食物或产能营养素样品在纯氧的环境中充分燃烧。燃烧所产生的热量经过钢弹传导给水箱中的水，于是水温上升，再根据样品的重量、水箱中的水量和水温上升的度数推算出所产生的燃烧热。

（2）食物在体内的燃烧热

产能营养素在体内的燃烧（生物氧化）过程和在体外燃烧的过程不尽相同，体外燃烧是在氧的作用下完成的，化学反应激烈，伴随着光和热。体内氧化是在酶的作用下缓慢进行的，比较温和。特别是最终产物不完全相同，所以产生的热量（即能量）也不完全相同。据用"弹式热量计"测定，1g 碳水化合物在体外燃烧时平均产生能量 17.15kJ（4.1kcal）；1g 脂肪平均产能 39.54kJ（9.45kcal），1g 蛋白质平均产能 23.64kJ（5.65 kcal）。但在体内氧化时，碳水化合物和脂肪与体外燃烧时的最终产物均为二氧化碳和水，所产生的能量也相同。蛋白质在体内氧化时的最终产物为二氧化碳、水、尿素、肌酐及其他含氮有机物。而在体外燃烧时的最终产物则为二氧化碳、水、氨和氮等，体内氧化不如体外燃烧完全。若将 1g 蛋白质在体内氧化的最终产物收集起来，继续在体外燃烧，还可产生能量 5.44kJ（1.3 kcal）。如果用"弹式热量计"体外燃烧试验推算体内氧化产生的能量值应为：1g 碳水化合物为 17.15kJ（4.1kcal），1g 脂肪为 39.54kJ（9.45 kcal），1g 蛋白质则为 23.64-5.44=18.2kJ（4.35kcal）。

另外，食物中的营养素在消化道内并非 100%吸收。一般混合膳食中碳水化合物的吸收率为 98%、脂肪 95%、蛋白质 92%。所以，三种产能营养素在体内氧化实际产生能量则为：

1g 碳水化合物　　　　　　17.15kJ×98%=16.81kJ（4.0kcal）
1g 脂肪　　　　　　　　　39.54kJ×95%=37.56kJ（9.0kcal）
1g 蛋白质　　　　　　　　18.2kJ×92%=16.74kJ（4.0kcal）

3. 能量来源分配

三类产能营养素在体内都有其特殊的生理功能并且彼此相互影响，如碳水化合物与脂肪的相互转化及它们对蛋白质的节约作用。因此，三者在总能量供给中应有一个恰当的比例。根据我国人们的饮食特点，成人碳水化合物供给的能量以占总能量的 55%～65%为宜，脂肪占 20%～30%，蛋白质则占 10%～15%为宜。年龄越小，蛋白质及脂肪供能占的比例相应增加。成人脂肪摄入量一般不宜超过总能量的 30%。

三、人体能量的需要

人体能量代谢的最佳状态是达到能量消耗与能量摄入的平衡。这种能量平衡能使机体保持健康并胜任必要的社会生活。能量代谢失衡，即能量缺乏或过剩都会对身体健康不利。

1. 能量需要量的确定

直接测定成年人在自由活动情况下的能量消耗量十分困难。由于 BMR 约占总能量消耗的 60%～70%，所以它是估算成年人能量需要量的重要基础。WHO（1985）、美国（1989）、日本（1990）修订推荐摄入量时均采用了"要因加算法"估算成年人的能量需要量，以 BMR 乘以体力活动水平（Physical Ctivity Level，PAL）来计算人体的能量消耗量或需要量，即能量需要量=BMR×PAL。对儿童、孕妇、乳母等特殊生理情况下尚需考虑其特殊需要，具体见表 3-15 所示。

表 3-15　按体重计算 BMR 的公式

年龄（岁）	男		女	
	kcal/d	MJ/d	kcal/d	MJ/d
0～	60.9m-54	0.2550m-0.226	61.0m-51	0.2550m-0.2140
3～	22.7m+495	0.0949m+2.07	22.5m+499	0.9410m+2.09
10～	17.5m+651	0.0732m+2.72	12.2m+746	0.0510m+3.12
18～	15.3m+679	0.0640m+2.84	14.7m+496	0.0615m+2.08
30～	11.6m+879	0.0485m+3.67	8.7m+820	0.0364m+3.47

注：m=体重 kg。

Schofield 教授按体重推算 BMR 的公式已被 WHO（1985）采纳，现已成为估算人群能量需要量的重要依据（表 3-15）。按 Schofield 公式计算亚洲人的 BMR 可能偏低，亚洲人的 BMR 可能比欧洲人低 10%。据我国以往实测成年人的 BMR 也呈现这种偏低的趋势。为此，我国在应用 WHO 推荐的 BMR 计算公式时，采取减 5%的办法作为计算 18～44 岁和 45～59 岁两个人群的 BMR。

成年人的 PAL 值受劳动强度的影响，不同劳动强度下的 PAL 值见表 3-16 所示。

表 3-16　不同劳动强度的 PAL 值

活动强度	PAL 值
轻	1.0～2.5
中	2.6～3.9
重	4.0～

2. 膳食能量推荐摄入量

根据上述 BMR 和 PAL 的计算方法，并按 BMR×PAL=能量推荐摄入量的计算公式，可以推算出中国成年人膳食能量推荐摄入量（RNI），见表 3-17 所示。

表 3-17　中国成年膳食能量推荐摄入量

年龄（岁）		RNI（MJ/d）		RNI（kcal/d）	
		男	女	男	女
18～	轻体力活动	10.03	8.8	2400	2100
	中体力活动	11.29	9.62	2700	2300
	重体力活动	13.38	11.3	3200	2700
50～	轻体力活动	9.62	8	2300	1900
	中体力活动	10.87	8.36	2600	2000
	重体力活动	13	9.2	3100	2200
60～	轻体力活动	7.94	7.53	1900	1800
	中体力活动	9.2	8.36	2200	2000
70～	轻体力活动	7.94	7.1	1900	1800
	中体力活动	8.8	8	2100	1900
80～		7.74	7.1	1900	1700

在一定的时间内，了解人的能量是否平衡，精确了解体重的变化，是一个可行的自我监测方法，测定时应先排便，除去衣物并使用可靠的称量工具来测定。

四、能量的食物来源及供给量

人体的能量来源是食物中的碳水化合物、脂类和蛋白质，这三类营养素普遍存在于各种食物中。粮谷类和薯类食物含碳水化合物较多，是膳食能量最经济的来源，油料作物富含脂肪，动物性食物一般比植物性食物含有更多的脂肪和蛋白质，但大豆和坚果类例外，它们含丰富的油脂和蛋白质，蔬菜和水果一般含能量较少，具体见表 3-18 所示。

表 3-18　常见食物能量含量（每 100g）

食物	能量		食物	能量	
	kcal	kJ		kcal	kJ
小麦粉（标准粉）	344	1439	蚕豆	335	1402
粳米（标一）	343	1435	绿豆	316	1322
灿米（标一）	346	1448	赤小豆	309	1293
玉米（干）	335	1402	花生仁	563	2356
玉米面	341	1427	猪肉（肥瘦）	395	1653

第五节 矿物质和水

一、矿物质概述

矿物质是人体内无机物的总称,是地壳中自然存在的化合物或天然元素。矿物质和维生素一样,是人体必需的元素,矿物质是无法自身产生、合成的,矿物质每天的摄取量也是基本确定的,但随年龄、性别、身体状况、环境、工作状况等因素有所不同。

人体重量由96%的有机物和水分以及4%的无机元素组成。人体内约有50多种矿物质,在这些无机元素中,已发现有20种左右的元素是构成人体组织、维持生理功能和生化代谢所必需的,除C、H、O、N主要以有机化合物形式存在外,其余均称为无机盐或矿物质。大致可分为常量元素和微量元素两大类。

常量元素:钙、磷、钠、钾、氯、镁、硫等。

微量元素:①必需微量元素:铜、钴、铬、铁、氟、碘、锰、钼、硒、锌;②可能必需微量元素:硅、镍、硼、钒;③有潜在毒性,但低剂量可能有功能作用的微量元素:铅、镉、汞、砷、铝、锡、锂。

1. 矿物质的生理功能

(1) 它是构成机体组织的重要成份:钙、磷、镁——骨骼、牙齿。缺乏钙、镁、磷、锰、铜,可能引起骨骼或牙齿不坚固。

(2) 它是多种酶的活化剂、辅因子或组成成份:钙——凝血酶的活化剂,锌——多种酶的组成成份。

(3) 它是某些具有特殊生理功能物质的组成部分:碘——甲状腺素、铁——血红蛋白。

(4) 维持机体的酸碱平衡及组织细胞渗透压:酸性(氯、硫、磷)和碱性(钾、钠、镁)无机盐适当配合,加上重碳酸盐和蛋白质的缓冲作用,维持着机体的酸碱平衡。无机盐与蛋白质一起维持组织细胞的渗透压;缺乏铁、钠、碘、磷可能会引起疲劳等。

(5) 维持神经肌肉兴奋性和细胞膜的通透性:钾、钠、钙、镁是维持神经肌肉兴奋性和细胞膜通透性的必要条件。

(6) 矿物质如果摄取过多,容易引起过剩症及中毒。所以一定要注意矿物质的适量摄取。

2. 矿物质缺乏的主要因素

(1) 地球环境中各种元素的分布不平衡。
(2) 食物中含有天然存在的矿物质拮抗物。
(3) 食物加工过程中造成矿物质的损失。
(4) 摄入量不足或不良饮食习惯。
(5) 生理上有特殊营养需求的人群。

二、钙

钙是构成人体的重要组成部分,正常人体内含有1000~1200g的钙。其中99.3%的钙集中于骨、齿组织,只有0.1%的钙存在于细胞外液,全身软组织含钙量总共占0.6%~0.9%。

在骨骼和牙齿中的钙以矿物质形式存在;而在软组织和体液中的钙则以游离或结合形式存在,这部分钙统称为混溶钙池。机体内的钙,一方面构成骨骼和牙齿,另一方面则参与各种生理功能和代谢过程。

1. 生理功能与缺乏

(1) 生理功能

1) 构成机体的骨骼和牙齿

钙是构成骨骼的重要组分，骨骼中的钙占瘦体重的 25%和总灰分的 40%，钙对保证骨骼的正常生长发育和维持骨健康起着至关重要的作用。

① 骨的结构：骨的结构包括两种类型，外部的皮质骨和内部的松质骨。皮质骨为板层结构，特性坚韧；松质骨为网状结构，既坚硬又有弹性。骨骼组织由骨细胞（约占 2%~3%的体积）和钙化的骨基质组成。骨基质中 65%为矿物质，35%为有机物质。有机物中 95%为胶原蛋白，其余为非胶原蛋白。骨矿物质决定骨的硬度而有机基质决定骨的韧性，被骨基质包围起来的是骨细胞，细胞之间有许多突起互相连接。占骨重 2/3 的矿物质，其中钙占 39.9%。钙在矿物质中以两种形式存在，一为晶状的羟磷灰石 $Ca_{10}(PO_4)_6(OH)_2$，呈六角形管状，另一种为无定形的磷酸钙 $Ca_3(PO_4)_2$，也就是磷灰石的前体。在成熟的骨中，晶状羟磷灰石含量较多，而新沉积的骨矿物质中，则是无定形磷酸钙含量较多。

骨骼通过成骨作用（即新骨不断生成）和溶骨作用（即旧骨不断吸收），使其各种组分与血液间保持动态平衡，这一过程称为骨的重建。

这种骨钙的更新速率，因年龄而变化。妊娠早期，胎儿仅有少量钙沉积，以后钙浓度很快升高至胎儿体重的 0.5%。妊娠后期，胎儿从母体约取得 20g 的钙，足月新生儿身体中的钙相当于其体重的 1%。1 岁以前婴儿每年转换 100%，以后逐渐降低，每年可转换 50%，即每 2 年骨钙可更新一次。儿童阶段每年转换 10%，由于儿童时期生长发育旺盛，对钙的需要量大，如长期摄取钙不足，并常伴随蛋白质和维生素 D 缺乏，可引起生长迟缓，新骨结构异常，骨钙化不良，骨骼变形，发生佝偻病。健康年轻成人骨吸收与形成维持平衡，每年转变 5%。40 岁以后骨形成明显减弱，转换速率为每年 0.7%，绝经后妇女和老年男女其吸收更占优势。人在 20 岁以前，主要为骨的生长阶段，其后的 10 余年骨质继续增加，约在 35~40 岁左右，单位体积内的骨质达到顶峰，称为峰值骨度，此后骨质逐渐丢失。妇女绝经以后，骨质丢失速度加快，骨度（质）降低到一定程度时，就不能保持骨骼结构的完整，甚至压缩变形，以至在很小的外力下也可能发生骨折，即为骨质疏松症。骨骼成熟时所达到的骨骼峰值，是防止骨质疏松危险性的主要因素。

② 牙齿的结构：牙本质是牙的主体，化学组成类似骨，但组织结构和骨差别很大，牙本质没有细胞、血管和神经，因此牙齿中的矿物质则无此更新转换过程。

2) 维持多种正常生理功能

分布在体液和其他组织中的钙，虽然还不到体内总钙量的 1%，但在机体内多方面的生理活动和生物化学过程中起着重要的调节作用。细胞外液的钙约为 1g，占总钙量的 0.1%。细胞内的钙约为 7g，占总钙量的 0.6%。血钙较稳定，正常浓度为 2.25~2.75mmol（90~110mg）/L，占总钙量的 0.03%。血液中的钙可分为扩散性钙和非扩散性钙两部分，非扩散性钙是指与血浆蛋白（主要是白蛋白）结合的钙，它们不易透过毛细血管壁，也不具有生理活性。在扩散性钙中，一部分是与有机酸或无机酸结合的复合钙，另一部分则是游离状态的钙离子，只有离子钙才具有生理作用。

离子钙 Ca^{2+} 的生理功能涉及诸多方面：①参与调节神经、肌肉兴奋性，并介导和调节肌肉以及细胞内微丝、微管等的收缩。②影响毛细血管通透性，并参与调节生物膜的完整性和质膜的通透性及其转换过程。③参与调节多种激素和神经递质的释放，Ca^{2+}的重要作用之一是作为细胞内第二信使，介导激素的调节作用，Ca^{2+}能直接参与脂肪酶、ATP酶等的活性调节。④激活多种酶（腺苷酸环化酶、鸟苷酸环化酶及钙调蛋白等）调节代谢过程及一系列细胞内生命活动。⑤与细胞的吞噬、分泌、分裂等活动密切相关。⑥是血液凝固过程所必需的凝血因子，可使可溶性纤维蛋白原转变成纤维蛋白。

（2）缺乏

就我国现有膳食结构的营养调查表明，居民的钙摄入量普遍偏低，仅达到推荐摄入量的50%左右。因此钙缺乏症是较常见的营养性疾病，主要表现为骨骼的病变，即儿童时期的佝偻病和成年人的骨质疏松症。

2. 吸收与代谢

（1）吸收

1）吸收的途径与机制

在食物的消化过程中，钙通常从复合物中游离出来，被释放成为一种可溶性的和离子化状态，以便于吸收，但是低分子量的复合物，可被原样完整吸收。钙的吸收有两种途径，吸收的机制因摄入量多少与需要量的高低而有所不同。

① 主动吸收：当机体对钙的需要量高，或摄入量较低时，肠道对钙的主动吸收机制最活跃。这是一个逆浓度梯度的运载过程，所以是一个需要能量的主动吸收过程。这一过程需要钙结合蛋白的参与，也需要 $1,25\text{-}(OH)_2D_3$ 作为调节剂。

② 被动吸收：当钙摄入量较高时，则大部分由被动的离子扩散方式吸收。这一过程可能也需要 $1,25\text{-}(OH)_2D_3$ 的作用，但更主要取决于肠腔与浆膜间钙浓度的梯度。

2）影响钙吸收的因素

影响钙吸收的因素很多，主要包括机体与膳食两个方面。

① 机体因素：因钙的吸收与机体的需要程度密切相关，故而生命周期的各个阶段钙的吸收情况不同。婴儿时期因需要量大，钙吸收率可高达 60%，儿童约为 40%，年轻成人保持在 25%上下，成年人仅为 20%左右，钙吸收率随年龄增加而渐减。

② 膳食因素：首先是膳食中钙的摄入量，摄入量高，吸收量相应也高，但吸收量与摄入量并不成正比，摄入量增加时，吸收率相对降低。其次，膳食中维生素 D 的存在与量的多少，对钙的吸收有明显影响。乳糖与钙形成可溶性低分子物质，以及在糖被肠道菌分解发酵产酸时，肠道 pH 值降低，均有利于钙吸收。适量的蛋白质和一些氨基酸，如赖氨酸、精氨酸、色氨酸等可与钙结合成可溶性络合物，而有利于钙吸收，但当蛋白质超过推荐摄入量时，则未见进一步的有利影响。高脂膳食可延长钙与肠粘膜接触的时间，可使钙吸收有所增加，但脂肪酸与钙结合形成脂肪酸钙，则影响钙吸收。低磷膳食可提高钙的吸收率，而食物中的碱性磷酸盐可与钙形成不溶解的钙盐从而影响钙吸收。谷类中的植酸会在肠道中形成植酸钙而影响吸收。某些蔬菜如菠菜、苋菜、竹笋中的草酸与钙形成草酸钙亦可影响吸收。膳食纤维中的糖醛酸残基与钙螯合而干扰钙吸收。另外一些药物如青霉素和新霉素能增加钙吸收，而一些碱性药物如抗酸药、肝素等可干扰钙吸收。

（2）排泄

钙的排泄主要通过肠道和泌尿系统，经汗液也有少量排出。人体每日摄入的钙有 10%~20%从肾脏排出，剩下的 80%~90%的钙经肠道排出。后者包括食物中和消化液中未被吸收的钙以及上皮细胞脱落释出的钙，其排出量随食物含钙量及吸收状况的不同而有较大的波动，如图 3-2 所示。

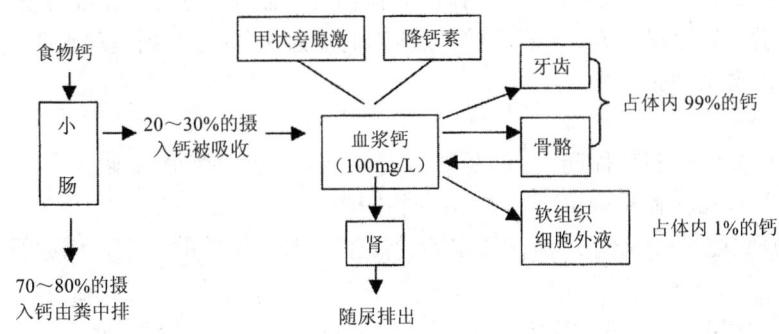

图 3-2 钙的代谢

3. 过量危害与毒性

（1）过量危害

1）肾结石

钙摄入量增多，与肾结石患病率增加有直接关系。肾结石病多见于西方社会居民，在美国约有 12%的人患有肾结石，大多可能与钙摄入过多有关。

2）奶碱综合症

奶碱综合症的典型症候群包括高血钙症、碱中毒和肾功能障碍，但症状表现有很大的差异，其严重程度取决于钙和碱摄入量的多少和持续时间。急性患者呈现为高血钙和碱中毒的毒血症，在钙和碱摄入后发展很快（2～30 天之内），碳酸钙持续摄入量为 20～60g/d，临床特征是易兴奋、头疼、眩晕、恶心和呕吐，虚弱、肌痛和冷漠，如再继续摄入钙和碱，则神经系统症状加重（如记忆丧失、嗜睡和昏迷）。

3）钙和其他矿物质的相互干扰作用

高钙摄入能影响下面这些必需矿物质的生物利用率。

① 铁：钙可明显抑制铁的吸收，并存在剂量反应关系，只要增加过量的钙，就会对膳食铁的吸收产生很大的抑制作用。

② 锌：一些代谢显示，高钙膳食对锌的吸收率和锌平衡有影响。认为钙与锌相互有拮抗作用。

③ 镁：有报告提出，膳食的钙/镁的分子比大于 3.5，若分子比大于 5 会导致镁缺乏。实验表明，高钙摄入时，镁吸收低，而尿镁显著增加。

④ 磷：已知醋酸钙和碳酸钙在肠腔中是有效的磷结合剂，高钙可减少膳食中磷的吸收，但尚未见有高钙引起磷耗竭或影响磷营养状况的证据。

（2）毒性

因无明显毒作用，其急、慢性等一般毒性资料缺乏，也无动物实验的结果可以利用作为安全性评价的证据。

4. 营养状况评价

（1）生化指标

钙的生化指标不是反映机体营养状况的合适指标，因为血钙浓度受严格调控而相对稳定，一般血钙浓度变化往往小于测定误差。

（2）钙平衡测定

测定钙平衡的方法是目前实际用于评价人体钙营养状况，并据此制订人体钙需要量的方法。钙的摄入量与排出量（粪钙+尿钙+汗液钙）的差值为 0 时，则呈现平衡状态。为负值则为负平衡，为正值则为正平衡。

（3）骨质的测量

由于上述指标均受到某种局限，而骨骼是人体一个巨大的钙储备库，故测量骨质可直接反映机体的钙营养状况。骨质测量一般采用两种指标：

①骨矿物质含量（BMC）：指在特定的骨骼部位中矿物质的含量，例如股骨颈、腰椎、或全身。

②骨密度（BMD）：是指 BMC 除以扫描部位的骨面积，单位为 g/cm。

（4）流行病学方法

是指采用流行病学方法，在人群中调查不同水平的钙摄入量，与骨质疏松和骨折发生率的关系。

5. 需要量与膳食参考摄入量

中国营养学会 2000 年对成年人钙的 DRIs 的制订，基本是参照国内外钙平衡试验及营养调查报告，将中国居民成年男子钙的适宜摄入量（AI）定为 800mg/d，成年人及 1 岁以上儿童钙的可耐受最高摄入量（UL）定为 2000mg/d。

6. 食物来源

奶和奶制品是钙的重要来源，因为奶中含钙量丰富吸收率也高。另外，豆类、硬果类，可连骨吃的小鱼小虾及一些绿色蔬菜类也是钙的较好来源。硬水中含有相当量的钙，也不失为一种钙的来源，具体见表 3-19 所示。

表 3-19　常见食物中钙含量　　　　　　　　　　　　　　　　　单位：mg/100g

食物名称	含量	食物名称	含量	食物名称	含量
牛奶	104	豌豆（干）	67	蚌肉	190
干酪	799	花生仁	284	大豆	191
蛋黄	112	荠菜	294	豆腐	164
大米	13	苜蓿	713	黑豆	224
标准粉	31	油菜	108	青豆	200
猪肉（瘦）	6	海带（干）	348	雪里蕻	230
牛肉（瘦）	9	紫菜	264	苋菜	178
羊肉（瘦）	9	木耳	247	大白菜	45
鸡肉	9	虾皮	991	枣	80

三、磷

正常人体内含磷 600～700g，每千克无脂肪组织约含磷 12g。体内磷的 85.7%集中于骨和牙，其余分布于全身各组织及体液中，其中的一半存在于肌肉组织中。

1. 生理功能与缺乏

(1) 生理功能

① 构成骨骼和牙齿

磷在骨及牙齿中的存在形式主要是无机磷酸盐，主要成分是羟磷灰石$[Ca_{10}(PO_4)_6(OH)_2]$。它们构成机体支架和承担负重作用，并作为磷的储存库，其重要性与骨、牙齿中的钙盐作用相同。

② 组成生命的重要物质

磷是组成核酸、磷蛋白、磷脂、环腺苷酸、环鸟苷酸、多种酶的成分。

③ 参与能量代谢

高能磷酸化合物如三磷酸腺苷及磷酸肌酸等为能量载体，在细胞内能量的转换、代谢，以及作为能源物质在生命活动中起有重要作用。

④ 参与酸碱平衡的调节

磷酸盐缓冲体系接近中性，构成体内缓冲体系。

(2) 缺乏

一般不会由于膳食原因引起营养性磷缺乏，只有在一些特殊情况下才会出现。如早产儿若仅喂以母乳，因人乳含磷量较低，不能满足早产儿骨磷沉积的需要，可发生磷缺乏，出现佝偻病样骨骼异常。

2. 吸收与代谢

磷的代谢过程与钙相似，体内磷的平衡取决于体内和体外环境之间磷的交换，即磷的摄入、吸收和排泄三者之间的相对平衡。磷的吸收部位在小肠，其中以十二指肠及空肠部位吸收最快，在回肠内吸收则较差。磷的主要排泄途径是经过肾脏排出，未经肠道吸收的磷从粪便排出，这部分平均约占机体每日摄磷量的 30%，其余 70%经由肾脏以可溶性磷酸盐形式排出，少量也可由汗液排出。

3. 过量危害与毒性

一般情况下，不易发生由膳食摄入过量磷的问题，曾有报告称因摄入过量磷酸盐的食品添加剂而引起磷过量，但很少描述其影响作用。在某些特殊情况下，如医用口服、灌肠或静脉注射大量磷酸盐后，可引起血清无机磷浓度升高达 1.67mmol（50mg）/L，形成高磷血症。

4. 营养状况评价

磷虽然在构成机体成分和维持生命活动方面具有重要作用，但因其食物来源丰富，罕见有营养性缺磷的问题发生，故而对磷营养状况的研究很少，科学依据有限。可以考虑的磷营养状况的评价指标为磷平衡测定及血清无机磷水平，成人血清无机磷正常值为 1.15mmol/L。

5. 需要量与膳食参考摄入量

由于食物中含磷普遍而丰富，人们很少因为膳食原因引起营养性磷缺乏，故很少注意研究磷的需要量，更缺乏用于磷需要量的指标，仅仅是与钙的需要量相联系而考虑钙、磷比值。中国营养学会 2000 年 DRIs 中，成人磷适宜摄入量（AI）为 700mg/d。

6. 食物来源

磷在食物中分布很广，无论是动物性食物还是植物性食物，在其细胞中都含有丰富的磷，动物的乳汁中也含有磷，磷是与蛋白质并存的，瘦肉、蛋、奶、动物的肝、肾含量都很高，海带、紫菜、芝麻酱、花生、干豆类、坚果粗粮中含磷也较丰富。但粮谷中的磷为植酸磷，不经过加工处理，吸收利用率低。

四、镁

正常成人的身体中镁的含量约为25g，其中60%～65%存在于骨、齿中，27%分布于软组织中。镁主要分布于细胞内，细胞外液的镁不超过总含量的1%。

1. 生理功能与缺乏

（1）生理功能

1）激活多种酶的活性

镁作为多种酶的激活剂，参与300余种酶促反应。镁能与细胞内的许多重要成分如三磷酸腺苷等形成复合物而激活酶系，或直接作为酶的激活剂激活酶系。

2）维护骨骼生长和神经肌肉的兴奋性

① 对骨骼的作用：镁是骨细胞结构和功能所必需的元素，对促进骨骼生长和维持骨骼的正常功能具有重要作用。

② 对神经肌肉的作用：镁与钙使神经肌肉兴奋和抑制作用相同，不管是血中的镁或钙过低，神经肌肉兴奋性都会增高，反之则有镇静作用。但镁和钙又有拮抗作用，有与某些酶的结合竞争作用，在神经肌肉功能方面表现出相反的作用。由镁引起的中枢神经和肌肉接点处的传导阻滞可被钙拮抗。

3）维护胃肠道和激素的功能

① 对胃肠道的作用：低度硫酸镁溶液经过十二指肠时，可使括约肌松弛，短期胆汁流出，促使胆囊排空，具有利胆作用。碱性镁盐可中和胃酸。镁离子在肠道中吸收缓慢，促使水分滞留，具有导泻作用。

② 对激素的作用：血浆镁的变化直接影响甲状旁腺激素的分泌，但其作用仅为钙的30%～40%。在正常情况下，当血浆镁增加时，可抑制甲状旁腺激素分泌；血浆镁水平下降时可兴奋甲状旁腺，促使镁自骨骼、肾脏、肠道转移至血中，但其量甚微。当镁水平极端低下时，可使甲状旁腺功能反而低下，经补充镁后即可恢复。

甲状腺素过多可引起血清镁降低，尿镁增加，镁呈负平衡。甲状腺素又可提高镁的需要量，故可引起相对缺镁，因此对甲亢患者应补给镁盐。

（2）缺乏

引起镁缺乏的原因很多，主要有镁摄入不足、吸收障碍、丢失过多以及多种临床疾病等。镁缺乏可致血清钙下降，神经肌肉兴奋性亢进；对血管功能可能有潜在的影响，低镁血症患者可能导致房室性早搏、房颤以及室速与室颤，半数有血压升高；镁对骨矿物质的内稳态有重要作用，镁缺乏可能是绝经后骨质疏松症的一种危险因素；少数研究表明镁耗竭可以导致胰岛素抵抗。

2. 吸收与代谢

食物中的镁在整个肠道中均可被吸收，但主要是在空肠末端与回肠部位吸收，吸收率一般约为30%，可通过被动扩散和耗能的主动吸收两种机制吸收。

影响镁吸收的因素很多，首先是受镁摄入量的影响，摄入少时吸收率增加，摄入多时吸收率降低。膳食中促进镁吸收的成分主要有氨基酸、乳糖等，氨基酸可增加难溶性镁盐的溶解度，所以蛋白质可促进镁的吸收；抑制镁吸收的主要成分有过多的磷、草酸、植酸和膳食纤维等。另外，镁的吸收还与饮水量有关，饮水多时对镁离子的吸收有明显的促进作用。肾脏是维持机体镁内稳态的重要器官，肾脏对镁的处理是一个滤过和重吸收过程，肾脏是排镁的主要器官。滤过的镁大约有65%在亨勒袢重吸收。粪便只排出少量内源性镁。汗液也可排出少量镁。

3. 过量危害与毒性

在正常情况下，肠、肾及甲状旁腺等能调解镁代谢，一般不易发生镁中毒。用镁盐抗酸、导泻、利胆、抗惊厥或治疗高血压脑病，亦不至于发生镁中毒。只有肾功能不全者、糖尿病酮症的早期、肾上腺皮质功能不全、粘液水肿、骨髓瘤、草酸中毒、肺部疾患及关节炎等发生血镁升高时方可见镁中毒。

最初发现镁摄入过量的临床表现是腹泻，腹泻是评价镁毒性的敏感指标。过量镁摄入，血清镁在 1.5～2.5mmol/L 时，常伴有恶心、胃肠痉挛等胃肠道反应；当血清镁增高到 2.5～3.5mmol/L 时则出现嗜睡、肌无力、膝腱反射弱、肌麻痹；当血清镁增至 5mmol/L 时，深腱反射消失；当血清镁超过 5mmol/L 时可发生随意肌或呼吸肌麻痹；当血清镁到 7.5mmol/L 或更高时可发生心脏完全传导阻滞或心搏停止。

4. 营养状况评价

尽管血清镁不能反映细胞内镁的水平，但由于测试方便，故仍常用于评价镁的营养状况。在临床上血清镁低于 0.7mmol/L 时可诊断为低镁血症。

5. 需要量与膳食参考摄入量

镁需要量的研究多采用平衡实验。我国对镁需要量的研究资料不多，2000 年中国营养学会制订的《中国居民膳食营养素参考摄入量》中成人镁适宜摄入量（AI）定为 350mg/d，可耐受最高摄入量（uL）定为 700mg/d。

6. 食物来源

镁虽然普遍存在于食物中，但食物中的镁含量差别很大。由于叶绿素是镁卟啉的螯合物，所以绿叶蔬菜是富含镁的。食物中如糙粮、坚果也含有丰富的镁，而肉类、淀粉类食物及牛奶中的镁含量属中等。除了食物之外，从饮水中也可以获得少量的镁。但饮水中镁的含量差异很大，如硬水中含有较高的镁盐，软水中的含量相对较低，因此水中的镁的摄入量难以估计。常见含镁较丰富的食物见表 3-20 所示。

表 3-20 常见含镁较丰富的食物　　　　　　　　　　　　单位：mg/100g

食物名称	含量	食物名称	含量	食物名称	含量
大黄米	161	麸皮	382	木耳（干）	152
大麦	158	黄豆	199	香菇（干）	147
黑米	147	苋菜	119	发菜（干）	129
荞麦	258	口蘑（白蘑）	167	苔菜（干）	1257

五、铁

人体内铁的总量约为 4~5g，它有两种存在形式，一种是"功能性铁"，是铁的主要存在形式，其中血红蛋白的含铁量占人体总铁量的 60%~75%，它们中的 3% 在肌红蛋白，1% 为含铁酶类（细胞色素、细胞色素氧化酶、过氧化物酶与过氧化氢酶等），这些铁发挥着铁的功能作用，参与氧的转运和利用。另一种是"贮存铁"，是以铁蛋白和含铁血黄素形式存于血液、肝、脾与骨髓中，约占体内总铁的 25%~30%。在人体器官组织中铁的含量以肝、脾为最高，其次为肾、心、骨骼肌与脑。铁在体内的含量随年龄、性别、营养状况和健康状况变化而有很大的个体差异。

1. 生理功能

铁为血红蛋白和肌红蛋白、细胞色素 A 以及一些呼吸酶的成分，它参与体内氧与二氧化碳的转运、交换和组织呼吸过程。铁与红细胞的形成和成熟有关，铁在骨髓造血组织中，进入幼红细胞内，与卟啉结合形成正铁血红素，后者再与珠蛋白合成血红蛋白。缺铁时，新生的红细胞中血红蛋白量不足，甚至影响 DNA 的合成及幼红细胞的分裂增殖，还可使红细胞寿命缩短、自身溶血增加。

铁与免疫关系，大多数人认为许多有关杀菌的酶成分、淋巴细胞转化率、吞噬细胞移动抑制因子、中性粒细胞吞噬功能等，均与铁水平有关。当机体感染时，过量铁往往促进细菌的生长，对抵御感染不利。

铁还有催化促进 β-胡萝卜素转化为维生素 A、嘌呤与胶原的合成、抗体的产生、脂类从血液中转运以及药物在肝脏的解毒等功能。

2. 吸收与代谢

摄入的食物铁在胃内，经胃酸的消化作用，溶解、离子化并还原成为亚铁状态，形成低分子的螯合物质。正常的胃液中含有一种未明的化学稳定因素，可能是内源性螯合物，在小肠中的碱性条件下，此种因素可使摄入的铁减慢沉降，而易为肠粘膜吸收。

（1）铁的吸收

铁的吸收主要在小肠的上段，且吸收效率最佳，但铁吸收在小肠的任何一段都可进行。大部分被吸收入血流的铁以小分子的形式，很快通过粘膜细胞，与脱铁铁蛋白结合形成铁蛋白，一部分铁蛋白的铁可在以后解离，以便进入血流，但大部分却可能留在粘膜细胞内直至此种细胞破坏死亡而脱落。

小肠粘膜上皮细胞对铁的吸收代谢有以下特点：①对血红素铁和非血红素铁的吸收不同，血红素与肠粘膜上血红素受体结合，将血红素铁中的含铁卟啉复合物整个吸收并由血红素加氧酶裂解成卟啉和铁，随后铁与细胞内的脱铁铁蛋白结合成铁蛋白，再运转到身体其他部位而被利用。而非血红素铁则需先被还原成二价铁，才被吸收。②控制和调节铁的吸收，当人体内缺铁时，小肠粘膜上皮细胞就能多吸收铁，此时铁的吸收率就升高。肠内铁增高时，其吸收率则下降，但吸收量仍有增加。

（2）铁吸收的影响因素

铁在食物中主要以三价铁形式存在，少数食物中为还原铁（亚铁或二价铁）。肉类等食物中的铁约一半左右是血红素铁（约 40%），而其他为非血红素铁，后者则明显受膳食因素的影响。无机铁被吸收时，对肠道环境的改变非常敏感，但血红素铁的吸收则不受其影响。

非血红素铁在吸收前，必须与结合的有机物，如蛋白质、氨基酸和有机酸等分离，而且必须在转化为亚铁后方可被吸收，因而有很多因素可影响非血红素铁的吸收。

① 蛋白质与"肉因子"：肉、禽、鱼类食物中铁的吸收率较高，除与其中含有一半左右（约40%）血红素铁有关外，也与动物肉中一种叫肉因子或肉鱼禽因子有关。此种"因子"能促进非血红素铁的吸收。

动物组织蛋白质的铁吸收率较高，可达15%～20%。动物的非组织蛋白质如牛奶、乳酪、蛋或蛋清等却不高。纯蛋白质，如乳清蛋白、面筋蛋白、大豆分离蛋白等对铁的吸收还有抑制作用。

至于氨基酸如胱氨酸、半胱氨酸、赖氨酸、组氨酸等有利于铁的吸收，其原因可能是与铁螯合成小分子的可溶性单体有关。

② 脂类与碳水化合物：研究表明膳食中脂类的含量适当对铁吸收有利，过高或过低均降低铁的吸收。

各种碳水化合物对铁的吸收与存留有影响，作用最大的是乳糖，其次为蔗糖、葡萄糖，以淀粉代替乳糖或葡萄糖，则明显降低铁的吸收率。

③ 矿物元素：钙含量丰富，可部分减少植酸、草酸对铁吸收的影响，有利于铁的吸收。但大量的钙不利于铁的吸收，原因尚不明确。

无机锌与无机铁之间有较强的竞争作用，当一种过多时，就可干扰另一种的吸收。

④ 维生素：维生素A与β-胡萝卜素在肠道内可能与铁络合，保持较高的溶解度，防止诸如植酸、多酚类对铁吸收的不利作用。缺铁性贫血与维生素A缺乏往往同时存在，给维生素A缺乏者补充维生素A，即使铁的摄入量不变，铁的营养状况亦有所改善。

维生素B_2有利于铁的吸收、转运与储存。当维生素B_2缺乏时，铁吸收、转运与肝、脾储铁均受阻。在儿童贫血调查研究中，也发现贫血与维生素B_2缺乏有关。

维生素C具酸性，还具还原性，能将三价铁还原为二价铁，并与铁螯合形成可溶性小分子络合物，有利于铁吸收。口服较大剂量的维生素C时，可显著增加非血红素铁的吸收。在铁缺乏时，维生素C对铁吸收率的提高作用更为明显。

其他如枸橼酸、乳酸、丙酮酸、琥珀酸等具有弱的螯合性质的有机酸，也都可提高铁的吸收。

⑤ 膳食纤维：由于膳食纤维能结合阳离子的铁、钙等，摄入过多时可干扰铁的吸收，也有人认为可能是草酸作用的结果。

⑥ 植酸盐与草酸盐：粮谷类及蔬菜中的植酸盐、草酸盐能与铁形成不溶性盐，影响铁的吸收。植酸盐即肌醇六磷酸盐，几乎存在于所有的谷类的糠麸、种子、坚果的纤维和木质素中，蔬菜水果中也都含有。

⑦ 多酚类化合物：几乎所有植物中都含有酚类化合物，其中的某些种类能抑制非血红素铁的吸收，如含桔酰（3，4，5-三羟苯甲酰）的多酚类化合物，在茶、咖啡以及菠菜中，均含有此酚类物质而明显抑制铁的吸收。

⑧ 卵黄高磷蛋白：蛋白类中存在一种卵黄高磷蛋白，可干扰铁的吸收，使蛋类铁吸收率降低。

⑨ 机体状况：机体状况可左右铁的吸收，食物通过肠道的时间太短、胃酸缺乏或过多服用抗酸药时，影响铁离子释放而降低铁的吸收。血红素铁与非血红素铁吸收，都受体内铁贮存量的影响，当铁贮存量多时，吸收率降低；贮存量减少时，需要量增加，吸收率亦增加。胃肠

吸收不良综合征也影响铁的吸收，缺铁性贫血时铁吸收率增高。

一般来说，在植物性食物中铁的吸收率较动物性食物低。如大米为1%，玉米和黑豆为3%，莴苣为4%，小麦、面粉为5%，鱼为11%，血红蛋白为25%，动物肉、肝为22%，蛋类仅达3%。

按中国传统膳食，成年男性膳食总铁平均吸收率大约为6%，育龄妇女为13%，女性吸收率高于男性是因为其体内贮存铁较低而需求又较高，如需补充由于月经丢失的铁和补偿妊娠、哺乳的额外需铁等。

体内代谢的铁来源，一种为膳食铁，另一种来源是红细胞衰老解体释放的血红蛋白铁（20mg左右）。人体内每天参与周转的35～40mg铁中，来自肠道吸收者仅为0.5～1.5mg，体内贮存铁在维持血浆铁水平稳定方面起重要作用。

成年男性体内贮存的铁约为1g，也有多达2g者。生育年龄的妇女，因月经或分娩，铁的丢失增加，贮存铁较少或没有。

肝脏是合成铁蛋白、运铁蛋白和储铁的重要器官，正常情况下，体内贮存铁的1/3存在于肝脏中，肝脏中的铁绝大部分（约0.4g）存在于肝细胞中，小部分在肝星形细胞中。在红细胞生成增多需要释放贮存铁时，肝也参与铁进入与输出红细胞的双向运输过程。

骨髓与骨骼肌含有一定量非血红蛋白的铁，正常情况下骨髓所贮存的总铁量约为300mg，占全身贮存铁的1/3～1/5。骨骼肌中非血红蛋白的浓渡，虽然不高，但其总铁贮存量几乎相当于肝脏。

3. 铁缺乏及缺铁性贫血

当体内缺铁时，铁损耗可分3个阶段。第一阶段为铁减少期（ID），此时贮存铁耗竭，血清铁蛋白浓度下降。第二阶段为红细胞生成缺铁期（IDE），此时除血清铁蛋白下降外，血清铁也下降，同时铁结合力上升（运铁蛋白饱和度下降），游离原卟啉浓度（FEP）上升。第三阶段为缺铁性贫血期（IDA），血红蛋白和红细胞比容下降。长时间的铁的负平衡，致使体内铁贮备减少，以致耗尽。体内铁缺乏，引起含铁酶减少或铁依赖酶活性降低，使细胞呼吸障碍，从而影响组织器官功能，出现食欲但下，严重者可有渗出性肠病变及吸收不良综合征等。铁缺乏的儿童易烦躁，对周围不感兴趣，成人则冷漠呆板。当血红蛋白继续降低，则出现面色苍白、口唇粘膜和眼结膜苍白，有疲劳乏力、头晕、心悸、指甲脆薄、反甲等。儿童少年身体发育受阻，体力下降、注意力与记忆力调节过程障碍，学习能力降低现象。

婴幼儿与孕妇贫血尚需特别注意，流行病学研究表明，早产、低出生体重儿及胎儿死亡与孕早期贫血有关。铁缺乏尚可损害儿童的认知能力，且在以后补充铁后，也难以恢复。铁缺乏也可引起心理活动和智力发育的损害及行为改变。

铁缺乏可出现抵抗感染的能力降低，已有研究表明，缺铁可使T淋巴细胞数量减少，免疫反应缺陷，淋巴细胞转化不良，中性粒细胞功能异常，杀菌能力减弱等。经铁治疗能恢复正常反应。

4. 过量危害与毒性

通过各种途径进入人体内的铁量的增加，可使铁在人体内贮存过多，因而可引起铁在体内潜在的有害作用，体内铁的储存过多与多种疾病如心脏和肝脏疾病、糖尿病、某些肿瘤有关。

肝脏是铁储存的主要部位，铁过量也常累及肝脏，成为铁过多诱导的损伤的主要靶器官。

肝铁过载导致：①肝纤维化甚至肝硬化。②肝细胞瘤。肝纤维化可能是铁直接刺激肝细胞和肝内其他细胞合成胶原，或铁降低胶原的降解，引起胶原堆积。也有认为，含大量铁的肝细胞更易于被 HBV 感染，有利于病毒的复制，有可能增加肝细胞肿瘤发生的危险性。

铁过量与心脏疾病关系的探讨，已见诸多报道。许多作者认为，铁通过催化自由基的生成、促进脂蛋白的脂质和蛋白质部分的过氧化反应、形成氧化 LDL 等作用，参与动脉粥样硬化的形成。

铁过多诱导的脂质过氧化反应的增强，导致机体氧化和抗氧化系统失衡，直接损伤 DNA，诱发突变，与肝、结肠、直肠、肺、食管、膀胱等多种器官的肿瘤有关。

5. 需要量与膳食参考摄入量

铁在体内代谢中，可被身体反复利用，一般除肠道分泌和皮肤、消化道、尿道上皮脱落损失少量外，排出铁的量很少。只要从食物中吸收加以补充，即可满足机体需要。

中国营养学会 2000 年制订的中国居民膳食铁参考摄入量（DRIs），成人铁适宜摄入量（AI）男子 15mg/d，女子为 20mg/d；可耐受最高摄入量（UL）男女均为 50 mg/d。

6. 食物来源

铁广泛存在于各种食物中，但分布极不均衡，吸收率相差也极大，一般动物性食物的含量和吸收率均较高。因此膳食中的铁良好来源，主要为动物肝脏、动物全血、畜禽肉类、鱼类。蔬菜中含铁量不高，油菜、苋菜、菠菜、韭菜等所含的铁利用率都不高。

六、碘

经过几个世纪的生活实践和对碘的研究，人类逐步认识到碘是人体的必需微量营养素之一。碘缺乏不仅会引起甲状腺肿和少数克汀病发生，还可引起更多的亚临床克汀病人和智力低下儿童的发生，故 1983 年提出了用"碘缺乏病（IDD）"代替过去的"地方性甲状腺肿"的提法。

1. 生理功能

碘在体内主要参与甲状腺激素的合成，其生理作用也是通过甲状腺激素的作用表现出来的。甲状腺激素在体内的作用是复杂的，目前尚不知其作用是否存在一个单独的机制。

（1）参与能量代谢

在蛋白质、脂类与碳水化合物的代谢中，碘促进氧化和氧化磷酸化过程；促进分解代谢、能量转换、增加氧耗量、加强产热作用，这些均在心、肝、肾及骨骼肌中进行，而对脑的作用不明显。碘参与维持与调节体温，保持正常的新陈代谢和生命活动。

膳食缺碘使甲状腺输出甲状腺激素受限，从而引起基础代谢率下降。反之，甲状腺功能亢进的人，机体的能量转换率和热的释放量相对提高。给哺乳动物注射甲状腺激素，可引起骨骼肌细胞内的线粒体的大小、数目和代谢活动增加，ATP 的利用加大。如果给实验老鼠注射甲状腺素后，其肝和肌肉内消耗的氧约增加 90%。这是由于甲状腺素促使钠泵透过细胞膜时激发 ATP 的利用所增加的能量，也是甲状腺素促使产热的一种反应。

（2）促进代谢和体格的生长发育

所有的哺乳类动物都必须有甲状腺素，即需要碘维持其细胞的分化与生长。发育期儿童的身高、体重、肌肉、骨骼的增长和性发育都必须有甲状腺激素的参与，此时期碘缺乏可致儿童生长发育受阻，侏儒症的一个最主要病因就是缺碘。

已有的研究表明，甲状腺激素促进 DNA 及蛋白质合成、维生素的吸收和利用，并有活化许多重要的酶的作用，包括细胞色素酶系、琥珀酸氧化酶系等 100 多种。用 125 碘标记的甲状腺素出现在细胞的核仁中，与细胞核仁高度亲合，这被认为可能是核仁具有甲状腺激素受体样的功能，也表明甲状腺激素参与了对细胞基因表达的调控作用。

（3）促进神经系统发育

在脑发育阶段，神经元的迁移及分化，神经突起的分化和发育，尤其是树突、树突棘、触突、神经微管以及神经元联系的建立，髓鞘的形成和发育都需要甲状腺激素的参与。

人体胚胎发育至 16～17 天出现甲状腺原基，11～12 周甲状腺滤泡即有聚碘和形成碘化甲状腺原氨酸的能力。胚胎期及出生后早期缺碘或甲状腺激素不足，均会影响神经细胞的增殖分化、髓鞘和触突的发育及功能。妊娠前及整个妊娠期缺碘或甲状腺激素缺乏均可导致脑蛋白合成障碍，使脑蛋白质含量减少，细胞体积缩小，脑重量减轻，直接影响到智力发育。因此，在严重地方性甲状腺肿的地区，也可发生神经肌肉功能障碍为主要表现的克汀病。

胚胎期及婴儿期缺碘的儿童在改善缺碘状态后，只能防止缺碘对大脑的进一步损害及防止碘缺乏病的发生，而不能明显改善智力发育。缺碘对大脑神经的损害是不可逆的，胎儿期母体合理营养、特别是微量营养素的充分摄取，对胎儿和母体都是非常重要的。故长期、稳定的对碘缺乏地区供给碘强化的食盐是非常必要的。

（4）垂体激素作用

碘代谢与甲状腺激素合成、释放及功能作用受垂体前叶 TSH 的调节，TSH 的分泌则受血浆甲状腺激素浓度的反馈影响。当血浆中甲状腺激素增多，垂体即受到抑制，促使甲状腺激素分泌减少；当血浆中甲状腺激素减少时，垂体前叶 TSH 分泌即增多，这种反馈性的调节，对稳定甲状腺的功能很有必要，并对碘缺乏病的作用也大。TSH 的分泌又受丘脑下部分泌的 TSH 释放因子所促进，丘脑下部则受中枢神经系统调节，由此可见，碘、甲状腺激素与中枢神经系统关系是至为密切的。

碘的生理功能是以甲状腺激素的功能作用表达的，至今尚未发现除甲状腺激素以外碘的其他独立的生理功能。

2. 吸收与代谢

（1）吸收

人体从食物、水与空气中每日摄取的碘总量约为 100～300μg，主要以碘化物的形式由消化道吸收，其中有机碘一部分可直接吸收，另一部分则需在消化道转化为无机碘后才可吸收，一般在进入胃肠道后 1 小时内大部分被吸收，3 小时内几乎完全被吸收。有机碘化物消化后方被吸收，但甲状腺激素碘约有 80%可直接吸收。与氨基酸结合的碘可直接被吸收，而同脂肪酸结合的有机碘可不经肝脏，由乳糜管进入血液。被吸收的碘很快转运至血浆，遍布于全身各组织中。膳食钙、镁以及一些药物如磺胺等，对碘吸收有一定阻碍影响。蛋白质、能量不足时，也妨碍胃肠道内碘的吸收。

（2）代谢

碘在体内主要被用于合成甲状腺激素，甲状腺从血液中摄取碘的能力很强，甲状腺中碘的浓度比血浆高 25 倍以上。垂体前叶分泌的促甲状腺激素（TSH）促进甲状腺收集碘。在甲状腺囊泡的方形上皮细胞内，过氧化酶将聚集的碘催化为具有活性的原子碘。原子碘与酪氨酸在甲状腺上皮细胞中结合,而二碘酪氨酸成为甲状腺球蛋白的组成部分。二分子的二碘酪氨酸缩合,脱去一分子丙氨酸成为四碘甲腺原氨酸（T_4）,即甲状腺素（TH）,并贮存于腺体细胞的胞浆内。有时碘化不完全,分子上只有3个碘原子时称为三碘甲腺原氨酸（T_3）,其生理作用比甲状腺激素强,但活性维持时间短暂。

甲状腺素生成后与甲状腺球蛋白连接贮存在滤泡的胶质中,因其分子量大,不能直接进入血液。血液中的甲状腺激素（T_4、T_3）与血浆球蛋白结合存在,（检测时）统称为血浆蛋白结合碘（PBI）。因PBI分子量大,不能进入细胞,故无生理作用。当机体需要时,甲状腺球蛋白被蛋白水解酶作用,释出甲状腺激素入血（TSH促进此过程）。游离的甲状腺激素进入效应细胞,影响线粒体上的酶活性而起作用。

机体还可通过在各种组织（包括肝脏与肾脏）中的脱碘酶的5'-位脱碘作用,将T_4转变为T_3（三碘甲状腺原酸）,估计人体内的T4每天有1/3转变为L,人体还可进一步将T_3脱碘成为二碘甲腺氨酸和一碘甲腺氨酸。

碘仅有被吸收入甲状腺中的部分才被合成为甲状腺素,进入甲状腺的碘的比例,与碘的摄入量有关。当体内碘不足时,运载碘的过程被激发,从而增加循环池中碘的比例,并为甲状腺所利用。在长期缺碘时,由血液进入甲状腺的碘可达80%或更多。膳食碘充足时,肠道吸收的碘只有10%或更少进入甲状腺。

甲状腺也是机体储存碘的最主要组织,并以一碘酪氨酸、二碘酪氨酸和少量甲状腺激素存在,但T_3的量极少。如膳食碘供给充足,甲状腺的碘含量可达10～20mg,如长期缺碘则可降至200μg或以下。缺碘患者偶尔摄食碘,甲状腺可贮存大量的碘并持续一段时间,这也是有些缺碘地区许多人甲状腺肿大而含碘量却正常的原因。

血液中碘的更新很快,正常情况下血浆碘清除的半衰期约为10小时,当患甲状腺毒症或缺碘时,腺体活动旺盛、半减期将缩短。甲状腺激素的更新较慢,一般情况下甲状腺激素的半衰期约为7天,而患甲状腺毒症或缺碘时的半减期仅为1.5～3天。

（3）排出

消化道吸收的碘进入门静脉。有机碘经肝脏改造为无机碘化物后,一部分进入血液循环,输送至甲状腺、心、肺、肾、肌肉、皮肤及其他组织。另一部分则由肝转入胆汁,再进入消化道,其中有的经过再吸收后重新进入门静脉到肝,谓之"肠肝循环"。余下部分经肠道排出体外。碘的排泄途径主要为肾脏,其次为肠,一般约有80%～85%的碘经肾排出,每日尿碘约为50～100μg,10%碘经粪便排出,仅为6～25μg/d。也有少量随汗液（占5%）或通过呼吸排出。哺乳妇女从乳汁中排出一定量的碘（7.14μg/L）。

3. 碘缺乏

碘缺乏的疾病谱带见表3-21所示。

表3-21 碘缺乏病的疾病谱带

发育时期	碘缺乏病的表现
胎儿期	1. 流产、死胎、先天畸形、围生期死亡率增高、婴幼儿期死亡率增高 2. 地方性克汀病神经型：智力落后、聋哑、斜视、痉挛性瘫痪、不同程度的步态和姿态异常粘肿型：粘液性水肿、侏儒、智力落后 3. 神经运动功能发育落后 4. 胎儿甲状腺功能减退

(续表)

发育时期	碘缺乏病的表现
新生儿期	甲状腺功能减退、新生儿甲状腺肿
儿童期和青春期	甲状腺肿、青春期甲状腺功能减退、亚临床型克汀病、智力发育障碍、体格发育障碍、单纯聋哑
成人期	甲状腺肿及其并发症、甲状腺功能减退、智力障碍、碘致性甲状腺功能亢进

机体因缺碘而导致的一系列障碍为碘缺乏病，其临床表现取决于缺碘程度、机体发育的阶段（胎儿期、新生儿期、婴幼儿期、青春期或成人期）、机体对缺碘的反应性或代偿适应能力等。

4. 过量危害与毒性

较长时间的高碘摄入也可导致高碘性甲状腺肿等的高碘性危害。我国学者在 20 世纪 70 年代前后，根据在缺碘区、适碘区和高碘区的 17 个观察点近 5 万人的甲状腺检查和相应的水碘、尿碘测定数据，提出了水碘、尿碘与甲状腺肿患病率关系的方程式和相应的 U 形曲线，高碘、低碘都可引起甲状腺肿，且低碘时碘越少甲状腺肿患病率越高；高碘时碘越多患病率也越高的特点。

已知碘有抑制甲状腺合成激素的作用，但海藻引起的高碘甲状腺肿，被广泛认为是由于碘抑制了蛋白水解酶，以致贮积在甲状腺内的、与甲状腺球蛋白结合的 T_3、T_4，不能释放至血液循环中，导致血液中甲状腺激素水平降低，反馈性地引起垂体的 TSH 分泌增高，从而导致甲状腺肿大。也有流行病学调查表明，高碘甲状腺肿患者并无血清 T_4 降低、TSH 升高的表现。因此，甲状腺肿的原因也可能是合成较多的甲状腺激素瘀积在甲状腺滤泡内，形成了胶质大滤泡为特点的高碘甲状腺肿。

WHO/UNICEF/ICCIDD（国际控制碘缺乏病理事会）建议正常人每日碘摄入量在 1000μg/d 以下是安全的。根据我国高碘性甲状腺肿的发病情况，当人群（儿童）尿碘达 800μg/L，则可造成高碘性甲状腺肿流行。据缺碘地区应用加碘食盐后 1～3 年内，碘性甲亢的发病率上升，而后降至加碘前水平，可见补碘时碘摄入量不宜过高、不宜过快提高剂量。补碘后其尿碘水平应低于 300μg/L。

5. 营养状况评价

人体碘的营养状况的评价指标，常用的有 TSH、T_4、FT_4、T_3、FT_3、尿碘、儿童甲状腺肿大率，其他如儿童生长发育指标、神经运动功能指标等。

（1）垂体—甲状腺轴系激素水平

T_3 及 T_4 或 FT_4（游离四腺甲腺原氨酸）的下降，TSH 升高是碘缺乏的症状，新生儿 TSH 筛查是评估婴幼儿碘营养状况的敏感指标。

（2）尿碘（群体）

由于肾脏是碘的主要排出途径，尿碘水平是代表前一日的摄碘量的最好指标。摄碘量越多，尿碘量也越高。儿童尿碘低于 100μg/L，孕妇、乳母尿碘低于 150μg/L 时提示该人群碘营养不良。

根据一些调查研究结果，尿碘测定宜用 24 小时尿样本，或者空腹晨尿并以尿，碘与尿肌酐比值表示，也较其他时段更接近 24 小时的结果。当然如果要衡量群体状况，样本数量够大，任意尿作为样本是可行的（当然，以尿碘与尿肌酐比值为宜），也可反映该群体的碘营养水平。

(3) 儿童甲状腺肿大率

如果比率大于 5%则提示该人群碘营养不良。由于甲状腺肿大是以前碘缺乏所造成，在缺乏纠正之后，尿碘可达到正常水平，但甲状腺肿的消退则尚需数月甚至数年。

(4) 其他指标

儿童生长发育指标如身高、体重、性发育、骨龄等的检测，可反映过去与现在的甲状腺功能是否低下的状况；智商、神经运动功能的检测，以及地方性克汀病发病的情况，以了解胚胎期和婴幼儿期碘缺乏所造成的脑发育落后或神经损伤。

作为群体碘营养现况的评估指标，目前多推荐选用尿碘、甲状腺肿大率和 TSH 等指标。

6. 需要量与膳食参考摄入量

人体对碘的需要量，取决于对甲状素的需要量。维持正常代谢和生命活动所需的甲状腺激素是相对稳定的，合成这些激素所需的碘量约为 50~75μg。

2000 年中国营养学会制订的《中国居民膳食营养素参考摄入量》中，成人碘的推荐摄入量（RNI）为 150μg/d，可耐受最高摄入量（UL）为 1000μg/d。

7. 食物来源

人类所需的碘主要来自食物，约为一日碘总摄入量 80%~90%，其次为饮水与食盐。食物碘含量的高低取决于各地区的生物地质化学状况。

海洋生物含碘量很高，如海带、紫菜、鲜海鱼、蚶干、蛤干、干贝、淡菜、海参、海蜇、龙虾等，其中干海带含碘可达 240mg/kg；而远离海洋的内陆山区或不易被海风吹到的地区，土壤和空气中含碘量较少，这些地区的食物含碘量不高。

陆地食品含碘量以动物性食品高于植物性食品，蛋、奶含碘量相对稍高（40~90μg/kg），其次为肉类，淡水鱼的含碘量低于肉类。植物含碘量是最低的，特别是水果和蔬菜。

为了防止 IDD 的发生，目前采用的有食盐加碘、碘油以及其他措施，对于防止 IDD 已被证明是可行、有效的。

七、锌

锌作为人体必需微量元素广泛分布在人体所有组织和器官中，成人体内的锌含量约为 2.0~2.5g，肝、肾、肌肉、视网膜、前列腺中的含量最高。血液中 75%~85%的锌分布在红细胞，3%~5%的锌分布于白细胞，其余在血浆中。锌对生长发育、免疫功能、物质代谢和生殖功能等均有重要作用。

1. 生理功能与缺乏

锌的生理功能一般分为三个部分：催化、结构、调节功能。对此，近年来的研究也给予了足够的支持。

(1) 催化功能

有近百种酶依赖锌的催化，如 ECIII醇脱氢酶，失去锌此酶活性也将随时丢失，补充锌可以恢复活性。

在金属酶中锌结合在催化部位的酶蛋白上，造成围绕金属离子的一个扭曲和部分配位的球体。由这种扭曲键所造成张力或键能，正是锌发挥其催化功能的基础。锌也可能是通过结合在金属分子上的水分子形成氢氧化锌共同起作用。

（2）结构功能

锌在酶中也有结构方面的作用。在1938年分离和提纯的碳酸酐酶是人类认识的第一个含锌的金属酶。1954年另一个锌金属酶——牛胰羧肽酶A出现，随后，一些其他含锌酶和蛋白质的鉴定迅速发展，现已有的包含所有鉴定出的含锌酶或其他蛋白已超过两百种。

在细胞质膜中，锌主要结合在细胞膜内含硫、氮的配基上，少数结合在含氧的配基上，形成牢固的复合物，从而维持细胞膜稳定，减少毒素吸收和组织损伤。当食物锌摄入减少，一个重要的表现是细胞质膜丢失锌离子。锌从特异的亚细胞成分选择性的丢失，可能是引起原发病理学的关键。

（3）调节功能

锌作为一个调节基因表达的因子，在体内有广泛作用。金属硫蛋白（MT）或MT样蛋白质的表达，通过锌结合到金属转运因子（MTF），锌是MTF及金属反应元素（MRE）的调节系统，并可能以此机制来控制细胞内锌的水平。

锌对蛋白质的合成和代谢的调节作用还表现在对机体免疫功能的调节。周围血单核细胞合成干扰素-γ、白细胞介素-1和-6、肿瘤坏死因子-α和白细胞介素-2受体，以及刀豆球蛋白A刺激的细胞增殖，生理水平的锌均可控制这些免疫调节因子的分泌和产生。

锌对激素的调节和影响有重要生物意义。现已证实结晶胰岛素中含有相当数量的锌，并证实锌在胰岛素释放中起调节作用。锌参与前列腺素的主动分泌过程，同时在生理条件下前列腺素合成的抑制剂也依赖锌的调节功能。锌除对激素受体的效能和靶器官的反应产生影响外，还在激素的产生、储存和分泌中起作用。缺锌对激素的最显著的影响是对睾酮和肾上腺皮质类固醇生成和分泌调节的失控。

人类锌缺乏体征是一种或多种锌的生物学功能降低的结果，严重的先天性锌吸收不良可导致肠病性肢端性皮炎。这种严重缺锌引起的皮肤损害和免疫功能损伤，目前并不常见。人类锌缺乏的常见体征是生长缓慢、皮肤伤口愈合不良、味觉障碍、胃肠道疾患、免疫功能减退等。

2. 吸收与代谢

（1）吸收和转运

锌的吸收主要在十二指肠和近侧小肠处，吸收率为20%～30%，仅小部分吸收在胃和大肠中进行。锌先与小分子的肽构成复合物，主要经主动转运机制被吸收。Cousins教授曾提出肠道锌吸收分为四个阶段：即肠细胞摄取锌，通过粘膜细胞转运，转运至门静脉循环和内源性锌分泌返回肠细胞。

（2）影响锌吸收利用的因素

植物性食物中含有的植酸、鞣酸和纤维素等均不利于锌的吸收，而动物性食物中的锌生物利用率较高，维生素D可促进锌的吸收。我国居民的膳食以植物性食物为主，含植酸和纤维较多，锌的生物利用率一般为15%～20%。

（3）排泄与丢失

在正常的膳食锌水平时，粪是锌排泄的主要途径。因此当体内锌处于平衡状态时，约90%摄入的锌由粪中排出，其余部分由尿、汗、头发中排出或丢失。

3. 过量危害与毒性

锌在正常摄入量和产生有害作用剂量之间，存在一个较宽的范围，加之人体有效的体内平衡机制，所以一般说来人体不易发生锌中毒。虽然如此，职业中毒仍有发生，医疗中口服或静脉注射大剂量的锌，或误服导致的锌急性中毒，虽不多见也曾有发生。

成人一次性摄入 2g 以上的锌会发生锌中毒，其主要特征之一是锌对胃肠道的直接作用，导致上腹疼痛、腹泻、恶心、呕吐。在长期补充大量的锌（100mg/d）时可发生其他的慢性影响，包括贫血、免疫功能下降（淋巴细胞对植物血凝素刺激的反应降低）和高密度脂蛋白（HDL）胆固醇降低，乳酸脱氢酶失活，膜上 Na^+-K^+-ATP 酶受到抑制，低密度脂蛋白和铜蓝蛋白亚铁氧化酶活性降低。长期服用 25mg/d 锌，可引起铜缺乏。

锌的毒性与其盐的形式有关，如 $ZnSO_4$ 和 ZnO 相对无毒，但 $ZnCl_2$ 却对细胞有较的刺激作用。

4. 营养状况评价

边缘性的或者轻度锌缺乏常常被忽视，主要是没有任何临床症状。锌缺乏产生的原因，常常是因为摄入量降低、吸收利用减少、排泄增加或需要量的增加如生长发育、妊娠哺乳等。

（1）锌含量

血清/血浆锌浓度已经被广泛认为不能较好的评价锌营养状况，因为它是较稳定的不能随锌摄入量的变化而变化，除非是在膳食锌水平非常低的情况下，这种动态平衡才可能被打破。通过 24 小时锌同位素示踪与机体锌交换实验中，已知道仅有 2%的锌在血浆中存在，但血浆锌是所有组织锌的来源，影响其浓度水平的因素也较多，因此，常有缺锌患者血浆锌并不低，有时血浆锌低时，机体并不缺锌。

（2）功能指标

在流行病学调查和临床诊断中，敏感的、特异的锌营养状况的评价指标仍然缺乏和不充分。用血清锌、白细胞锌、红细胞锌、发锌和唾液锌等直检法，曾长期作为评价的指标，但最终未形成一致意见。曾提出以锌耐量试验作为检查低锌营养状况的指标，此测定方法的依据是口服锌（2～50mg）数小时后血浆锌浓度升高，但并不认为可以此方法作为优先选择的锌营养状况的评价方法。

另一评价方法是评价锌的功能性效果，如酶活性（金属硫蛋白活性或锌依赖酶）、味觉等的变化等。

5. 需要量与膳食参考摄入量

膳食锌需要量的估计，要考虑生理过程中组织对锌的需要、补偿丢失和食物固有的性质，如吸收和利用率等因素。估计成人锌的需要量常用因子法，即将生长、维持、代谢和内源性丢失加在一起所需要的量。中国营养学会参考近年来国际上锌需要量的研究成果，结合中国居民膳食结构特点，在 2000 年制订的《中国居民膳食营养素参考摄入量》中对成年男子的锌推荐摄入量（RNI）订为 15.5mg/d，成年男子锌的可耐受最高摄入量（UL）为 45 mg/d。

6. 食物来源

不论动物性还是植物性的食物都含有锌，但食物中锌的含量差别很大，吸收利用率也不相同。一般来说贝壳类海产品、红色肉类、动物内脏类都是锌的极好来源，干果类、谷类胚芽和麦麸也富含锌，一般植物性食物含锌较低，干酪、虾、燕麦、花生酱、花生、玉米等为良好来源。含量较少者包括动物脂肪、植物油、水果、蔬菜、奶糖、白面包和普通饮料等。精细的粮食加工过程可导致大量的锌丢失,如小麦加工成精面粉大约 80%锌被去掉,豆类制成罐头比新鲜大豆锌含量损失 60%左右。

八、硒

硒是人体必需微量元素的这一认识是 20 世纪后半叶营养学上最重要的发现之一。20 世纪 70 年代发现硒是谷胱甘肽过氧化物酶(GPX)的必需组分,揭示了硒的第一个生物活性形式。1979 年我国发表克山病防治研究成果,即发现克山病地区人群均处于低硒状态,补硒能有效地预防克山病,揭示了硒缺乏是克山病发病的基本因素,也证明了硒是人体必需微量元素。

我国科学家在 20 世纪 80~90 年代对硒的安全摄入量范围进行了深入细致的调查研究,提出了迄今最适宜的人体硒推荐摄入量数据,已为国际营养学界广泛采用。

硒遍布于人体各组织器官和体液中,肾中硒浓度最高,肝脏次之,血液中相对低些,肌肉中的硒占人体总硒量的一半,肌肉、肾脏、肝脏和血液是硒的组织贮存库。硒在人体内总量的测定数据不多,据美国、新西兰、德国与我国的测定,成人体内硒总量在 3~20mg。人体硒总量的不同与地区膳食硒摄入量的差异有关。

1. 生理功能与缺乏

(1) 构成含硒蛋白与含硒酶的成分

进入体内的硒绝大部分与蛋白质结合,称之为"含硒蛋白"。目前认为,只有硒蛋白有生物学功能,且为机体硒营养状态所调节。它们起着抗氧化、调节甲状腺激素代谢和维持维生素 C 及其他分子还原态作用等。根据基因频度分析,人体内可能会有 50~100 种硒蛋白存在。主要的含硒蛋白与含硒酶有:

① 四种谷胱甘肽过氧化物酶(GPX):GPX 遍布在各组织细胞、体液(包括免疫系统)和细胞膜上。它们均用特异底物——还原型谷胱甘肽(GSH)作氢供体,将氢过氧化物(ROOH)或 H_2O_2 还原成无害的醇类(ROH)或 H_2O_2,从而起到保护细胞和细胞膜免遭氧化损伤的作用。由于其中有一种 GPX,其抗氧化作用主要在膜的脂质相上,因此能较好地解释硒与 VE 的互补节约作用。

② 三种硫氧还蛋白还原酶(TR):生物体内普遍存在的硫氧还蛋白系统。它们都是含 2 个硒原子的二聚体酶,TR_1(或 $TrxR_1$)普遍存在于各种细胞胞浆中;TR_2(或 TGR)仅在睾丸中检出;TR_3(或 $TrxR_2$)在线粒体中。人类的 TR 可直接催化还原亚硒酸盐或谷胱甘肽硒醚生成负二价硒化物(Sel^{-2}),Se^{-2} 是硒蛋白合成的关键中间物;也可以还原硒胱氨酸成二分子 Sec;在游离 Sec 参与下还原 ROOH;以及使已氧化的维生素 C 还原再生等。它对活性氧敏感而起氧化还原调节的细胞信号作用。

③ 碘甲腺原氨酸脱碘酶(ID):碘甲腺原氨酸脱碘酶是催化各甲状腺激素分子脱碘的一类酶。人的 ID 存在于肝、肾、甲状腺和垂体中,它的 mRNA 在血液单核细胞中也被检出。其主要生理作用是将甲状腺分泌的 Td 转化成活性形式 L 而提供给周围组织。近年发现硒的营养状况与此酶活性有密切关系。

(2) 抗氧化作用

医学研究发现许多疾病的发病过程都与活性氧自由基有关。如化学、辐射和吸烟等致癌过程,克山病心肌氧化损伤,动脉粥样硬化的脂质过氧化损伤,白内障形成,衰老过程,炎症发生等无不与活性氧自由基有关。由于硒是若干抗氧化酶(GPX、TR 等)的必需组分,它通过消除脂质过氧化物,阻断活性氧和自由基的致病作用,而起到延缓衰老乃至预防某些慢性病的发生。

(3) 对甲状腺激素的调节作用

主要通过三个脱碘酶(D_1、D_2、D_3)发挥作用,对全身代谢及相关疾病产生影响如碘缺乏病、克山病、衰老等。

(4) 维持正常免疫功能

适宜的硒水平对于保持细胞免疫和体液免疫是必需的。硒在白细胞中的检出和GPX组分的发现,为硒在免疫系统中的作用提供了初步解释。硒在脾、肝、淋巴结所有免疫器官中都有检出,并观察到补硒可提高宿主抗体和补体的应答能力等。

(5) 预防与硒缺乏相关的地方病

目前还没有人或动物"单纯硒缺乏"的疾病报道,但有许多与硒缺乏相关的克山和大骨节病的报告。在硒水平正常的地区,从未见克山病和大骨节病病例发生,它们只出现在我国从东北到西南的一条很宽的低硒地带内。从1976年起在全国各重病区逐步推广硒预防克山病措施后,未再见有克山病爆发流行。克山病的病因虽然未能完全解释清楚,但人体硒缺乏状态是克山病发病的主要和基本因素已是学术界共识。

大骨节病是一种地方性、多发性、变形性骨关节病。它主要发生在青少年人群中,严重影响骨发育和日后劳动生活能力。补硒可以缓解一些症状,对病人骨骺端改变有促进康复、防止恶化的较好效果,但不能有效控制大骨节病发病率。因此,目前认为低硒是骨节病发生的环境因素之一,它与硒有密不可分的联系,只是有待科学的揭示。

(6) 抗肿瘤作用

在硒具有抗癌作用的人体流行病学干预研究中,目前报道的较有说服力的有三项。一是,在我国江苏省启东县肝癌高发区的6年补硒(含亚硒酸钠15mg/kg食盐)干预试验,结果肝癌发病率显著下降。二是,河南省林县的干预试验,结果发现,同时补充β-胡萝卜素(15mg)、硒酵母(50μg 硒)和维生素E(30mg)组总死亡率下降9%;总癌死亡率下降13%;胃癌死亡率下降20%,但对食管癌无效。三是,美国为期13年的补硒双盲干预试验,受试者为有皮肤癌史的患者,结果未能得到原先预期阻止皮肤癌复发的效果,但发现服硒组总癌发生率和死亡率及肺癌、前列腺癌和结直肠癌的发生率有明显降低。分析发现,个体原先硒水平越低,补硒效果越好。干预试验还发现,人体每天服用硒剂量为200μg,平均服用4.5年后,没有出现任何不良反应。

(7) 抗艾滋病作用

艾滋病是获得性免疫缺陷综合症(AIDS)HIV—1病毒感染引起。营养不良(缺乏 ViL A、ViL B、Zn、Se 等)会影响氧化应激程度病毒表达,而加快病程的发展和死亡。调查发现HIV感染病人血浆硒水平与 CD_4 细胞 CIM/CD_8 比值呈正相关,而与B2-微球蛋白和胸苷激酶活性呈负相关。给艾滋病儿童补充硒(4pg/kg)可改善其出现的心脏合并症状。

补硒可减缓艾滋病进程和死亡的机制大致有三方面。①抗氧化作用,特别是抗争系统中的GPX、TR等抗氧化酶类的作用;②控制HIV病毒出现和演变;③调节细胞体液免疫以增加抵抗感染能力。

(8) 维持正常生育功能

许多动物实验表明硒缺乏可导致动物不育、不孕和母鸡产卵减少,老鼠精子游动和授精能力减弱,精子生成停滞等。在对有生育问题的受试者的临床研究中,已初步观察到精子 GPX

含量与生育的关系。

2. 吸收与代谢

(1) 吸收、转运和排出

硒在体内的吸收、转运、排出、贮存和分布会受许多外界因素的影响。主要是膳食中硒的化学形式和量。另外性别、年龄、健康状况，以及食物中是否存在如硫、重金属、维生素等化合物也有影响。

人体摄入的硒有各种形式，动物性食物以硒半胱氨酸（Sec）和硒蛋氨酸（SeMet）形式为主，植物性食物以 SeMet 为主，而硒酸盐和亚硒酸盐是常用的补硒形式。

动物实验表明，硒主要在十二指肠被吸收，空肠和回肠也稍有吸收，胃不吸收。不同形式硒的吸收方式不同，硒蛋氨酸是主动吸收，亚硒酸盐是被动吸收，而硒酸盐的吸收方式不太明确，主动和被动吸收的报道均有。可溶性硒化合物极易被吸收，如亚硒酸盐吸收率大于 80%，硒蛋氨酸和硒酸盐吸收率大于 90%。一般来说，其他形式硒吸收也很好，大致在 50%～100% 范围。硒的吸收似乎不受体机体硒营养状态影响。

在测定不同形式硒生物利用率时，主要影响因素不是吸收率，而是参入转化为组织中硒的生物活性形式的效力。

经尿排出的硒占总硒排出量的 50%～60%，在摄入高膳食硒时，尿硒排出量会增加，反之减少，肾脏起着调节作用。人体平衡实验表明，在很大幅度膳食硒摄入范围内（8.8～226μg/d），粪硒排出量总是恒定在 40%～50% 范围，呼气和汗液中排出的硒极少。三甲基硒离子由尿中排出，但其总量一般不超过人尿总硒的 7%。

(2) 代谢和贮存

从膳食摄入的各种形式硒（包括直接从膳食中摄入的 Sec）通过不同代谢途径均转化为负二价硒化物。经硒代磷酸盐合成酶（SPS）催化，形成硒代磷酸盐置换为 Sec 的 tRNA，最后形成硒蛋白。

硒在体内大致分为两个代谢库。一个是硒调节代谢库，包括体内除了 SeMet 以外的所有形式硒。硒蛋白在此库内合成，由机体硒状态严格调节，即低硒时硒蛋白合成减少，补充硒时合成增加直至硒蛋白合成饱和。一个是 SeMet 代谢库（硒非调节贮存库），只包括 SeMet。SeMet 和 Met 一样不能在体内合成，全部来自于膳食。SeMet 常替代 Met 参与到蛋白质中，因此可将其看作硒的贮存库。当膳食硒供应不足时，SeMet 库中的 SeMet 可通过转硫途径降解为 Sec（进入硒调节库），供机体合成硒蛋白用。而当硒蛋白合成饱和后，膳食中的 SeMet 就贮存在 SeMet 库，使机体的硒水平不断增加。

3. 过量危害与毒性

由于硒在地壳中分布的不均匀性，导致地域性的高硒或低硒出现，从而得到含硒量较高或较低的粮食和畜禽产品。同时由于硒的吸收率相对较高，导致硒的摄入量过高或过低，形成与硒相关的"地方病"。如湖北恩施市和陕西紫阳县等地的地方性硒中毒和从东北到西南的一条很宽的低硒地带内的克山病和大骨节病，在我国同时存在硒含量最高和最低的两个极端地区。

20 世纪 60 年代，我国湖北恩施地区和陕西紫阳县发生过吃高硒玉米而引起急性中毒病例，病人 3～4 天内头发全部脱落，中毒体征主要是头发脱落和指甲变形。

4. 营养状况评价

（1）硒含量

一是测定外环境硒含量（水、土、食物等），以估计人体硒营养状态；二是测定内环境硒含量（血、发、尿等），以评价人体硒营养状态。

一般认为，红细胞硒反映的是远期膳食硒摄入情况，因人体红细胞的寿命为 120 天，血浆（血清）硒反映的是近期膳食硒摄入情况，血小板硒反映的是最近期膳食硒摄入情况，因人体血小板的寿命为 7～14 天。

发硒和指（趾）甲硒与血硒有很好的相关性，采集样品也方便，它能反映较远期硒状态。中国和新西兰等国测过 24 小时尿硒，但由于影响因素太多，收集运输麻烦等原因，已很少用。

（2）GPX 活性

因为 GPX 代表了硒在体内的活性形式，常测定全血 GPX 活性（通常红细胞中的 GPX 活性占全血 GPX 活性的 90%以上）。与血硒相似，红细胞、血浆、血小板 GPX 活性分别代表远期、近期、最近期的硒状态变化。

对于评价硒营养状态来说，组织中的硒含量与 GPX 活性有较好的线性相关时，才能用 GPX 活性作为评价指标。现有的数据均表明，随着硒含量增加，GPX 活性也随之增高，但当血硒达到约 1.27μmol/L（0.1mg/L）时，GPX 活性达到饱和而不再升高，就不能再用来评价硒营养状态了。因此，以 GPX 活性作为评价指标时，仅适用于低于正常硒水平的人群。

目前还没有适用于高硒营养状态的灵敏性评价指标，头发脱落和指甲变形被用来作为硒中毒的临床指标。

5. 需要量与膳食参考摄入量

硒的需要量和安全量膳食硒需要量是以防止克山病发生为指标的最低硒摄入量。一般有两种计算方法，一种是直接测定相邻于克山病区的非病区"健康岛"（从未发生过克山病）居民膳食硒的摄入量，结果为男女平均 16μg/d；另一种是计算方法，是根据克山病区主粮硒含量最高不超过 20ng/g，估计碾磨损失 20%，主粮摄入 800g，并提供 70%的硒摄入量，计算得到 18μg/d。两种方法平均为 17μg/d，以 1.3 为安全因子，得到大约 20μg/d 作为膳食硒最低需要量。

中国营养学会 2000 年提出的每日膳食硒参考摄入量，18 岁以上者 RNI 为 50μg/d，成人硒的 UL 为 400μg/d，不同人群硒的推荐摄入量见表 3-22 所示。

表 3-22 不同人群硒的推荐摄入量（RNI） μg/d

年龄	硒	年龄		硒
0～	15	18～		50
0.5～	20	50～		50
1～	20	孕妇	早期	50
4～	25		中期	50
7～	35		晚期	50
11～	45	乳母		65
14～	50			

注：成年人硒的 UL 为 400μg/d。

6. 食物来源

食物中硒含量测定值变化很大，例如（以鲜重计）内脏和海产品为 0.4～1.5mg/kg，瘦肉为 0.1～0.4mg/kg，谷物为 0.1～0.8mg/kg，奶制品为 0.1～0.3mg/kg，水果蔬菜为 0.1mg/kg。影响植物性食物中硒含量的主要因素是其栽种土壤中的硒含量和可被吸收利用的量。因此，即使是同一品种的谷物或蔬菜，由于产地不同而硒含量不同。例如低硒地区大米硒含量可少于 0.02mg/kg，而高硒地区大米硒含量可高达 20mg/kg，含硒较高的食物见表 3-23 所示。

表 3-23　含硒较高的食物　　　　　　　　　　　　　　　　　　　μg/100g

食物	含量	食物	含量	食物	含量
鱼子酱	203.09	青鱼	37.69	瘦牛肉	10.55
海参	150.00	泥鳅	35.30	干蘑菇	39.18
牡蛎	86.64	黄鳝	34.56	小麦胚粉	65.20
蛤蜊	77.10	鳕鱼	24.8	花豆（紫）	74.06
鲜淡菜	57.77	猪肾	111.77	白果	14.50
鲜赤贝	57.35	猪肝（卤煮）	28.70	豌豆	41.80
蛏子	55.14	羊肉	32.20	扁豆	32.00
章鱼	41.68	猪肉	11.97	甘肃软梨	8.43

九、铜

铜是人体必需的微量元素，铜广泛分布于生物组织中，大部分以有机复合物形式存在，很多是金属蛋白，以酶的形式起着功能作用。每个含铜蛋白的酶都有它独特的生理生化作用，生物系统中许多涉及氧的电子传递和氧化还原反应都是由含铜酶催化的，这些酶对生命过程都是至关重要的。

据估计人体内含铜总量范围为 50～120mg，有报道称人体含铜为 1.4～2.1mg/kg，幼儿以千克体重计是成人的 3 倍，胎儿和婴儿的铜水平与成人不同。出生后头两个月的婴儿铜浓度是以后的 6～10 倍，这种铜的储存可能为渡过婴儿期所需。人体血液中的铜主要分布于细胞和血浆之间，在红细胞中约 60% 的铜存在于 Cu-Zn 金属酶中（超氧化物歧化酶，SOD），其余 40% 与其他蛋白质和氨基酸松弛地结合。

1. 生理功能与缺乏

铜是原氧化剂又是抗氧化剂。铜在机体内的生化功能主要是催化作用，许多含铜金属酶作为氧化酶，参与体内氧化还原过程，尤其是将氧分子还原为水，许多含铜金属酶已在人体中被证实有着重要的生理功能。

（1）构成含铜酶与铜结合蛋白的成分

已知含铜酶主要有胺氧化酶、酪胺氧化酶、单胺氧化酶、组胺氧化酶、二胺氧化酶、赖氨酰氧化酶、硫氢基氧化酶、亚铁氧化酶Ⅰ（即铜蓝蛋白）、亚铁氧化酶Ⅱ、细胞色素 C 氧化酶、多巴胺 β-羟化酶、超氧化物歧化酶、细胞外超氧化物歧化酶等。

铜结合蛋白有铜硫蛋白、白蛋白、转铜蛋白、凝血因子V、低分子量配合体（包括氨基酸和多肽）等。

（2）维持正常的造血功能

铜参与铁的代谢和红细胞生成。铜蓝蛋白和亚铁氧化酶Ⅱ可氧化铁离子，使铁离子结合到运铁蛋白，对生成运铁蛋白起主要作用，并可将铁从小肠腔和贮存点运送到红细胞生成点，促进血红蛋白的形成，故铜缺乏时可产生寿命短的异常红细胞。正常骨髓细胞的形成也需要铜，缺铜引起线粒体中细胞色素C氧化酶活性下降，使Fe^{3+}不能与原卟啉合成血红素，可引起贫血，铜蓝蛋白功能缺损也可使细胞产生铁的积聚，缺铜时红细胞生成障碍，表现为缺铜性贫血。大多数为低血红蛋白小细胞性，亦可为正常细胞或大细胞性。生化检查：①血浆铜蓝蛋白<150mg/L。②血清铜浓度<11μmol/L（0.7mg/L）。③红细胞铜含量常降至0.4μg/ml红细胞以下。

（3）促进结缔组织形成

铜主要是通过赖氟酰氧化酶促进结缔组织中的胶原蛋白和弹性蛋白交联，是形成强壮、柔软的结缔组织所必需。因此，它在皮肤和骨骼的形成、骨矿化、心脏和血管系统的结缔组织的完善中起着重要的作用。

（4）维护中枢神经系统的健康

铜在神经系统中起着多种作用。细胞色素氧化酶能促进髓鞘的形成，在脑组织中多巴胺β-羟化酶催化多巴胺转变成神经递质正肾上腺素，该酶与儿茶酚胺的生物合成有关。缺铜可导致脑组织萎缩，灰质和白质变性，神经元减少，精神发育停滞，运动障碍等。铜在中枢神经系统中的一些遗传性和偶发性神经紊乱的发病中有着重要作用。

（5）促进正常黑色素的形成及维护毛发正常结构

酪氨氧化酶能催化酪氨酸羟基化转变为多巴，并进而转变为黑色素，为皮肤、毛发和眼睛所必需。先天性缺酪氨氧化酶，引起毛发脱色，称为白化病。硫氢基氧化酶具有维护毛发的正常结构及防止其角化的作用，铜缺乏时毛发角化并出现具有铜丝样头发的卷发症，称为Menke's病。

（6）保护机体细胞免受超氧阴离子的损伤

广泛分布的超氧化物歧化酶（SOD）、细胞外的铜蓝蛋白和主要在细胞内的铜硫蛋白等含铜酶具有抗氧化作用。SOD能催化超氧阴离子转变为过氧化物，过氧化物又通过过氧化氢酶或谷胱甘肽过氧化物酶的作用进一步转变为水。

铜对脂质和糖代谢有一定影响，缺铜动物可使血中的胆固醇水平升高，但过量铜又能引起脂质代谢紊乱。铜对血糖的调节也有重要作用，缺铜后葡萄糖耐量降低，对某些用常规疗法无效的糖尿病患者，给以小剂量的铜离子治疗，常可使病情明显改善，降低血糖。

此外，铜对免疫功能、激素分泌等也有影响，缺铜虽对免疫功能指标有影响，但补充铜并不能使之逆转。

2. 吸收与代谢

膳食中铜被吸收后，通过门脉血运送到肝脏，掺入到铜蓝蛋白，然后释放到血液，传递到全身组织，大部分内源性铜排泄到胃肠道与从食物中得到而未被吸收的铜一起排出体外，少量铜通过其他途径排出。

铜主要在小肠被吸收，少量由胃吸收。可溶性铜的吸收率为40%～60%。胃肠道对一般食物中铜到的吸收率很高，吸收率可达55%～75%，铜的吸收率受膳食中铜水平的强烈影响，膳食中铜含量增加，吸收率则下降，而吸收量仍有所增加。在每天摄入的铜少于1mg时，其吸收率为50%以上；当每天摄入量增加到5mg时，吸收率则下降为20%以下，每天摄入铜为2mg时吸收率约为35%。

膳食中铜的水平低时，主动运输为主；膳食中铜水平高时，被动吸收则起作用。年龄和性别对铜吸收未见明显影响。铜的吸收可能受机体对铜的需要所调节，含铜硫蛋白参与对铜吸收的调节。

膳食中其他的营养素摄入量对铜的吸收利用产生影响，但所需含量都比较高，这包括锌、铁、钼、维生素C、蔗糖和果糖。已证明锌摄入过高可干扰铜的吸收，膳食或饲料中的维生素C含量高时，在许多动物体内可产生铜缺乏，但人体研究较少。每天摄入的维生素C少于600mg并不干扰铜的吸收。每天摄入维生素C达到1600mg可减少铜蓝蛋白活力，人体研究表明，果糖摄入量高与红细胞中铜-锌超氧化物歧化酶（Cu-Zn SOD）减少有关。

铜的主要排泄途径是通过胆汁到胃肠道，再随唾液、胃液、肠液回收，进入胃肠道的铜以及少量来自小肠细菌的铜一起由粪便中排出，但少部分被重吸收。健康人每日经尿液排泄的铜约为10~50μg/d（0.2~1.0μmol/d），经汗及皮肤通常丢失50μg/d以下，皮肤、指甲、头发也丢失铜。铜吸收和排泄的动态平衡调节，在允许的膳食摄入范围内可预防铜的缺乏或中毒。

3. 过量与中毒

铜对于大多数哺乳动物来说是相对无毒的。人体急性铜中毒主要是由于误食铜盐或食用与铜容器或铜管接触的食物或饮料。大剂量铜的急性毒性反应包括：口腔有金属味、流涎、上腹疼痛、恶心、呕吐及严重腹泻等。摄入100g或更多硫酸铜可引起溶血性贫血、肝衰竭、肾衰竭、休克、昏迷或死亡。

慢性中毒可能出现在用铜管做血液透析的病人，以及葡萄园用铜化合物作为杀虫剂的工作者身上。经口摄入而引起慢性中毒的情况尚未确定。长期食用大量牡蛎、肝、蘑菇、坚果、巧克力等含铜高的食品，每天铜摄入量超过正常量的10倍以上也未见慢性中毒的情况。

4. 营养状况评价

评估铜营养状况的指标，有血清或血浆中铜，铜蓝蛋白水平，红细胞中SOD活性，贫血、中性白细胞低等，对严重的铜缺乏及对补铜后的反映较迅速。但对边缘性铜缺乏不是敏感指标，也不能很好的反映膳食中铜的摄入量。

（1）血清中铜浓度

血清中铜浓度是铜缺乏的可靠指标，用于个体则要慎重。正常人血清铜范围为10.0~24.4μmol/L（640~1560μg/L），女性比男性约高10%，女性妊娠期血清铜可高出一倍。而当发现铜缺乏病例时，血清铜浓度已远低于此下限。补充铜可使血清铜浓度在几天内恢复到正常水平。

（2）血清铜蓝蛋白浓度

正常人的水平为180~400mg/L。血清中铜蓝蛋白浓度经常与血清中的铜浓度相平行，铜蓝蛋白也是一个铜缺乏的可靠指标，但不能反映轻度铜缺乏，它对补充铜反映很快。铜蓝蛋白是一个急性病期出现的蛋白质，在肝病、恶性肿瘤、炎症、心肌梗死以及许多传染性疾病发作时，明显增加。在这种情况下血清铜和铜蓝蛋白水平不能作为诊断铜缺乏的指标。

（3）红细胞中超氧化物歧化酶（SOD）

这也是评估铜营养状况的一个可靠指标，在特定情况下更显敏感。它在不同膳食铜水平情况下，低铜膳食使红细胞中的 SOD 活性下降。

（4）血小板中的铜浓度和细胞色素 C 氧化酶

它能更快地反映膳食中铜的含量。曾有报道称若膳食中的铜下降时，血小板中的铜浓度和酶活性下降；而膳食中补充铜时，只有血小板中的铜浓度增加。

（5）尿铜

排出量非常低，个体差异大，在对照研究中如果尿铜的排出量下降，就可作为膳食中铜摄入量不够的证明。

（6）其他

采用许多功能试验来评估铜的营养状态，或将已确定的多个指标结合起来在评估铜的营养状况时更有价值。

5. 需要量与膳食参考摄入量

借鉴国外资料并结合我国居民情况，中国营养学会于 2000 年制订了不同年龄各人群铜的 AI 值，成年人为每人每天 2mg，可耐受最高摄入量值（UL）成年人为 8mg/d。

6. 食物来源

铜广泛存在于各种食物中，牡蛎，贝类海产品食物以及坚果类是铜的良好来源（含量约为 0.3～2mg/100g），其次是动物的肝、肾，谷类的胚芽部分，豆类等次之（含量约为 0.1～0.3mg/100g），植物性食物铜含量受其培育土壤中的铜含量及加工方法的影响。

奶类和蔬菜含量最低（≤0.1mg/100g 食物）。通常成年人每天可以从膳食中得到约 2.0mg 铜，基本上能满足人体需要。食物中铜的吸收平均为 40%～60%。

十、水

水不仅仅是构成身体的主要成分，而且还具有调节生理功能的作用。人在断水时比在断食时死的更快。例如，人如断食而只饮水时可生存数周，但如断水，则只能生存数日，一般断水 5～10 天即可危及生命。断食一般至所有体脂和组织蛋白质耗尽 50% 时，才会死亡，而断水至失去全身水分 10% 就可能死亡，可见水对于生命的重要性。

由于水在自然界广泛分布，一般无缺乏的危险，所以，在营养学中常未被列为必需营养素，但这并不否定水在生命活动中的重要作用。

1. 水的代谢

（1）水在体内的分布

水是人体中含量最多的成分。总体水（体液总量）可因年龄、性别和体型的胖瘦而存在明显的个体差异。新生儿的总体水最多，约占体重的 80%；婴幼儿次之，约占体重的 70%；随着年龄的增长，总体水会逐渐减少，10～16 岁以后，减至成人水平；成年男子总体水约为体重的 60%，女子为 50%～55%；40 岁以后随肌肉组织含量的减少，总体水也逐渐减少，一般 60 岁以上的男性为体重的 51.5%，女性为 45.5%。总体水还随机体脂肪含量的增多而减少，因为脂肪组织含水量较少，仅为 10%～30%，而肌肉组织含水量较多，可达 75%～80%。水在体内主要分布于细胞内和细胞外。细胞内液约为总体水的 2/3，细胞外液约为 1/3。各组织器官的含水量相差很大，以血液中最多，脂肪组织中较少（表 3-24），女体内脂肪较多，故体内含水量不如男性高。

表 3-24 各组织器官的含水量（以重量计）

组织器官	水分	组织器官	水分	组织器官	水分
血液	83	脾	75.8	皮肤	72
肾	82.7	肌肉	75.6	肝	68.3
心	79.2	脑	74.8	骨骼	22
肺	79	肠	74.5	脂肪组织	10

（2）水的平衡

正常人每日水的来源和排出处于动态平衡中，水的来源和排出量每日维持在 2500ml 左右（表 3-25）。体内水的来源包括饮水和食物中的水及内生水三大部分。通常每人每日饮水约 1200ml，食物中含水约 1000ml，内生水约 300ml。内生水主要来源于蛋白质、脂肪和碳水化合物代谢时产生的水。每克蛋白质产生的代谢水为 0.42ml，脂肪为 1.07ml，碳水化合物为 0.6ml。

表 3-25 正常成人每日水的出入量平衡

来源	摄入量（ml）	排出途径	排出量（ml）
饮水或饮料	1200	肾脏（尿）	1500
食物	1000	皮肤（蒸发）	500
内生水	300	肺（呼气）	350
		大肠（粪便）	150
合计	2500	合计	2500

体内水的排出以经肾脏为主，约占 60%，其次是经肺、皮肤和粪便。一般成人每日尿量介于 500~4000ml 之间，最低量为 300~500ml，低于此量可引起代谢产生的废物在体内堆积，影响细胞的功能。皮肤以出汗的形式排出体内的水，出汗分为非显性和显性两种，前者为不自觉出汗，很少通过汗腺活动产生，后者是汗腺活动的结果。一般成年人经非显性出汗排出的水量约为 300~500ml，婴幼儿体表面积相对较大，非显性失水也较多。显性出汗量与运动量、劳动强度、环境温度和湿度等因素有关，特殊情况下，每日出汗量可达 10L 以上。经肺和粪便排出水的比例相对较小，但在特殊情况下，如高温、高原环境以及胃肠道炎症引起的呕吐腹泻时，可发生大量失水。

（3）水平衡的调节

体内水的正常平衡受口渴中枢、垂体分泌的抗利尿激素以及肾脏调节。口渴中枢是调节体内水来源的重要环节，当血浆渗透压过高时，可引起口渴中枢神经核兴奋，激发饮水行为。抗利尿激素可通过改变肾脏远端小管和集合小管对水的通透性影响水分的重吸收调节水的排出。抗利尿激素的分泌也受血浆渗透压、循环血量和血压等调节。肾脏则是水分排出的主要器官，通过排尿多少和对尿液的稀释和浓缩功能，调节体内水平衡。

当机体失水时，肾脏排出浓缩性尿，使水保留在体内，防止循环功能衰竭；体内水过多时，则排尿增加，减少体内水量。

2. 生理功能与缺乏

（1）生理功能

① 构成细胞和体液的重要组成部分

成人体内水分含量约占体重的 65%左右，血液中含水量占 80%以上，水广泛分布在组织细胞内外，构成人体的内环境。

② 参与人体内物质代谢

水的溶解力很强，并有较大的电解力，可使水溶物质以溶解状态和电解质离子状态存在；水具有较大的流动性，在消化、吸收循环、排泄过程中，可加速协助营养物质的运送和废物的排泄，使人体内新陈代谢和生理化学反应得以顺利进行。

③ 调节体温

水的比热值大，1g 水升高或降低 10℃度需要约 4.2J 的热量，大量的水可吸收代谢过程中产生的能量，使体温不至显著升高。水的蒸发热量大，在 37℃体温的条件下，蒸发 1g 水可带走 2.4kJ 的热量。因此在高温下，体热可随水分经皮肤蒸发散热，以维持人体体温的恒定。

④ 润滑作用

在关节、胸腔、腹腔和胃肠道等部位，都存在一定量的水分，对器官、关节、肌肉、组织能起到缓冲、润滑、保护的功效。

（2）缺乏

水摄入不足或水丢失过多，可引起体内失水亦称脱水。根据水与电解质丢失比例不同，分为 3 种类型。

① 高渗性脱水：其特点是以水的丢失为主，电解质丢失相对较少。当失水量占体重的 2%~4%时为轻度脱水，表现为口渴、尿少、尿比重增高及工作效率降低等。失水量占体重的 4%~8%时为中度脱水，除上述症状外，可见皮肤干燥、口舌干裂、声音嘶哑及全身软弱等表现。如果失水量超过体重的 8%为重度脱水，可见皮肤粘膜干燥、高热、烦躁、精神恍惚等。若失水量达 10%以上，可危及生命。

② 低渗性脱水：以电解质丢失为主，水的丢失较少。此种脱水特点是循环血量下降，血浆蛋白质浓度增高，细胞外液低渗，可引起脑细胞水肿，肌肉细胞内水过多并导致肌肉痉挛。早期多尿，晚期尿少甚至尿闭，尿比重低，尿 Na^+、Cl^- 降低或缺乏。

③ 等渗性脱水：此类脱水是水和电解质按比例丢失，体液渗透压不变，临床上较为常见。其特点是细胞外液减少，细胞内液一般不减少，血浆 Na^+ 浓度正常，兼有上述两型脱水的特点，有口渴和尿少的表现。

3. 水的需要量

水的需要量主要受代谢情况、年龄、体力活动、温度、膳食等因素的影响，故水的需要量变化很大。

美国 FNB1989 年第 10 版 RDAs 提出：成人每消耗 4.184kJ 能量，水需要量为 1ml，考虑到发生水中毒的危险性极小，水需要量常增至 1.5ml/4.184kJ，以便包括活动、出汗及溶质负荷等的变化。婴儿和儿童体表积较大，身体中水分的百分比和代谢率较高，肾脏对调节因生长所需摄入高蛋白时的溶质负荷的能力有限，易发生严重失水，因此以 1.5ml/4.184kJ 为宜。哺乳期妇女乳汁中 87%是水，产后 6 个月内平均乳汁的分泌量约为 750ml/d，故需额外增加 1000ml/d。

第六节 维 生 素

一、概述

维生素是维持人体正常生命活动所必需的一类有机化合物，在体内其含量极微，但在机体的代谢、生长发育等过程中起重要作用。它们的化学结构与性质虽然各异，但有共同特点：①均以维生素本身，或可被机体利用的前体化合物（维生素原）的形式存在于天然食物中。②非机体结构成分，不提供能量，但担负着特殊的代谢功能。③一般不能在体内合成（维生素D例外）或合成量太少，必须由食物提供。④人体只需少量即可满足，但绝不能缺少，否则缺乏至一定程度，可引起维生素缺乏病。

维生素摄入过多时，水溶性维生素常以原形从尿中排出体外，几乎无毒性，但摄入过大（非生理）剂量时，常干扰其他营养素的代谢；脂溶性维生素大量摄入时，由于排出较少，可能导致体内积存超负荷而造成中毒。为此，必须遵循合理原则，不宜盲目加大剂量。

随着对维生素广泛深入的研究，已发现维生素还有许多新的功能作用，特别是对某些慢性非传染性疾病的防治方面，有很多实验研究与人群流行病学调查研究的明确结果。维生素的这些作用的揭示，适宜的维生素摄入对人类维护健康，远离慢性疾病的困扰无疑是有利的。

二、维生素A

维生素A的化学名为视黄醇。维生素A末端的-CH_2OH在体内氧化后成为-CHO，称为视黄醛，或进一步氧化成-COOH，即视黄酸。视黄酸是维生素A在体内吸收代谢后最具有生物活性的产物，维生素A的许多生理功能实际上是通过视黄酸的形式发生作用的。植物来源的胡萝卜素是人类维生素A的重要来源。胡萝卜素中最具有维生素A生物活性的是β-胡萝卜素，在人类肠道中的吸收利用率，大约为维生素A的六分之一，其他胡萝卜素的吸收率更低。

1. 理化性质与体内分布

维生素A属脂溶性维生素，在高温和碱性的环境中比较稳定，一般烹调和加工过程中不致被破坏。但是维生素A极易氧化，特别在高温条件下，紫外线照射可以加快这种氧化破坏。因此，维生素A或含有维生素A的食物应避光在低温下保存，如能在保存的容器中充氮以隔绝氧气，则保存效果更好。食物中如含有磷脂、维生素E、维生素C和其他抗氧化剂时，其中的视黄醇和胡萝卜素较为稳定。食物中共存的脂肪酸败时可致其严重破坏。

维生素A在体内主要储存于肝脏中，约占总量的90%~95%，少量储存于脂肪组织中。

2. 生理功能与缺乏

维生素A在人体的代谢功能中有非常重要的作用，因此，当膳食中维生素A摄入不足、膳食脂肪含量不足、患有慢性消化道疾病等，可致维生素A不足或缺乏，进而影响很多生理功能甚至引起病理变化。

（1）维持皮肤粘膜层的完整性

维生素A对上皮细胞的细胞膜起稳定作用，维持上皮细胞的形态完整和功能健全。因此，维生素A缺乏的初期有上皮组织的干燥，继而使正常的柱状上皮细胞转变为角状的复层鳞状上皮，形成过度角化变性和腺体分泌减少，累及全身上皮组织。最早受影响的是眼睛的结膜和角膜，表现为结膜或角膜干燥、软化甚至穿孔，以及泪腺分泌减少。皮肤改变则为毛囊角化，皮脂腺、汗腺萎缩，消化道表现为舌味蕾上皮角化，肠道粘膜分泌减少，食欲减退等，呼吸道粘膜上皮萎缩、干燥、纤毛减少，抗病能力减退。消化道和呼吸道感染性疾病的危险性提高，且感染常迁延不愈。泌尿和生殖系统的上皮细胞也同样改变，影响其功能。

（2）构成视觉细胞内的感光物质

图 3-3 为视黄醇参与视觉形成中的循环过程。

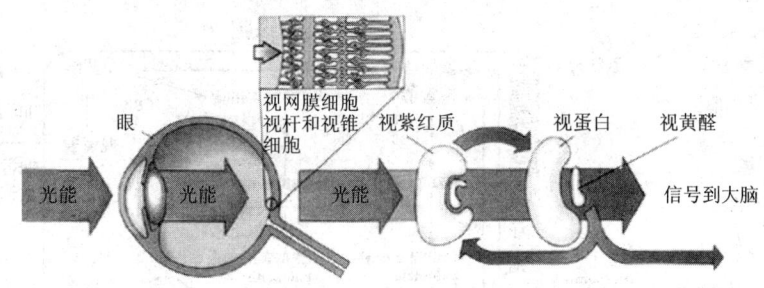

图 3-3　视黄醇参与视觉形成中的循环过程

视网膜上对暗光敏感的杆状细胞含有感光物质视紫红质，是 11-顺式视黄醛与视蛋白结合而成，为暗视觉的必需物质。经光照漂白后，11-顺式视黄醛转变为全反式视黄醛并与视蛋白分离。此过程产生电能刺激视神经形成视觉。全反式视黄醛经还原为全反式视黄醇，再经过酶的作用重新转化为 11-顺式视黄醛，在暗光下 11-顺式视黄醛与视蛋白结合，再次形成视紫红质，因而维持着视觉功能。在此过程中，有部分视黄醛变成视黄醇被排泄，所以必须不断地补充维生素 A，才能维持视紫红质的合成和整个暗光视觉过程。缺乏维生素 A 时可降低眼暗适应能力，严重时可致夜盲。

（3）促进生长发育和维护生殖功能

维生素 A 参与细胞的 RNA、DNA 的合成，对细胞的分化、组织更新有一定影响。参与软骨内成骨，在缺乏时长骨形成和牙齿发育均受影响。维生素 A 缺乏时还会导致男性睾丸萎缩，精子数量减少、活力下降，也可影响胎盘发育。

（4）维持和促进免疫功能

维生素 A 对许多细胞功能活动的维持和促进作用，这主要是通过其在细胞核内的特异性受体——视黄酸受体实现的。对基因的调控结果可以提高免疫细胞产生抗体的能力，也可以促进细胞免疫的功能，以及促进 T 淋巴细胞产生某些淋巴因子。维生素 A 缺乏时，免疫细胞内的视黄酸受体的表达相应下降，因此影响机体的免疫功能。

3. 吸收

维生素 A 与胡萝卜素的吸收过程是不同的。胡萝卜素的吸收为物理扩散性，吸收量与摄入多少相关。胡萝卜素的吸收部位在小肠，小肠细胞内含有胡萝卜素双氧化酶，在其作用下进入小肠细胞的胡萝卜素被分解为视黄醛或视黄醇。维生素 A 则为主动吸收，吸收速率比胡萝卜素快 7～30 倍。

食物中的维生素 A 或胡萝卜素在小肠经胰液或小肠细胞刷状缘中的视黄酯水解酶分解为游离状后进入小肠细胞，再在微粒体中合成维生素 A 棕榈酸酯。胡萝卜素或维生素 A 在小肠细胞中转化成棕榈酸酯，与乳糜微粒结合通过淋巴系统进入血液循环，然后转运到肝脏储存。

营养良好者的肝中可储存维生素 A 的总量 90% 以上,肾脏中的储存量约为肝脏的 1%,眼色素上皮也储存维生素 A。

维生素 A 在体内氧化后转变为视黄酸,视黄酸是维生素 A 在体内发生多种生物作用的重要活性形式,进入细胞的视黄酸与视黄酸结合蛋白结合后,可以进一步与特异性核内受体结合,并介导细胞的生物活性,见图 3-4 所示。

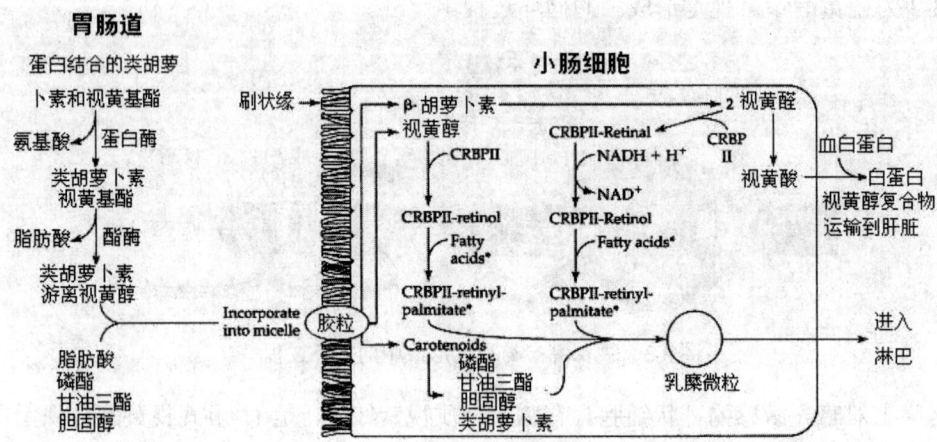

图 3-4 类胡萝卜素和维生素 A 在小肠的吸收过程

4. 过量危害与毒性

(1) 维生素 A 过量症

维生素 A 过量会降低细胞膜和溶酶体膜的稳定性,导致细胞膜受损,组织酶释放,引起皮肤、骨骼、脑、肝等多种脏器组织病变。脑受损可使颅压增高。骨组织变性引起骨质吸收、变形、骨膜下新骨形成,血钙和尿钙都上升。肝组织受损则引起肝脏肿大,肝功能改变。

(2) 胡萝卜素血症

胡萝卜素血症是由于摄入富含胡萝卜素的食物(如胡萝卜、南瓜、橘子等)过多,以致大量胡萝卜素不能充分迅速的在小肠粘膜细胞中转化为维生素 A 而引起的。因摄入的 β-胡萝卜素在体内仅有 1/6 发挥维生素 A 的作用,故大量摄入胡萝卜素一般不会引起维生素 A 过多症,但可使血液中的胡萝卜素水平增高,致使黄色素沉着在皮肤和皮下组织内。停止大量摄入富含胡萝卜素的食物后,胡萝卜素血症可在 2~6 周内逐渐消退,一般没有生命危险,不需特殊治疗。

5. 营养状况评价

维生素 A 营养状况,可以根据临床检查和实验室检测的结果,进行人群营养状况的评价,以及个体的维生素 A 缺乏诊断。

(1) 临床检查

如出现夜盲或眼干燥症等眼部特异性表现,以及皮肤的症状和体征,诊断本病困难不大。

(2) 实验室检测

① 血浆维生素 A 测定:婴幼儿血浆正常水平为 388~500μg/L,年长儿和成人正常水平为 388~2250μg/L,低于 200μg/L 可诊断为维生素 A 缺乏,200~300μg/L 为亚临床状态可疑缺乏。但血浆水平并不能完全反映全身组织的营养状态,在高度怀疑时可以使用相对剂量反应试验(RDR)进一步确定。

②血浆视黄醇结合蛋白测定：血浆视黄醇结合蛋白（RBP）水平能比较敏感地反映体内维生素 A 的营养状态，正常值为 23.1mg/L，低于此值有缺乏可能。

③尿液脱落细胞检查：加 1%甲紫于新鲜中段尿中，摇匀计数尿中的上皮细胞，如无泌尿道感染，超过 3 个/mm³ 为异常，有助于维生素 A 缺乏诊断，找到角化上皮细胞具有诊断意义。

④眼结膜上皮细胞检查：用小棉拭子浸少量生理盐水，轻刮眼结膜涂于载玻片上，显微镜下找到角质上皮细胞有诊断意义。

⑤暗适应检查：用暗适应计和视网膜电流变化检查，如发现暗光视觉异常，有助诊断。

6. 需要量与膳食参考摄入量

中国营养学会在 2000 年提出的中国居民膳食维生素 A 参考摄入量指出，成人 RNI 男性为 800μgRE，女性为 700μg RE，UL 为 3000μg RE。

视黄醇当量（Retinol Equivalems，RE）换算：1μg RE=1μg。视黄醇=6μg，β-胡萝卜素=12μg，其他类胡萝卜素=3.33 IU，来自视黄醇的维生素 A 活性=10，IU 来自 β-胡萝卜素的维生素 A 活性。

7. 食物来源

维生素 A 在动物性食物（按每 100g 计算）如动物内脏（猪肝 4972μg、鸡肝 10414μg）、蛋类（鸡蛋 310μg）、乳类（牛奶 24μg）中含量丰富，但不发达地区的人群往往主要依靠植物来源的胡萝卜素。胡萝卜素在深色蔬菜中含量（按每 100g 计算）较高，如西兰花（7210μg）、胡萝卜（4010μg）、菠菜（2920μg）、苋菜（2110μg）、生菜（1790μg）、油菜（620μg）、荷兰豆（480μg）等，水果中以芒果（8050μg）、橘子（1660μg）、枇杷（700μg）等含量比较丰富。

三、维生素 D

维生素 D 是一族来源于与类固醇的环戊氢烯菲环结构相同但侧链不同的复合物的总称，目前已知的维生素 D 至少有 10 种，但最重要的是维生素 D_2（麦角骨化醇）和维生素 D_3（胆钙化醇）。25-$(OH)D_3$ 和 1，25-$(OH)_2D_3$ 是其在体内的代谢物，其中 1，25-$(OH)_2D_3$ 被认为具有类固醇激素的作用。

1. 理化性质与体内分布

维生素 D_2 是由紫外线照射植物中的麦角固醇后产生，但在自然界的存量很少。维生素 D_3 则由人体表皮和真皮内含有的 7-脱氢胆固醇经日光中的紫外线照射后转变而成。维生素 D_2 和维生素 D_3 对人体的作用和作用机制完全相同，哺乳动物和人类对两者的利用亦无区别，本文中统称为维生素 D。

维生素 D 溶于脂肪溶剂，对热、碱较稳定，对光及酸不稳定。

维生素 D 在肝和各种组织中都有分布，特别是在脂肪组织中有较高的浓度，但代谢较慢。在组织中大约一半是以维生素 D 的形式存在，其余一半中以 25-$(OH)D_3$ 所占比例较大，约为总量的 20%。在血浆中 25-$(OH)_3D_3$ 占绝对优势，也存在于其他组织中如肾、肝、肺、主动脉和心脏等。

2. 生理功能与缺乏

维生素 D 的最主要功能是将血浆钙和磷的水平提高到超饱和的程度，以适应骨骼矿物化

的需要,主要通过以下的机制:

(1) 促进肠道对钙、磷的吸收

维生素 D 作用的最原始点是在肠细胞的刷状缘表面,能使钙在肠腔中进入细胞内。此外 $1,25-(OH)_2D_3$ 可与肠粘膜细胞中的特异受体结合,促进肠粘膜上皮细胞合成钙结合蛋白,对肠腔中的钙离子有较强的亲和力,对钙通过肠粘膜的运转有利。维生素 D 也能激发肠道对磷的转运过程,这种运转是独立的,与钙的转运不相互影响。

(2) 对骨骼钙的动员

与甲状旁腺协同,维生素 D 一方面使未成熟的破骨细胞前体转变为成熟的破骨细胞,促进骨质吸收,使旧骨中的骨盐溶解,钙、磷转运到血内,以提高血钙和血磷的浓度;另一方面刺激成骨细胞促进骨样组织成熟和骨盐沉着。

(3) 促进肾脏重吸收钙、磷

促进肾近曲小管对钙、磷的重吸收以提高血钙、血磷的浓度。

维生素 D 缺乏在婴幼儿时期可引起维生素 D 缺乏病,以钙、磷代谢障碍和骨样组织钙化障碍为特征,严重者出现骨骼畸形,如方头、鸡胸、漏斗胸,"O"型腿和"X"型腿等。在成人期维生素 D 缺乏会使成熟骨矿化不全,表现为骨质软化症,特别是妊娠和哺乳妇女及老年人容易发生,常见症状是骨痛、肌无力,剧烈活动时症状加剧,严重时会导致骨骼脱钙引起骨质疏松,发生自发性或多发性骨折。

3. 吸收

维生素 D 吸收最快的部位在小肠的近端,也就是在十二指肠和空肠,但由于食物通过小肠远端的时间较长,维生素 D 最大的吸收量可能在回肠。维生素 D 像其他的疏水物质一样,通过胶体依赖被动吸收。

大部分的维生素 D(约 90%的吸收总量)与乳糜微粒结合进入淋巴系统,其余与球蛋白结合,维生素 D 的这种吸收过程有效性约为 50%。乳糜微粒可直接或在乳糜微粒降解的过程中与血浆中的蛋白质结合,没有结合的血浆维生素 D 随着乳糜微粒进入肝脏,在肝脏中再与蛋白质结合进入血浆。

皮肤中的维生素 D_3 可与维生素 D 结合蛋白(DBP)结合直接进入循环,而口服维生素 D 是以 DBP 复合物和乳糜微粒进入,口服维生素 D 如果在肝中停留时间过长,可引起非常高的 $25-(OH)D_3$ 的水平,从而引起中毒,但紫外线照射很少引起 $25-(OH)D_3$ 的血浆浓度增高,研究表明未见紫外线照射引起的高维生素 D 血症。

在 $25-(OH)D_3$ 的血浆浓度正常时,维生素 D 仅有少量从血浆池中释放进入组织。因此,$25-(OH)D_3$ 的循环水平是良好的维生素 D 营养状况的评价指标。

通过 $1,25-(OH)_2D_3$、甲状旁腺素(PTH)、降钙素和几个其他的激素以及 Ca^{2+} 和磷的循环水平,严格控制肾脏 1-羟化酶的活性,来调节维生素 D 内分泌系统。

维生素 D 以几种不同的方式被分解,许多其他的代谢物如包括葡萄糖苷和亚硫酸盐已被确定大多数通过胆汁从粪便中排出,有 2%～4%出现在尿中。

4. 过量危害与毒性

通过膳食来源的维生素 D 一般认为不会引起中毒,但摄入过量维生素 D 补充剂或强化维生素 D 的奶制品,有发生维生素 D 过量和中毒的可能。准确的中毒剂量还不清楚,一些学者认为长期摄入 25μg/d 维生素 D 可引起中毒,这其中可能包含一些对维生素 D 比较敏感的人,但长期摄入 125μg/d 维生素 D 则肯定会引起中毒。

维生素 D 中毒时可出现厌食、呕吐、头痛、嗜睡、腹泻、多尿、关节疼痛和弥漫性骨质脱矿化的症状。高维生素 D 摄入的危险也和钙、磷摄入有关。随着血钙和血磷水平长期升高,最终导致钙、磷在软组织的沉积,特别是心脏和肾脏,其次为血管、呼吸系统和其他组织,引起功能障碍。

5. 营养状况评价

血浆中正常的维生素 D 的浓度是 1～2ng/ml,由于维生素 D 的半衰期接近 24 小时,且血清维生素 D 的浓度仅依赖于最近吸收的维生素 D 和最后一次的阳光接触,因此在临床上几乎没有实用价值。

$25\text{-}(OH)D_3$ 是血浆中的主要存在形式,测定血浆 $25\text{-}(OH)D_3$ 的浓度是评价个体维生素 D 营养状况最有价值的指标,它的半衰期约为 3 周,在血浆中的浓度稳定,是几周甚至是几个月来自膳食和通过紫外线照射产生的总和,$25\text{-}(OH)D_3$ 低于 25nmol/L(10ng/ml)为维生素 D 缺乏。

$1,25(OH)_2D_3$ 的半衰期估计为 4～6 小时,正常的血清浓度范围在 38～144pmol/L(16～60pg/ml)。当病人维生素 D 的储存降低或正在发展成维生素 D 缺乏时,$1,25(OH)_2D_3$ 的血液循环浓度并没有规律性,因此血清 $1,25\text{-}(OH)_2D_3$ 浓度对评价维生素 D 缺乏几乎没有价值。

6. 需要量与膳食参考摄入量

由于维生素 D 既可由膳食提供,又可经暴露在日光之下的皮肤合成,而皮肤合成量的多少又受到纬度、暴露面积、阳光照射时间、紫外线强度、皮肤颜色等影响,因此维生素 D 的需要量很难确切估计。

2000 年中国营养学会制订的中国居民膳食维生素 D 参考摄入量认为成人(18 岁～)RNI 为 5μg/d,UL 为 20μg/d 为宜。

7. 维生素 D 的来源

维生素 D 有两个来源,一为外源性,依靠食物来源;另一为内源性,通过阳光(紫外线)照射由人体皮肤产生。

(1)食物来源

维生素 D 无论是维生素 D_2 或维生素 D_3,在天然食物中存在并不广泛,植物性食物如蘑菇、蕈类含有维生素 D_2,动物性食物中则含有维生素 D_3,以鱼肝和鱼油含量最丰富,其次在鸡蛋、乳牛肉、黄油和咸水鱼如鲱鱼、鲑鱼和沙丁鱼中含量相对较高,牛乳和人乳的维生素 D 含量较低(牛乳为 41 IU/100g),蔬菜、谷物和水果中几乎不含维生素 D。

由于食物中的维生素 D 来源不足,许多国家均在常用的食物中进行维生素 D 的强化,如焙烤食品、奶和奶制品和婴儿食品等,以预防维生素 D 缺乏病和骨软化症。

(2)内源性来源

人体的表皮和真皮内含有 7-脱氢胆固醇,经阳光或紫外线照射后形成前维生素 D_3,然后再转变为维生素 D_3,产生量的多少与季节、纬度、紫外线强度、年龄、暴露皮肤的面积和时间长短有关。有研究表明健康的个体全身在阳光中晒到最轻的皮肤发红时,维生素 D 在血液循环中的浓度可以和摄入 250～625μg 的维生素 D 相等。

按照我国婴儿的衣着习惯，仅暴露面部和前手臂，每天户外活动达到 2 小时即可维持血中 25-（OH）D_3 在正常范围内，可预防维生素 D 缺乏病的发生。

儿童和年轻人每周 2～3 次的短时户外活动，这样的接触阳光就能满足维生素 D 需要。

老年人皮肤产生维生素 D 的能力较低，衣服又常常穿得较多，接触阳光照射较少，使维生素 D_3 的产生减少，加上老年人易有乳糖不耐受，奶制品摄入少，维生素 D 的来源往往较少，在冬末时约有 80%老人处于维生素 D 缺乏边缘，因此，对老年人应鼓励在春、夏、秋季的早晨或下午多接触阳光，使维生素 D 满足身体需要。

四、维生素 E

维生素 E 又名生育酚，是 6-羟基苯并二氢吡喃环的异戊二烯衍生物，包括生育酚和生育三烯酚两类共 8 种化合物即 α、β、γ、δ 生育酚和 α、β、γ、δ 生育三烯酚。前四者之间的不同之处是环状结构上的甲基数目和位置不同，生育三烯酚与生育酚之间的区别是前者侧链上有三个双键，而生育酚的侧链上无双键。

虽然维生素 E 的 8 种异构体化学结构极为相似，但其生物学活性却相差甚远。α-生育酚是自然界中分布最广泛、含量最丰富、活性最高的维生素 E 的形式，β-生育酚、γ-生育酚和 δ-生育酚的活性分别为 α-生育酚的 50%、10%和 2%。α-生育三烯酚的活性大约为 α-生育酚的 30%。

1. 理化性质与体内分布

（1）性质

维生素 E 为油状液体，呈橙黄色或淡黄色，溶于脂肪及脂溶剂。各种生育酚都可被氧化成生育酚自由基、生育醌及生育氢醌。这种氧化可因光照射、热、碱，以及一些微量元素如铁和铜的存在而加速。各种生育酚在酸性环境比碱性环境下稳定。在无氧的条件下，它们对热与光以及碱性环境相对较稳定。有氧条件下，游离酚羟基的酯是稳定的。

膳食中天然的维生素 E 仅有一个异构体，其 3 个旋光异构位的构型均为 R 型（用 RRR 表示），RRR 异构体是 α 生育酚的天然形式（又称 d-α-生育酚）。机体组织和食物中维生素 E 的含量以 RRR-α-生育酚当量（α-TEs）表示。混合膳食中维生素 E 的总 α-TE，应按下列公式折算：

膳食中总 α-TE 当量（mg）=（1×α-生育酚 mg）+（0.5×β-生育酚 mg）
　　　　　　　　　　　　+（0.1×γ-生育酚 mg）+（0.02×δ-生育酚 mg）
　　　　　　　　　　　　+（0.3×α-三烯生育酚 mg）

（2）体内分布

维生素 E 在血液中分布于各种脂蛋白中，成年男性的维生素 E 在低密度脂蛋白（LDL）中的含量稍多于高密度脂蛋白（HDL），成年女性则相反。孕妇体内的维生素 E 在极低密度脂蛋白（VLDL）中含量多，而在 HDL 中的分布却低于非孕妇女。

维生素 E 主要储存于脂肪组织（150μg/g 组织）、肝脏（13μg/g 组织）及肌肉（19μg/g 组织）中。在各种组织器官中，以肾上腺（132μg/g 组织）、脑下垂体（40μg/g 组织）、睾丸（40μg/g 组织）以及血小板（30μg/g 组织）中的浓度最高。红细胞膜中的 α-生育酚含量较高，其浓度与血浆水平处于平衡状态，当血浆维生素 E 低于正常水平时，易发生红细胞膜的破裂而导致溶血。

健康成人血浆中的维生素 E 平均浓度为 10mg/L 左右，儿童血浆中的维生素 E 浓度稍低，平均水平在 7mg/L。早产儿血浆中的维生素 E 水平低于足月婴儿，人工喂养的婴儿低于母乳喂养儿。补充维生素 E 可使其水平提高,但是不管维生素 E 补充的时间和剂量有多大,血浆浓度的增加不会超过平均水平的 2~3 倍。如果膳食中维生素 E 缺乏,血浆中的维生素 E 浓度会迅速下降。但是大多数的成人体内维生素 E 的储存相对丰富,如果食物中不含维生素 E,通常体内的储存量可维持几个月。

2. 生理功能与缺乏

大多数维生素的功能通常是从缺乏产生的后果体现出来的。人体维生素 E 缺乏仅发生在早产儿身上,或者幼儿和成人在脂肪吸收不良时,以及囊状纤维症等病人身上。对维生素 E 作用的认识大部分都是从动物实验中间接获得的。

(1) 生理功能

① 抗氧化

维生素 E 是非酶抗氧化系统中重要的抗氧化剂,它能清除体内的自由基并阻断其引发的链反应,防止生物膜(包括细胞膜、细胞器膜)和脂蛋白中的多不饱和脂肪酸、细胞骨架及其他蛋白质的巯基受自由基和氧化剂的攻击。

维生素 E 与维生素 C、β-胡萝卜素有抗氧化的协同互补作用。在氧分压较低时,β-胡萝卜素可以使与自由基结合的维生素 E 得到恢复;在氧分压较高时,生育酚自由基在生物膜表面与维生素 C 接触进行反应,使生育酚自由基可还原为生育酚,维生素 E 主要定位在细胞膜。硒与维生素 E 也有相互配合进行协同的抗氧化作用。

② 抗动脉粥样硬化

充足的维生素 E 可抑制细胞膜脂质的过氧化反应,增加 LDL-C 的抗氧化能力,减少 Ox-LDL 的产生,保护 LDL-C 免受氧化。维生素 E 还有抑制血小板在血管表面凝集和保护血管内皮的作用,因而被认为有预防动脉粥样硬化和心血管疾病的作用。

③ 对免疫功能的作用

维生素 E 对维持正常的免疫功能,特别是对 T 淋巴细胞的功能很重要。老年人群补充维生素 E,可以使迟发型变态反应皮肤试验阳性率提高,淋巴细胞转化试验活性增强。

④ 对胚胎发育和生殖的作用

目前尚未找到维生素 E 对人类生殖方面作用的证据。但妇女妊娠期间,维生素 E 的需要量随妊娠月份增加而增加,当出现妊娠异常时,其相应妊娠月份时的血浆生育酚浓度比正常孕妇低,因此孕妇可以补充小剂量(50mg/d)的维生素 E。

⑤ 对神经系统和骨骼肌的保护作用

维生素 E 有保护神经系统、骨骼肌、视网膜免受氧化损伤的作用。人体神经肌肉系统的正常发育和视网膜的功能维持需要充足的维生素 E。维生素 E 在防止线粒体和神经系统的轴突膜免受自由基损伤方面是必需的。

(2) 缺乏

维生素 E 缺乏时,常伴随细胞膜脂质过氧化作用增强,这将导致线粒体的能量产生下降、DNA 氧化与突变,以及质膜正常运转功能的改变。尤其是当细胞膜暴露在氧化剂的应激状态下,细胞会很快发生损伤和坏死,并释放脂质过氧化的副产物,吸引炎性细胞和吞噬细胞的聚集和细胞胶原蛋白的合成。

早产儿出生时血浆和组织中的维生素 E 水平很低,而且消化器官不成熟,多有维生素 E 的吸收障碍,往往容易出现溶血性贫血,往肌肉注射维生素 E 可以改善症状。

流行病学调查显示,维生素 E 和其他抗氧化剂摄入量低以及血浆 α-TE 水平低下,患肿瘤、动脉粥样硬化、白内障等疾病的危险性会增加。

3. 吸收

维生素 E 在有胆酸、胰液和脂肪的存在时,在脂酶的作用下,以混合微粒在小肠上部经非饱和的被动弥散方式被肠上皮细胞吸收。不同形式的维生素 E 表观吸收率均在 40%左右。维生素 E 补充剂在餐后服用,有助于吸收。各种形式的维生素 E 被吸收后大多由乳糜微粒携带经淋巴系统到达肝脏。

红细胞膜中的 α-生育酚含量较高,其浓度与血浆水平处于平衡状态,当血浆维生素 E 低于正常水平时,易发生红细胞膜的破裂而导致溶血。

维生素 E 在体内的储存有两个库:快速转化库和缓慢转化库。血浆、红细胞、肝脏、脾脏中的维生素 E 属于快速转化库,这些组织中"旧"的 α-生育酚会很快被"新"的所替代,同时当体内维生素 E 缺乏时,其维生素 E 含量迅速下降。与此相反,脂肪组织(缓慢转化库)中的维生素 E 含量相当稳定,对于维生素 E 缺乏引起的变化很小,神经组织、大脑、心脏、肌肉中的维生素 E 转化也很缓慢。

维生素 E(α-生育酚)在体内的主要氧化产物是 α-生育酸,脱去含氢的醛基生成葡糖醛酸。葡糖醛酸可通过胆汁排泄,或进一步在肾脏中被降解产生 α-生育酸从尿液中排泄。皮肤和肠道也是维生素 E 排泄的一条重要的途径,肠道排泄的维生素 E 是未被吸收的维生素 E 以及与胆汁结合代谢后的混合物。

4. 过量危害与毒性

维生素 E 的毒性相对较小,大多数成人都可以耐受每日口服 100~800mg 的维生素 E 后,不会有明显的毒性症状和生化指标改变。如果人体长期摄入 1000mg/d 以上的维生素 E 有可能出现中毒症状,如视觉模糊、头痛和极度疲乏等。

维生素 E 吸收过量最令人担忧的是凝血机制损害导致某些个体的出血倾向。使用抗凝药物或有维生素 K 缺乏的人,在没有密切医疗监控情况下不宜使用维生素 E 补充剂,因为有增加出血致命的危险。早产儿对补充维生素 E 的不良反应敏感,因此必须在儿科医生的监控下使用。

5. 营养状况评价

机体维生素 E 的营养状况可以通过测定血浆和脂肪组织中维生素 E 的水平,以及维生素 E 缺乏的功能损害指标和临床缺乏症状等方面进行判断,如血浆维生素 E 含量测定,维生素 E 缺乏的功能反应、红细胞溶血作用及脂质过氧化作用等。

6. 需要量与膳食参考摄入量

不同生理时期对维生素 E 的需要量不同。妊娠期间维生素 E 需要量增加,以满足胎儿生长发育的需要。维生素 E 可通过乳汁分泌,成熟母乳中维生素 E 含量在 4mg/L 左右,因此乳母应增加摄入量,以弥补乳汁中的丢失。对婴儿来说,推荐的维生素 E 摄入量是以母乳的提供量为基础的(大约 2mg/d)。从人体衰老与氧自由基损伤的角度考虑,老年人增加维生素 E 的摄入量是有必要的。

维生素 E 的需要量受许多膳食因素的影响,随着 PUFA 在体内含量的增加,需要大量的维生素 E 防止其氧化，食物中 PUFA 比例增加，使维生素 E 在肠道内的吸收受到抑制。

美国建议成年人吸收维生素 E（mg）与 PUFA（g）的比值为 0.4～0.6：1。其他如含硫氨基酸、铜、锌、镁、维生素 B_2 缺乏也可增加维生素 E 需要量。硒有节约维生素 E 的作用，增加硒的摄入量可减少维生素 E 的需要量。

口服类固醇避孕药的妇女，血浆维生素 E 水平降低；饮用酒精和使用阿司匹林等药物对维生素 E 的需求增高。

中国营养学会在 2000 年中国居民膳食营养素参考摄入量中制订了各年龄组维生素 E 的适宜摄入量（AI），成年男女为 14mgα-TE/d，可耐受最高摄入量（UL）为 800mgα-TE/d。

7. 食物来源

维生素 E 只能在植物中合成，植物的叶子和其他绿色部分均含有维生素 E，绿色植物中的维生素 E 含量高于黄色植物。麦胚、向日葵及其油富含 RRR-α-生育酚，而玉米和大豆中主要含 γ-生育酚。

五、维生素 K

维生素 K 是肝脏中凝血酶原和其他凝血因子合成必不可少的。植物来源的维生素 K 为维生素 K_1（叶绿醌）。维生素 K_2 指的是一族 2-甲基-1, 4 萘醌的同系物，这些称为甲萘醌（menaquinone-n），其后缀（-n）表示侧链上异戊二烯单位的数目，从甲萘醌 1 到甲萘醌 13。甲萘醌在肠道内由细菌合成，能供应维生素 K 的部分需要。

1. 理化性质与体内分布

（1）理化性质

天然存在的维生素 K 是黄色油状物，人工合成的则是黄色结晶粉末。所有的 K 类维生素都抗热和水，但易遭酸、碱、氧化剂和光（特别是紫外线）的破坏。由于天然食物中维生素 K 对热稳定，并且不是水溶性的，因而在正常的烹调过程中只损失很少部分。

（2）体内分布

人体内维生素 K 的储存很少，更新很快，肝脏储存的维生素 K 占叶绿醌的 10% 和各种甲萘醌的 90%。在细胞内，维生素 K 主要存在于膜上，尤其是内质网和线粒体膜上。

当摄入叶绿醌（K_1）或甲萘醌（K_2）时，肝脏迅速吸收维生素 K。维生素 K 的肝内储存期甚短，因为它迅速从肝脏去除并很快被排泄。维生素 K 在许多器官中的含量并不高，有几个器官是它的富集部位，如肾上腺、肺脏、骨髓、肾脏和淋巴结。维生素 K 基本不经胎盘转运，即使母体血浆含量正常，脐带血也检测不到维生素 K。

组织中许多的维生素 K，在正常时来源于肠内细菌。

2. 生理功能与缺乏

（1）生理功能

① 调节凝血蛋白质合成

有 4 种凝血因子是维生素 K 依赖的：凝血因子 2（凝血酶原），因子 7（转变加速因子前体），因子 9（Christmas 因子，血浆促凝血酶原激酶成分）和因子 10（stuart 因子）。其他依赖维生素 K 的凝血因子是蛋白质 C、S、Z 和 M。

4种经典的凝血因子（2、7、9、10）能够防止出血，并参与一系列连续不断的蛋白水解激活作用，最终使可溶性纤维蛋白原转化为不溶性纤维蛋白，再与血小板交链形成血凝块。

② 钙化

维生素K依赖蛋白质钙化，最具特征的维生素K依赖蛋白质是BGP（骨Gla蛋白质，Gla为γ-羧基谷氨酸），它是在迅速生长的骨区域内的一种蛋白质。BGP起调节磷酸钙掺入骨中的作用，BGP是骨基质中含量居第二位的蛋白质，占骨蛋白总量的2%和非胶原蛋白总量的10%~20%。因为它是惟一由成骨细胞合成的，所以可以作为骨形成的标志物。

③ 其他维生素K依赖Gla蛋白质

在钙化的动脉粥样硬化的组织中发现了一种Gla蛋白质，称为动脉粥样化钙蛋白（atherocalcin）。有人提出该种Gla蛋白质仅见于动脉壁中而未见于静脉壁中，故可能与动脉粥样硬化有关。很显然，维生素K的功能除与凝血有关外还有其他更多的功能。

（2）维生素K缺乏

维生素K的每日需要量约为1μg/kg，维生素K缺乏会引起低凝血酶原血症，且其他维生素K依赖凝血因子浓度下降，表现为凝血缺陷和出血。

新生儿是对维生素K营养需求的一个特殊群体，有相当大数量的婴儿产生新生儿出血病（HDN）。如果凝血酶原值低于10%以下，即出现HDN。HDN一般见于产后的1~7天内，可表现为皮肤、胃肠道、胸腔内出血，最严重的病例是有颅内出血。迟发性出血病（LHD），可见于产后1~3个月，临床表现与上述相同，通常伴有吸收不良和肝脏疾病。

如果孕妇曾摄取乙内酰脲抗惊厥剂、头孢菌素抗生素或香豆素抗凝剂，婴儿出血性疾病的危险性均会增加。因此母乳喂养的婴儿，维生素K缺乏仍是世界范围内婴儿发病率和死亡率高的主要原因。

3. 吸收与代谢

（1）吸收

维生素K从小肠吸收进入淋巴系统及肝门循环，这一过程首先需要形成混合微团以溶解这些物质，随后这些疏水的物质即被分散于肠道的含水腔中。因此，维生素K的吸收取决于正常的胰腺和胆道功能。

维生素K吸收效率变化范围很广，可低至10%或高达80%，这取决于维生素K的来源及所服用维生素K的赋形剂。

维生素K吸收后与乳糜微粒结合，使之转运到肝脏。但在肝内其半衰期较短，约为17小时，在肝脏中，一些叶绿醌被储存，另一些被氧化为非活性终产物，还有一些随极低密度脂蛋白（VLDL）再分泌。在此以后，叶绿醌出现在低密度脂蛋白（LDL）和高密度脂蛋白（HDL）中，再被带至血浆中。叶绿醌的血浆浓度与甘油三酯和维生素E的含量相关联。

维生素K总体池很小（比维生素B_{12}的体池还小），是异常低的一种脂溶性维生素。叶绿醌池代谢性转换每天约一次。

（2）代谢

当给人服用维生素K_3，它会迅速的被代谢和排泄，它的主要代谢物是磷酸盐、硫酸盐和二氢萘醌（K_3）葡萄糖苷，主要由尿中排出，约70%的生理剂量可在24小时内丢失。它也可以葡萄糖苷结合物的形式由胆汁排出。

叶绿醌和甲萘醌的降解代谢较慢，经胆汁排出的葡萄糖苷结合物主要经粪便排出。

4. 过量危害与毒性

天然形式的维生素 K_1 和维生素 K_2 不产生毒性，甚至大量服用也无毒。食物来源的甲萘醌毒性很低，维生素 K 前体 2-甲基萘醌（K_3）由于与巯基反应而有毒性，它能引起婴儿溶血性贫血、高胆红素血症和核黄疸症，2-甲基萘醌不能用于治疗维生素 K 缺乏。

5. 营养状况评价

（1）病史及膳食史

应包括有关的出血问题：口腔、鼻腔、胃肠道（呕血、黑粪）、肾脏（血尿）和皮下出血（淤斑）。维生素 K 缺乏的危险人群包括新生婴儿、仅吃非绿叶蔬菜和动物性食物者、吸收不良者、骨质疏松者、损伤者和肾脏病者，还应包括使用香豆素抗凝剂药物的问题。

（2）体格检查

应该寻找维生素 K 缺乏症最重要的体征即出血倾向的证据。这可能存在于下列 1 个或多个部位：鼻腔或口腔出血；腹股沟、颈线周围或腿部淤斑；指甲下或结膜内小出血；黑粪（肉眼可见或隐血）；血尿和呕血。面色苍白也可能是以往出血的体征。

（3）实验室检查

凝血酶原活力和其他维生素 K 依赖因子降低 50% 表明维生素 K 缺乏。凝血酶原时间和部分促凝血酶原激酶时间通常延长。血纤维蛋白原水平、凝血酶、血小板计数和出血时间均在正常范围。血浆正常叶绿醌水平范围为 0.2～1.0ng/ml。

6. 需要量与膳食参考摄入量

（1）需要量

哺乳动物的维生素 K 需要量可以通过膳食摄入和肠道微生物合成这两者结合而得到满足，遗传因素也会影响人对维生素 K 的需求。按每千克体重计，男性比女性需要更多的维生素 K。以凝血功能确定的每日维生素 K 的需要量约为 1μg/kg 体重。

从一项大规模分析维生素 K 不同摄入水平与发生骨折的关系的中老年妇女调查中推测，为保证骨骼系统的健康，维生素 K 的每日适宜摄入量应在 2μg/kg 左右，考虑到维生素 K 的安全摄入范围较宽，这一数值可以作为计算维生素 K 摄入量的依据。

（2）参考摄入量

中国营养学会制订的膳食营养素参考摄入量中，成人维生素 K 的膳食适宜摄入量（AI）为 120μg/d，UL 未定。

7. 食物来源

叶绿醌广泛分布于动物性和植物性食物中，柑橘类水果含量少于 0.1μg/100g，牛奶含量为 1μg/100g，菠菜、甘蓝菜、芜菁绿叶菜含量为 400μg/100g。在肝中含量为 131μg/100g，某些干酪含 2.8μg/100g。因为对维生素 K 的膳食需要量低，大多数食物基本可以满足需要，但母乳是个例外，它的维生素 K 含量较低，甚至不能满足 6 个月以内的婴儿的需要。

六、维生素 B_1

维生素 B_1 是由一个含氨基的嘧啶环和一个含硫的噻唑环组成的化合物。维生素 B_1 因其分子中含有硫和胺，又称硫胺素，也称抗脚气病因子、抗神经炎因子等，是最早发现的维生素之一。

1. 理化性质与体内分布

（1）理化性质

维生素 B_1 常以其盐酸盐的形式出现，形状为白色结晶，极易溶于水。1g 盐酸硫胺素可溶于 1ml 水中，但仅 1%溶于乙醇，而且不溶于其他有机溶剂。维生素 B_1 固态形式比较稳定，在 100℃时也很少被破坏。水溶液呈酸性时稳定，在 pH<5 时，加热至 120℃仍可保持其生理活性，在 pH<3 时，即使高压蒸煮至 140℃，1 小时被破坏也很少。它在碱性环境中易被氧化失活，且不耐热，在 pH>7 的情况下煮沸，可使其大部分或全部破坏，甚至在室温下储存，亦可逐渐被破坏。亚硫酸盐在中性及碱性介质中能加速硫胺素的谷物、豆类时，不宜用亚硫酸盐作为防腐剂，或以二氧化硫熏蒸谷仓。

（2）体内分布

正常成年人体内维生素 B_1 的含量约为 25～30mg，其中约有 50%在肌肉中。心脏、肝脏、肾脏和脑组织中的含量亦较高。体内的维生素 B_1 中有 80%以焦磷酸硫胺素（TPP）形式贮存，10%为三磷酸盐硫胺素（TTP），其他为单磷酸硫胺素（TMP）。体内维生素 B_1 的生物半衰期为 9～18 天，如果膳食中缺乏维生素 B_1，在 1～2 周后人体组织中的维生素 B_1 含量就会降低，因此，为保证维持组织中的正常含量，需要定期供给。

2. 生理功能与缺乏

（1）生理功能

① 构成辅酶，维持体内正常代谢

维生素 B_1 在硫胺素焦磷酸激酶的作用下，与三磷酸腺苷（ATP）结合形成 TPP。TPP 是维生素 B_1 的活性形式，在体内构成 α-酮酸脱氢酶体系和转酮醇酶的辅酶。

② 抑制胆碱酯酶的活性，促进胃肠蠕动

维生素 B_1 可抑制胆碱酯酶对乙酰胆碱的水解，乙酰胆碱（副交感神经化学递质）有促进胃肠蠕动作用。维生素 B_1 缺乏时胆碱酯酶活性增强，乙酰胆碱水解加速，因而胃肠蠕动缓慢，腺体分泌减少，食欲减退。

③ 对神经组织的作用

维生素 B_1 对神经组织的确切作用还不清楚。只是发现在神经组织以 TPP 含量最多，大部分位于线粒体，有 10%存在于细胞膜中。目前认为硫胺素三磷酸酯（TrP）可能与膜钠离子通道有关，当 TTP 缺乏时渗透梯度无法维持，会引起电解质与水转移。

（2）维生素 B_1 缺乏

如果维生素 B_1 摄入不足或机体吸收利用障碍，以及其他各种原因引起需要量增加等因素，能引起机体维生素 B_1 缺乏。维生素 B_1 缺乏引起的疾病称脚气病，临床上根据年龄差异分为成人脚气病和婴儿脚气病。

3. 吸收与代谢

食物中的维生素 B_1 有 3 种形式即游离形式、硫胺素焦磷酸酯和蛋白磷酸复合物。结合形式的维生素 B_1 在消化道裂解后被吸收，吸收的主要部位是空肠和回肠。浓度高时为被动扩散，浓度低时为主动吸收。主动吸收时需要钠离子及 ATP，缺乏钠离子及 ATP 酶可抑制其吸收。大量饮茶会降低肠道对维生素 B_1 的吸收。酒中含有抗硫胺素物质，摄入过量，也会降低维生素 B_1 的吸收和利用，此外叶酸缺乏可导致吸收障碍。

维生素 B_1 进入小肠细胞后，在三磷酸腺苷作用下磷酸化成酯，其中约有 80%磷酸化为 TPP，约有 10%磷酸化为 TTP，其余为 TMP。在小肠的维生素 B_1 被磷酸化后，经门静脉被运送到肝脏，然后经血转运到各组织。

血液中的硫胺素约有 90%存在于血细胞中，其中 90%在红细胞内。血清中的硫胺素有 20%～30%与白蛋白结合在一起。

维生素 B_1 由尿排出，不能被肾小管再吸收，由尿排出的多为游离型，尿中维生素 B_1 的排出量与摄入量有关。在热环境中，汗中排出的维生素 B_1 可达 90～150μg/L。如果每天摄入的维生素 B_1 超过 0.5～0.6mg，尿中排出量随摄入量的增加而升高，并呈直线关系，但当维生素 B_1 摄入量高至一定量时，其排出量即呈较平稳状态，此时可见一折点，可视为营养素充裕的标志，此折点受劳动强度和环境因素影响。

4. 过量危害与毒性

由于摄入过量的维生素 B_1 很容易从肾脏排出，因此罕见有人体维生素 B_1 中毒的报告。有研究表明，每日口服 500mg 维生素 B_1，持续 1 个月，未见毒性反应。但也有资料显示如摄入量超过推荐量的 100 倍，会出现头痛、抽搐、衰弱、麻痹、心律失常和过敏反应等症状。

5. 营养状况评价

人体维生素 B_1 的营养状况，可通过膳食调查、尿排出量、红细胞转酮醇酶活性等方法进行评价。

（1）膳食调查

通过膳食调查，可了解维生素 B_1 的摄入量。体格检查可发现有无维生素 B_1 缺乏的临床表现。

（2）尿中硫胺素排出量

① 负荷试验：成人一次口服 5mg 硫胺素后，收集测定 4 小时内尿硫胺素的排出量。评价标准：<100μg 为缺乏，100g～200μg 为不足，>200μg 为正常。

② 肌酐尿硫胺素排出量：由于尿肌酐具有排出速率恒定及不受尿量多少影响的特点，因此可用相当于含 1g 肌酐的尿中硫胺素排出量的多少，来反映机体的营养状况。以维生素 B_1μg/g 肌酐表示。成人评价标准：<27 为缺乏，27～66 为不足，>66 为正常。

③ 全日尿硫胺素排出量：收集测定 24 小时尿。评价标准：<50μg/d 为缺乏，50～150μg/d 为不足，>150μg/d 为正常。

（3）红细胞转酮醇酶活性系数（ETK-AC）或称 ETK-TPP 效应

一般认为 TPP>15%为不足，>25%为缺乏。由于维生素 B_1 缺乏早期就可见转酮醇酶活力下降，故此法是目前评价维生素 B_1 营养状况的较可靠的方法。

6. 需要量与膳食参考摄入量

由于硫胺素在能量代谢，尤其是碳水化合物代谢中的重要作用，其需要量常取决于能量的摄入，因此传统上按每 4184kJ（1000kcal）能量消耗为单位，来确定维生素 B_1 的需要量。但目前认为用每日摄入量表示，能更好地评价维生素 B_1 的营养状况。

在我国王成发等人采用缺乏补充法研究的结果显示，成年男子每日维生素 B_1 摄入量在 1.2mg 以下时，每日尿中的平均排出量与摄入量呈直线关系，当摄入量高于 1.2mg 时，排出量维持在平稳状态,在摄入量 1.2mg 时出现折点。在尿负荷试验中也显示出类似结果,据此认为 1.2mg 为最低需要量。国外研究认为,男性最低需要量为 1.22mg,女性为 1.03mg,与我国研究结果类似。

根据国内外研究结果,2000 年中国营养学会的《中国居民膳食营养素参考摄入量》提出,成年男女的 RNl 分别为 1.4mg/d 和 1.3mg/d,UL 为 50mg/d。

7. 食物来源

维生素 B_1 广泛存在于天然食物中,但含量随食物种类而异,且受收获、贮存、烹调、加工等条件影响。最为丰富的来源是葵花子仁、花生、大豆粉、瘦猪肉;其次为粗粮、小麦粉、小米、玉米、大米等谷类食物;鱼类、蔬菜和水果中的含量较少。

七、维生素 B_2

维生素 B_2 又称核黄素,维生素 B_2 由异咯嗪加核糖醇侧链组成,并有许多同系物。

1. 理化性质与体内分布

(1) 理化性质

维生素 B_2 在水中的溶解度很低,在 27.5℃时,每 100ml 可溶解 12mg。但其在 pH<1 时形成强酸盐,在 pH>10 时可形成强碱盐而易溶于水。维生素 B_2 的中性和弱碱性溶液为黄色,维生素 B_2 在强酸性溶液中稳定,其强酸溶液为白色。

维生素 B_2 在生物和化学还原过程中,从离子态(半苯醌)到无色、无荧光的 1,5-二羟形式,后者暴露于空气中可快速地被重新氧化。

(2) 体内存在形式与分布

膳食中大部分的维生素 B_2 是以黄素单核苷酸和黄素腺嘌呤二核苷酸辅酶形式和蛋白质结合。进入胃后,在胃酸的作用下,黄素单核苷酸和黄素腺嘌呤二核苷酸与蛋白质分离,并通过磷酸化与脱磷酸化的主动过程快速吸收。进入血液后,一部分与白蛋白结合,大部分与其他蛋白质如免疫球蛋白结合运输。维生素 B_2 在生理浓度下,通过特殊载体蛋白进入人体内组织器官细胞,高浓度情况下可通过扩散进入人体内器官细胞。

在人体大多数组织器官细胞内,一部分转化为黄素单核苷酸(FMN),大部分转化为黄素腺嘌呤二核苷酸(FAD),然后与黄素蛋白结合。前者占维生素 B_2 量的 60%~95%,后者占维生素 B_2 量的 5%~22%,游离维生素 B_2 仅占 2%以下。肝、肾和心脏中的结合型维生素 B_2 浓度最高,在视网膜、尿和奶中有较多的游离维生素 B_2,脑组织中的维生素 B_2 的含量不高,其浓度相当稳定。

据估计,成年人体内存在的维生素 B_2 可维持机体 2~6 周的代谢需要。维生素 B_2 亦可通过胎盘转运,人类血液中的维生素 B_2 和脐带血中的维生素 B_2 的比例为 1:4.7。

2. 生理功能与缺乏

(1) 生理功能

维生素 B_2 以辅酶形式参与许多代谢中的氧化还原反应,在细胞呼吸链中的能量产生中发挥作用,或直接参与氧化反应,或参与复杂的电子传递系统。

黄素蛋白催化不同的化学反应,有依赖于嘧啶核苷酸和不依赖于嘧啶核苷酸的脱氢反应、含硫化合物的反应、羟化反应、氧化脱羧反应、氧气还原为过氧化氢等。

很多黄素蛋白化合物含有金属，如铁、钼及锌，黄素通过与金属的结合调节单电子与双电子供体之间的传递。

维生素 B_2 在氨基酸、脂肪酸和碳水化合物的代谢中均起重要作用，可归纳如下几方面：

① 参与体内生物氧化与能量生成。维生素 B_2 在体内以 FAD、FMN 与特定蛋白质结合，形成黄素蛋白，通过三羧酸循环中的一些酶及呼吸链等参与体内氧化还原反应与能量生成。

② FAD 和 FMN 分别作为辅酶参与色氨酸转变为烟酸和维生素 B_2 转变为磷酸吡哆醛的过程。

③ FAD 作为谷胱甘肽还原酶的辅酶，参与体内抗氧化防御系统，维持还原性谷胱甘肽的浓度。由维生素 B_2 形成的 FAD 被谷胱甘肽还原酶及其辅酶利用，并有利于稳定其结构，NADPH 在一磷酸己糖旁路中由葡萄糖-6-磷酸脱氢酶产生，谷胱甘肽还原酶在 NADPH 消耗时，将氧化型谷胱甘肽（GSSG）转化为还原型谷胱甘肽（GSH），恢复其还原作用，如将过氧化氢转化为水等。

④ 与细胞色素 P450 结合，参与药物代谢，提高机体对环境应激适应能力。

(2) 缺乏

① 原因

维生素 B_2 缺乏最常见的原因为膳食供应不足、食物的供应限制、储存和加工不当导致维生素 B_2 的破坏和丢失，导致胃肠道功能紊乱，如腹泻、感染性肠炎、过敏性肠综合征。有些病人有先天遗传缺陷，影响正常黄素蛋白结构。

体内激素紊乱如甲状腺素紊乱可影响维生素 B_2 利用吩噻嗪衍生物，苯巴比妥可诱导微粒体酶对维生素 B_2 的 7-甲基氧化。使用利尿剂和血液透析病人体内维生素 B_2 和其他水溶性维生素丢失增加。用光疗法治疗新生儿黄疸时，可造成维生素 B_2 侧链的光化学反应，如果不补充维生素 B_2 常导致维生素 B_2 缺乏。处于氮丢失的代谢异常病人维生素 B_2 的排泄也会增加。

蛋白质——能量营养不良时也会伴有维生素 B_2 吸收利用减少，机体感染时，即使胃肠功能正常，也有时会吸收不良、利用不良或排泄增加。

② 缺乏表现

人体如果 3～4 个月不供应维生素 B_2，就可观察到单纯维生素 B_2 缺乏，会导致特殊的上皮损害、脂溢性皮炎、轻度的弥漫性上皮角化并伴有脂溢性脱发和神经紊乱。同时机体中有些黄素酶的活性异常降低，其中最明显的是红细胞内谷胱甘肽还原酶，此酶为体内维生素 B_2 营养状况的标志，在维生素 B_2 缺乏时，黄素蛋白的生物合成将丧失。维生素 B_2 缺乏也会导致能量、氨基酸和脂类代谢受损。

维生素 B_2 缺乏常伴有其他营养素缺乏，上述维生素 B_2 缺乏会影响维生素 B_2 和烟酸的代谢。维生素 B_2 缺乏会在小肠内产生粘膜过激反应，小肠绒毛数量减少而长度增加，小肠绒毛上皮细胞的转运速度增加，这些形态学上的变化与肠道内膳食铁的吸收降低有关，引起继发性铁营养不良、引起继发性贫血。

此外，严重的维生素 B_2 缺乏可引起免疫功能低下和胎儿畸形。

3. 吸收与代谢

食物中的维生素 B_2 与蛋白质形成的结合物，进入消化道后，先在胃酸、蛋白酶的作用下，水解释放出黄素蛋白，然后在小肠上端磷酸酶和焦磷酸化酶的作用下，水解为游离维生素 B_2。

维生素 B_2 在小肠上端以依赖 Na^+ 的主动转运方式吸收,饱和剂量为 66.5μmol(25mg)。吸收后的维生素 B_2 中,绝大部分又很快在肠粘膜细胞内,被黄素激酶磷酸化为 FMN,这一过程需由 ATP 供能。大肠也吸收一小部分维生素 B_2。

许多因素可影响维生素 B_2 的吸收,如胃酸、胆汁酸盐有促进维生素 B_2 吸收的作用,使维生素 B_2 摄入量与其吸收量成正比。氢氧化铁和氢氧化镁、酒精等可以干扰维生素 B_2 的肠道吸收。其他如咖啡因、糖精、铜、锌、铁离子等也影响维生素 B_2 吸收。牛奶中含有 10%~12% 的 10'-(2'-羟乙基)-黄素,这种代谢产物具有竞争抑制细胞吸收维生素 B_2 及磷酸激酶对维生素 B_2 的作用。

外周血液中的维生素 B_2 大部分与蛋白质结合,有小部分与免疫球蛋白 IgG 相结合转运。在生理浓度下,维生素 B_2 通过特异载体蛋白进入细胞内,但在高浓度时,可通过扩散进入细胞内。组织细胞对维生素 B_2 的吸收具有相对专一性。肝实质细胞和肾近曲小管上皮细胞吸收维生素 B_2 对不依赖 Na^+ 存在。妊娠月份内维生素 B_2 载体蛋白增加,有利于胎盘吸收更多的维生素 B_2。

正常成年人从膳食中摄入的维生素 B_2 约有 60%~70% 从尿液中排出。维生素 B_2 摄入过量后,也很少在体内储存,主要随尿液排出。另外,还可以从其他分泌物如汗液中排出,汗液中维生素 B_2 的排出量约为摄食量的 3%。

一些因素可以影响维生素 B_2 的排出。例如,人体长期服用 1~10mg 的硫胺素可增加维生素 B_2 在尿中的排出,增加蛋白质的摄入量可减少汗液中维生素 B_2 的排出。黄素可从乳腺排泄,并称之为乳黄素。

4. 过量危害与毒性

人体对维生素 B_2 的吸收率较低,机体对维生素 B_2 的吸收也有上限,大剂量摄入并不能无限增加机体对维生素 B_2 的吸收。此外,过量吸收的维生素 B_2 也很快从尿中排出体外。

5. 营养状况评价

人体维生素 B_2 的营养状况评价,除了通过膳食调查得到维生素 B_2 摄入量,以及体格检查发现维生素 B_2 缺乏外,常用测定空腹尿液或 24 小时任意一次尿样中维生素 B_2 含量的方法,或用尿负荷试验的方法,从红细胞中维生素 B_2 类物质含量和红细胞谷胱甘肽还原酶活力系数等指标予以评价。

在维生素 B_2 摄入量充足时,成人每天从尿中排出的量大于 0.32μmol(120μg),或 0.21μmoL/g(80μg/g)肌酐为正常;当缺乏时可低至 27μg 肌酐。我国常用口服 5mg 维生素 B_2 后测定 4 小时内负荷尿中维生素 B_2 排出量的方法,来评价机体维生素 B_2 营养状况,以 ≥1300μg 为正常,500~1300μg 为不足,<500μg 为缺乏。

目前,也常用测定新鲜红细胞破裂后谷胱甘肽还原酶的活力,以评价机体维生素 B_2 营养状况,此法为灵敏的功能性指标。所得结果以活性系数 AC 或 EGRAC 表示,AC<1.2 为维生素 B_2 营养水平正常,1.2~1.5 为不足,AC>1.5 为缺乏。目前该方法虽然被广泛接受,但对 6-磷酸葡萄糖缺乏的病人不能使用此方法,因为,这种病人的红细胞中还原酶对 FAD 的需要量显著增加。另外,用次黄嘌呤和腺嘌呤核苷酸处理血液也可提高 AC 系数。

6. 需要量与膳食参考摄入量

维生素 B_2 与体内能量代谢密切相关,有研究结果表明体力活动增加,尿维生素 B_2 排出会减少,同时,血中的红细胞谷胱甘肽还原酶活性系数下降,这也间接说明能量代谢可能与维生素 B_2 需要量有关。

膳食模式对维生素 B_2 的需要量有一定影响,低脂肪、高碳水化合物膳食使机体对维生素 B_2 的需要量减少,高蛋白、低碳水化合物膳食或高蛋白、高脂肪、低碳水化合物膳食可使机体对维生素 B_2 的需要量增加。机体维生素 B_2 需要量应从蛋白质和能量摄入量及机体代谢状况三方面来考虑。成人每天摄入 0.4mg/4184kJ 维生素 B_2 可预防临床缺乏症出现。从尿中排出量,红细胞中维生素 B_2 和红细胞谷胱甘肽还原酶活性等指标估计,成人和儿童每天摄入 0.5m/4184kJ 时可维持体内需要。

目前对所有年龄段的人维生素 B_2 推荐量为 0.6mg/4184kJ。中国营养学会(2000 年)制订的居民膳食维生素 B_2 推荐摄入量(RNI)中成人(18 岁~)男性为 1.4 mg/d,女性为 1.2 mg/d。

7. 食物来源

维生素 B_2 广泛存在于奶类、蛋类、各种肉类、动物内脏、谷类、蔬菜和水果等动物性和植物性食物中,主要以 FMN、FAD 的形式与食物中蛋白质结合。粮谷类的维生素 B_2 主要分布在谷皮和胚芽中,碾磨加工可丢失一部分维生素 B_2,如精白米维生素 B_2 的存留率只有 11%,小麦标准粉维生素 B_2 的存留率只有 35%。因此,谷类加工不宜过于精细。绿叶蔬菜中维生素 B_2 含量较其他蔬菜高。

八、烟酸

烟酸又名维生素 PP、尼克酸、抗癞皮病因子,烟酸和烟酰胺都是吡啶的衍生物。

1. 理化性质与体内分布

烟酸为无色针状晶体,味苦;烟酰胺晶体呈白色粉状,两者均溶于水及酒精,不溶于乙醚。烟酰胺的溶解度大于烟酸,烟酸和烟酰胺性质比较稳定,酸、碱、氧、光或加热条件下不易破坏;在高压下,120℃的环境下超过 20 分钟也不被破坏。一般加工烹调损失很小,但会随水流失。烟酸主要以辅酶形式广泛存在于体内各组织中,以肝内浓度最高,其次是心脏和肾脏,血中相对较少。血中的烟酸约有 90%以辅酶的形式存在于红细胞,血浆中浓度约为 2600μg/L~8300μg/L,平均为 4380μg/L。

2. 生理功能与缺乏

(1)生理功能

① 构成烟酰胺腺嘌呤二核苷酸(辅酶Ⅰ,NAD^+或 CoⅠ)及烟酰胺腺嘌呤二核苷酸磷酸(辅酶Ⅱ,$NADP^+$或 CoⅡ)

烟酰胺在体内与腺嘌呤、核糖和磷酸结合构成烟酰胺腺嘌呤二核苷酸和烟酰胺腺嘌呤二核苷酸磷酸,在生物氧化还原反应中起电子载体或递氢体作用。NAD^+和 $NADP^+$的这种作用,主要依赖于其分子结构中的烟酰胺部分。烟酰胺的吡啶环具有可逆地加氢加电子和脱氢脱电子的特性,因此在酶促反应过程中能够传递氢和传递电子。

② 葡萄糖耐量因子的组成成分

葡萄糖耐量因子(GTF)是由三价铬、烟酸、谷胱甘肽组成的一种复合体,可能是胰岛素的辅助因子,有增加葡萄糖的利用及促使葡萄糖转化为脂肪的作用。

③ 保护心血管

服用烟酸能降低血胆固醇、甘油三酯及 β-脂蛋白浓度及扩张血管。大剂量烟酸对复发性非致命的心肌梗死有一定程度的保护作用，但是烟酰胺无此作用，其原因不明。

(2) 缺乏

烟酸缺乏可引起癞皮病。此病起病缓慢，常有前驱症状，如体重减轻、疲劳乏力、记忆力差、失眠等。如不及时治疗，则可出现皮炎、腹泻和痴呆。由于此三系统症状英文名词的开头字母均为"D"字，故又称为癞皮病"3D"症状。

3. 吸收与代谢

烟酸主要是以辅酶的形式存在于食物中，经消化后被胃及小肠吸收。吸收后以烟酸的形式经门静脉进入肝脏，在肝内转化为 NAD^+ 和 $NADP^+$。在肝内未经代谢的烟酸和烟酰胺随血液流入其他组织，再形成含有烟酸的辅酶。肾脏也可直接将烟酰胺转变为 $NADP^+$。

过量的烟酸大部分经甲基化从尿中排出，其排出形式为 N^1-甲基烟酰胺和 N^1 甲基-2-吡啶酮-5-甲酰胺（简称 2-吡啶酮）。正常人尿中的 N^1-甲基烟酰胺排出量为 7.5mg/d，相当于摄入量的 15%，也有少量烟酸和烟酰胺直接由尿中排出。此外，烟酸还随乳汁分泌，每 100ml 中含烟酸 128～338μg，也可从汗中排出，估计每 100ml 汗中含烟酸 20～100μg。

4. 过量危害与毒性

目前尚未见到因食源性烟酸摄入过多而引起中毒的报告，所见烟酸的毒副作用多为临床大剂量使用烟酸治疗高脂血症病人所致。当口服剂量为 30～1000mg/d 时，有些人出现血管扩张的症状，如头晕眼花、颜面潮红、皮肤红肿、皮肤瘙痒等。除血管扩张外，还可能伴随胃肠道反应，如恶心、呕吐、腹泻等。当口服剂量为 3～9g/d 时，可引起黄和血清转氨酶升高。严重者可出现肝炎、肝性昏迷、脂肪肝等。也有报告指出，大剂量服用烟酸能引起葡萄糖耐量变化、视觉模糊、血清尿酸浓度升高、诱发痛风发作等。烟酸毒副作用的机制尚不十分清楚。

5. 营养状况评价

人体烟酸的营养状况可通过营养调查、尿中烟酸代谢产物的排出量、血浆代谢产物水平及 NADH、NADPH 的含量等方法进行评价。

(1) 营养调查

通过营养调查，可了解烟酸的摄入量并发现有无烟酸缺乏的临床表现。

(2) 尿中烟酸代谢产物排出量

① 尿中 2-吡啶酮/N^1-甲基烟酰胺比值

正常成人尿中烟酸的代谢产物 N^1-甲基烟酰胺占 20%～30%，2-吡啶酮占 40%～60%。当烟酸摄入不足时，2-吡啶酮在缺乏症出现之前就消失，故与 N^1-甲基烟酰胺的比值可反映机体的营养状况。一般认为此比值在 1.3～4.0 为正常，<1.3 为潜在缺乏。此指标受蛋白质摄入水平的影响较大，对边缘性烟酸缺乏不敏感。

② 尿负荷试验

一次口服烟酸 50mg 后，收集 4 小时的尿，测定 N^1-甲基烟酰胺排出量。当排出量<2mg 时为缺乏，2.0～2.9mg 为不足，3.0～3.9mg 为正常。

③ 克肌酐烟酸排出量

测定任意一次尿 N^1-甲基烟酰胺的排出量及肌酐含量,计算每克肌酐烟酸排出量(mg/g)。成人评价标准:<0.5 为缺乏,0.5~1.59 为不足,1.6~4.2 为正常。

(3) NADH/NAD 阴比值

测定红细胞内 NADH 和 NADPH 的含量并计算其比值,其比值小于 1.0 时,表示有烟酸缺乏的危险。

此外,也可通过测定血浆 2-吡啶酮代谢产物的含量等变化来评价烟酸的营养状况。

6. 需要量与膳食参考摄入量

人体烟酸的需要量与能量的消耗量有密切关系。能量消耗增加时,烟酸需要量也增多,因此烟酸的需要量常以每消耗 4184kJ(1000kcal)能量需要烟酸的 mg 数表示。由于色氨酸在体内可转化为烟酸,蛋白质摄入增加时,烟酸摄入可相应减少。故烟酸的需要量或推荐摄入量用烟酸当量(niacin equivalence,NE)表示。据测定,平均 60mg 色氨酸可转变为 1mg 烟酸,因此烟酸当量为:

$$烟酸当量(mgNE) = 烟酸(mg) + 1/60 色氨酸(mg)$$

2000 年中国营养学会制订的 RDIs 中烟酸的推荐量 RNI 指出,18 岁~男女性分别为 14 与 13mgNE,UL 为 35 mgNE。

7. 食物来源

烟酸及烟酰胺广泛存在于食物中,植物性食物中存在的主要是烟酸,动物性食物中以烟酰胺为主。烟酸和烟酰胺在肝、肾、瘦畜肉、鱼以及坚果类中含量丰富;在乳、蛋中的含量虽然不高,但色氨酸较多,可转化为烟酸。谷类中的烟酸 80%~90%存在于它们的种子皮中,故加工影响较大。玉米含烟酸也不低,甚至高于小麦粉,但以玉米为主食的人群容易发生癞皮病,其原因是:①玉米中的烟酸为结合型,不能被人体吸收利用;②色氨酸含量低。如果用碱处理玉米,可将结合型的烟酸水解成为游离型的烟酸,易被机体利用。有些地区的居民,长期大量食用玉米,用碳酸氢钠(小苏打)处理玉米以预防癞皮病,收到了良好的预防效果。

九、维生素 B_6

维生素 B_6 是一组含氮化合物,都是 2-甲基-3-羟基-5-羟甲基吡啶的衍生物,主要以天然形式存在,包括吡哆醛(PL)、吡哆醇(PN)和吡哆胺(PM),这 3 种形式性质相似,均具有维生素 B_6 的活性,每种成分的生物学活性取决其代谢成辅酶形式磷酸吡哆醛的程度。

1. 理化性质与体内分布

(1) 理化性质

维生素 B_6 的各种磷酸盐和碱的形式均易溶于水,在空气中稳定,在酸性介质中 PL、PN、PM 对热都比较稳定,但在碱性介质中对热不稳定,易被碱破坏。在溶液中,各种形式的维生素 B_6 对光都比较敏感,但是降解程度不同,主要与 pH 值有关,在中性环境中易被光破坏。维生素 B_6 的代谢最终产物 4-吡哆酸主要以一种内酯形式存在。

(2) 体内存在形式与分布

在肝脏、红细胞及其他组织中,PL、PN、PM 3 种同效维生素的第 5 位都能被磷酸化,其活性的辅基形式是磷酸吡哆醛（PLP）、磷酸吡哆醇（PNP）和磷酸吡哆胺（PMP）。PMP 也可经转氨基反应由 PLP 生成。动物组织中维生素 B_6 的主要存在形式是 PL、PM 及其磷酸化形式的 PLP 和 PMP。

血液中维生素 B_6 的主要形式是 PLP，而 PLP 主要以与蛋白质（主要为血浆中白蛋白和红细胞中血红蛋白）结合的形式存在，其中大部分是经肝脏黄素蛋白酶代谢后释放入血，循环中也发现少量游离 PN。不到总体 0.1%的维生素 B_6 以 PLP 的形式存在于血浆中，其浓度低于 1mmol/L。细胞摄入 PL 优先于 PLP，摄取的 PL 再次被磷酸化成 PLP 和 PMP，以肝脏、脑、肾、脾和肌肉中的含量最高，在这些组织中都是与蛋白质结合。体内该种维生素的 80%～90%以 PLP 形式与糖原磷酸化酶结合储存在肝脏。

2. 生理功能与缺乏

（1）生理功能

① 维生素 B_6 以其活性形式 PLP 作为许多酶的辅酶

维生素 B_6 除参与神经递质、糖原、神经鞘磷脂、血红素、类固醇和核酸的代谢外，也参与所有氨基酸代谢。PLP 为氨基酸代谢中需要的 100 多种酶的辅酶。维生素 B_6 对许多种氨基酸的转氨酶、脱羧酶、脱水酶、消旋酶和异构酶是必需的。

神经递质 5-羟色胺、肾上腺素、去甲肾上腺素以及 γ-氨基丁酸的合成血管扩张剂和胃促分泌素以及血红素卟啉前体的合成都需要维生素 B_6 参与。

PLP 也是糖原磷酸化的辅助因子，神经鞘磷脂的合成以及类固醇激素受体的调控方面也需要该种维生素参与。

在色氨酸转化成烟酸的过程中，其中有一步反应需要 PLP 的酶促反应，当肝脏中的 PLP 水平降低时会影响烟酸的合成。

维生素 B_6 参与一碳单位代谢，PLP 为丝氨酸羟甲基转移酶的辅酶，该酶通过转移丝氨酸侧链到受体叶酸盐分子参与一碳单位代谢，一碳单位代谢障碍可造成巨幼红细胞贫血。

维生素 B_6 是 δ-氨基-酮戊酸合成酶的辅因子，该酶催化血红素生物合成的第一步；维生素 B_6 是半胱氨酸脱羧酶、胱硫醚酶 β-合成酶的辅因子，这些酶参与同型半胱氨酸到半胱氨酸的转硫化途径。

② 免疫功能

通过对年轻人和老年人的研究，维生素 B_6 的营养状况对免疫反应有不同的影响。给老年人补充足够的维生素 B_6，有利于淋巴细胞的增殖。近来研究提示，PLP 可能通过参与一碳单位代谢而影响到免疫功能，维生素 B_6 缺乏将会损害 DNA 的合成，这个过程对维持适宜的免疫功能也是非常重要的。

③ 维持神经系统功能

许多需要 PLP 参与的酶促反应均使神经递质水平升高。

④ 维生素 B_6 降低同型半胱氨酸的作用

轻度高同型半胱氨酸血症，近年来已被认为是血管疾病的一种可能危险因素，而 B 族维生素的干预可降低血浆同型半胱氨酸含量。

（2）缺乏

维生素 B_6 在动植物性食物中分布相当广泛，原发性缺乏并不常见。人类维生素 B_6 缺乏的临床症状通过给予该种维生素 B_6 能迅速纠正，这些症状包括虚弱、失眠、周围神经病、唇干裂、口炎等。早期维生素 B_6 缺乏的生化改变有血浆 PLP 和尿 4-吡哆酸（4-PA）含量降低，随后与转氨基和其他与氨基酸代谢有关的酶活性降低，尿中黄尿酸盐含量增加，谷氨酸盐转变成的抗神经介质-7-氨基丁酸盐降低。

维生素 B_6 缺乏的典型临床症状是一种脂溢性皮炎，小细胞性贫血，癫痫样惊厥，以及忧郁和精神错乱。小细胞性贫血反应了血红蛋白的合成能力降低，维生素 B_6 摄入不足还会损害血小板功能和凝血机制。

3. 吸收与代谢

不同形式的维生素 B_6 大部分都能通过被动扩散形式在空肠和回肠被吸收，经磷酸化形成 PIJP 和 PMP，被吸收的维生素 B_6 代谢物在肠粘膜和血中与蛋白质结合，转运是通过非饱和被动扩散机制。即使给予极高剂量的维生素 B_6 吸收，葡萄糖苷（PN-G）的吸收效率也低于 PLP 和 PMP，因为在人类 PN-G 需要粘膜葡糖糖苷酶裂解，某些 PN-G 能被完全吸收并在许多组织中被水解。

大部分吸收的非磷酸化维生素 B_6 被运送到肝脏。维生素 B_6 以 PLP 形式与多种蛋白结合，蓄积和储留在组织中，这将有助于保护其防止磷酸酶的作用。组织中维生素 B_6 存在于线粒体和细胞浆中。肌肉、血浆和红细胞中的 PLP 与蛋白质有较高结合能力，这些组织中蓄积 PLP 的水平非常高。维生素 B_6 的代谢产物经尿中排出，正常情况下，人体维生素 B_6 的主要排泄形式是 4-PA，占尿中维生素 B_6 的一半，尿中也存在其他形式。人体摄入的维生素 B_6 的 40%～60% 被氧化成 4-PA。尿中 4-PA 的水平与蛋白质摄入量呈负相关，这种影响在女性大于男性。

给予大剂量维生素 B_6 时，尿中其他形式所占比例增大。给予极高剂量 PN 时，大部分以原形经尿中排泄。维生素 B_6 也可经粪便排出，但排泄量有限。在肠道中，由于肠道内微生物能合成维生素 B_6，使人们难以评价这种排泄的程度。

4. 过量危害与毒性

维生素 B_6 的毒性相对较低，经食物来源摄入大量维生素 B_6 没有不良反应。补充剂中的高剂量维生素 B_6 可引起严重不良反应，主要表现为感觉神经异常。

（1）感觉神经异常

最初报告的 PN 诱发人感觉神经异常是随着每日给予 2～6g 持续 2 个月到 40 个月后，机体会出现严重的感觉神经病，有些个体甚至不能行走。感觉神经病的体征和症状是通过客观神经病学评价进行诊断的，所有病人停用 PN 后症状都得到改善。

（2）其他不良反应

实验表明，如果每天给予 2～4g PN 持续 1 年以上，机体出现疼痛和变形性皮肤损伤。

5. 营养状况评价

（1）血浆 PLP

血浆 PLP 是肝脏中维生素 B_6 的主要存在形式，反映组织中的贮存量，但是血浆 PLP 对该种维生素摄入量的反应相当缓慢，需要 10 天才能达到一个新的平衡状态。目前，评价维生素 B_6 的营养状态是以>20nmol/L 血浆 PLP 值为标准。

（2）红细胞天门冬氨酸转氨酶（AST）和丙氨酸转氨酶（ALT）活性系数（AC）

AST 的 AC 值<1.6 和 ALT 的 AC 值<1.25 为适宜的维生素 B_6 营养状况指标。

（3）尿中色氨酸降解产物

在给予 2g 色氨酸口服剂量后，如果 24 小时内尿排出的黄尿酸少于 65μmol，则反映维生素 B_6 正常营养状态。

6. 需要量与膳食参考摄入量

一般说来，维生素 B_6 的需要量随蛋白质摄入量的增加而增加，当维生素 B_6 与蛋白质摄入量保持适宜的比值（0.016mg 维生素 B_6/g 蛋白质），就能够维持维生素 B_6 适宜的营养状态。

（1）需要量的影响因素

① 生物利用率

混合膳食中维生素 B_6 的生物利用率约为 75%。典型混合膳食中约含 15%的葡萄糖苷（PN-G），其生物利用率约为 50%。维生素 B_6 的非葡萄糖苷形式的生物利用率大于 50%。

但是，根据这些研究计算的需要量有 5%以下的个体可能过低估计了需要量，因其摄入量大多数来自动物来源的 PLP 和 PMP。

② 营养素间的相互作用

因为 PLP 作为氨基酸代谢中许多种酶的辅酶，维生素 B_6 需要量受蛋白质摄入量的影响。增加蛋白质摄入量引起维生素 B_6 营养状态的相应降低，这导致人们以蛋白质摄入量确定维生素 B_6 需要量。

③ 其他因素

与羰基起反应的药物有与 PLP 发生相互作用的可能，例如，结核治疗中使用异烟肼以及能被代谢成多巴胺的药物都能降低 PLP 的浓度。口服避孕药物可降低妇女的维生素 B_6 营养状态，如血浆 PLP 浓度的轻度降低。

（2）膳食参考摄入量

中国营养学会（2000 年）制订的中国居民膳食参考摄入量中维生素 B_6 的 AI 值表明，18 岁～、50 岁～分别为 1.2mg/d 与 1.5mg/d。UL 为儿童 50mg/d，成人为 100mg/d。

7. 食物来源

维生素 B_6 的食物来源很广泛，动植物性食物中均含有，其中肉类、全谷类产品（特别是小麦）、蔬菜和坚果类中的含量最高。大多数维生素 B_6 的生物利用率相对较低，因为植物性食物中，例如土豆、菠菜、蚕豆以及其他豆类，这种维生素的形式通常比动物组织中更复杂，所以动物性来源的食物中维生素 B_6 的生物利用率优于植物性来源的食物。且动物组织中维生素 B_6 的主要存在形式是 PIJP 和 PMP，较易吸收。植物来源的食物中的维生素 B_6 主要是 PN 形式，有时以葡萄糖糖苷（PN-G）的形式存在。

十、叶酸

叶酸即蝶酰谷氨酸（PGA 或 PteGlu），由一个蝶啶，通过亚甲基桥与对氨基苯甲酸相连结成为蝶酸（蝶呤酰），再与谷氨酸结合而成。

1. 理化性质与体内分布

叶酸包括一组与蝶酰谷氨酸功能和化学结构相似的一类化合物。叶酸为淡黄色结晶粉末，微溶于水，其钠盐易于溶解，不溶于乙醇、乙醚等有机溶剂。叶酸对热、光线、酸性溶液均不稳定，在酸性溶液中当温度超过 100℃即分解，在碱性和中性溶液中对热稳定。食物中的叶酸烹调加工后损失率可达 50%～90%。

2. 生理功能与缺乏

（1）生理功能

叶酸在肠壁、肝脏及骨髓等组织中，经叶酸还原酶作用，还原成具有生理活性的四氢叶酸。四氢叶酸的主要生理作用在于它是体内生化反应中一碳单位转移酶系的辅酶，起着一碳单位传递体的作用。所谓一碳单位，是指在代谢过程中某些化合物分解代谢生成的含一个碳原子的基团，如甲基（-CH_3）、亚甲基（-CH_2）、次甲基或称甲烯型（-CH）、甲酰基（-CHO）、亚胺甲基（-CH=NH）等。四氢叶酸携带这些一碳单位，与血浆蛋白相结合，主要转运到肝脏贮存。

组氨酸、丝氨酸、甘氨酸、蛋氨酸等均可供给一碳单位，这些一碳单位从氨基酸释出后，以四氢叶酸作为载体，参与其他化合物的生成和代谢，主要包括：①参与嘌呤和胸腺嘧啶的合成，进一步合成 DNA，RNA；②参与氨基酸之间的相互转化，充当一碳单位的载体，如丝氨酸与甘氨酸的互换（亦需维生素 B_6）、组氨酸转化为谷氨酸、同型半胱氨酸与蛋氨酸之间的互换（亦需维生素 B_{12}）等；③参与血红蛋白及重要的甲基化合物合成，如肾上腺素、胆碱、肌酸等。

可见，叶酸携带一碳单位的代谢与许多重要的生化过程密切相关。体内叶酸缺乏则一碳单位传递受阻，核酸合成及氨基酸代谢均受影响，而核酸及蛋白质合成正是细胞增殖、组织生长和机体发育的物质基础，因此，叶酸对于细胞分裂和组织生长具有极其重要的作用。

由于蛋氨酸可提供趋脂物质胆碱与甜菜碱，故叶酸在脂代谢过程中亦有一定作用。

（2）缺乏

1）缺乏原因：①摄入不足：膳食中叶酸不足或烹调加工损失。②吸收利用不良：某些二氢叶酸还原酶拮抗剂药物、先天性酶缺乏、维生素 B_{12} 及维生素 C 缺乏等均影响叶酸的吸收、利用。③需要量增加：妊娠、代谢率增加等情况下叶酸需要量增加。

2）缺乏表现

① 巨幼红细胞贫血

叶酸缺乏时首先影响细胞增殖速度较快的组织。红细胞为体内更新较快的细胞，平均寿命为 120 天。当叶酸缺乏时，骨髓中的幼红细胞分裂增殖速度减慢，停留在巨幼红细胞阶段而成熟受阻，细胞体积增大，核内染色质疏松，骨髓中巨大的、不成熟的红细胞增多。叶酸缺乏同时引起血红蛋白合成减少，形成巨幼红细胞贫血。

叶酸缺乏的表现为头晕、乏力、精神萎靡、面色苍白，并可出现舌炎、食欲下降以及腹泻等消化系统症状。血象检查：血中粒细胞减少，中性粒细胞体积增大、核肿胀、分叶增多，可达 5 个分叶以上，周围血中出现巨幼细胞。半数以上的叶酸缺乏者由于未达到贫血阶段，常易漏诊。叶酸缺乏可在贫血几个月前就出现。

② 对孕妇胎儿的影响

叶酸缺乏可使孕妇先兆子痫、胎盘早剥的发生率增高，胎盘发育不良导致自发性流产；尤其是叶酸缺乏对于患有巨幼红细胞贫血的孕妇，易出现胎儿宫内发育迟缓、早产及新生儿低出生体重的问题。孕早期叶酸缺乏可引起胎儿神经管畸形（NTD），NTD 是指由于胚胎在母体内发育至第 3~4 周时，神经管未能闭合所造成的先天缺陷，主要包括脊柱裂和无脑儿等中枢神经系统发育异常。

③ 高同型半胱氨酸血症

蛋氨酸在 ATP 的作用下转变成 S-腺苷蛋氨酸（活性蛋氨酸），S-腺苷蛋氨酸供出一个甲基后形成同型半胱氨酸（Hcy）。Hcy 可在蛋氨酸合成酶（MS）的作用下，以维生素 B_{12} 为辅助因子，与5-甲基四氢叶酸提供的甲基发生甲基化后，重新又合成蛋氨酸，参与体内蛋白质代谢。

叶酸缺乏使上述叶酸与蛋氨酸代谢途径发生障碍，突出的表现是出现高同型半胱氨酸血症。血液高浓度同型半胱氨酸对血管内皮细胞有损害，同型半胱氨酸尚可促进氧自由基的形成，加速低密度脂蛋白的氧化，并可激活血小板的粘附和聚集，可能是动脉粥样硬化产生的危险因素。患有高同型半胱氨酸血症的母亲生育神经管畸形儿的可能性较大，并可影响胚胎早期的心血管发育。

3. 吸收与代谢

混合膳食中的叶酸大约有3/4是以与多个谷氨酸相结合的形式存在的。这种多谷氨酸叶酸不易被小肠吸收，在吸收之前必须经小肠粘膜细胞分泌的γ-谷氨酸酰基水解（结合酶）分解为单谷氨酸叶酸后才能被吸收。单谷氨酸叶酸可直接被肠粘膜吸收，叶酸结构中含谷氨酸分子越多，则吸收率越低，例如含7个谷氨酸分子的多谷氨酸叶吸收率仅55%左右，一般膳食中总叶酸的吸收率约为70%。

叶酸在肠道中进一步被叶酸还原酶还原，在维生素C与NADPH的参与下，先还原二氢叶酸，再经二氢叶酸还原酶作用，在NADPH的参与下，还原成具有生理作用的四氢叶酸。它是体内生化反应中一碳单位的传递体。叶酸以携带一碳单位形成5-甲基四叶酸、亚甲基四氢叶酸等多种活性形式发挥生理作用。5-甲基四氢叶酸是体内叶酸的主要形式，约占80%，大部分被转运至肝脏，在肝脏中通过合成酶作用重新转变成多氨酸衍生物后贮存。

肝脏是叶酸的主要贮存部位，贮存量约为7.5 mg左右，占体内叶酸总量的50%左右。肝脏每日释放约0.1mg叶酸至血液，以维持血清中的叶酸水平。血液及组织液中的酸主要也是5-甲基四氢叶酸。

叶酸通过尿及胆汁排出，叶酸在尿中的主要代谢产物是乙酰氨基苯甲酰谷氨酸。通过肾小球滤过的叶酸多数可在肾小管近端再吸收，从胆汁排出的叶酸也可在小肠重被吸收，因此叶酸的排出量很少，而粪便排出的叶酸由于肠道细菌可合成叶酸而难以确定，成人叶酸的丢失量平均为601.1g/d。叶酸营养适宜的人，当膳食中无叶酸时，体内贮存量可维持至少3个月不致出现缺乏。

维生素C和葡萄糖可促进叶酸吸收。锌作为叶酸结合的辅助因子，对叶酸的吸收亦起到重要作用。

不利于叶酸吸收的因素包括经常饮酒及服用某些药物，口服避孕药、抗惊厥药物苯巴比妥、苯妥英钠等可抑制叶酸的吸收。阿司匹林可降低叶酸与血浆蛋白质的结合力，还有一些抗叶酸药物如甲氨蝶呤、乙胺嘧啶、甲氧苄啶等，可抑制二氢叶酸还原酶，使二氢叶酸不能转变为四氢叶酸，一些抗癌药则可干扰DNA的合成。

4. 过量危害与毒性

叶酸是水溶性维生素，一般超出成人最低需要量（50μg/d）20倍也不会引起中毒，凡超出血清与组织中和多肽结合的量均从尿中排出。服用大剂量叶酸可能产生的毒性作用有：

（1）干扰抗惊厥药物的作用，诱发病人惊厥发作。叶酸和抗惊厥药在肠细胞表面也可能在大脑细胞表面相互拮抗，大剂量叶酸可促使已用抗惊厥药控制了癫痫症状的病人发生惊厥。研究表明快速静注14.4mg叶酸，大脑血管内血清叶酸增高数倍，并出现惊厥。

（2）口服叶酸 350mg 可能会影响锌的吸收，而导致锌缺乏，使胎儿发育迟缓，低出生体重儿增加。

（3）掩盖维生素 B_{12} 缺乏的早期表现，而导致神经系统受损害。由于巨幼红细胞贫血患者大多数会有维生素 B_{12} 缺乏，过量叶酸的摄入会干扰维生素 B_{12} 缺乏的早期诊断，有可能导致严重的不可逆转的神经损害。

5. 营养状况评价

（1）血清叶酸含量

血清叶酸含量反映近期膳食叶酸摄入情况，血清叶酸<6.8nmoL（3ng/ml）表明为缺乏，正常值为 11.3～36.3nmoL（5～16ng/ml）。

（2）红细胞叶酸含量

红细胞叶酸含量反映体内组织叶酸的贮存状况，红细胞叶酸<318nmol/L（140ng/ml）表明为缺乏。

（3）血浆同型半胱氨酸含量

当受试者维生素 B_6 及维生素 B_{12} 营养状况适宜时，血浆同型半胱氨酸可作为反映叶酸状况的敏感和特异指标。叶酸缺乏者的血中叶酸水平降低，而血浆同型半胱氨酸含量增高，一般以同型半胱氨酸含量<16μmol/L 为正常。

（4）组氨酸负荷试验

口服组氨酸负荷剂量 18 小时或 24 小时尿中亚胺甲基谷氨酸(F1GLu)排出量增加。F1GLu 是组氨酸转化为谷氨酸代谢过程中的中间产物，当叶酸缺乏时，F1GLu 由于缺乏一碳单位的传递体而不能转化为谷氨酸，致使尿中排出量增加。但此指标特异性差，应用不普遍。

6. 需要量与膳食参考摄入量

中国营养学会 2000 年提出的中国居民膳食叶酸参考摄入量，成人 RNI 为 400μgDFE/d，成人、孕妇及乳母的 uL 值为 1000μgDFE/d，儿童及青少年根据体重适当降低。

7. 食物来源

叶酸广泛存在于各种动、植物食品中，富含叶酸的食物为猪肝（236μg/100g）、猪肾（50μg/100g）、鸡蛋（75μg/100g）、豌豆（83μg/100g）、菠菜（347μg/100g）。

由于食物叶酸与合成的叶酸补充剂生物利用度不同，美国 FNB 提出叶酸的摄入量应以膳食叶酸当量（DFE）表示。由于食物叶酸的生物利用度仅为 50%，而叶酸补充剂与膳食混合时的生物利用度为 85%，比单纯来源于食物的叶酸利用度高 1.7 倍（85/50），因此 DFE 的计算公式为：

$$DFE（pug）=膳食叶酸斗g+（1.7×叶酸补充剂 μg）$$

例：来源于水果、蔬菜、肉类、豆类及奶制品食物的叶酸共 250μg，来源于叶酸补充剂和强化食品的叶酸共 200μg，则总叶酸摄入量为 250+1.7×200=590μgDFE。

十一、维生素 B_{12}

维生素 B_{12} 又称氰钴胺素，是一组含钴的类咕啉化合物。氰钴胺素的化学全名为 α-5,6 二甲基苯并咪唑一氰钴酰胺，如分子式中的氰基（cN）由其他基团代替，成为不同类型的钴胺素。

1. 理化性质

维生素 B_{12} 为红色结晶，可溶于水，在 pH4.5～5.0 的弱酸条件下最稳定，在强酸（pH<2）或碱性溶液中则分解，遇热可有一定程度的破坏，但快速高温消毒损失较小，遇强光或紫外线易被破坏。

2. 生理功能与缺乏

（1）生理功能

维生素 B_{12} 在体内以两种辅酶形式即甲基 B_{12} 和辅酶 B_{12}（腺苷基钴胺素）发挥生理作用，参与体内生化反应。

① 作为蛋氨酸合成酶的辅酶参与同型半胱氨酸甲基化转变为蛋氨酸。甲基 B_{12} 作为蛋氨酸合成酶的辅酶，从 5-甲基四氢叶酸获得甲基后转而供给同型半胱氨酸（Hcy），并在蛋氨酸合成酶的作用下合成蛋氨酸。维生素 B_{12} 的缺乏可致同型半胱氨酸增加，而同型半胱氨酸过高是导致心血管病的危险因素。

② 作为甲基丙二酰辅酶 A 异构酶的辅酶参与甲基丙二酸-琥珀酸的异构化反应。

（2）缺乏

膳食维生素 B_{12} 缺乏较少见，多数缺乏症是由于吸收不良引起的。膳食缺乏见于素食者，由于不吃肉食而可能发生维生素 B_{12} 缺乏。老年人和胃切除患者胃酸过少时也可引起维生素 B_{12} 的吸收不良。

维生素 B_{12} 缺乏的表现：①巨幼红细胞贫血。②高同型半胱氨酸血症。

3. 吸收与代谢

食物中的维生素 B_{12} 与蛋白质相结合进入人体消化道内，在胃酸、胃蛋白酶及胰蛋白酶的作用下维生素 B_{12} 被释放，并与胃粘膜细胞分泌的一种糖蛋白内因子（IF）结合。维生素 B_{12}-IF 复合物对胃蛋白酶较稳定，进入肠道后由于回肠具有维生素 B_{12}-IF 受体而在回肠部被吸收。有游离钙及碳酸氢盐存在时，有利于维生素 B_{12} 的吸收，未与 IF 结合的由粪便排出。每日能与 IF 结合并被回肠部维生素 B_{12}-IF 受体吸收的最大膳食摄入量约为 5μg/d 维生素 B_{12}。

维生素 B_{12} 进入血液循环后，与血浆蛋白结合成为维生素 B_{12} 运输蛋白，包括转钴胺素Ⅰ、Ⅱ、Ⅲ（TcⅠ、Ⅱ、Ⅲ）。TcⅡ与维生素 B_{12} 结合后，主要运输至细胞表面具有 TcⅡ-维生素 B_{12} 特异性受体的组织，如肝、肾、骨髓、红细胞、胎盘等。血清中除含有维生素 B_{12} 外，还含有类咕啉及钴胺酰胺等维生素 B_{12} 类似物，可与 TcⅠ 及 TcⅡ 结合，运送至肝脏经分解后从胆汁排出。

体内维生素 B_{12} 的贮存量很少，约为 2～3mg，主要贮存于肝脏。每日丢失量大约为贮存量的 0.1%，平均丢失量为 1.2～2.55μg，主要从尿中排出，部分从胆汁中排出。

维生素 B_{12} 的肝肠循环对其重复利用和体内稳定十分重要，由肝脏通过胆汁排入小肠的维生素 B_{12} 正常情况下约有一半可被重新吸收，约为 0.6～6μg/d，因此，即使膳食中不含维生素 B_{12}，体内的贮存量亦可满足大约 6 年的需要而不会出现维生素 B_{12} 缺乏症状。

4. 过量危害与毒性

研究表明每日口服达 100μg 维生素 B_{12} 未见明显反应。NOAEL 为 3000μg，LOAEL 尚未确定。

5. 营养状况评价

（1）血清全转钴胺素Ⅱ

它是反映维生素 B_{12} 负平衡的早期指标，TcⅡ是一种把维生素 B_{12} 释放到所有 DNA 合细胞的循环蛋白质，约含血清维生素 B_{12} 的 20%，在血清中半衰期仅有 6 分钟，因此在维生素 B_{12} 的肠道吸收停止后 1 周内即可降到正常水平以下。一般以血清全转钴胺素Ⅱ为 29.6pmol/L（40pg/ml）时定为维生素 B_{12} 负平衡。

（2）血清全结合咕啉（B_{12} 结合咕啉）

结合咕啉是循环中维生素 B_{12} 的储存蛋白质，约含血清维生素 B_{12} 的 80%。血清全结合咕啉与肝脏维生素 B_{12} 的储存相平衡，110pmol/L（150pg/ml）表示肝脏维生素 B_{12} 存缺乏，反映维生素 B_{12} 缺乏进入第二期。

（3）脱氧尿嘧啶抑制试验

它主要用于维生素 B_{12} 缺乏第三期的生化改变评价。当骨髓细胞或淋巴细胞的 DNA 合成下降时该试验出现异常。

（4）血清维生素 B_{12} 浓度

如果血清维生素 B_{12} 浓度<1.1pmol/L 即为维生素 B_{12} 缺乏。

（5）血清同型半胱氨酸及甲基丙二酸

当维生素 B_{12} 缺乏时两者含量增高。

6. 需要量与膳食参考摄入量

（1）需要量

维持成人正常功能可吸收的维生素 B_{12} 最低需要量为 0.1μg/d。

（2）适宜摄入量（AI）

FAO/WHO 推荐正常成人摄入维生素 B_{12} 需要量为 1μg/d。我国目前提出维生素 B_{12} 的 AI 值中成年人为 2.4μg/d。

7. 食物来源

膳食中的维生素 B_{12} 来源于动物性食品，主要食物来源为肉类、动物内脏、鱼、禽、贝壳类及蛋类，乳及乳制品中含量较少，植物性食品基本不含维生素 B_{12}。

十二、维生素 C

维生素 C 又称抗坏血酸，是一种含有 6 个碳原子的酸性多羟基化合物，维生素 C 虽然不含有羧基，仍具有有机酸的性质。天然存在的维生素 C 有 L 与 D 两种异构体，后者无生物活性。

1. 理化性质与体内分布

维生素 C 有 3 型，氧化时形成仍具有生物活性的脱氢型维生素 C。脱氢型维生素 C 进一步氧化或水解为二酮古洛糖酸，丧失了维生素 C 的活性。

维生素 C 呈无色无臭的片状结晶体，易溶于水。在酸性环境中稳定，遇空气中的氧、热、光、碱性物质，特别是有氧化酶及痕量铜、铁等金属离子存在时，可促进其氧化破坏。氧化酶一般在蔬菜中含量较多，特别是黄瓜和白菜类，但在柑橘类中含量较少。蔬菜在储存过程中，维生素 C 都有不同程度损失。但在某些植物中，特别是枣、刺梨等水果中含有生物类黄酮，能保护食物中维生素 C 的稳定性。

正常摄入量情况下，体内可贮存维生素 C 为 1.2~2.0g，最大贮量为 3g。浓度最高的组织是垂体、肾上腺、眼晶状体、血小板和白细胞，但是贮存量最多的是骨骼肌（3~4mg/100g 湿组织）、脑（13~15 mg/100g 湿组织）和肝脏（10~16mg/100g 湿组织）。

在血浆中，维生素 C 主要以还原型形式存在，还原型与脱氢型比约为 15：1，故测定还原型维生素 C 即可了解血中维生素 C 的水平。

2. 生理功能与缺乏

（1）生理功能

维生素 C 是一种较强的还原剂，可使细胞色素 C、细胞色素氧化酶及分子氧还原，与一些金属离子螯合。虽然它不是辅酶，但可以增加某些金属酶的活性，如脯氨酸羟化酶（Fe^{2+}）、尿黑酸氧化酶（Fe^{2+}）、三甲赖氨酸羟化酶（Fe^{2+}）、羟苯丙酮酸羟化酶（Cu^+）、多巴胺-β-羟化酶（Cu^+）等。这些金属离子位于酶的活性中心，维生素 C 可维持其还原状态，从而借以发挥生理功能。

① 参与羟化反应

羟化反应是体内许多重要物质合成或分解的必要步骤，如胶原和神经递质的合成，各种有机药物或毒物的转化等，都需要通过羟化作用才能完成。在羟化过程中，维生素 C 必须参与。故维生素 C 可促进胶原和神经递质合成、类固醇羟化以及有机药物或毒物羟化解毒。

② 还原作用

维生素 C 可以氧化型或还原型的形式存在于体内，所以既可作为供氢体，又可作为受氢体，在体内氧化还原反应过程中发挥重要作用。可以促进抗体和四氢叶酸形成，促进铁的吸收，维持巯基酶的活性以及清除自由。

（2）缺乏

膳食摄入减少或机体需要增加又得不到及时补充时，可使体内维生素 C 贮存减少，出现缺乏症状。维生素 C 缺乏时，主要引起维生素 C 缺乏病。

维生素 C 缺乏病起病缓慢，自饮食缺乏维生素 C 至发展成维生素 C 缺乏病，一般历时 4~7 个月。患者多有体重减轻、四肢无力、衰弱、肌肉关节等疼痛、牙龈红肿、牙龈炎、间或有感染发炎的症状。婴儿常有激动、软弱、倦怠、食欲减退、四肢疼痛、肋软骨接头处扩大、四肢长骨端肿胀以及有出血倾向等特征。全身任何部位可出现大小不等和程度不同的出血、血肿或瘀斑等。

维生素 C 缺乏会引起胶原合成障碍，故可致骨有机质形成不良而导致骨质疏松。

3. 吸收与代谢

食物中的维生素 C 被人体小肠上段吸收，吸收量与其摄入量有关。摄入量为 30~60mg 时，吸收率可达 100%，摄入量为 90mg 时，吸收率降为 80%左右，摄入量为 1500mg、3000mg 和 12000mg 时，吸收率分别下降至 49%、36%和 16%。

维生素 C 一旦被吸收，就分布到体内所有的水溶性结构中。正常成人体内的维生素 C 代谢活性池中约有 1500mg 维生素 C，最高储存峰值为 3000 mg。维生素 C 的总转换率为 45~60 mg/d，每 13mg/d 可用去总量的 2%左右。维生素 C 吸收后被转运至细胞内并储存，不同的细胞中，维生素 C 的浓度相差很大。

正常情况下，维生素 C 绝大部分在体内经代谢分解成草酸或与硫酸结合生成维生素 C-2——硫酸由尿排出；另一部分可直接由尿排出体外。肾脏排泄维生素 C 有一定阈值，并和它在血液中的饱和程度有关。受试者在维生素 C 摄入量<100mg 时，尿中无维生素 C 排出，摄入量>100mg 时，摄入量的 25%被排出，摄入量达 200mg 时，摄入量的 50%被排出，高剂量摄入，如 500mg 和 1250mg 时，几乎所有被吸收的维生素 C 都被排出。

4. 过量危害与毒性

尽管维生素 C 的毒性很小，但服用量过多仍可产生一些不良反应。研究表明，成人维生素 C 的摄入量超过 2g，可引起渗透性腹泻。当摄入量<1g 时，一般不引起高尿酸尿症，当超过 1g 时，尿酸排出明显增加。每日服用 4g 维生素 C，可使尿液中尿酸的排出增加一倍，并因此而形成尿酸盐结石增多。

过量的维生素 C 还可引起子宫颈粘液中的糖蛋白二硫键改变，阻止精子的穿透，造成不育。妊娠期服用过量的维生素 C，可能影响胚胎的发育。

当每日摄入的维生素 C 在 2～8g 时，可出现恶心、腹部痉挛、铁吸收过度、红细胞破坏及泌尿道结石等不良反应。小儿生长时期过量服用维生素 C，容易患骨骼疾病。

5. 营养状况评价

维生素 C 的营养状况，可根据膳食摄入水平、临床缺乏症状、血和尿中的含量等进行评价。

（1）血中维生素 C 含量

可测定血浆和白细胞中的维生素 C 含量。血浆维生素 C 的含量能反映维生素 C 摄入情况，但不能反映体内储存状况。血浆总维生素 C 含量评价为：>4.0mg/L 为正常，2.0～3.9mg/L 为不足，<2.0mg/L 为缺乏。白细胞中的维生素 C 含量能反映组织中的维生素 C 的储存情况，不反映近期内维生素 C 的摄取量，一般认为<2μg/10^8 个白细胞为不足。

（2）尿维生素 C 含量

可测定全日尿维生素 C 含量和进行 4 小时负荷试验。4 小时负荷试验方法为：口服 500mg 维生素 C，测定 4 小时尿中总维生素 C 含量，<5mg 为不足，5～13mg 为正常，>13mg 为充裕。

6. 需要量与膳食参考摄入量

维生素 C 需要量的研究结果显示，预防成人明显症状维生素 C 缺乏病的最低必需量是 10mg/d，但这个摄入水平使体内维生素 C 储存很少。

根据国内外调查研究资料，中国营养学会于 2000 年制订的 RDIs 中，提出了中国居民膳食维生素 C 的 RNI 成人为 100mg/d，UL 为：0 岁 400mg/d，0.5 岁 500mg/d，1 岁 600mg/d，4 岁 700mg/d，7 岁 800mg/d，11 岁 900mg/d，14 岁以上为 1000mg/d。

7. 食物来源

人体内不能合成维生素 C，因此人体所需要的维生素 C 要靠食物提供。维生素 C 的主要食物来源是新鲜蔬菜与水果，蔬菜中的辣椒、茼蒿、苦瓜、豆角、菠菜、土豆、韭菜等中含量丰富，水果中的酸枣、鲜枣、草莓、柑橘、柠檬等中含量最多，在动物的内脏中也含有少量的维生素 C。

十三、泛酸、胆碱、生物素

1. 泛酸

泛酸，别名维生素 B5、遍多酸，它是一种水溶性 B 族维生素，由 2,4-二羟基-3,3-二甲基丁酸与 β-丙氨酸用酰胺键连接构成，在动植物中广泛分布，故名泛酸。

它是一种浅黄色粘稠油状物，能溶于水、醋酸乙酯、冰醋酸等，略溶于乙醚、戊醇，几乎不溶于苯、氯仿，具有右旋光性，对酸、碱和热都不稳定。

泛酸的活性形式是辅酶 A（coenzymeA，CoA），含有腺苷 3′,5′二磷酸，这个腺苷酸通过 5′磷酸与泛酸 4 磷酸的磷酸基相连，泛酸部分又连接着巯基乙胺，CoA 是生物体内酰基的载体，参与丙酮酸和脂肪酸的氧化，其活性基是巯基乙胺部分的巯基(-SH)，所以辅酶 A 有时写做 CoASH。实际上细胞中的所有泛酸均结合成 CoA。重要的酰基 CoA 有乙酰 CoA 和脂肪酰 CoA。辅酶 A 的溶液在 pH2～6 之间相对稳定，分子量 767.6，最高吸收峰 257 纳米（pH2.5～11.0）。

未发现人类泛酸缺乏症。在全部已知食物中都有足够量的泛酸。动物缺乏泛酸生长不良，发生皮炎、肾脏损伤、贫血等。

泛酸的主要生理功能包括：制造及更新身体组织；帮助伤口愈合；制造抗体，抵抗传染病；防止疲劳，帮助抗压；缓和多种抗生素副作用及毒素；舒缓恶心症状。

缺乏泛酸有如下症状：低血糖症；血液及皮肤异常；疲倦、忧郁、失眠；食欲不振、消化不良，易患十二指肠溃疡。缺乏泛酸的人群包括：特殊需求群族；关节炎患者；服用抗生素者；正服用避孕药的妇女等。

泛酸的日需要量如下：

① 0 个月～12 个月：2～3mg。
② 1 岁～9 岁：3～5mg。
③ 10 岁以上：4～7mg。
④ 怀孕期：5～9mg。
⑤ 哺乳期：5～9mg。

所含泛酸较多的食物有牛奶、豆浆。工作压力较大及闷闷不乐的人应该尝试多食用泛酸，它有助于心情愉悦。

2. 胆碱

胆碱是一种强有机碱，是卵磷脂的组成成分，也存在于神经鞘磷脂之中，是机体可变甲基的一个来源而作用于合成甲基的产物，同时又是乙酰胆碱的前体。人体也能合成胆碱，所以不易造成缺乏病。

胆碱耐热，在加工和烹调过程中的损失很少，干燥环境下，即使长时间储存的食物中胆碱含量也几乎没有变化。胆碱是卵磷脂和鞘磷脂的重要组成部分，卵磷脂即是磷脂酰胆碱，广泛存在于动植物体内。

在体内，胆碱的部分生理功能通过磷脂的形式实现，而胆碱作为胞苷二磷酸胆碱辅酶的组成部分，在合成神经鞘磷脂与磷脂胆碱中起主要作用。胆碱的作用主要有：①促进脑发育和提高记忆能力；②保证信息传递；③调控细胞凋亡；④构成生物膜的重要组成成分；⑤促进脂肪代谢。临床上应用胆碱治疗肝硬化、肝炎和其他肝疾病，效果良好；⑥促进体内转甲基代谢；⑦降低血清胆固醇。

由于机体内能合成相当数量的胆碱,故在人体没观察到胆碱的特异缺乏症状。长期摄入缺乏胆碱膳食的主要结果可包括肝、肾、胰腺病变、记忆紊乱和生长障碍。其他与膳食低胆碱有关的不育症、生长迟缓、骨质异常造血障碍和高血压也均有报道。成人男女胆碱 AI 值为 500mg/d,UL 值为 3.0g/d。

胆碱广泛存在于各种食物中,特别是肝脏(牛肝 1666mg/100g)、花生(992 mg/100g)、蔬菜(莴苣 586 mg/100g、花菜 260 mg/100g)中含量较高。

3. 生物素

生物素又名维生素 H、辅酶 R 等。生物素由一个脲基环和一个带有戊酸侧链的噻吩环组成,现已知有 8 种异构体,天然存在的仅仅一生物素,且具有生物活性。

体内生物素主要储存在肝脏,其浓度为 800～3000ng/g。血中含量较低,成人全血浓度约为 260ng/L,婴儿约为 320ng/L,分娩妇女为 420 ng/L,而非孕妇可达 590ng/L。

生物素的主要功能是在脱羧一羧化反应和脱氨反应中起辅酶作用,可以把 coz 由一种化合物转移到另一种化合物上,从而使一种化合物转变为另一种化合物。药理剂量的生物素还可降低 I 型糖尿病人的血糖水平。

生物素缺乏主要见于长期生食鸡蛋者。如果膳食缺乏生物素,同时大量给予磺胺类药等抗生素,或长期使用全静脉营养而忽略在输液 aetna 生物素,也可发生生物素缺乏。缺乏表现主要以皮肤症状为主,可见毛发变细、失去光泽、皮肤干燥、鳞片状皮炎、红色皮疹,严重者的皮疹可延伸到眼睛、鼻子和嘴周围。此外,伴有食欲减退、恶心、呕吐、舌乳头萎缩、粘膜变灰、麻木、精神沮丧、疲乏、肌痛、高胆固醇血症及脑电图异常等症状。这些症状多发生在生物素缺乏 10 周后,在 6 个月以下的婴儿中,可出现脂溢性皮炎。

生物素吸收的主要部位是小肠的近端,浓度低时,被载体转运主动吸收;浓度高时,则以简单扩散形式吸收。吸收的生物素经门脉循环,运送到肝、肾内贮存,其他细胞内也含有生物素,但量较少。生蛋清中含有抗生物素蛋白,可与生物素结合而抑制生物素的吸收。胃酸缺乏者,可使生物素吸收减少。

生物素转运到周围组织,需要生物素结合蛋白为载体。血浆中的生物素结合蛋白以生物素酶的形式存在,此酶有两个高亲和性的生物素结合位点。

生物素主要经尿排出,排出前,生物素约有一半转变为生物素亚砜、二去甲生物素和四去甲生物素后才排出。人尿中的生物素、二去甲生物素和生物素亚砜的比例约为 3:2:1。乳汁中也有生物素排出,但量很少。

由于肠道细菌可合成生物素,因此不易准确确定生物素的需要量。中国营养学会 2000 年提出了我国居民生物素的 AI 值,其中成人为 30μg/d。

生物素的营养状况可通过测定血尿中生物素含量、血浆奇数碳脂肪酸浓度及尿中有关代谢产物排出量来评价。

一般正常成人 24 小时生物素尿中排出量约为 6～111μg。有生物素缺乏症的患者,尿排出量<1μg/24h;经其他途径形成的 3-羟异戊酸,在尿中排出增加,正常成人 24 小时排出量约为 77～195μmol,缺乏症的患者尿排出量>195μmol。

正常成人全血生物素含量为 260ng/L,婴儿为 320ng/L,当全血生物素含量<100ng/L 时,可认为缺乏。

生物素广泛存在与天然食物中,干酪(82μg)、肝(牛肝 100μg)、大豆粉(70μg/100g)

中含量最为丰富，其次为蛋类（22.5μg/100g），在精制谷类、多数水果中含量较少。

本章习题

一、选择题

1. 缺乏维生素 A 易患（　　）。
   A. 坏血病　　　　B. 脚气病　　　　C. 赖皮病　　　　D. 干眼病
2. 健康成人应该保持哪种氮平衡（　　）。
   A. 零氮平衡　　　B. 正氮平衡　　　C. 负氮平衡　　　D. 零氮平衡并富裕 5%
3. 脚气病是由于缺乏下列哪一种维生素引起的（　　）。
   A. 维生素 A　　　B. 维生素 B_1　　C. 维生素 B_2　　D. 维生素 C
4. 下列氨基酸中哪一组全部是成人必需氨基酸（　　）。
   A. 赖氨酸　丙氨酸　亮氨酸　　　　B. 苏氨酸　色氨酸　谷氨酸
   C. 缬氨酸　蛋氨酸　赖氨酸　　　　D. 异亮氨酸　甘氨酸　缬氨酸
5. 计算氮平衡的公式为（　　）。
   A. 氮平衡=粪氮+尿氮
   B. 氮平衡=摄入氮-（粪氮+尿氮）
   C. 氮平衡=粪氮+尿氮+皮肤等氮损失
   D. 氮平衡=摄入氮-（粪氮+尿氮+尿内源氮）
   E. 氮平衡=摄入氮-（粪氮+尿氮+皮肤等氮损失）
6. 体内的无机盐含量大于 0.01%者称为宏量元素，下列除（　　）外，均属宏量元素。
   A. 钾　　　　　　B. 硫　　　　　　C. 氯　　　　　　D. 钠
   E. 氟
7. 下列哪一项不是锌缺乏的临床表现（　　）。
   A. 食欲亢进　　　B. 生长发育迟缓　C. 伤口愈合不良　D. 性成熟延迟
   E. 异食癖
8. 维生素 A 含量最高的食物是（　　）。
   A. 鸡蛋　　　　　B. 肝脏　　　　　C. 鱼类　　　　　D. 牛奶
   E. 猪肉
9. 下列哪种疾病是由维生素 B_1 缺乏引起的（　　）。
   A. 癞皮病　　　　B. 脚气病　　　　C. 干眼病　　　　D. 坏血病
   E. 软骨病
10. 1000KCal 相当于 KJ 数为（　　）。
    A. 4184　　　　　B. 4.184　　　　 C. 418.4　　　　 D. 0.239
    E. 239
11. 比脱氏斑的形成是由于（　　）。
    A. 核黄素缺乏　　B. 维生素 B_6缺乏　C. 体内脂质过高　D. 维生素 A 过量
    E. 维生素 A 缺乏
12. 处于氮平衡状态的应是（　　）。
    A. 正常成人　　　B. 青少年　　　　C. 孕妇　　　　　D. 婴幼儿

E. 恢复期病人

13. 下列哪一种是单糖（　　）。
    A. 麦芽糖　　　　B. 蔗糖　　　　　C. 淀粉　　　　　D. 果糖
    E. 乳糖

14. 下列哪一种是必需脂肪酸（　　）。
    A. 油酸　　　　　B. 软脂酸　　　　C. 硬脂酸　　　　D. 亚油酸
    E. 花生四烯酸

15. 体内缺乏维生素 C 时易患（　　）。
    A. 佝偻病　　　　B. 癞皮病　　　　C. 软骨病　　　　D. 脚气病
    E. 坏血病

16. 微量元素指的是（　　）。
    A. 自然界含量很少的元素　　　　　B. 人体吸收率很低的元素
    C. 人体利用率很低的元素　　　　　D. 人体需要量很低的元素
    E. 以上都包括

17. 以下哪组均为必需微量元素（　　）。
    A. 锌、硫、碘　　B. 铁、铝、硼　　C. 钼、镁、锡　　D. 铜、锂、钴
    E. 硒、铬、锰

18. 硫胺素缺乏可引起（　　）。
    A. 粘膜炎症　　　B. 癞皮病　　　　C. 脚气病　　　　D. 坏血病
    E. 夜盲症

19. 儿童佝偻病的发病原因主要是缺乏（　　）。
    A. 铁　　　　　　B. 磷　　　　　　C. 钾　　　　　　D. 钙
    E. 钠

20. 人体内含量最多的必需微量元素是（　　）。
    A. 铁　　　　　　B. 铜　　　　　　C. 锌　　　　　　D. 锰
    E. 碘

二、填空题

1. 1g 蛋白质产能_____KJ。
2. 蛋白质的食物来源可分为_____和_____两大类。
3. 研究蛋白质需要量的方法主要有两种：一是_____；二是_____。
4. 营养学上重要的脂类主要有_____、_____和_____。
5. 人体组织中的脂肪皆以_____和_____为其主要组成成分。
6. 磷脂按其组成结构可以分为两类：_____和_____。
7. 一般合理膳食的总能量有_____%由脂肪提供。
8. 膳食中淀粉的来源主要是_____和_____。
9. 人体的能量来源是食物中的_____、_____和_____。
10. 最初发现镁摄入过量的临床表现是_____。
11. 一般_____的含量和吸收率均较高。
12. 碘在体内主要被用于合成_____。

13. 锌的生理功能一般分为三个部分：_____、_____、_____功能。
14. 植物来源的_____是人类维生素 A 的重要来源。
15. 维生素 D 有两个来源，一为_____；另一为_____。
16. 维生素 E 只能在_____中合成。
17. 维生素 B_1 缺乏引起的疾病称_____。
18. 烟酸缺乏可引起_____病。
19. 叶酸缺乏同时引起血红蛋白合成减少，形成_____。
20. 维生素 C 的主要食物来源是_____。

三、问答题

1. 什么叫营养素？它包括哪些种类？
2. 蛋白质是由哪些元素组成的？营养学上蛋白质分为哪几类？是依据什么来分类的？什么叫蛋白质的互补作用？蛋白质的营养功用是什么？
3. 影响蛋白质营养价值因素有哪些？
4. 什么是人体必需氨基酸？
5. 多不饱和脂肪酸的主要功能有哪些？
6. 维生素分为哪几类？各类维生素的生理功能是什么？
7. 碳水化合物是如何进行营养分类的？
8. 膳食纤维对人体健康有什么好处？
9. 矿物质主要有哪几种？钙、磷、铁、碘、锌的生理功能是什么？可从哪些食物中获得？
10. 为什么必须对食盐加碘？
11. 哪些因素影响钙的吸收和利用？
12. 人体为什么要消耗热量？人体能量的来源是什么？

第四章　各类食品的营养价值

第一节　食品营养价值的评定及意义

一、食品营养价值的评定

营养价值是指食物中各种营养素的含量多少及其被机体消化、吸收和利用程度高低的相对指标。营养价值的高低，取决于食品中所含营养素种类，数量及其相对比例。一般认为，食品中提供的营养素越接近人体需要的水平，该食品的营养价值也就越高。例如对原料中的蛋白质进行营养价值的评价时，不但要求含量高，还要测定其消化吸收率、生物价、净利用率、必需氨基酸的组成比例等。

为了更好的评价食物的营养价值，常采用营养质量指数（INQ）作为评价食物营养价值的指标。营养质量指数是营养素密度（某营养素占摄入量的比）同热能密度（该食物所含热能占摄入量的比）之比。

1. 营养素的种类及功用

人类在生命活动过程中需要不断地从外界环境中摄取食物，从中获得生命活动所需的营养物质，这些营养物质在营养学上称为"营养素"。人体所需的营养素有碳水化合物、脂类、蛋白质、矿物质、维生素，共5大类，这些营养素在体内有三方面功用：一是供给生活、劳动和组织细胞功能所需的能量。二是提供人体的"建筑材料"，用以构成和修补身体组织。三是提供调节物质，用以调节机体的生理功能。营养素有这三方面的作用，可见营养素是健康之本，是健康的物质基础。

2. 营养素质量

营养质量指数（INQ）即营养素密度（该食物所含某营养素占供给量的比）与热能密度（该食物所含热能占供给量的比）之比。其公式为（一定食物中某营养素含量/该营养素推荐摄入量 RNI）/（一定食物提供的能量/能量推荐摄入量）

INQ＝1，该营养素与能量含量达到平衡；

INQ＞1，该营养素的供给量高于能量的供给量；

INQ＜1，该营养素的供给少于能量的供给。

二、营养素的生物利用率

指食品中所含的营养素能够在多大程度上真正在人体代谢中被利用。影响因素有：

（1）食品的消化率。

（2）食物中营养素的存在形式。

（3）食物中营养素与其他成分共存状态。

（4）人体的需要与营养素的供应充足程度。

三、评定食品营养价值的意义

（1）全面了解各种食物的天然组成成分，一般为营养素+非营养素类物质+抗营养因素。
（2）全面了解各种食物的主要缺陷、改进意见或创制新食品的方向、解决抗营养素因素问题；充分利用食物资源。
（3）了解加工烹调过程中营养素的变化和损失。
（4）采取相应措施、最大限度保存营养素含量、提高营养价值。
（5）指导科学地选取食品和合理搭配营养平衡膳食。
（6）增进健康、增强体质、预防疾病。考试大收集整理。

第二节 谷类食品的营养价值

谷类属于单子叶植物纲禾本科植物，种类很多，主要有稻谷、小麦、玉米、高粱、粟、大麦、燕麦、荞麦等。在作物学上经常把荞麦归入禾谷类作物，但它并不是单子叶禾本科植物，而属双子叶蓼科植物。

谷类的种子含有发达的胚乳，主要由淀粉组成，在胚乳中储有充分的养分供种胚发芽长成下一代植物体。人类正是利用谷类种子贮藏的养分作为食粮，借以获得生命所必需的营养素。

一、谷类的主要营养成分及组成特点

谷类蛋白质主要由谷蛋白、白蛋白、醇溶蛋白和球蛋白组成。谷类蛋白质氨基酸组成中赖氨酸的含量相对较低，因此谷类蛋白质的生物学价值不及动物性蛋白质。谷类蛋白质的生物学价值：大米77、小麦67、小米57、玉米60、高粱56。谷类因品种和种植地点的不同，蛋白质含量也不同，多数谷类蛋白质含量一般为7%～12%。

谷类脂肪含量较低，约为2%，玉米和小米可达3%，谷类脂肪主要含不饱和脂肪酸，质量较好。从玉米和小麦胚芽中提取的胚芽油，80%为不饱和脂肪酸，其中亚油酸为60%，具有降低血清胆固醇，防止动脉粥样硬化的作用。

谷类的碳水化合物主要为淀粉，集中在胚乳的淀粉细胞中，含量在70%以上，它是我国膳食能量供给的主要来源。谷类淀粉以支链淀粉为主，目前可以通过基因工程改变谷类淀粉的结构，培育含直链淀粉高的品种，培育出了淀粉含量高达70%的玉米。

谷类含矿物质约为1.5%～3%，主要分布在谷皮和糊粉层中。其中主要是磷、钙，多以植酸盐的形式存在。铁含量较低，约为1.5～3mg/100g。此外还含有一些微量元素。

谷类是膳食中B族维生素的重要来源，如维生素B_1、维生素B_2、烟酸、泛酸、吡哆醇等，主要分布在糊粉层和谷胚中。因此，谷类加工越细，上述维生素损失就越多。玉米含烟酸较多，但主要为结合型，不易被人体吸收利用，故以玉米为主食的地区居民容易发生烟酸缺乏病（癞皮病）。

二、谷类的合理利用

1. 合理加工

谷类的合理加工有利于食用和消化吸收，但由于蛋白质、脂肪、矿物质和维生素主要存在于谷粒的表层和谷胚中，故加工精度越高，营养素损失就越多，影响最大的是维生素和矿物质，

加工精度和营养素存留量见表 4-1 所示。

表 4-1 不同出粉率面粉营养素含量变化（每 100g）

营养素	出粉率（%）					
	50	72	75	80	85	95～100
蛋白质（g）	10	11	11.2	11.4	11.6	12
铁（mg）	0.9	1	1.1	1.8	2.2	2.7
钙（mg）	15	18	22	27	50	—
维生素 B_1（mg）	0.08	0.11	0.15	0.26	0.31	0.04
维生素 B_2（mg）	0.03	0.035	0.04	0.05	0.07	0.12
烟酸（mg）	0.7	0.72	0.77	1.2	1.6	6
泛酸（mg）	0.4	0.6	0.75	0.9	1.1	1.5
维生素 C（mg）	0.1	0.15	0.2	0.25	0.3	0.5

因此，谷类在加工时，既要保持良好的感官性状利于消化吸收，又要最大限度地保留各种营养素。1950 年我国规定加工精度为"九二米"和"八一粉"，1953 年又将精度降低改为"九五米"、"八五粉"，与精白米、面比较，保留了较多的维生素、纤维素和矿物质，在预防营养缺乏病方面起到良好的效果。但近年来，人民生活水平不断提高，对精白米、面的需求日益增长，为保障人民的健康，应采取营养强化措施，改良加工方法，提倡粗细粮混食等方法来克服精白米、面营养的缺陷。

2. 合理烹调

烹调过程可使一些营养素损失，如大米的淘洗过程中，维生素 B_1 可损失 30%～60%，维生素 B_2 和烟酸可损失 20%～25%，矿物质损失 70%，淘洗次数愈多、浸泡时间愈长、水温愈高，损失愈多。米、面在蒸煮过程中，B 族维生素也有不同程度的损失，烹调方法不当时，如加碱蒸煮、油炸等，则损失更为严重。

3. 合理贮存

谷类在一定条件下可以贮存很长时间，而质量不会发生变化。但当环境条件发生改变，如水分含量高、环境湿度大、温度较高时，谷粒内酶的活性增大，呼吸作用加强，使谷粒发热，促进霉菌生长，导致蛋白质、脂肪分解产物积聚，酸度升高，最后霉烂变质，失去食用价值。故粮谷类食品应保持在避光、通风、阴凉和干燥的环境中贮存。

三、常见谷类食物的营养价值

1. 稻谷

稻谷是世界上约一半以上人口的主要食用谷类，主要种植区域在印度、中国、日本、孟加拉和东南亚。就世界谷类产量而言，稻谷次于小麦和玉米居第三位。我国的稻谷种植总产量则居世界首位，约占世界稻谷总产量的 1/3。

（1）稻谷的分类

稻谷可分为籼稻谷和粳稻谷。

籼稻谷粒形细长而稍扁平，颖毛短而稀，一般无芒，即使有芒也很短，籽粒强度小，耐压性能差，易折断，加工时容易产生碎米，米质胀性较大而黏性较小。

粳稻谷籽粒短而阔，较厚，呈椭圆形或卵圆形，颖毛长而密，芒较长，籽粒强度大，耐压性能好，加工时不易产生碎米，米质胀性较小，而黏性较大。

在籼稻谷和粳稻谷中，根据其生长期的长短和收获季节的不同，又可分为早稻谷和晚稻谷两类。就同一类型稻谷而言，一般是早稻谷米粒腹白较大，硬质粒少，品质比晚稻谷差。早稻谷米质疏松，耐压性差，晚稻谷米质坚实耐压性强。就米饭的食味而言，也是晚稻谷优于早稻谷。按国家标准（GB1350—1999）规定稻谷分为早籼稻谷、晚籼稻谷、粳稻谷、籼糯稻谷、粳糯稻谷五类。

(2) 稻谷的营养价值

① 蛋白质：稻谷中蛋白质的含量一般为 7%～12%，大多在 10%以下，其中香大米中的含量较高，可达 12.7%，红籼米中的含量较低，仅为 7.0%。

稻米的蛋白质组成中，赖氨酸和苏氨酸含量较欠缺，分别为第一限制性氨基酸和第二限制性氨基酸，赖氨酸约占总蛋白质的 3.5%左右，略高于其他谷类。稻米蛋白质与其他谷类蛋白质相比较，其生物效价和蛋白质功效比值都较高（表 4-2）。值得注意的是，糙米皮层即糠层是稻米营养素最丰富的部分，从营养角度上看，糙米或低精度的大米显然优于高精度大米。

表 4-2 几种蛋白质的生物效价和功效比值

蛋白源	生物效价	功效比值
大米	77	1.36～2.56
小麦	67	1
玉米	60	1.2
大豆	58	0.7～1.8
鸡蛋	100	4
棉籽	59	1.3～2.1

② 碳水化合物：稻谷中的碳水化合物的含量一般在 77%左右，主要存在于胚乳中。

按直链淀粉含量来分类，稻米可分为糯性、低含量、中等含量、高含量的几种类型，目前还没有发现稻米中含有很高的直链淀粉。糯性稻米可用于制糖、甜食和色拉调味汁，低直链淀粉稻米可用作婴儿食品、早餐大米片和发酵米糕，中直链淀粉稻米可用于制作发酵大米饼，高直链淀粉是理想的米粉丝原料。

③ 脂类：稻谷中的脂类含量一般为 2.6%～3.9%，其中游离脂类为 2.14%～3.61%，平均为 2.3%；结合脂类 0.21%～0.27%，平均为 0.23%；牢固结合脂类 0.24%～0.32%，平均为 0.26%。脂类在稻米籽粒中的分布不均匀，谷胚中的含量最高，其次是谷皮和糊粉层，胚乳中的含量极少。米糠主要由糊粉层和谷胚组成，含丰富的脂类物质。大米中可能只含有 0.3%～0.5%的脂类，并且随大米精度的提高而下降。实际上，大米中的脂类含量可用来测定大米的加工精度。

糙米中的脂类物质主要分布在米粒外层和谷胚中。糙米中 80%的脂类是在皮层中，其余 20%分布在胚乳中。

④ 其他营养成分：稻米中 B 族维生素主要分布于谷皮和米胚中，大米外层的维生素含量

高，越靠近米粒的中心含量越低。相对糙米而言，精米中维生素 B_1 的含量很低，长期食用高精度大米，会使人体内维生素 B_1 缺乏。维生素在稻米中主要以衍生物的形式存在，如维生素 B_7 有 25%是以酯化物的形式存在，米糠中的烟酸有 86%以结合形式存在。

糙米中的矿物质含量要比大米高。有学者对我国 252 份优质糙米样品中 18 种矿物质元素的含量进行过测定，结果表明，含量大于 1000mg/kg 的有磷、钾、硫、镁四种，含量大于 100mg/kg 的有钙，含量在 1～50mg/kg 之间的有锌、锰、铁、铝、钠、铜、硼，含量小于 1mg/kg 的有钡、钼、锶和钒。从矿物质元素的角度评估，糙米的营养价值优于精度加工的大米。

在大米中，以植酸盐形式存在的磷就占总磷含量的 40%，核酸中的磷占 46%，在碳水化合物中占的磷 10%，无机磷占 3%，在磷脂中的磷占 1%。米糠中磷元素的分布是：以植酸盐形式占到 90%，核酸中 4%，无机磷 2%，磷脂中占 1%。米糠中还富含植酸盐，钾盐和镁盐是两种重要的植酸盐。从米糠可以提取植酸（肌醇六磷酸），从而得到高附加值的肌醇。

2. 小麦

（1）小麦的分类

小麦的种类很多，一般根据其播种期、皮色或粒质进行分类。

① 按播种期分类：可分为冬小麦和春小麦。春小麦皮层较厚，颜色深，多为褐色，硬质麦多，面筋含量高，品质较好，但出粉率较低，粉色较差。冬小麦一般皮层较薄，颜色浅，白皮麦多，硬质麦较少，但出粉率较高，粉色较好。

② 按麦粒皮色分类：可分为红皮麦、白皮麦、花麦三类。红皮小麦的皮层颜色为红褐色或深红色；白皮小麦的皮层呈乳白色或黄白色；红皮麦与白皮麦互混时为花麦。红皮麦皮层较厚，出粉率较低，粉色较差，但筋力较好；白皮麦皮层较薄，出粉率较高，粉色较好，但筋力较差。

③ 按麦粒粒质分类：可分为硬质小麦与软质小麦。硬质麦皮色较深，籽粒不如软质麦饱满，但面筋含量较高，品质较好，适于制作面包。软质麦皮色较浅，籽粒饱满，但面筋含量较低，适于制作饼干和糕点。

（2）小麦的营养价值

① 蛋白质：小麦中的蛋白质含量略高于稻米，一般在 10%以上，由清蛋白、球蛋白、麦醇溶蛋白和麦谷蛋白组成。麦谷蛋白包括可溶解于稀酸或稀碱的可溶性谷蛋白和不溶性谷蛋白。小麦制粉后，保留在面粉中的蛋白质主要是麦醇溶蛋白和麦谷蛋白。

小麦籽粒中这四种蛋白质的氨基酸组成各不相同。面筋蛋白质中谷氨酸含量高，约占面筋蛋白质总量的 35%，脯氨酸的水平也很高，约占蛋白质的 14%或残基的 1/7，碱性氨基酸（精氨酸、组氨酸、赖氨酸）的含量较少。醇溶蛋白和谷蛋白约占籽粒蛋白质的 80%左右，但它们的赖氨酸、缬氨酸和蛋氨酸含量则较低，且主要集中在胚乳中。清蛋白和球蛋白都是可溶蛋白，主要集中在小麦籽粒的皮层和谷胚，其氨基酸组成比较平衡，特别是赖氨酸和蛋氨酸含量较高。

小麦胚芽约占小麦粒重量的 2.5%～3.0%，在未脱脂的小麦胚芽中，蛋白质含量为 30%～33%，氨基酸的比例均衡，赖氨酸含量相对较高。

小麦麸皮中也含有一定数量的蛋白质，其赖氨酸含量也较高，蛋白质功效比值为 2.07，消化率为 89.9%，仅略逊于酪蛋白而优于大豆蛋白和小麦胚乳蛋白等。

② 碳水化合物：小麦中的碳水化合物含量为 74%～78%，其主要形式是淀粉。小麦淀粉对面制食品特别是对面条等的品质影响极大。

③ 脂类：小麦籽粒中脂类的含量与品种、土壤、气候等条件有直接关系。谷胚脂类含量最高，麦麸次之，胚乳最少。由于小麦胚含有活力很强的脂肪酶，与脂类反应而使之酸败变味，为了避免小麦在储藏中因脂类分解产生的游离脂肪酸而影响品质，在制粉时应使谷胚与胚乳分离，不使其混入小麦粉中。面粉中的脂类含量和类型对烘焙品质都有相当大的影响。在面包烘焙过程中，极性脂能抵消非极性脂的破坏作用，改善烘焙品质。在极性脂中，糖脂如双半乳糖甘油二脂对于促进面团的醒发和增大面包体积最为有效。在面粉中添加糖脂，不仅能使原来的品质得到保持，而且使面包的体积显著增加，质地松软并能保鲜。

④ 其他营养成分：小麦中含有较多的 B 族维生素，如维生素 B_1、烟酸、泛酸、吡哆醇等，它们主要分布在糊粉层和谷胚中，在谷胚中还含有较多维生素 E 等。小麦中所含的矿物质也较为丰富，主要有钙、镁、锌、锰、铜等。大约 50%的钙和钠分布在籽粒胚乳中，糊粉层中则约含 25%～30%；大约 40%左右的锶和钴也分布于胚乳中，糊粉层中含 15%～20%；胚乳中镁、锌、锰和铜的含量不到全籽粒的 10%，40%～50%的锌、锰和铜分布在糊粉层中；70%以上的镁则分布于糊粉层中。

3. 玉米

玉米生长适应性强，耐旱，种植范围很广，也是一种世界性的作物。它的种植面积及产量仅次于小麦居第二位。玉米广泛用于饲养家畜和家禽，并有相当多的玉米直接或间接用于人类消费。

玉米也是我国主要谷类之一，在我国粮食总产量中所占的比例仅次于稻谷和小麦，居第三位。

玉米按粒色和粒质分为黄玉米、白玉米、糯玉米和杂玉米。后两者较少，常见的是黄玉米和白玉米。与大米和小麦粉比较，玉米中的蛋白质生物价更低，仅为 60，主要原因是玉米中的蛋白质不仅赖氨酸含量低，色氨酸和苏氨酸也不高。在脂肪组成中，玉米中的亚油酸的比例高于稻米和小麦粉，达 54%以上。

玉米中所含的烟酸多为结合型，不能被人体吸收利用。若在玉米食品中加入少量小苏打或食碱，能使结合型烟酸分解为游离型。嫩玉米中含有一定量的维生素 C。

玉米加工时，可提取出玉米胚。玉米胚的脂肪含量丰富，出油率达 16%～19%。玉米油是优质食用油，人体吸收率在 97%以上。它的不饱和脂肪酸含量占 85%左右，其中油酸占 36.5%，亚油酸占 47.8%，亚麻酸占 0.5%。食用玉米油有助于降低人体血液中胆固醇的含量，对冠心病和动脉硬化症等有辅助疗效。玉米油中还含有丰富的维生素 E。

4. 粟

粟又称谷子，俗称小米。粟也是我国古老的种植作物，是我国北方的主要粮食作物之一。

小米有粳、糯之分，粳小米多作为主食，糯小米可制作各种糕点，也可做粥饭。小米的营养含量均较大米多，尤其是 B 族维生素、维生素 E、钙、磷、铁、硒等。黄小米中还含有少量的胡萝卜素。小米在人体内的消化吸收率也较高，其蛋白质的消化率也高，达到了 83.4%，脂肪和碳水化合物则分别为 90.8%和 99.4%，但小米中的蛋白质赖氨酸含量更少，生物价只有 57，也宜与大豆类食物搭配食用。

5. 大麦

大麦是能耐受各种气候和环境条件的谷类，从北极圈到热带地区都有种植，甚至在喜马拉雅山脉海拔 4500m 的地方也能种植。目前在世界谷类播种面积中，大麦次于小麦、水稻、玉米、燕麦和黑麦，居第六位。在我国，大麦的播种面积超过燕麦和黑麦，居第四位。世界上大部分大麦用作啤酒工业及酒精工业的原料，此外作为动物饲料，只有少量大麦直接用于人类食品。大麦根据是否有稃可分为有稃大麦和无稃大麦两种类型。无稃大麦成熟收获时，是无壳的裸粒，故又称稞大麦或元麦，青海、西藏等地又称青稞。

大麦中蛋白质的含量为 10%左右，赖氨酸含量远高于其他谷类作物籽粒中的含量，同大多数其他谷类一样，赖氨酸仍然是第一限制性氨基酸，苏氨酸是第二限制氨基酸。

大麦中脂类的含量约占籽粒重量的 3.3%，约有 1/3 存在于胚芽中。胚芽仅占籽粒重量的 3%左右，胚芽中脂类的含量约为 30%。大麦脂类脂肪酸的饱和度比小麦脂类脂肪酸稍高。

大麦食用时，一般先制成粉，然后加工成糌粑（即炒熟的青稞）食用。加工糌粑时，要注意掌握好烘炒的温度与时间。温度过高或烘炒时间太长，易将青稞炒焦，食味变苦，维生素大量破坏，降低其营养价值；温度过低或烘烤时间过短，青稞未熟，则香味不浓，消化吸收率也低。

6. 燕麦

燕麦又名莜麦，是禾本科燕麦属一年生草本植物，起源于我国，早在 3000 多年前，我国劳动人民就已经种莜麦。现在，莜麦已成为一种世界性的重要农作物，全世界的种植面积约有 6 亿亩左右，居谷类作物第四位。

莜麦多制粉食用。莜麦的营养价值很高，所含的蛋白质和脂肪都高于一般谷类食品，是一种高能食物。莜麦蛋白质中含有人体需要的全部必需氨基酸，特别是赖氨酸含量高。它的脂肪中则含有大量亚油酸，消化吸收率也较高。莜麦还有良好的降血脂和预防动脉硬化症的作用。有的实验指出，每天早饭如果能食用 50g 莜麦食品，连续 3 个月，可有效地降低血清低密度脂蛋白胆固醇浓度，提高高密度脂蛋白胆固醇水平，而且对肝肾无任何不良反应，这对高脂血症和肝肾疾病及糖尿病患者更为适用。

燕麦常见的主要产品有燕麦片和燕麦粉等。燕麦片作为煮食的燕麦粥已成为欧美各国主要的即食早餐食品。

7. 荞麦

荞麦又名三角麦，是蓼科一年生草本植物。荞麦不属于禾本科，但因其使用价值与禾本科粮食相似，因此通常将它列入谷类。

荞麦由于其独特的营养价值和药用价值，被认为是世界性新兴作物。目前栽培的荞麦有三种类型，即普通荞麦、鞑靼荞麦和有翅荞麦。

荞麦的营养价值很高，荞麦面中的蛋白质含量高于大米和玉米粉，其脂肪含量则低于玉米面而高于大米和小麦粉，荞麦中的维生素含量也较丰富，此外还含有钙、磷、铁等矿物质。

荞麦蛋白质含有较多的赖氨酸，生物价较高，是一种完全蛋白质。荞麦含有铬，临床上可用于糖尿病营养治疗。

第三节 豆类及其制品的营养价值

豆类可分为大豆类和除此之外的其他豆类。大豆类按种皮的颜色可分为黄、青、黑、褐和双色大豆五种。其他豆类包括蚕豆、豌豆、绿豆、小豆等。豆制品是由大豆或绿豆等原料制作的半成品食物，如豆浆、豆腐、豆腐干等。

豆类作物对复杂的气候条件适应性很强，遍布于人类所及的各个地区，不仅可以单独种植，还可以与谷类作物间作，其固氮作用在农业上具有维持土壤肥力的价值，并具有高蛋白特点，是具有粮食、蔬菜、饲料、肥料等多种用途的作物，自古以来就在农业和食物构成中占有重要地位。

一、大豆的主要营养成分及组成特点

大豆类的蛋白质含量较高，脂肪含量中等，碳水化合物含量较低。其蛋白质含量一般为35%左右，其中黑豆的含量最高，达到了36%。它的蛋白质由球蛋白、清蛋白、谷蛋白及醇溶蛋白组成，其中球蛋白含量最高。大豆类的蛋白质中含有人体需要的全部氨基酸，属完全蛋白，其中赖氨酸含量较多，但蛋氨酸较少，与谷类食物混合食用，可较好地发挥蛋白质的互补作用。

大豆类的脂肪含量为15%~20%，以不饱和脂肪酸居多，其中油酸占32%~36%，亚油酸占51.7%~57.0%，亚麻酸2%~10%，此外尚有1.64%左右的磷脂。由于大豆富含不饱和脂肪酸，所以是高血压、动脉粥样硬化等疾病患者的理想食物。

大豆类的碳水化合物的含量为20%~30%，其组成比较复杂，多为纤维素和可溶性糖，几乎完全不含淀粉或含量极微，在体内较难消化，其中有些在大肠内成为细菌的营养素来源。细菌在肠道内生长繁殖过程中能产生过多的气体而引起肠胀气。

此外，大豆还含有丰富的维生素和矿物质，其中B族维生素和铁等的含量较高。

干豆类几乎不含维生素C，但经发芽做成豆芽后，其含量明显提高。

二、豆类及其制品的合理利用

不同加工和烹调方法，对大豆中的蛋白质的消化率有明显的影响。整粒熟大豆的蛋白质消化率仅为65.3%，但加工成豆浆后可达84.9%，加工成豆腐则可提高到92%~96%。

大豆中含有抗胰蛋白酶的因子，它能抑制胰蛋白酶的消化作用，使大豆难以分解为人体可吸收利用的各种氨基酸。经过加热煮熟后，这种因子即被破坏，消化率随之提高，所以大豆及其制品须经充分加热煮熟后再食用。

豆类中的膳食纤维含量较高，特别是豆皮。因此国外有人将豆皮经过处理后磨成粉，作为高纤维用于烘焙食品。食用含纤维的豆类食品可以明显降低血清胆固醇，对冠心病、糖尿病及肠癌也有一定的预防及治疗作用。提取的豆类纤维加到缺少纤维的食品中，不仅能改善食品的松软性，还有一定的保健作用。

三、常见其他豆类及豆制品的营养价值

1. 其他豆类

其他豆类中的蛋白质含量中等，脂肪含量较低，碳水化合物含量较高。具体为蛋白质含量为20%~25%，脂肪含量1%左右，碳水化合物在55%以上，维生素和矿物质的含量也很丰富，

见表 4-3 所示。

表 4-3　其他豆类的主要营养成分与比较（每 100g）

食物名称	蛋白质(g)	脂肪(g)	膳食纤维(g)	碳水化合物(g)	维生素 B_1 (g)	维生素 E (g)	钙(mg)	铁(mg)	锌(mg)	硒(μg)
扁豆	25.3	0.4	6.5	61.9	0.26	1.86	137	19.2	1.9	32
绿豆	21.6	0.8	6.4	62.0	0.25	10.9	81	6.5	2.18	4.28
小豆	20.2	0.6	7.7	63.4	0.16	14.3	74	7.4	2.2	3.8
豌豆	20.3	1.1	10.4	65.8	0.49	8.47	97	4.9	2.35	1.69
芸豆	21.4	1.3	8.3	62.5	0.18	7.74	176	5.4	2.07	4.61

其他豆类中的蛋白质也属完全蛋白质，含有较多的赖氨酸，蛋氨酸含量较少，营养价值较低。

2. 豆制品

豆制品包括豆浆、豆腐脑、豆腐、豆腐干、百叶、豆腐乳、豆芽等。豆制品在加工过程中一般要经过浸泡、细磨、加热等处理，使其中所含的抗胰蛋白酶破坏，大部分纤维素被去除，提高消化吸收率。豆制品的营养素种类在加工前后变化不大，但因水分增多，营养素含量相对较少（表 4-4）。

表 4-4　几种豆制品的主要营养成分与比较（每 100g）

食物名称	蛋白质(g)	脂肪(g)	膳食纤维(g)	碳水化合物(g)	维生素 B_1 (g)	维生素 E (g)	钙(mg)	铁(mg)	锌(mg)	硒(μg)
豆浆	1.8	0.7	1.1	1.1	0.02	0.8	10	0.5	0.24	0.14
豆腐脑	1.9	0.8	—	0	0.01	10.1	18	0.9	0.49	微量
腐乳（白）	10	8.2	0.9	3.9	0.03	8.4	61	3.8	0.69	1.51
油豆腐	17	17.6	0.6	4.3	0.05	24.7	147	5.2	2.03	0.63
豆腐	11	7.9	0.8	3.1	0.02	9.18	75	6.9	0.96	0.48
绿豆芽	2.1	0.1	0.8	2.1	0.05	0.19	9	0.6	0.35	0.5

豆芽一般是以大豆和绿豆为原料制作的。豆芽在发芽前几乎不含维生素 C，但在发芽过程中，其所含的淀粉水解为葡萄糖，可进一步合成为维生素 C。

第四节　蔬菜、水果的营养价值

一、蔬菜

蔬菜按其结构及可食部分不同，可分为叶菜类、根茎类、瓜茄类和鲜豆类，所含的营养成分因其种类不同而差异较大。

蔬菜是维生素和矿物质的主要来源，此外还含有较多的纤维素、果胶和有机酸，能刺激胃肠蠕动和消化液的分泌，因此它们还能促进人们的食欲和帮助消化。蔬菜在体内的最终代谢产物呈碱性，故称"碱性食品"，对维持体内的酸碱平衡起重要作用。

1. 蔬菜的主要营养成分及组成特点

（1）叶菜类

主要包括白菜、菠菜、油菜、韭菜、苋菜等，是胡萝卜素、维生素 B_2、维生素 C 和矿物质及膳食纤维的良好来源。绿叶蔬菜和橙色蔬菜的营养素含量较为丰富，特别是胡萝卜素的含量较高（表4-5），它们中的维生素 B_2 含量虽不很丰富，但在我国人民的膳食中仍是维生素 B_2 的主要来源。国内一些营养调查报告表明，维生素 B_2 缺乏症的发生往往同食用绿叶蔬菜不足有关。叶菜类蔬菜的蛋白质含量较低，一般为 1%～2%，脂肪含量不足 1%，碳水化合物含量为 2%～4%，膳食纤维含量约为 1.5%，如表4-5所示。

表4-5　叶菜类维生素和矿物质含量与比较（每100g）

食物名称	胡萝卜素(μg)	维生素B_2(mg)	烟酸(mg)	维生素C(mg)	钾(mg)	钠(mg)	钙(mg)	镁(mg)	铁(mg)	锰(mg)	锌(mg)	铜(mg)	磷(mg)	硒(μg)
白菜	250	0.07	0.8	47	130	89.3	69	12	0.5	0.21	0.21	0.03	30	0.33
菠菜	2920	0.11	0.6	32	311	85.2	66	58	2.9	0.66	0.85	0.1	47	0.97
韭菜	1410	0.09	0.8	24	247	8.1	42	25	1.6	0.43	0.43	0.08	38	1.38
金针菜	1840	0.21	3.1	10	610	59.2	301	85	8.1	1.21	3.99	0.37	216	4.22
苜蓿	2640	0.73	2.2	118	497	5.8	713	61	9.7	0.79	2.01	—	78	8.53
荠菜	290	0.02	1.8	5	262	109.4	89	9	1.1	0.19	0.42	0.05	26	1.5
茼蒿	1510	0.09	0.6	18	220	161.3	73	20	1.1	0.28	0.35	0.06	36	0.6
蕹菜	1520	0.08	0.8	25	243	94.3	99	29	2.3	0.67	0.39	0.1	38	1.2
苋菜	1490	0.1	0.6	30	340	42.3	178	38	2.9	0.35	0.7	0.07	63	0.09
油菜	620	0.11	0.7	36	210	55.8	108	22	1.2	0.23	0.33	0.06	39	0.79
雪里蕻	310	0.11	0.5	31	281	30.5	230	24	3.2	0.42	0.7	0.08	47	0.7

（2）根茎类

主要包括萝卜、胡萝卜、荸荠、藕、山药、芋艿、葱、蒜、竹笋等。根茎类蔬菜的蛋白质含量为 1%～2%，脂肪含量不足 0.5%，碳水化合物含量相差较大，低者 5%左右，高者可达 20%以上。膳食纤维的含量较叶菜类低，约 1%。根茎类蔬菜中的维生素和矿物质含量见表4-6所示。

胡萝卜中含胡萝卜素最高，每100g 种可达 4130μg。而大蒜、芋艿、洋葱、马铃薯中则含有较高的硒。

表4-6　根茎类维生素和矿物质含量与比较（每100g）

食物名称	胡萝卜素(μg)	维生素B_2(mg)	烟酸(mg)	维生素C(mg)	钾(mg)	钠(mg)	钙(mg)	镁(mg)	铁(mg)	锰(mg)	锌(mg)	铜(mg)	磷(mg)	硒(μg)
白萝卜	20	0.03	0.3	21	173	61.8	36	16	0.5	0.09	0.3	0.04	26	0.61
胡萝卜	4130	0.03	0.6	13	190	71.4	32	14	1	0.24	0.23	0.08	27	0.63
藕	20	0.03	0.3	44	243	44.2	39	19	1.4	1.3	0.23	0.11	58	0.39
山药	20	0.02	0.3	5	213	18.6	16	20	0.3	0.12	0.27	0.24	34	0.55
芋艿	160	0.05	0.7	6	378	33.1	23	1	0.3	0.49	0.37	55	1.45
毛竹笋	—	0.05	0.3	9	318	5.2	16	8	0.9	0.35	0.47	0.07	34	0.38
葱	60	0.05	0.5	17	144	4.8	29	19	0.7	0.28	0.4	0.08	38	0.67
大蒜	30	0.06	0.6	7	302	19.6	39	21	1.2	0.29	0.88	0.22	117	3.09
洋葱	3	0.03	0.3	8	147	4.4	24	15	0.6	0.14	0.23	0.05	39	0.92

(3)瓜茄类

包括冬瓜、南瓜、丝瓜、黄瓜、茄子、番茄、辣椒等。瓜茄类因水分含量高,营养素含量相对较低。瓜茄类蔬类中的蛋白质含量为0.4%~1.3%,脂肪微量,碳水化合物含量为0.5%~3.0%,膳食纤维含量为1%左右,胡萝卜素含量以南瓜、番茄和辣椒中最高,维生素C含量以辣椒、苦瓜中较高(表4-7),辣椒中还含有丰富的硒、铁和锌,是一种营养价值较高的植物。

表4-7 瓜茄类维生素和矿物质含量与比较(每100g)

食物名称	胡萝卜素(μg)	维生素B$_2$(mg)	烟酸(mg)	维生素C(mg)	钾(mg)	钠(mg)	钙(mg)	镁(mg)	铁(mg)	锰(mg)	锌(mg)	铜(mg)	磷(mg)	硒(μg)
冬瓜	80	0.01	0.3	18	78	1.8	19	8	0.2	0.03	0.07	0.07	12	0.22
黄瓜	90	0.03	0.2	9	102	4.9	24	15	0.5	0.06	0.18	0.05	24	0.38
苦瓜	100	0.03	0.4	56	256	2.5	14	18	0.7	0.16	0.36	0.06	35	0.36
丝瓜	90	0.04	0.4	5	115	2.6	14	11	0.4	0.06	0.21		29	0.86
南瓜	890	0.04	0.4	8	145	0.8	16	8	0.4	0.08	0.15	0.03	24	0.46
茄子	50	0.04	0.6	5	142	5.4	24	13	0.5	0.13	0.23	0.1	2	0.48
番茄	550	0.03	0.6	19	163	5	10	9	0.4	0.08	0.13	0.06	2	0.15
辣椒	1390	0.06	0.8	144	222	2.6	37	16	1.4	0.18	0.3	0.11	95	1.9

(4)鲜豆类

包括毛豆、豇豆、四季豆、扁豆、豌豆等。与其他蔬菜相比,它们的营养素含量相对较高,鲜豆类蔬菜中的蛋白质含量为2%~14%,平均含量为4%左右,其中毛豆含量和上海出产的发芽豆中的含量可达12%以上。鲜豆类蔬菜中的脂肪含量不高,除毛豆外,均在0.5%以下;其中碳水化合物含量为4%左右,膳食纤维含量为1%~3%,胡萝卜素含量普遍较高,每100g中的含量大多在200μg左右,其中以甘肃出产的龙豆和广东出产的玉豆较高,含量达500μg/100g以上。此外,鲜豆类蔬菜还含有丰富的钾、钙、铁、锌、硒等。铁的含量以发芽豆、刀豆、蚕豆、毛豆较高,每100g中含量在3mg以上。锌的含量以蚕豆、豌豆和芸豆中含量较高,每100g中含量均超过1mg,硒的含量以玉豆、龙豆、毛豆、豆角和蚕豆较高,每100g中的含量在2μg以上。而维生素B$_2$的含量则与绿叶蔬菜相似。

(5)菌藻类

菌藻类食物包括食用菌和藻类食物。食用菌是指供人类食用的真菌,有500多个品种,常见的有蘑菇、香菇、银耳、木耳等品种。藻类是无胚、自养、以孢子进行繁殖的低等植物,供人类食用的有海带、紫菜、发菜等。

菌藻类食物富含蛋白质、膳食纤维、碳水化合物、维生素和微量元素。菌藻类食物中的蛋白质含量以发菜、香菇和蘑菇最为丰富,在20%以上。它们的蛋白质氨基酸组成比较均衡,必需氨基酸含量占蛋白质总量的60%以上。菌藻类食物中的脂肪含量低,约为1.0%左右,碳水化合物含量为20%~35%,银耳和发菜中的含量较高,达到了35%左右。菌藻类食物中的胡萝卜素含量差别较大,在紫菜和蘑菇中含量丰富,其他菌藻中较低(表4-8)。菌藻类食物中的维生素B$_1$和维生素B$_2$含量也比较高,而且微量元素含量丰富,尤其是铁、锌和硒,其含量约是其他食物的数倍甚至十余倍。在海产植物中,如海带、紫菜等中还含丰富的碘,每100g海带(干)中碘含量可达36mg。

表 4-8 菌藻类维生素和矿物质含量与比较（每 100g）

食物名称	蛋白质（g）	膳食纤维（g）	碳水化合物（g）	胡萝卜素（μg）	维生素B_1（g）	维生素C（g）	维生素E（g）	钙（mg）	铁（mg）	锌（mg）	硒（μg）
蘑菇	21	21	31.7	1640	0.1	5	6.18	127	—	6.29	39.18
黑木耳	13.1	29.9	35.7	100	0.17	—	11.34	247	97.4	3.18	3.72
香菇	20.2	31.6	30.1	20	0.19	5	0.66	83	10.5	8.57	6.42
银耳	10	30.4	36.9	50	0.05	—	1.26	36	4.1	3.03	2.95
海带	1.8	6.1	17.3	240	0.01	—	0.85	348	4.7	0.65	5.84
紫菜	26.7	21.6	22.5	1370	0.27	2	1.82	264	54.9	2.47	7.22
发菜	22.8	21.9	36.8	—	0.23	—	21.7	875	99.3	1.67	7.45

2. 蔬菜的合理利用

（1）合理选择

蔬菜含丰富的维生素，除维生素 C 外，其他的维生素一般叶部含量比根茎部高，嫩叶比枯叶高，深色的菜叶比浅色的高。因此在选择时，应注意选择新鲜、色泽深的蔬菜。

（2）合理加工与烹调

蔬菜所含的维生素和矿物质易溶于水，所以宜先洗后切，以减少蔬菜与水和空气的接触面积，避免损失。洗好的蔬菜放置时间不宜过长，以避免维生素被氧化破坏，尤其要避免将切碎的蔬菜长时间地浸泡在水中。烹调时要尽可能做到急火快炒，有实验表明，蔬菜煮 3 分钟，其中维生素 C 损失 5%，10 分钟则达到了 30%。为了减少损失烹调时加少量淀粉，可有效保护维生素 C 不被破坏。

（3）菌藻食物的合理利用

菌藻类食物除了提供丰富的营养素外，还具有明显的保健作用。研究发现，蘑菇、香菇和银耳中含有多糖物质，具有提高人体免疫功能和抗肿瘤的作用。香菇中所含的香菇嘌呤，可抑制体内胆固醇的形成和吸收，促进胆固醇的分解和排泄，有降血脂的作用。黑木耳能抗血小板聚集和降低血凝，减少血液凝块，防止血栓的形成，有助于防治动脉粥样硬化。海带因含有大量的碘，临床上常用来治疗缺碘性甲状腺肿。海带中的褐藻酸钠盐，有预防白血病和骨癌的作用。

此外，在食用菌藻类食物时，还应注意食品卫生，防止食物中毒。例如：银耳易被酵米面黄杆菌污染，食入被污染的银耳，可发生食物中毒。食用海带时，应注意用水洗泡，因为海带中含砷较高，每公斤可达 35~50mg，大大超过国家食品卫生标准（0.5mg/kg）。

二、水果类

水果类可分为鲜果、干果、坚果和野果。水果与蔬菜一样，主要为人体提供维生素和矿物质。水果也属碱性食品。

1. 水果的主要营养成分

（1）鲜果及干果类

鲜果种类很多，主要有苹果、橘子、桃、梨、杏、葡萄、香蕉和菠萝等。新鲜水果的水分含量较高，营养素含量相对较低。其中的蛋白质、脂肪含量均不超过 1%，碳水化合物含量差异较大,低者为 6%,高者可达 28%。鲜果中的矿物质含量除个别水果外,相差不大。鲜果中的维生素 B_1 和维生素 B_2 含量也不高,而其中的胡萝卜素和维生素 C 含量因品种不同而异,其中含胡萝卜素最高的水果为柑、橘、杏和鲜枣,含维生素 C 丰富的水果为鲜枣、草莓、橙、柑、柿等(表 4-9)。水果中的碳水化合物主要以双糖或单糖形式存在,所以食之甘甜。

表 4-9 鲜果和干果类维生素和矿物质含量与比较(每 100g)

食物名称	碳水化合物 (g)	胡萝卜素 (μg)	维生素 C (g)	钾 (mg)	钠 (mg)	钙 (mg)	镁 (mg)	铁 (mg)	锰 (mg)	锌 (mg)	铜 (mg)	磷 (mg)	硒 (μg)
菠萝	9.5	200	18	113	0.8	12	8	0.6	1.04	0.14	0.07	9	0.24
柑	11.5	890	28	154	1.4	35	11	0.2	0.14	0.08	0.04	18	0.3
橘	9.9	600	11	127	0.5	27	14	0.8	0.06	0.22	0.13	5	0.12
鸭梨	10	10	4	77	1.5	4	6	0.9	0.06	0.1	0.19	14	0.28
苹果	12.3	20	4	119	1.6	4	4	0.6	0.03	0.19	0.06	12	0.12
葡萄	9.9	50	25	104	1.3	5	8	0.4	0.06	0.18	0.09	13	0.2
葡萄干	81.8	—	5	995	19.1	52	45	9.1	0.39	0.18	0.48	90	2.74
柿	17.1	120	30	151	0.8	9	19	0.2	0.5	0.08	0.06	23	0.24
桃	10.9	20	7	166	5.7	6	7	0.07	0.34	0.05	0.2	0.24	
香蕉	20.8	60	8	256	0.8	7	43	0.4	0.65	0.18	0.14	28	0.87
杏	7.8	450	4	226	2.3	14	11	0.6	0.06	0.2	0.11	15	0.2
枣	28.6	240	243	375	1.2	22	6	1.2	0.32	1.52	0.06	23	0.8
干枣	61.6	10	14	524	6.2	64	36	2.3	0.39	0.65	0.27	51	1.02

干果是新鲜水果经过加工晒干制成,如葡萄干、杏干、蜜枣和柿饼等。由于加工的影响,维生素损失较多,尤其是维生素 C。但干果便于储运,并别具风味,有一定的食用价值。

(2)坚果

坚果以种仁为食用部分,因外覆木质或革质硬壳,故称坚果。按照脂肪含量的不同,坚果可以分为油脂类坚果和淀粉类坚果,前者富含油脂,包括核桃、榛子、杏仁、松子、香榧、腰果、花生、葵花子、西瓜子、南瓜子等;后者淀粉含量高而脂肪很少,包括栗子、银杏、莲子、芡实等。按照其植物学来源的不同,又可以分为木本坚果和草本坚果两类,前者包括核桃、榛子、杏仁、松子、香榧、腰果、银杏、栗子、澳洲坚果,后者包括花生、葵花子、西瓜子、南瓜子、莲子等。

大多数坚果可以不经烹调直接食用,但花生、瓜子等一般经炒熟后食用。坚果仁经常制成煎炸、焙烤食品,作为日常零食食用,它们也是制造糖果和糕点的原料,并用于各种烹调食品的加香。

坚果是一类营养价值较高的食品,其共同特点是低水分含量和高能量,富含各种矿物质和 B 族维生素。从营养素的含量而言,富含脂肪的坚果优于淀粉类坚果,然而因为坚果类所含能量较高,虽为营养佳品,亦不可过量食用,以免导致肥胖。

① 蛋白质

富含油脂的坚果的蛋白质含量多在 12%~22% 之间,其中有些蛋白质含量更高,如西瓜子和南瓜子的蛋白质含量达 30% 以上。淀粉类干果中以栗子的蛋白质含量最低,仅为 4%~5%,芡实中的蛋白质含量为 8% 左右,而银杏和莲子中的含量都在 12% 以上,与其他含油坚果相当。

坚果类的蛋白质氨基酸组成各有特点,如澳洲坚果不含色氨酸,花生、榛子和杏仁缺乏含硫氨基酸，核桃缺乏蛋氨酸和赖氨酸。巴西坚果则富含蛋氨酸，葵花子含硫氨基酸丰富，但赖氨酸稍低，芝麻赖氨酸不足。栗子虽然蛋白质含量低，但蛋白质质量较高。总的来说，坚果类是植物性蛋白质的重要补充来源，但其生物效价较低，需要与其他食品营养互补后方能发挥最佳的营养作用。

②脂肪

脂肪是富含油脂的坚果类食品中极其重要的成分。这些坚果的脂肪含量通常达40%以上，其中澳洲坚果更高达70%以上，故绝大多数坚果类食品所含能量很高，可达2092~2929kJ/100g（500~700kcal/100g）。坚果类食品当中的脂肪多为不饱和脂肪酸，富含必需脂肪酸，是优质的植物性脂肪。

葵花籽、核桃和西瓜子的脂肪中特别富含亚油酸，不饱和程度很高。其中核桃和松子含有较多的α-亚麻酸，对改善膳食中的n-3和n-6脂肪酸比例有一定贡献。一些坚果的脂肪中单不饱和脂肪酸的比例较大，例如榛子、澳洲坚果、杏仁和美洲山核桃和开心果中所含的脂肪酸当中，57%~83%为单饱和脂肪酸；花生、松子和南瓜子所含的脂肪酸中，约有40%左右来自单不饱和脂肪酸；巴西坚果、腰果和榛子中约有1/4的脂肪酸为单不饱和脂肪酸。

温带地区所产的坚果的不饱和脂肪酸含量普遍高于热带地区所产的坚果，其不饱和脂肪酸含量通常达80%以上。然而腰果在热带坚果中的不饱和脂肪酸含量最高，达88%。澳洲坚果不仅脂肪含量最高，而且所含脂肪酸种类达10种以上，因而具有独特的风味。

③碳水化合物

富含油脂的坚果中可消化碳水化合物的含量较少，多在15%以下。如花生中为5.2%，榛子中为4.9%。富含淀粉的坚果则是碳水化合物的好来源，如银杏中含淀粉为72.6%，干栗子中为77.2%，莲子中为64.2%。

坚果类的膳食纤维含量也较高，例如花生中的膳食纤维含量达6.3%，榛子中为9.6%，中国杏仁中更高达19.2%。此外，坚果类食品还含有低聚糖和多糖类物质。栗子、莲子、芡实等虽然富含淀粉，膳食纤维含量在2%~3%之间，但由于其淀粉结构与大米、面粉不同，其血糖生成指数也远较精制米面为低，如栗子粉的血糖生成指数为65。

④维生素

坚果类食品是维生素E和B族维生素的良好来源，包括维生素B_1、维生素B_2、烟酸和叶酸。富含油脂的坚果含有大量的维生素E，淀粉坚果则含量低一些，然而它们同样含有较为丰富的水溶性维生素。杏仁中的维生素B_2含量特别突出，无论是美国大杏仁还是中国小杏仁，均是维生素B_1的极好来源（表4-10）。

表4-10 几种坚果的维生素含量（100g中含量）

坚果名称	维生素E（mg）	维生素B_1（mg）	维生素B_2（mg）	烟酸（mg）	维生素B_6（mg）	叶酸（μg）
美国杏仁	24	0.21	0.78	3.36	0.11	58.5
榛子	23.9	0.5	0.11	1.14	0.61	71.9
美洲山核桃	3.1	0.85	0.13	0.89	0.19	38.9
松子	3.5	1.25	0.21	4.36	0.11	57.1
南瓜籽仁	1	0.21	0.32	1.75	0.21	57.1
葵花籽仁	50.3	2.28	0.25	4.5	0.78	227.8
栗子	1.2	0.24	0.17	1.34	0.5	69.9

很多坚果品种含少量胡萝卜素，例如榛子、核桃、花生、葵花子、松子的胡萝卜素含量为 0.03～0.07mg/100g，鲜板栗和开心果中的含量达 0.1mg/100g 以上。一些坚果中含有相当数量的维生素 C，如栗子和杏仁中维生素 C 的含量为 25mg/100g 左右，可以作为膳食中维生素 C 的补充来源。

⑤ 矿物质

坚果富含钾、镁、磷、钙、铁、锌、铜等营养成分。坚果中钾、镁、锌、铜等元素含量特别高。在未经炒制之前，其中的钠含量普遍较低。一些坚果含有较丰富的钙，如美国杏仁和榛子都是钙的较好来源。一般富含淀粉的坚果中的矿物质含量略低，而富含油脂的坚果中的矿物质含量更为丰富。

（3）野果

野果在我国蕴藏十分丰富，这类资源亟待开发利用。野果中含有丰富的维生素 C、有机酸和生物类黄酮，下面简单介绍几种重要野果：

① 沙棘：又名醋柳，果实含脂肪 6.8%，种子含脂肪 12%，含有较多的维生素 C（每 100g 含 1000～2000mg）、胡萝卜素和维生素 E 等。

② 金樱子：又名野蔷薇果。盛产于山区，每 100g 含维生素 C 为 1500～3700mg。

③ 猕猴桃：每 100g 含维生素 C 为 700～1300mg，最高可达 2000mg。并含有生物类黄酮和其他未知的还原物质。

④ 刺梨：盛产于西南诸省，每 100g 含维生素 C 为 2585mg，比柑橘高 50～100 倍。含生物类黄酮丰富（6000～12000mg/100g）。

⑤ 番石榴：每 100g 含维生素 C 为 358mg，并含有胡萝卜素（0.05mg/100g）和维生素 B_2（0.44mg/100g）。

2. 水果的合理利用

水果除含有丰富的维生素和矿物质外，还含有大量的非营养素的生物活性物质，可以防病治病，也可能致病，食用时应予注意。如梨有清热降火、润肺去燥等功能，对于肺结核、急性或慢性气管炎和上呼吸道感染患者出现的咽干、喉疼、痰多而稠等有辅助疗效，但产妇、胃寒及脾虚泄泻者不宜食用。又如红枣，可增加机体抵抗力，对体虚乏力、贫血者适用，但龋齿疼痛、下腹胀满、大便秘结者不宜食用。在杏仁中含有杏仁苷、柿子中含有柿胶酚，食用不当，可引起溶血性贫血、消化性贫血、消化不良、柿结石等疾病。

鲜果类水分含量高，易于腐烂，宜冷藏。坚果水分含量低而较耐储藏，但含油坚果的脂肪含不饱和脂肪酸的比例较高，易受氧化而酸败变质，故而应当保存于干燥阴凉处，并尽量隔绝空气。

第五节　畜、禽肉及鱼类的营养价值

一、畜禽肉

从食物角度讲，肉类是指来源于热血动物且适合人类食用的所有部分的总称，它不仅包括动物的骨骼肌肉，还包括许多可食用的器官和脏器组织，如心、肝、肾、胃、肠、脾、肺、舌、脑、血、皮和骨等。畜禽肉则是指畜类和禽类的肉，前者指猪、牛、羊、兔、马、骡、驴、犬、鹿、骆驼等牲畜的肌肉、内脏及其制品，后者包括鸡、鸭、鹅、火鸡、鹌鹑、鸵鸟、鸽等的肌肉及其制品。畜禽肉的营养价值较高，饱腹作用强，可加工烹制成各种美味佳肴，是一种食用价值很高的食物。

1. 畜禽肉的主要营养成分及组成特点

（1）水分

畜禽肉中的水分含量约为75%，以结合水、不易流动的水和自由水的形式存在。结合水约占肌肉总水分的5%，与蛋白质分子表面借助极性集团与水分子的静电引力紧密结合，形成水分子层；不易流动的水约占肌肉总水分的80%，以不易流动水状态存在于肌原丝、肌原纤维及肌膜之间；自由水约占肌肉总水分的15%，它存在于细胞外间隙，能自由流动。

（2）蛋白质

畜禽肉中的蛋白质含量为10%～20%，因动物的种类、年龄、肥瘦程度以及部位而异。在畜肉中，猪肉的蛋白质含量平均在13.2%左右，牛肉中的蛋白质含量高达20%；羊肉介于猪肉和牛肉之间；兔肉、马肉、鹿肉和骆驼肉的蛋白质含量也达20%左右；狗肉约为17%。在禽肉中，鸡肉的蛋白质含量较高，约为20%；鸭肉约为16%；鹅肉约为18%；鹌鹑的蛋白质含量也高达20%。

动物不同部位的肉，因肥瘦程度不同，其蛋白质含量差异较大。例如：猪通脊肉的蛋白质含量约为21%，后臀尖约为15%，肋条肉约为10%，奶脯仅为8%；牛通脊肉的蛋白质含量为22%左右，后腿肉约为20%，腑肪肉约为18%，前腿肉约为16%；羊前腿肉的蛋白质含量约为20%，后腿肉约为18%，通脊和胸腑肉约为17%；鸡胸肉的蛋白质含量约为20%，鸡翅约为17%。

一般来说，心、肝、肾等内脏器官的蛋白质含量较高，而脂肪含量较少。不同内脏的蛋白质含量也存在差异。家畜不同的内脏中，肝脏含蛋白质较高，心、肾含蛋白质为14%～17%；禽类的内脏中，肫的蛋白质含量较高，肝和心含蛋白质为13%～17%。

畜禽肉的蛋白质为完全蛋白质，含有人体必需的各种氨基酸，并且必需氨基酸的构成比例接近人体需要，因此易被人体充分利用，营养价值高，属于优质蛋白质。

畜禽的皮肤和筋腱主要由结缔组织构成。结缔组织中的蛋白质含量为35%～40%，而其中绝大部分为胶原蛋白和弹性蛋白。例如：猪皮含蛋白质28%～30%，其中85%的蛋白质是胶原蛋白。由于胶原蛋白和弹性蛋白缺乏色氨酸和蛋氨酸等人体必需氨基酸，为不完全蛋白质，因此以猪皮和筋腱为主要原料的食品（如膨化猪皮、猪皮冻、蹄筋等）的营养价值较低，需要和其他食品配合，补充必需的氨基酸。

骨是一种坚硬的结缔组织，其中的蛋白质含量约为20%，骨胶原占有很大比例，为不完全蛋白质。骨可被加工成骨糊添加到肉制品中，以充分利用其中的蛋白质。

畜禽血液中的蛋白质含量分别为：猪血约12%、牛血约13%、羊血约7%、鸡血约8%、鸭血约8%。畜血血浆蛋白质含有8种人体必需氨基酸和组氨酸，营养价值高，其赖氨酸和色氨酸含量高于面粉，可以作为蛋白强化剂添加在各种食品和餐菜中；血细胞部分可应用于香肠的生产，其氨基酸组成与胶原蛋白相似，用胶原蛋白酶水解时，可得到与胶原蛋白水解物同样的肽类。

（3）脂肪

脂肪含量因动物的品种、年龄、肥瘦程度、部位等不同有较大差异，低者为2%，高者可达89%以上。在畜肉中，猪肉的脂肪含量最高，羊肉次之，牛肉最低。例如：猪瘦肉中的脂肪含量为6.2%，羊瘦肉为3.9%，而牛瘦肉仅为2.3%，兔肉的脂肪含量也较低，为2.2%。在禽肉中, 火鸡和鹌鹑的脂肪含量较低, 在3%以下; 鸡和鸽子的脂肪含量类似, 在14%～17%之间; 鸭和鹅的脂肪含量达20%左右。

畜肉脂肪的组成以饱和脂肪酸为主, 主要由硬脂酸、棕榈酸和油酸等组成, 熔点较高。禽肉脂肪含有较多的亚油酸, 熔点低, 易于消化吸收。瘦肉中的胆固醇含量较低, 每100g含70mg左右, 肥肉中的胆固醇含量比瘦肉高90%左右, 内脏中更高, 一般约为瘦肉的3～5倍, 脑中的胆固醇含量最高, 每100g可达2000mg以上。

必需脂肪酸的含量与组成是衡量食物油脂营养价值的重要方面。动物脂肪所含有的必需脂肪酸明显低于植物油脂, 因此其营养价值低于植物油脂。在动物脂肪中, 禽类脂肪所含必需脂肪酸的量高于家畜脂肪; 家畜脂肪中, 猪脂肪的必需脂肪酸含量又高于牛、羊等反刍动物的脂肪。总的来说, 禽类脂肪的营养价值高于畜类脂肪。

（4）碳水化合物

畜禽肉中的碳水化合物含量为1%～3%, 平均为1.5%, 主要以糖原的形式存在于肌肉和肝脏中。动物如果在宰前过度疲劳, 糖原含量会下降, 宰后放置时间过长, 也可因酶的作用, 使糖原含量降低, 乳酸相应增高, pH下降。

（5）矿物质

畜禽肉中的矿物质含量一般为0.8%～1.2%, 瘦肉中的含量高于肥肉, 内脏高于瘦肉。铁的含量为5mg/100g左右, 以猪肝中的含量最丰富。畜禽肉中的铁主要以血红素形式存在, 消化吸收率很高。在内脏中还含有丰富的锌和硒。牛肾和猪肾的硒含量是其他一般食品的数十倍。此外, 畜禽肉还含有较多的磷、硫、钾、钠、铜等。畜禽肉中钙的含量虽然不高, 但吸利用率很高。

禽类的肝脏中富含多种矿物质, 且平均水平高于禽肉。肝脏和血液中铁的含量十分丰富, 高达10～30mg/100g以上, 可称铁的最佳膳食来源。禽类的心脏和胗也是含矿物质非常丰富的食物。

（6）维生素

畜禽肉可提供多种维生素, 主要以B族维生素和维生素A为主。内脏中的含量比肌肉中多, 其中肝脏中的含量最为丰富, 特别富含维生素A和维生素B_2, 维生素A的含量以牛肝和羊肝为最高, 维生素B_2含量则以猪肝中最丰富（表4-11）。在禽肉中还含有较多的维生素E。

表4-11 畜禽肉主要营养素含量与比较（每100g）

食物名称	蛋白质(g)	脂肪(g)	维生素A(μg)	维生素B_1(mg)	维生素B_2(mg)	烟酸(mg)	维生素C(mg)	维生素E(mg)	钙(mg)	铁(mg)	锌(mg)	硒(μg)
牛肉（肥瘦）	19.9	4.2	7	0.04	0.14	5.6	—	0.65	23	3.3	4.73	6.43
羊肉（肥瘦）	19	14.1	22	0.05	0.14	4.5	—	0.26	6	2.3	3.22	32.2
猪肉（肥）	2.4	88.6	29	0.08	0.05	0.9	—	0.24	3	1	0.69	7.78
猪肉（肥瘦）	13.2	37	18	0.22	0.16	3.5	—	0.35	6	1.6	2.06	11.97
猪肉（瘦）	20.3	6.2	44	0.54	0.1	5.3	—	0.34	6	3	2.99	9.5
鸡肉	19.3	9.4	48	0.05	0.09	5.6	—	0.67	9	1.4	1.09	11.75
鸭肉	15.3	19.7	52	0.08	0.22	4.2	—	0.27	6	2.2	1.33	12.25
鹅肉	17.9	19.9	42	0.07	0.23	4.9	—	0.22	4	3.8	1.36	17.68
牛肝	19.8	3.9	20220	0.16	1.75	11.9	9	0.13	4	6.6	5.01	11.99
羊肝	17.9	3.6	20972	0.21	2.08	22.1	—	29.93	8	7.5	3.45	17.68
猪肝	19.3	3.5	4972	0.21	1.1	15	20	0.86	6	22.6	5.78	19.21
鸡肝	16.6	4.8	10414	0.33	0.85	11.9	—	1.88	7	12	2.4	38.55

续表

食物名称	蛋白质(g)	脂肪(g)	维生素A(μg)	维生素B_1(mg)	维生素B_2(mg)	烟酸(mg)	维生素C(mg)	维生素E(mg)	钙(mg)	铁(mg)	锌(mg)	硒(μg)
牛肾	15.6	2.4	88	0.24	2.01	7.7	—	0.19	8	9.4	2.17	70.25
羊肾	16.6	2.8	126	0.35	1.14	8.4	—	0.13	8	5.8	2.74	58.9
猪肾	15.4	3.2	41	0.31	—	8	13	0.34	12	6.1	2.56	111.77

（7）浸出物

浸出物是指除蛋白质、盐类、维生素外能溶于水的物质，包括含氮浸出物和无氮浸出物。

1) 含氮浸出物

含氮浸出物为非蛋白质的含氮物质，占肌肉化学成分的1.65%，占总含氮物质的11%，多以游离状态存在，是肉品呈味的主要成分。这类物质可分为以下几大类。

① 核苷酸类：主要有三磷酸腺苷（ATP）、二磷酸腺苷（ADP）、一磷酸腺苷（AMP）、肌苷酸（IMP）等。

② 胍基化合物：包括胍、甲基胍、肌酸、肌酐，以肌酸含量相对较多。除以上各种含氮化合物以外，还有嘌呤、游离氨基酸、肉毒碱、尿素、胺等。

2) 无氮浸出物

无氮浸出物为不含氮的可浸出的有机化合物，包括糖类和有机酸，占肌肉化学成分的1.2%。糖类在肌肉中含量很少，主要有糖原、葡萄糖、葡萄糖-6-磷酸酯、果糖和核糖。核糖是细胞中核酸的组成成分；葡萄糖是肌肉收缩的能量来源；糖原是葡萄糖的聚合体，是肌肉内糖的主要存在形式，但动物被屠宰后，肌糖原逐渐分解为葡萄糖，并经糖酵解作用后生成乳酸。肌肉中的有机酸主要是糖酵解生成的乳酸，另外还有羟基乙酸、丁二酸及微量的糖酵解中间产物。

2. 畜禽肉的合理利用

畜禽肉的蛋白质营养价值较高，含有较多的赖氨酸，宜与谷类食物搭配食用，以发挥蛋白质的互补作用。为了充分发挥畜禽肉的营养作用，还应注意将畜禽肉分散到每餐膳食中，防止集中食用。

畜肉的脂肪和胆固醇含量较高，脂肪主要由饱和脂肪酸组成，食用过多易引起肥胖和高脂血症等疾病，因此膳食中的比例不宜过多。但是禽肉的脂肪含不饱和脂肪酸较多，因此老年人及心血管疾病患者宜选用禽肉。内脏含有较多的维生素、铁、锌、硒、钙，特别是肝脏中，维生素B_2和维生素A的含量丰富，因此宜经常食用。

二、鱼类

按照鱼类生活的环境，可以把鱼分为海水鱼（如鲱鱼、鳕鱼等）和淡水鱼（如鲤鱼、鲑鱼）；根据生活的海水深度，海水鱼又可以分为深水鱼和浅水鱼。

按体形分，可以把鱼简单地分为圆形（如鳕鱼、狭鳕鱼）或扁形（普鳎、大菱鲆、太平洋鲽鱼）两种。

1. 鱼类主要营养成分及组成特点

（1）蛋白质

鱼类的蛋白质含量约为15%~20%，平均为18%左右，分布于肌浆和肌基质中，肌浆主要含肌凝蛋白、肌溶蛋白、可溶性肌纤维蛋白、肌结合蛋白和球蛋白；肌基质主要包括结缔组织和软骨组织，含有胶原蛋白和弹性蛋白质。

除了蛋白质外，鱼还含有较多的其他含氮化合物，主要有游离氨基酸、肽、胺类、胍、季铵类化合物、嘌呤类和脲等。

（2）脂类

鱼类中的脂肪含量约为1%~10%，平均为5%左右，呈不均匀分布，主要存在于皮下和脏器周围，肌肉组织中含量甚少。不同鱼种含脂肪量有较大差异，如鳕鱼含脂肪在1%以下，而河鳗脂肪含量高达10.8%。

鱼类脂肪多由不饱和脂肪酸组成，一般占60%以上，熔点较低，通常呈液态，消化率为95%左右。不饱和脂肪酸的碳链较长，其碳原子数多在14~22之间，不饱和双键有1~6个。

（3）碳水化合物

鱼类中的碳水化合物的含量较低，约为1.5%左右。有些鱼不含碳水化合物，如鲳鱼、鲢鱼、银鱼等。碳水化合物的主要存在形式是糖原。除了糖原之外，鱼体内还含有粘多糖类。这些粘多糖类按有无硫酸基分为硫酸化多糖和非硫酸化多糖，前者如硫酸软骨素、硫酸乙酰肝素、硫酸角质素；后者如透明质酸、软骨素等。

（4）矿物质

鱼类中的矿物质含量为1%~2%，其中锌的含量极为丰富，此外，钙、钠、氯、钾、镁等含量也较多，其中鱼类中钙的含量多于禽肉中钙的含量，但钙的吸收率较低。海产鱼类富含碘，有的海产鱼每公斤含碘500~1000μg，而淡水鱼每公斤含碘仅为50~400μg。

（5）维生素

鱼油和鱼肝油是维生素A和维生素D的重要来源，也是维生素E（生育酚）的一般来源。多脂的海鱼肉也含有一定数量的维生素A和维生素D。维生素B_1、维生素B_2、烟酸等的含量也较高，而维生素C含量则很低。一些生鱼制品中含有硫胺素酶和催化硫胺素降解的蛋白质，因此大量食用生鱼可能造成维生素B_1的缺乏。

2. 鱼类的合理利用

（1）防止腐败变质

鱼类因水分和蛋白质含量高，结缔组织少，较畜禽肉更易腐败变质，特别是青皮红肉鱼，如鲐鱼、金枪鱼，组氨酸含量高，所含的不饱和双键极易被氧化破坏，能产生脂质过氧化物，对人体有害。因此打捞的鱼类需及时保存或加工处理，防止腐败变质。保存处理一般采用低温或食盐来抑制组织蛋白酶的作用和微生物的生长繁殖。低温处理有冷却和冻结两种方式。冷却是用冰冷却鱼体使温度降到-1℃左右，一般可保存5~15天。冻结是使鱼体在-25~-40℃的环境中冷冻，此时各组织酶和微生物均处于休眠状态，保藏期可达半年以上。以食盐保藏的海鱼，用食盐不应低于15%。

（2）防止食物中毒

有些鱼含有极强的毒素，如河豚鱼，虽其肉质细嫩、味道鲜美，但其卵、卵巢、肝脏和血液中含有极毒的河豚毒素，若不会加工处理，可引起急性中毒而死亡。故无经验的人，千万不要"拼死吃河豚"。

第六节 乳及乳制品的营养价值

乳类是指动物的乳汁，经常食用的是牛奶和羊奶。乳类经浓缩、发酵等工艺可制成奶制品，如奶粉、酸奶、炼乳等。乳类及其制品具有很高的营养价值，不仅是婴儿的主要食物，也是老弱病患者的营养食品。

一、乳类及其制品的营养成分及组成特点

乳类及其制品几乎含有人体需要的所有营养素，除维生素 C 含量较低外，其他营养素含量都比较丰富。某些乳制品加工时除去了大量水分，故其营养素含量比鲜乳的要高，但某些营养素受加工的影响，相对含量有所下降（表 4-12）。

表 4-12　乳类及其制品的主要营养素含量与比较（每 100g）

食物名称	蛋白质(g)	脂肪(g)	碳水化合物(g)	维生素A(μg)	维生素B_1(mg)	维生素B_2(mg)	烟酸(mg)	维生素C(mg)	维生素E(mg)	钙(mg)	铁(mg)	锌(mg)	磷(mg)	硒(μg)
牛乳	3	3.2	3.4	24	0.03	0.14	0.1	1	0.21	104	0.3	0.42	73	1.94
羊乳	1.5	3.5	5.4	84	0.04	0.12	2.1	—	0.19	82	0.5	0.29	98	1.75
酸乳	2.5	2.7	9.3	26	0.03	0.15	0.2	1	0.12	118	0.4	0.53	85	1.71
甜炼乳	8	8.7	55.4	41	0.03	0.16	0.3	2	0.28	242	0.4	1.53	200	3.26
全脂奶粉	20.1	21.2	51.7	141	0.11	0.73	0.9	4	0.48	676	1.2	3.14	469	11.8

1. 乳类

乳类的水分含量为 86%～90%，因此它的营养素含量与其他食物比较时相对较低。

（1）蛋白质

牛乳中的蛋白质含量比较恒定，约在 3.0%左右。牛乳蛋白质一般划分为酪蛋白和乳清蛋白两类。酪蛋白约占牛乳蛋白质的 80%，乳清蛋白约占牛乳中总蛋白质的 20%。牛乳蛋白质为优质蛋白质，生物价为 85，容易被人体消化吸收。

① 酪蛋白：牛乳中 4/5 的蛋白质为酪蛋白，它赋予牛乳以独特的性质和营养。

② 乳清蛋白：乳清中的蛋白质属于乳清蛋白，其中主要包括 β-乳球蛋白和 α-乳清蛋白，此外还有少量血清蛋白、免疫球蛋白等。牛奶的乳清蛋白当中，α-乳清蛋白约占 19.7%，β-乳球蛋白占 43.6%，血清蛋白占 4.7%。

（2）脂类

牛乳含脂肪 2.8%～4.0%，乳中磷脂含量约为 20～50mg/100ml，胆固醇含量约为 13mg/100ml。

① 牛乳脂肪的组成：牛乳中的脂类主要由甘油三酯组成，其中有少量的甘油单酯和二酯、磷脂、鞘脂、固醇类。

② 牛乳脂肪在加工中的变化：由于乳脂肪的比重比乳本身轻，它具有上浮的趋势。乳脂肪经均质化可防止脂肪分层，其方法是在高流速、高压力下迫使牛乳从极细的孔径喷出，这样，乳脂肪球便从 3～10μm 减小到 2μm 以下。新增的表面积具有高表面自由能，因此它们将酪蛋白和少部分乳清蛋白吸收于表面，防止了微脂肪球的相互聚集。此外，由于脂肪球数目的增加，散射光的能力增强，牛乳显得更白。

未均质牛乳在室温或较低温度下离心可获得稀奶油。低温下（5～10℃）离心对脂肪球的

破坏较小，因而获得的奶油较稠，并含有较多免疫球蛋白。

(3) 碳水化合物

乳类中的碳水化合物含量为 3.4%～7.4%，人乳中含量最高，羊乳居中，牛乳最少。碳水化合物的主要形式为乳糖。

由于乳糖可促进钙等矿物质的吸收，也为婴儿肠道内双歧杆菌的生长所必需，对于幼小动物的生长发育具有特殊的意义。但对于部分不经常饮奶的成年人来说，体内乳糖酶活性过低，大量食用乳制品可能引起乳糖不耐受的发生。如果使用固定化乳糖酶将乳糖水解为半乳糖和葡萄糖可以解决乳糖不耐受问题，同时可提高产品的甜度。

(4) 矿物质

牛乳中的矿物质主要包括钠、钾、钙、镁、氯、磷、硫、铜、铁等，大部分与有机酸结合形成盐类，少部分与蛋白质结合或吸附在脂肪球膜上。其中成碱性元素略多，因而牛乳为弱成碱性食品。乳中的矿物质含量因品种、饲料、泌乳期等因素而有所差异，初乳中含量最高，常乳中含量略有下降。发酵乳中钙的含量高并具有较高的生物利用率，为膳食中最好的天然钙来源。牛乳中的钠、钾和氯离子基本上完全存在于溶液中，而钙和磷分布在溶液和胶体两相中。

(5) 维生素

牛乳中含有几乎所有种类的维生素，包括维生素 A、维生素 D、维生素 E、维生素 K、各种 B 族维生素和微量的维生素 C，只是这些维生素的含量差异较大。总的来说，牛奶是 B 族维生素的良好来源，特别是维生素 B_2。乳中的 B 族维生素主要是瘤胃中的微生物所产生，其含量受饲料影响较小，但叶酸含量受到季节影响，维生素 B_{12} 含量受到饲料中钴含量的影响。维生素 D 的含量与牛的光照时间有关，而维生素 A 和胡萝卜素的含量则与乳牛的饲料密切相关。放牧的乳牛所产奶的维生素含量通常高于舍饲乳牛所产奶的维生素含量。

(6) 其他成分

① 酶类：牛奶的蛋白质部分为血液蛋白转化而来，其中含有大量酶类，主要氧化还原酶、转移酶和水解酶。水解酶中包括了淀粉酶、脂酶、酯酶、蛋白酶、磷酸酯酶等。其中的各种水解酶可以帮助消化营养物质，对幼小动物的消化吸收具有意义。

② 有机酸：牛乳中的核酸含量较低，痛风患者可以食用。牛乳中大部分的核苷酸以乳清酸的形式存在，含量约为 60mg/L。一些研究证明它具有降低血液中胆固醇浓度和抑制肝脏中胆固醇合成的作用。

③ 其他生理活性物质：乳中含有大量的生理活性物质，其中较为重要的有乳铁蛋白、免疫球蛋白、生物活性肽、共轭亚油酸、激素和生长因子等。

2. 乳制品

乳制品主要包括炼乳、奶粉、酸奶等。因加工工艺不同，乳制品营养成分有很大差异。

(1) 炼乳

炼乳为浓缩奶的一种，分为淡炼乳和甜炼乳。新鲜奶经低温真空条件下浓缩，除去约 2/3 的水分，再经灭菌而成，称淡炼乳。因受加工的影响，维生素遭受一定的破坏，因此常用维生素加以强化，按适当的比例冲稀后，营养价值基本与鲜奶相同。淡炼乳在胃酸作用下，可形成凝块，便于消化吸收，适合婴儿和对鲜奶过敏者食用。

甜炼乳是在鲜奶中加约 15%的蔗糖后按上述工艺制成。其中糖含量可达 45%左右，利用其渗透压的作用抑制微生物的繁殖。因糖分过高，需经大量水冲淡，营养成分相对下降，不宜供婴儿食用。

（2）奶粉

奶粉是经脱水干燥制成的粉。根据食用目的可制成全脂奶粉、脱脂奶粉、调制奶粉等。

全脂奶粉是将鲜奶浓缩除去70%～80%水分后，经喷雾干燥或热滚筒法脱水制成。喷雾干燥法所制的奶粉粉粒小，溶解度高，无异味，营养成分损失少，营养价值较高。热滚筒法生产的奶粉颗粒较大不均，溶解度小，营养素损失较多，一般全脂奶粉的营养成分约为鲜奶的8倍左右。

脱脂奶粉是将鲜奶脱去脂肪，再经上述方法制成的奶粉。此种奶粉含脂肪仅为1.3%，脱脂过程使脂溶性维生素损失较多，其他营养成分变化不大。脱脂奶粉一般供腹泻婴儿及需要少油膳食的患者食用。

调制奶粉又称"母乳化奶粉"，是以牛奶为基础，参照人乳组成的模式和特点，进行调整和改善，使其更适合婴儿的生理特点和需要。调制奶粉主要是减少了牛乳粉中酪蛋白、甘油三酯、钙、磷和钠的含量，添加了乳清蛋白、亚油酸和乳糖，并强化了维生素A、维生素D、维生素B_1、维生素B_2、维生素C、叶酸和微量元素铁、铜、锌、锰等。

（3）酸奶

酸奶是在消毒鲜奶中接种乳酸杆菌并使其在控制条件下生长繁殖而制成的。牛奶经乳酸菌发酵后游离的氨基酸和肽增加，因此更易消化吸收。其乳糖减少，使乳糖酶活性低的成人易于接受。酸奶中维生素A、维生素B_1、维生素B_2等的含量与鲜奶含量相似，但叶酸含量却增加了1倍，胆碱也明显增加。此外，酸奶的酸度增加，有利于维生素的保护。乳酸菌进入肠道可抑制一些腐败菌的生长，调整肠道菌相，防止腐败胺类对人体的不良作用。

（4）干酪

干酪也称奶酪，为一种营养价值很高的发酵乳制品，是在原料乳中加入适当量的乳酸菌发酵剂或凝乳酶，使蛋白质发生凝固，并加盐、压榨排除乳清之后的产品。

干酪中的蛋白质大部分为酪蛋白，经凝乳酶或酸作用而形成凝块。但也有一部分白蛋白和球蛋白被机械地包含于凝块之中。此外，经过发酵作用，奶酪当中还含有肽类、氨基酸和非蛋白氮成分。除少数品种之外，蛋白质中包裹的脂肪成分多占干酪固形物的45%以上，而脂肪在发酵中的分解产物使干酪具有特殊的风味。奶酪制作过程中大部分乳糖随乳清流失，少量乳糖在发酵当中起到促进乳酸发酵的作用，对抑制杂菌的繁殖有意义。

奶酪中含有原料中的各种维生素，其中脂溶性维生素大多保留在蛋白质凝块当中，而水溶性的维生素部分损失了，但含量仍不低于原料牛奶。原料乳中微量的维生素C几乎全部损失。干酪的外皮部分的B族维生素含量高于中心部分。

硬质干酪是钙的极佳来源，软干酪含钙较低。镁在奶酪制作过程中也得到浓缩，硬质干酪中约为原料乳含量的5倍。钠的含量因品种不同而异，农家干酪因不添加盐，钠含量仅为0.1%；而法国羊奶干酪中的盐含量可达4.5%～5.0%。

此外，成熟的奶酪中含有较多的胺类物质。它们是在后熟过程中游离氨基酸脱羧作用形成的产物，包括酪胺、组胺、色胺、腐胺、尸胺和苯乙胺等。其中以酪胺含量最高，例如切达干酪中的酪胺含量达35～109mg/100g。

（5）乳饮料

包括乳饮料、乳酸饮料、乳酸菌饮料等，严格来说不属于乳制品范畴，其主要原料为水和牛乳。

乳饮料、乳酸饮料和乳酸菌饮料均为蛋白质含量≥1.0的含乳饮料。其中配料为水、糖或甜味剂、果汁、有机酸、香精等。乳酸饮料中不含活乳酸菌,但添加有乳酸使其具有一定酸味;乳酸菌饮料中应含有活乳酸菌,为发酵乳加水和其他成分配制而成。

总的说来,乳饮料的营养价值低于液态乳类产品,它的蛋白质含量约为牛奶的1/3。但因其风味多样、味甜可口,受到儿童和青年的喜爱。

二、乳类及其制品的合理利用

鲜奶的水分含量高,营养素种类齐全,十分有利于微生物生长繁殖,因此须经严格消毒灭菌后方可食用。鲜奶的消毒方法常用煮沸法和巴氏消毒法。煮沸法是将奶直接煮沸,设备要求简单,可达到消毒的目的,但对奶的理化性质影响较大,营养成分有一定损失,多在家庭中使用。大规模生产时采用巴氏消毒法。巴氏消毒常用两种方法,即低温长时消毒法和高温短时消毒法,前者将牛奶在63℃下加热30分钟;后者在90℃下加热1秒。正确地进行巴氏消毒对奶的组成和性质均无明显影响,但对热不稳定的维生素如维生素C约会损失20%～25%。

此外,奶应避光保存,以保护其中的维生素。研究发现,鲜牛奶经日光照射1分钟后,B族维生素很快消失,维生素C也所剩无几。即使在微弱的阳光下,经6小时照射后,B族维生素也仅剩一半,而在避光器皿中保存的牛奶不仅维生素没有消失,还能保持牛奶特有的鲜味。

第七节 蛋和蛋制品的营养价值

蛋类包括鸡蛋、鸭蛋、鹅蛋、鹌鹑蛋、鸽蛋、鸵鸟蛋、火鸡蛋、海鸥蛋及其加工制成的咸蛋、松花蛋等。蛋类的营养素含量不仅丰富,而且质量也很好,是一类营养价值较高的食品。

一、蛋的结构

蛋类的结构基本相似,主要由蛋壳、蛋清和蛋黄三部分组成。蛋壳位于蛋的最外层,在蛋壳最外面有一层水溶性胶状粘蛋白,对防止微生物进入蛋内和蛋内水分及二氧化碳过度向外蒸发起着保护作用。当蛋生下来时,这层膜即附着在蛋壳的表面,外观无光泽,呈霜状,根据此特征,可鉴别蛋的新鲜程度。如蛋外表面呈霜状,无光泽而清洁,表明蛋是新鲜的;如无霜状物,且油光发亮不清洁,说明蛋已不新鲜。由于这层膜是水溶性,在储存时要防潮,不能水洗或雨淋,否则会很快变质腐败。蛋清位于蛋壳与蛋黄之间,主要是卵白蛋白,遇热、碱、醇类发生凝固,遇氯化物或某些化学物质,浓厚的蛋白则水解为水样的稀薄物。根据这种性质,蛋可加工成松花蛋和咸蛋。蛋黄呈球形,由两根系带固定在蛋的中心。随着保管时间的延长和外界温度升高,系带逐渐变细,最后消失,蛋黄随系带变化,逐渐上浮贴壳,由此也可鉴别蛋的新鲜程度。

新鲜鸡蛋清pH为7.6～8.0,蛋黄pH为6.0～6.6。鲜蛋打开后三层蛋清层次分明,蛋黄系带清晰完整。随着储藏时间的延长,pH渐渐上升,浓蛋清部分渐渐变稀,蛋黄系带消失,蛋黄从中央移开,蛋黄膜弹性减弱甚至破裂。

二、蛋类的主要营养成分及组成特点

蛋的微量营养成分受到品种、饲料、季节等多方面因素的影响,但蛋中大量营养素的含量总体上基本稳定,各种蛋的营养成分有共同之处。

1. 蛋白质

蛋类的蛋白质含量一般在10%以上。全鸡蛋的蛋白质含量为12%左右，蛋清中略低，蛋黄中较高，加工成咸蛋或松花蛋后，变化不大。鸭蛋的蛋白质含量与鸡蛋类似（表4-13）。

表4-13 畜蛋的主要营养素含量与比较（每100g）

食物名称	蛋白质(g)	脂肪(g)	碳水化合物(g)	维生素A(μg)	维生素B_1(mg)	维生素B_2(mg)	烟酸(mg)	维生素E(mg)	钙(mg)	铁(mg)	锌(mg)	磷(mg)	硒(μg)
鸡蛋（白皮）	12.7	9	1.5	310	0.09	0.31	0.2	1.23	48	2	1	176	16.55
鸡蛋白	11.6	0.1	3.1	微量	0.04	0.31	0.2	0.01	9	1.6	0.02	18	6.97
鸡蛋黄	15.2	28.2	3.4	438	0.33	0.29	0.1	5.06	112	6.5	3.79	240	27.01
鸭蛋	12.6	13	3.1	261	0.17	0.35	0.2	4.98	62	2.9	1.67	226	15.68
鸭蛋白	9.9	微量	1.8	23	0.01	0.07	0.1	0.16	18	0.1	—	—	4
鸭蛋黄	14.5	33.8	4	1980	0.28	0.62	—	12.72	123	4.9	3.09	55	25
松花蛋（鸡）	14.8	10.6	5.8	310	0.02	0.13	0.1	1.06	26	3.9	2.73	263	44.32
松花蛋（鸭）	14.2	10.7	4.5	215	0.06	0.18	0.1	3.05	63	3.3	1.48	156	25.24
咸鸭蛋	12.7	12.7	6.3	134	0.16	0.33	0.1	6.25	118	3.6	1.74	231	24.04
鹅蛋	11.1	15.6	2.8	192	0.08	0.3	0.4	4.5	34	4.1	1.43	130	27.24

蛋清当中所含的蛋白质超过40种，其中主要蛋白质包括卵清蛋白、卵伴清蛋白、卵粘蛋白、卵类粘蛋白等糖蛋白，其含量共占蛋清总蛋白的80%左右。卵清蛋白也是一种含磷蛋白。此外，蛋清中还含有卵球蛋白、溶菌酶以及9%左右的其他蛋白质。

蛋黄中的主要蛋白质是与脂类相结合的脂蛋白和磷蛋白，其中低密度脂蛋白占65%，卵黄球蛋白占10%，卵黄高磷蛋白占4%，而高密度脂蛋白占16%。低密度脂蛋白含脂类达89%，比重较低。高密度脂蛋白也称为卵黄磷脂蛋白，与卵黄高磷蛋白形成复合体而存在。卵黄高磷蛋白存在于蛋黄颗粒中，含磷约10%，包含了蛋黄中60%～70%的磷。此外还含有蛋黄核黄素结合蛋白，占0.4%左右，可与核黄素特异性地结合。

蛋黄中的蛋白质均具有良好的乳化性质，故而成为色拉酱的主要原料。蛋黄中的蛋白质也具有受热形成凝胶的性质，因此在煮蛋、煎蛋时成为凝固状态。蛋黄凝固点高于蛋清，凝固速度较慢，因此在烹调时蛋似乎较难凝固。蛋黄经过冷冻后，蛋白质发生胶凝作用，解冻后粘度增加，在食品加工中所起的功能性质随之劣变。

蛋类蛋白质的氨基酸组成与人体需要最接近，因此生物价也最高，达94，是其他食物蛋白质的1.4倍左右。其蛋白质中的赖氨酸和蛋氨酸含量较高，和谷类和豆类食物混合食用，可弥补其赖氨酸或蛋氨酸的不足。蛋类蛋白质中还富含半胱氨酸，加热过度使半胱氨酸部分分解产生硫化氢，与蛋黄中的铁结合可形成黑色的硫化铁，煮蛋中蛋黄表面的青黑色和鹌鹑蛋罐头的黑色物质来源于此。鲜鸡蛋蛋白的加热凝固温度为62～64℃，蛋黄为68～72℃。降低含水量、添加蔗糖均使鸡蛋白质凝固温度提高 pH下降、添加钠盐或钙盐则可降低鸡蛋蛋白质的凝固温度。生蛋清中因含有抗蛋白酶活性的卵巨球蛋白、卵类粘蛋白和卵抑制剂，使其消化吸收率仅为50%左右，烹调后可使各种抗营养因素完全失活，消化率达96%，因此鸡蛋烹调时应使其蛋清完全凝固。

2. 脂类

蛋清中含脂肪极少，98%的脂肪存在于蛋黄当中。蛋黄中的脂肪几乎全部以与蛋白质结合的良好乳化形式存在，因而消化吸收率高。

鸡蛋蛋黄中脂肪含量约 28%～33%，其中中性脂肪含量约占 62%～65%，磷脂占 30%～33%，固醇占 4%～5%，还有微量脑苷脂类。蛋黄中性脂肪的脂肪酸中，以单不饱和脂肪酸油酸最为丰富，约占 50%左右，亚油酸约占 10%，其余主要是硬脂酸、棕榈酸和棕榈油酸，含微量花生四烯酸。

蛋黄是磷脂的极好来源，所含卵磷脂具有降低血胆固醇的效果，并能促进脂溶性维生素的吸收。鸡蛋黄中的磷脂主要为卵磷脂和脑磷脂，此外尚有神经鞘磷脂。

各种禽蛋的蛋黄中的总磷脂含量相似。它们使蛋黄具有良好的乳化性状，但因含有较多不饱和脂肪酸，容易受到脂肪氧化的影响。蛋类的胆固醇含量极高，主要集中在蛋黄，其中鹅蛋黄中的胆固醇含量最高，每100g达1696mg，是猪肝的7倍、肥猪肉的17倍，鹅蛋加工成咸蛋或松花蛋后，其中的胆固醇含量无明显变化。

3. 碳水化合物

鸡蛋当中的碳水化合物含量极低，大约为1%左右，分为两种状态存在，一部分与蛋白质相结合而存在，含量为0.5%左右；另一部分游离存在，含量约0.4%。后者的含量中98%为葡萄糖，其余为微量的果糖、甘露糖、阿拉伯糖、木糖和核糖。这些微量的葡萄糖是蛋粉制作中发生美拉德反应的原因之一，因此生产上在干燥工艺之前采用葡萄糖氧化酶除去蛋中的葡萄糖，使其在加工储藏过程中不发生褐变。

4. 矿物质

蛋中的矿物质主要存在于蛋黄部分，蛋清部分中的含量较低。蛋黄中含矿物质 1.0%～1.5%，其中磷最为丰富，为240mg/100g，钙为112mg/100g。

蛋黄是多种微量元素的良好来源，包括铁、硫、镁、钾、钠等。蛋中所含铁元素数量较高，但以非血红素铁形式存在。由于卵黄高磷蛋白对铁的吸收具有干扰作用，故而蛋黄中铁的生物利用率较低，仅为3%左右。不同禽类所产蛋中的矿物质含量有所差别，蛋黄中铁、钙、镁、硒的含量排序为：鹅蛋、鸭蛋、鸽蛋、洋鸡蛋、草鸡蛋；蛋白中的矿物质含量排序为鸭蛋、鸽蛋、鹅蛋、洋鸡蛋、草鸡蛋。鹌鹑蛋含锌量高于鸡蛋，而鸵鸟蛋中各种矿物元素含量与鸡蛋相近。

消费者通常认为草鸡蛋营养素含量更高，然而分析结果表明，洋鸡蛋的微量元素含量略高于草鸡蛋，可能与饲料当中所提供的矿物质更为充足有关。蛋中的矿物质含量受饲料因素影响较大，饲料中硒含量上升，则蛋黄中硒含量增加，添加有机硒更容易在蛋黄中积累。添加有机锰可增加蛋黄当中的锰含量。饲料中锌和硒的含量极显著地影响蛋中硒的沉积，锌和碘也对硒的沉积产生显著影响，添加碘不仅能提高硒的吸收和转化，还能使蛋中碘含量上升，通过添加硒和碘的方法可生产富硒鸡蛋和富碘鸭蛋，通过调整饲料成分，目前市场上已有富硒蛋、富碘蛋、高锌蛋、高钙蛋等特种鸡蛋或鸭蛋销售。

5. 维生素和其他微量活性物质

蛋中的维生素含量十分丰富，且品种较为完全，包括所有的 B 族维生素、维生素 A、维生素 D、维生素 E、维生素 K 和微量的维生素 C。其中绝大部分的维生素 A、维生素 D、维生素 E 和大部分维生素 B_1 都存在于蛋黄当中。鸭蛋和鹅蛋的维生素含量总体而言高于鸡蛋。此外，蛋中的维生素含量受到品种、季节和饲料中含量的影响。

蛋黄是胆碱和甜菜碱的良好来源，甜菜碱具有降低血脂和预防动脉硬化的功效。

鸡蛋壳、蛋清和蛋黄中的唾液酸含量分别为 0.0028%、0.01%、0.095%，而蛋白膜和蛋黄膜的含量分别为 0.02% 和 0.153%，该成分具有一定免疫活性，对轮状病毒有抑制作用。

在 0℃下保藏鸡蛋一个月对维生素 A、维生素 D、维生素 B_1 无影响，但维生素 B_2、烟酸和叶酸分别有 14%、17% 和 16% 的损失。

煎鸡蛋和烤蛋中的维生素 B_1、维生素 B_2 损失率分别为 15% 和 20%，而叶酸损失率最大，可达 65%。煮鸡蛋几乎不引起维生素的损失。

散养禽类摄入含类胡萝卜素的青饲料较多，因而蛋黄颜色较深；集中饲养的鸡饲料当中含有丰富的维生素 A，但因为缺乏青叶类饲料故蛋黄颜色较浅，但其维生素 A 含量通常高于散养鸡蛋。为了提高鸡蛋的感官性状，目前也使用一些合成类胡萝卜素添加入饲料令蛋黄着色。用不同红黄色调的类胡萝卜素进行配比，可以得到最令人满意的蛋黄色泽。饲料中维生素 A 和钙含量过高时抑制蛋黄着色。

三、蛋类的合理利用

在生鸡蛋蛋清中，含有抗生物素蛋白和抗胰蛋白酶。抗生物素蛋白能与生物素在肠道内结合，影响生物素的吸收，食用者可引起食欲不振、全身无力、毛发脱落、皮肤发黄、肌肉疼痛等生物素缺乏的症状；抗胰蛋白酶能抑制胰蛋白酶的活力，妨碍蛋白质的消化吸收，故不可生食蛋清。烹调加热可破坏这两种物质，消除它们的不良影响，但是不宜过度加热，否则会使蛋白质过分凝固，甚至变硬变韧，形成硬块，反而影响食欲及消化吸收。

蛋黄中的胆固醇含量很高，大量食用会引起高脂血症，是动脉粥样硬化、冠心病等疾病的危险因素，但蛋黄中还含有大量的卵磷脂，对心血管疾病有防治作用。因此，吃鸡蛋要适量。据研究，每人每日吃 1~2 个鸡蛋，对血清胆固醇水平既无明显影响，也可发挥禽蛋其他营养成分的作用。

本章习题

一、选择题

1. 下列食品中含钙最丰富的是（　　）。
   A. 牡蛎　　　　B. 海带　　　　C. 虾皮　　　　D. 牛奶
   E. 大豆
2. 动物性食品中铁的吸收率高，是由于（　　）。
   A. 抗坏血酸含量高　　　　B. 磷酸含量低
   C. 主要以卟啉铁的形式存在　　　　D. 草酸含量低
   E. 主要以 $Fe(OH)_3$ 络合物形式存在
3. 下列食物中含铁量最少的是（　　）。
   A. 牛奶　　　　B. 菠菜　　　　C. 大豆　　　　D. 木耳
   E. 鸡蛋

4. 谷类的无机盐组成中，含量比例最高的是（　　）。
   A. 磷　　　　　　B. 钙　　　　　　C. 镁　　　　　　D. 钾
   E. 铁
5. 下列关于除大豆外的普通豆类营养特点的叙述，错误的是（　　）。
   A. 富含碳水化合物　　　　　　B. 脂肪含量较抵
   C. 富含 B 族维生素　　　　　　D. 富含磷和钙
   E. 必需氨基酸组成中，赖氨酸和蛋氨酸含量丰富
6. 不饱和脂肪酸含量比例最高的下列食用油脂是（　　）。
   A. 奶油　　　　　B. 鱼油　　　　　C. 鸭油　　　　　D. 羊油
   E. 鸡油
7. 大豆油中不饱和脂肪酸含量高达 50% 以上的是（　　）。
   A. 花生四烯酸　　B. 油酸　　　　　C. 亚油酸　　　　D. α-亚麻酸
   E. β-亚麻酸
8. 消化功能不良和有乳糖不耐症的人，较适宜选食用的奶制品为（　　）。
   A. 脱脂奶粉　　　B. 酸奶　　　　　C. 甜炼乳　　　　D. 淡炼乳
   E. 全脂奶粉
9. 下列食物中，核黄素含量最丰富的是（　　）。
   A. 动物肝脏　　　B. 绿叶蔬菜　　　C. 大豆　　　　　D. 胡萝卜
   E. 柑橘
10. 必需脂肪酸的最佳食物来源是（　　）。
    A. 猪油　　　　　B. 鸡蛋黄　　　　C. 椰子油　　　　D. 大豆油
    E. 奶油
11. 不饱和脂肪酸最好的食物来源是（　　）
    A. 植物油　　　　B. 动物油　　　　C. 人造奶油　　　D. 肉类
    E. 蛋类
12. 大豆的限制氨基酸为（　　）
    A. 色氨酸　　　　B. 苏氨酸　　　　C. 蛋氨酸　　　　D. 缬氨酸
    E. 赖氨酸
13. 动物性食物中，胆固醇含量最高的是（　　）。
    A. 肾　　　　　　B. 心　　　　　　C. 肝　　　　　　D. 肥肉
    E. 脑
14. 下列食物中含钙最丰富的是（　　）。
    A. 海带　　　　　B. 牡蛎　　　　　C. 牛奶　　　　　D. 芝麻酱
    E. 小虾皮
15. 下列食物中含铁最丰富的是（　　）。
    A. 鱼类　　　　　B. 鸡蛋　　　　　C. 瘦肉　　　　　D. 绿叶菜
    E. 肝脏
16. 谷类蛋白质的第一限制氨基酸是（　　）。
    A. 亮氨酸　　　　B. 赖氨酸　　　　C. 缬氨酸　　　　D. 蛋氨酸
    E. 苯丙氨酸

17. 维生素的最佳食物来源是（　　）。
    A. 动物肝脏　　　B. 蔬菜　　　C. 豆类　　　D. 禽类
    E. 粮食
18. 谷类中碳水化合物主要是（　　）。
    A. 双糖　　　B. 单糖　　　C. 低聚物　　　D. 淀粉
    E. 膳食纤维
19. 下列食物含锌最丰富的是（　　）。
    A. 猪肝　　　B. 鸡蛋　　　C. 小虾皮　　　D. 海鱼
    E. 牡蛎
20. 下列食物中含碘最丰富的是（　　）。
    A. 海产鱼　　　B. 淡水鱼　　　C. 鸡肉　　　D. 稻米
    E. 牛奶
21. 钙最丰富和良好的食物来源是（　　）。
    A. 蔬菜、水果　　　B. 乳类及其乳制品　　　C. 粮谷类　　　D. 肉类
    E. 植物油

二、填空题

1. 谷类蛋白质主要由_____、_____、_____和_____组成。
2. 谷类脂肪主要含_____脂肪酸。
3. 谷类的碳水化合物主要为_____，集中在胚乳的_____中。
4. 以玉米为主食的地区居民容易发生_____缺乏病。
5. 玉米油中还含有丰富的维生素_____。
6. 干豆类几乎不含维生素_____，但经发芽做成豆芽后，其含量明显提高。
7. 蔬菜是_____和_____的主要来源。
8. 菌藻类食物包括_____和_____。
9. 水果类可分为_____、_____、_____和_____。
10. 坚果可以分为_____坚果和_____坚果。
11. 畜禽肉的蛋白质为_____蛋白质，含有人体必需的各种氨基酸。
12. 畜肉脂肪组成以_____脂肪酸为主，主要由_____、_____和_____等组成。
13. 浸出物是指除蛋白质、盐类、维生素外能溶于水的物质，包括_____和_____。
14. 鱼类脂肪多由_____脂肪酸组成，一般占60%以上。
15. _____和_____是维生素 A 和维生素 D 的重要来源，也是维生素 E 的一般来源。
16. 传统上将牛乳蛋白质划分为_____和_____两类。
17. 乳类碳水化合物的主要形式为_____。
18. _____干酪是钙的极佳来源，_____干酪含钙较低。
19. _____是磷脂的极好来源，所含卵磷脂具有降低血胆固醇的效果，并能促进脂溶性维生素的吸收。
20. 据研究，每人每日吃_____个鸡蛋，对血清胆固醇水平既无明显影响，可发挥禽蛋其他营养成分的作用。

三、问答题

1. 谷物的营养价值有何特点？
2. 肉类的营养价值有何特点？
3. 乳的营养价值有哪些特点？人乳与牛乳的营养价值有何不同？牛乳母乳化的主要目标是什么？
4. 蛋类的营养价值有何特点？
5. 动物性水产品的营养价值有何特点？
6. 蔬菜水果的营养价值有何特点？试述食用菌和大枣的营养及特殊功效。
7. 试述大豆的营养价值特点及其特殊功效。
8. 试述茶叶的种类、营养价值特点及特殊功效。
9. 各种酒类营养价值的特点是什么？

第五章　不同人群的营养

第一节　孕妇营养

妇女从妊娠开始到产后哺乳终止期间，由于孕育胎儿、分娩及分泌乳汁的需要，母体要经受一系列的生理调整过程，这一时期对多种营养素的需要会较正常时增加。一是要提供能满足胎体生长发育和乳汁分泌所必须的各种营养素；二是要满足自身的营养需求，达到预防可能出现的母体和胎体营养缺乏及某些并发症的目的。因此，保证妊娠期和哺乳期的合理营养对母体健康和婴幼儿的正常身心发育有着重大的意义。

一、孕期生理特点

1. 代谢改变

孕期的代谢活动在大量雌激素、黄体酮及绒毛膜促乳腺生长素等激素影响下，使母体的合成代谢增加、基础代谢率升高。对碳水化合物、脂肪和蛋白质的利用也有所改变，能源物质通过胎盘的贮存和转运至胎儿。孕末期的蛋白质分解产物排除较少，以利用合成组织所需的氮储留。

2. 消化系统功能改变

消化液分泌减少，胃肠蠕动减慢，常出现胃肠胀气及便秘的不良反应。对某些营养素如铁、钙、叶酸、维生素 B_{12} 的吸收能力增强，孕早期常有恶心，呕吐等妊娠反应。

3. 肾功能改变

妊娠期孕妇需排出自身及胎儿的代谢废物，因此肾脏负担加重，肾小球的滤过能力增强，尿中可出现葡萄糖、氨基酸。

4. 水代谢与血容量变化

妊娠过程中母体含水量约增加 7L，血容量增加 40%，但红细胞却只增加了 20%～30%，血红蛋白的浓度亦下降，常出现生理性贫血。

5. 体重增加

身体健康的妇女如果不限制饮食，孕期一般增加体重 10～10.25kg。孕早期增重较少，孕中期和孕末期则每周稳定增加约 0.35～0.4kg。机体增加的合成代谢，要求有相应的营养素供给。

二、孕期的营养特点

1. 能量

孕妇除了维持自身所需的能量外，还要负担胎儿的生长发育以及胎盘和母体组织增长所需要的能量。合成这些组织所需要的能量再加上膳食能量转化为体内可利用的能量时消耗估计约为 80000cal,平均每日约需增加 300cal。但是大多数的孕妇由于活动量的减少而实际上并不需要增加这么多的能量摄入,但是也须比未孕前有所补充。

2. 蛋白质

整个孕期约需储留 910g 蛋白质,其中胎儿约需要 440g,胎盘约需要 100g,子宫和乳房发育约需要 230g,孕妇血液量增加约需要 140g。妊娠各期蛋白质的储留不是均衡的,孕 10、20、30、40 周时的蛋白质储留量分别约为 35g、210g、532g、910g。可见随着妊娠的进展,蛋白质储留速度不断超前发展,前 10 周的蛋白质储留量不到孕期的 5%,而后 20 周蛋白质储留量占 75%以上。妇女应当适当补充优质蛋白质以供身体需要。

3. 脂肪

妊娠过程中孕妇平均储存 2~4kg 脂肪,胎儿储存的脂肪可分为其体重的 5%~15%。脂类是胎儿的重要组成部分,构成其固体的 1/2 以上。在脑细胞增殖、生长过程中需要一定量的必需脂肪酸,脑和视网膜中主要的多不饱和脂肪酸是花生四烯酸和廿二碳六烯酸。

孕妇膳食中应有适量的脂肪,以保证胎儿和自身的需要。由于孕妇的血脂较平时升高,脂肪量不宜过多。

4. 钙、铁、锌、碘

(1) 钙:成年妇女体内含钙 1kg,孕期需要增加储存钙约 30g,几乎都是在最后三个月积存于胎儿体内,以满足胎儿骨骼和牙齿生长发育的需要。孕早期储钙较少,除胎儿需要外,母体需要储留部分钙以备哺乳期使用。我国孕妇缺钙的现象比较普遍,常有孕妇在孕五个月左右开始发生小腿抽搐,这可能与孕妇的血钙降低有关。孕妇钙量不足时,可引起母体骨骼中钙盐的溶出。近年的研究还发现孕妇血钙含量与婴儿出生体重呈正比相关。

(2) 铁:缺铁性贫血是个普遍存在的营养问题,在孕妇中较多见,据调查我国孕妇的贫血患病率平均为 30%左右,孕末期更高。整个孕期约需铁 1000mg,其中胎儿约需要 300mg,用于胎盘约 50mg,孕妇血液量增加约需要 450mg,分娩时失血约 200mg。由于孕早期的妊娠反应影响进食,孕 20 周起血容量迅速增加,如果膳食中铁不足,就容易引起缺铁性贫血,这会影响新生儿肝脏的储铁量,致使婴儿出生后较早出现缺铁性贫血。由于我国膳食中相当一部分铁来源于食物,尤其是在妊娠最后 20 周,通过食物或营养品补充更为重要,此时肠道对铁的吸收率可增加二倍以上。

(3) 锌:锌与妊娠的关系是近年来人们关心的问题,大量的动物实验结果显示:母体补充锌能促进胎儿生长发育和预防先天畸形。锌缺乏还影响维生素 A 的转运以及外周组织中视黄醇的氧化。

(4) 碘:碘是合成甲状腺所必需的营养素,而甲状腺可促进蛋白质的合成并促进胎儿生长发育,对于大脑的正常发育非常重要。孕妇缺碘可能导致胎儿甲状腺功能低下,影响大脑的正常发育和成熟,这样的婴儿出生后易患克山病,智力低下,生长迟缓、聋哑等。

5. 维生素

孕早期除需叶酸 0.4mg/d 外,其他与非孕妇女相同。中晚期需视黄醇当量 VitA1000mg,

VitD10mg，VitE12mg，VitB$_1$ 1.8mg，VitB$_2$ 1.8mg，尼克酸 18mg，VitC 80mg。

孕妇缺乏维生素 A 与胎儿宫内发育迟缓、低出生体重及早产有关。维生素 D 缺乏与孕妇骨质软化症及新生儿低钙血症和手足搐有关。孕早期因妊娠反应和代谢改变，应供给充足的维生素，最好是摄入 β-胡萝卜素。同时补充维生素 B$_1$、B$_2$、B$_6$ 及维生素 C，也有助于减轻呕吐和味觉异常。孕妇的叶酸摄入量不足和新生儿神经血管畸形的关系近年来也受到广泛关注。

三、孕期营养不良对母体及胎儿的影响

1. 营养不良对胎儿的影响

（1）低出生体重：指新生儿出生体重<2500g，低出生体重的影响因素较多，与营养有关的主要有：孕前体重低、孕期体重增长缓慢、孕妇血浆总蛋白和白蛋白低、孕妇贫血、维生素 A、B$_1$、B$_2$ 缺乏、孕妇大量饮酒或吸烟、早产等。

（2）早产儿及小于胎龄儿：早产儿是指妊娠少于 37 周出生的婴儿。小于胎龄儿是指新生儿体重为同胎龄儿平均体重的二上标准差者。孕期能量和蛋白质营养摄入不足以及营养不平衡，孕期增重少于 12kg 等，可引起胎儿宫内发育迟缓，或生长停滞。发展中国家的低出生体重儿大多是小于胎龄儿。

（3）围生期新生儿死亡率增高：一些调查资料表明，低出生体重儿的围生期死亡率明显高于正常出生体重儿。围生期新生儿死亡率较高的地区，母亲营养不良也较普遍。

（4）脑发育受损：胎儿脑发育始于妊娠 10~18 周，孕 30 周到出生后一年是脑细胞数量的快速增长期，随后脑细胞的数量不再增加而细胞增长肥大、重量增加直至二岁左右。妊娠期营养不良特别是孕后期母体蛋白质摄入量不足将会影响胎儿脑细胞的数量增殖和大脑的发育，并影响到以后的智力发育。

（5）先天性畸形：孕期某些营养素缺乏可能导致出生婴儿先天性畸形，与先天性畸形有关的营养素主要有锌、碘、叶酸缺乏等。

2. 营养不良对母体的影响

（1）引起缺乏病：营养性贫血，主要是指缺铁性贫血或缺叶酸和维生素 B$_{12}$ 引起的嗜幼红细胞性贫血；缺乏钙和维生素 D 引起的骨质软化症；蛋白质摄入量不足和维生素 B$_1$ 缺乏引起的营养不良性水肿。

（2）发生妊娠合并症：研究发现营养不足特别是热能和蛋白质摄入量不足的孕妇与营养良好的孕妇比较，前者孕期并发症如流产、早产及婴儿死亡率高于后者。

（3）妊娠高血压综合症：妊娠高血压综合症可能导致子痫前症和子痫症，是造成孕妇死亡的最主要原因。它的致病原因不明确，可能与营养有关的包括：母体肥胖、蛋白质、钙、锌、镁、维生素 B 摄入不足。

四、孕妇的合理膳食

孕妇的合理膳食是指通过合理的膳食调配、膳食制度和烹调方法，提供孕妇所必需的能量和各种营养素的平衡膳食。一方面要达到孕妇营养的供给与需要之间的平衡，在数量和质量上满足妊娠不同时期对营养的特殊需要。另一方面，则要达到各种营养素之间的平衡，以避免由于膳食构成比例失调而造成的不良影响。此外，还要考虑孕妇膳食中的食物应易于消化吸收，

并能促进食欲，防止食物中营养素的损失和有害物质的形成，以保证孕妇健康和胎儿的正常发育。孕期平衡膳食的基本原则是：

1. 充足的能量

孕期的能量需要比怀孕前明显增加，为满足孕妇营养和胎儿生长发育的需要，膳食中应含有充足的能量。充足的能量是通过提高主食的量以及适当地提高脂肪的摄入量和增加肉类食物实现的。怀孕中、后期，每日应摄入 400～500g 以上的主食，各种肉类食物应在 200～250g；除了食物中的脂肪外，烹调油也应比怀孕前增加一些，但主要还是提高主食的摄入量。

2. 较高的蛋白质

主要通过增加鱼、肉、蛋、奶、豆制品等的摄入来实现。在孕中、晚期的蛋白质需要比孕前增加了 15～20g。所以必须比平时多摄取 100g 左右的肉类食品，并保证每日喝牛奶 250～500mL。

3. 丰富的无机盐、维生素和膳食纤维

孕期要比怀孕前多摄入新鲜的蔬菜、水果，尤其要注意含钙、铁丰富的食物摄取。如在孕中、晚期，蔬菜的摄入量（以绿叶蔬菜为主）可达 500～700g，水果 200g 以上。同时还要保证肉、蛋、奶、豆类食品及各种水产品有一定量摄入。

4. 食物多样化

食物多样化即每日膳食中的食物要包括谷类及薯类食物、动物性食物、豆类及其制品、蔬菜和水果类，并交替选用同一类中的各种食物，既可使膳食多样化，又能达到不同食物在营养成分上的互补。

5. 不同孕期的膳食应有所不同

在怀孕早期，胎儿生长慢，孕妇所需要的能量和营养素变化不大，身体状况良好、营养均衡的妇女并不需要额外地补充太多的能量及营养素。在孕中、晚期，胎儿生长加快，对母亲身体质量需求直线上升，因此，应注意能量及营养素的补充，特别是要多吃一些动物性食物，以保证蛋白质及其他营养素的储备。进入妊娠后期，由于胃部受到压迫，每餐的进食量减少，每日的进餐次数应增加到 4 或 5 次。

6. 注意饮食卫生

不洁的食物可引起胃肠炎、痢疾等疾病，某些有化学性物质污染的食品不仅有致癌作用，还可诱发胎儿畸形，严重污染时还可发生食物中毒，危及母体及胎儿健康。因此，妊娠期尤其要注意食品的卫生质量。

7. 少吃过咸、过甜和油腻食物

摄入过多的盐，与孕妇水肿和妊娠中毒的发生有关；过甜或过于油腻的食物易导致肥胖。

8. 不吃刺激性食物

浓茶、酒及辛辣的调味品等刺激性食物对孕妇不利，可使大便干燥，引发或加重痔疮。饮食中也不要摄入过多的香辛作料、咖啡等刺激性食物。

9. 各餐食物合理分配

通常三餐的能量分配为早餐占25%～35%，中餐占40%，晚餐占30%～35%。孕妇也可将每日总能量的20%～30%用于加餐，加餐可以安排牛奶、点心等食品。需要注意的是，孕妇不宜营养过剩，以避免母亲肥胖及产生巨大儿而造成难产。

10. 养成良好的饮食习惯

孕妇应按规律用餐，不暴饮暴食、不偏食；进餐时要专心一意并保护心情愉快，以保证食物的消化和吸收。

第二节 乳母营养

一、乳母的营养特点

1. 保证供给充足的能量

乳母每天约分泌600mL～800mL的乳汁来喂养孩子，当营养供应不足时，即会破坏本身的组织来满足婴儿对乳汁的需要，所以为了保护母亲和分泌乳汁的需要，必须供给乳母充足的营养。

800mL乳汁约含蛋白质10g，母体膳食蛋白质转变为乳汁蛋白质的有效率为70%，因此，我国推荐膳食营养供给量建议乳母膳食蛋白质每日应增加25g。

2. 增加鱼、肉、蛋、奶、海产品的摄入

人乳的钙含量比较稳定，乳母每日通过乳汁分泌的钙近300mg。当膳食摄入钙不足时，为了维持乳汁中钙含量的恒定，就要动员母体骨骼中的钙，所以乳母应增加钙的摄入量。我国推荐的膳食营养素供给量建议乳母钙摄入量每日为1500mg。钙的最好来源为牛奶，乳母每日若能饮用牛奶500mL，则可从中得到570mg钙。此外，乳母应多吃些动物性食物和大豆制品以供给优质蛋白质，同时应多吃些水产品。海鱼脂肪富含二十二碳六烯酸（DHA），牡蛎富含锌，海带、紫菜富含碘。乳母多吃些海产品，这样对婴儿的生长发育有益。

二、乳母的合理膳食

乳母的膳食营养除满足自身需要外，还应满足泌乳的营养素消耗的需要，为此，膳食配制应根据其特殊需求合理安排。轻体力劳动妇女哺乳期应摄入12.5～13MJ（3000～3300kcal）热能，蛋白质，脂肪与碳水化合物的热能比分别为13%～15%，27%与58%～60%，如粮食450～600g，蛋类50～100g，肉类100～150g，豆制品100g，牛奶225g，蔬菜400g（绿叶菜应占50%左右）。

烹调方法应多用烧、煮、炖，少用油炸，食用时多喝汤，这样既可以增加营养，还可促进乳汁分泌。每日除三餐外，可适当加餐2～3次，餐间可多次饮水．因乳汁分泌与乳母饮水量有关。

第三节 婴幼儿营养

一、婴儿的营养需要

1. 能量

能量是婴儿迅速生长发育的动力和源泉,婴儿期(尤其是新生儿期)的能量摄入特别重要。如果能量供给不足,使生长发育滞后,更使许多正处于发育高峰期的器官得不到发育,错过最佳发育时机,导致重要器官永久发育不良等严重后果。如果能量供给过多又可引起婴儿肥胖症及其相关健康问题,因此婴儿能量的摄入必须与消耗及正常储存相平衡。婴儿的能量需要包括各种活动的能量消耗(包括基础代谢、体力活动、食物的特殊动力作用等)、生长发育(能量储存)及排泄能量。

(1) 基础代谢

基础代谢是在休息静止状态下的能量消耗。婴儿的体表面积相对较大,按公斤体重计约为成人的两倍,故用来维持基础代谢所需的能量比例也较多,约占总能量的60%。需要184~192kJ(44~46kcal)/(kg·d)。在测量婴儿的基础代谢时,还包括了生长所致的能量储存。

(2) 储存能量(生长发育)

是提供身体生长所需的能量,需要量与婴儿的生长速度成正比。婴儿能量摄入不足,生长发育就会停顿或迟缓。婴儿用于生长发育的能量约占总能量的25%~30%,6月龄前的婴儿每千克体重每日需要的能量可高至167kJ或209kJ(40kcal或50kcal),1岁时每千克体重每日约需63kJ(15kcal),以后逐渐减低,到青春期又增高。

(3) 食物的生热效应

也称食物的特殊动力作用,是指因进食而引起的能量消耗的额外增加,以及进食后机体的代谢率增高的现象。进食蛋白质食物的生热效应最高,达到蛋白质所产生能量的30%,一般混合食物的生热效应是基础代谢的10%。

(4) 活动耗能

婴儿活动即用于肌肉动作的能量,不同的个体极不一致。好动多哭的婴儿比较同龄的安静婴儿,需要的能量可高3~4倍。初生婴儿只能啼哭、吮乳,这项需要能量较少。以后肌肉发达,能玩耍行走时需要增加。1岁以内的婴儿,每千克体重每日约需能量63~84kJ(15~20kcal)。以后随着活动的增加,该部分的能量消耗也增多,在成人时约占总能量的30%。

(5) 排泄能量

是指未消化吸收利用的能量,部分食物未被消化吸收而随粪便排出。这部分能量较为恒定,占总能量的10%。

实际应用时,总需能量需要根据年龄、体重及发育速度来进行估计,如图5-1所示。

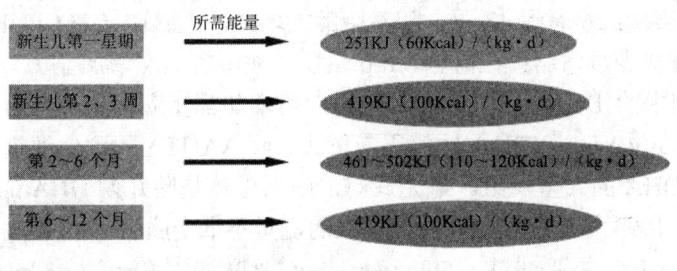

图 5-1

2000年我国营养学会建议的0~6个月及7~12个月的婴儿日均能量参考摄入量为95 kcal/kg/d。

2. 蛋白质

婴儿生长迅速，身体处于正氮平衡，不仅蛋白质的量按每单位体重计大于成人，而且需要更多的优质蛋白质。6个月的婴儿需要的必须氨基酸量比成人多5~10倍。除成人的八种必需氨基酸外，婴儿早期肝脏功能还不成熟，还需要由食物提供组氨酸、半胱氨酸和酪氨酸，以及牛磺酸，各种必须氨基酸之间还要有一个合适的比例，人乳中必需氨基酸的比例最适合婴儿生长的需要。对于蛋白质的参考摄入量，人乳喂哺的婴儿，蛋白质所需为 2.0g/kg/d，牛乳喂养者为 3.5g/kg/d，大豆或谷类蛋白为 4.0g/kg/d。

3. 脂肪

脂肪是婴儿最重要的能量来源，亦是必需脂肪酸及脂溶性维生素的载体。脂肪为脑、神经组织形成和发育所必需。0~6岁的婴儿按每日摄入人乳 800mL 计，则可获得脂肪 27.7g，含能量 1MJ（244.8kcal），占总能量的 47%。我国营养学会推荐婴儿脂肪供能为总能量的 45%~50%。每 100kcal 的婴儿食品含脂肪应不少于 3.8g，同时不多于 6g（能量比 30%~54%）。婴儿 6 个月后虽然添加一些辅助食品，但还是以奶类食品为主，脂肪提供的能量比仍然较高，推荐的脂肪供能量占总能量比为 35%~40%。

人类脑组织是全身含磷脂最多的组织，大脑灰质的 22.1%和白质的 23.9%由磷脂构成。孕 20 周开始，胎儿脑细胞分裂加速，作为脑细胞结构和功能成分的磷脂增加是脑细胞分裂加速的前提，而长链多不饱和脂肪酸如花生四烯酸（AA，C20：4，n-6）、二十二碳六烯酸（DHA，C22：6，n-3）为脑磷脂合成所必须。大量的研究证实，DHA 是细胞膜磷脂的主要结构脂肪酸，尤其在视网膜及中枢神经细胞膜中，如大脑突触体膜和视网膜视杆细胞外节，视网膜光感受器的膜磷脂脂肪酸的 2/3 是 n-3 系 DHA。

正常大脑的灰质和视网膜磷脂酰乙醇胺中的 DHA 占 30%或更多，一些动物实验显示，当通过控制膳食使这些膜结构中 DHA 聚集仅为对照组的 25%~50%时，大鼠的辨别性学习能力下降 33%，恒河猴的视敏度下降 25%，视网膜 A 波峰值明显减少，即使视网膜 DHA 生化值正常后，视网膜电图的早期变化仍然存在。在脑发育期，膳食中缺乏 α-亚麻酸（ALA，C18：3，n-3），及 n-3 系长链多不饱和脂肪酸（LCPUFA），将影响胎儿、婴儿脑发育与视功能，其中中枢神经系统的脂肪酸的变化表现为 ALA 水平下降，DHA 聚集量减少，C20：3，n-9、C22：3，n-9、C22：5，n-6 水平升高。

在人类的生命发展过程中，相当数量的 AA 和 DHA 是在子宫内和出生后数月迅速积累在胎儿和婴儿脑及其他组织中的，脑和视网膜的 DHA 积聚大多发生在脑发育阶段，通常认为从胎儿期 26 周至出生后两岁。Martinez 教授等对非神经系统原因死亡的婴儿进行脑组织 LCPUFA 分析，结果显示妊娠第 26 周到 42 周，随着胎龄的增加，大脑中 n-3LCPUFA 中的 DHA 增加最显著，EPA 仅有极少量增加；在前脑，n-6 系脂肪酸中的 AA 增加显著。在妊娠期的最后 3 个月，虽然胎儿脑中的 DHA、AA 的绝对量随胎龄增加都相应增加，但脑、肝、视网膜中的 DHA/TFA（Total Fatty Acids，TFA）比值逐渐增大，而 AA/TFA 的比值逐渐减小，显示在妊娠 30 周后胎儿体内 DHA 的大量积聚。毫无疑问，妊娠母体是胎儿期 DHA 的唯一提供者。

FAO/WHO 于 1994 年推荐婴儿亚油酸提供的能量不低于膳食总能量的 3%。婴儿配方奶粉应提供 600mg/kg·bw 的亚油酸，50mg/kg·bw 亚麻酸，60mg/kg·bw 的花生四烯酸及

20mg/kg·bw～40mg/kg·bw 的 DHA，建议配方乳 n-6 系多不饱和脂肪酸与 n-3 系多不饱和脂肪酸的比例范围为 5∶1 至 10∶1。

4. 碳水化合物

碳水化合物主要提供能量，促进发育，帮助机体合成自身蛋白质。婴儿碳水化合物提供的能量应占总能量的 30%～60%。人乳喂养的婴儿日均摄入量约为 12g/kg，供能比约 37%，4 月龄以下婴儿消化淀粉的酶尚未成熟，但乳糖酶的活性比成人高，乳糖容易消化吸收。4 月龄后的婴儿乳糖酶开始活跃，能逐渐消化淀粉食品，因此婴儿淀粉类食物添加的最佳时间是 4 月龄以后。

碳水化合物不足，则出现低血糖，同时亦增加蛋白质的消耗，容易引起营养不良。但婴儿肠内过多的碳水化合物会经细菌作用发酵，产生大量的低级脂肪酸，后者刺激肠蠕动引起腹泻。

5. 矿物质

婴儿必需的而又容易缺乏的矿物质和微量元素主要有钙、铁、锌。此外，内陆地区甚至部分沿海地区碘缺乏病也较为常见。

（1）钙

钙是骨骼中矿物质的主要成份。从新生儿到成人骨骼需要存留大量的钙。新生儿体内含钙约占其体重的 0.8%，到成人时约占体重的 1.5%。2000 年，中国营养学会推荐 6 月龄以内婴儿钙适宜摄入量为 300mg/d，6 月龄以上婴儿为 400mg/d。人乳中含钙 35mg/100mL，一天 800mL 人乳能满足婴儿的钙的需要。早产儿因生长迅速与喂养之间的矛盾，即使母乳喂养也易发生钙缺乏。一般的配方奶粉中钙含量约为 50～70mg/100mL，6 月龄后的婴儿在母乳不足或完全用配方奶粉喂养，每日摄入奶量在 600mL 以上，加上添加的其他辅食，能满足其对钙的需要。过多的钙补充会增加婴儿肾溶质的负荷，损伤婴儿未成熟的器官。

（2）铁

足月新生儿体内约有 300mg 左右的铁储备供婴儿利用，新生儿的铁储备多少与胎龄及出生时体重成正相关。因此，早产儿及低出生体重的铁储备相对不足，在婴儿期容易出现铁缺乏。4 月龄时婴儿体内储备的铁基本耗竭，一般而言，婴儿 6 月龄时可出现贫血。人乳及牛乳的铁含量均较低，母乳 1～3 个月时的铁含量为 0.6～0.8mg/L，4～6 个月时约为 0.5～0.7mg/L。牛乳中铁绝对含量不仅低于母乳，约为 0.45mg/L，而且吸收率亦远低于人乳。人乳和牛乳中的铁都不足以满足婴儿生长的需要，由于婴儿出生时的铁储备仅可供 4 月龄内使用，婴儿在 4 月龄后急需从膳食中补充铁，如强化铁的配方米粉、奶粉、肝泥及蛋黄等。我国 6 月龄以上婴儿铁的每日参考摄入量是 10mg/d。

（3）锌

婴儿期推荐锌参考摄入量约为 1.5mg/d，成熟乳约为 1.18mg/L，但利用率极高，加上足月新生儿体内锌的储备，6 月龄以内母乳喂养儿极少出现锌缺乏。但在 6 月龄后，母乳摄入量逐渐减少，婴儿膳食的植物成分增加，锌的参考摄入量为 10mg/d。婴儿配方奶粉是较好的锌的来源，此外，补充富锌的肝泥、海鱼、蛋黄等。

（4）碘

鉴于甲状腺素对于维持机体正常代谢、促进生长发育的重要作用，作为合成甲状腺素原料的碘在人类生命的早期显得极为重要。碘缺乏可对儿童智力及体格发育产生不可逆性损害，形成所谓的"呆小病"。在我国内陆地区，土壤、水源及所出产的食物中碘的含量均很低，而孕妇、乳母以及婴儿是碘缺乏的高危人群，加碘食盐是预防孕妇和乳母碘缺乏的重要、有效措施。

6. 维生素

除维生素 D 外，母乳喂养儿所需维生素全部来源于母乳。母乳中的脂溶性维生素含量比较恒定，而母乳中的水溶性维生素含量易受膳食和母体营养状态的影响。保证婴儿对维生素的需要，乳母膳食的营养是极为重要的。

（1）维生素 A

维生素 A 及 β-胡萝卜素均在肠道与脂肪一起吸收，具有维持上皮组织健康、增强机体免疫功能、促进生长发育及维持正常视觉等功能。在体内 β-胡萝卜素可转化为维生素 A，由于维生素 A 不易通过胎盘，在新生儿肝内储存较低，新生儿及 1 个月以后的婴儿所需的维生素 A 均需母乳提供。

婴儿维生素 A 的推荐摄入量，以视黄醇计为 400μg/d。营养良好的乳母分泌的乳汁中含有较丰富的维生素 A，用母乳喂养的婴儿一般不需额外补充。婴儿配方奶粉中添加了适宜数量的维生素 A，用配方奶粉喂养时，也不必另外补充维生素 A。但牛乳中的维生素 A 仅有母乳含量的一半，用牛乳喂养的婴儿需要额外补充大约 150～200μg/d 的维生素 A。

（2）维生素 D

维生素 D 是调节钙磷代谢、与骨骼发育关系密切的维生素。维生素 D 缺乏会引起婴儿佝偻病。由于人乳及牛乳中的维生素 D 含量均较低，加上婴儿户外活动少，出生 2 周后，应及时补充维生素 D，唯一的例外是用强化维生素 D 的婴儿配方奶粉喂养的婴儿。婴儿维生素 D 的推荐参考摄入量为 10μg（400IU）/d。

维生素 D 是唯一能在体内合成的维生素，合成的条件是紫外光的照射，因此，婴儿期应进行适当的户外活动，以增加维生素 D 的合成。

（3）维生素 E

胎盘转运维生素 E 的效率较低，新生儿尤其是早产儿，其血浆中的维生素 E 水平很低，早产儿容易出现维生素 E 缺乏，从而引起溶血性贫血、血小板增加及硬肿症。早产儿和低出生体重儿容易发生维生素 E 缺乏，在出生后的前 1～2 周应注意给予额外补充。人乳初乳含的维生素 E 含量为 14.8mg/L，过渡乳和成熟乳分别含 8.9mg/L 和 2.6mg/L。牛乳中的维生素 E 含量远低于人乳，约为 0.6mg/L。我国 2000 年修订的膳食营养素参考摄入量中婴儿的维生素 E 为 3mg/d。膳食中不饱和脂肪酸增加时，维生素 E 的需要量也增加。

（4）维生素 K

维生素 K 主要参与凝血因子的合成。成人约 50%～60%的维生素 K 是由肠道细菌在回肠内合成吸收的。新生儿肠道内正常菌群尚未建立，肠道细菌合成维生素 K 缺乏，如果孕妇维生素 K 缺乏时，则婴儿容易发生维生素 K 缺乏症，出现出血倾向。母乳喂养的新生儿较牛乳或配方食品喂养者更易出现出血性疾病。母乳约含维生素 K 15μg/L，牛乳及婴儿配方奶中的维生素 K 含量约为母乳的 4 倍。另外母乳喂养的新生儿在出生后的前几天能摄入的奶量低于人工喂养者，这也是母乳喂养儿维生素 K 不足的原因之一，因此，对新生儿尤其是早产儿出生初期要注射补充维生素 K。随着婴儿的成长，肠道细菌合成维生素 K 增加，另外，进食奶量增加也使维生素 K 的摄入量增加，故在出生 1 个月以后，一般不容易出现维生素 K 缺乏。但长期使用抗生素时，则应注意补充维生素 K。

（5）维生素 B 族

B 族维生素均为水溶性维生素，在体内储存量较少。这类维生素参与能量代谢、核酸的合成等，能促进生长发育，增强食欲。均衡膳食的乳母的乳汁及牛奶中均含有较丰富的 B 族维生素，用母乳及牛乳喂养的婴儿较少出现各种 B 族维生素的缺乏，但早产儿较常见叶酸的缺乏。另外，乳母的 B 族维生素缺乏时，也容易引起婴儿的相应维生素缺乏。

（6）维生素 C

母乳喂养的婴儿可从乳汁获得足量的维生素 C。牛乳中的维生素 C 的含量仅为母乳的 1/4（约 11mg/L），在煮沸过程中又有所损失，因而最好选择配方奶粉喂养，纯牛乳喂养儿应及时补充富含维生素 C 的果汁如橙子、深绿色叶菜汁或维生素 C 制剂等。我国 2000 年制定的婴儿维生素 C 的参考摄入量为 40～50mg/d。

二、幼儿的营养

幼儿期的生长发育虽不如婴儿期迅速，但仍比年长儿和成人快，对营养物质的需求仍相对较多，能量、蛋白质、脂肪、矿物质及维生素的需求量已达成年人的 50%左右，其中蛋白质的需要量为每日 40～50g，脂肪为每日 35～40g。

但是，家长们往往体会不到幼儿时期大量的营养需求，时常过早地让他们食用一般的家庭膳食。虽然幼儿的胃肠功能和消化酶的发育较婴儿更为成熟，但咀嚼和消化吸收功能仍未十分健全。鉴于上述情况，幼儿必须摄取营养素比例适当的平衡膳食，蛋白质、脂肪与碳水化合物供给量比例应为 1∶1 和 2∶4，不可偏废。

1. 幼儿的营养与膳食调配

断奶后，如果只给幼儿喂食米粥、馒头、面包、面条、软饭、菜汤以及蛋白质和脂肪，必将导致幼儿发育迟缓，抗病力低下；如果只多给喂食鱼、肉、蛋、奶，碳水化合物，往往无法保证能量需要；如果很少吃蔬菜、水果，则会导致矿物质和维生素缺乏，诱发多种营养素缺乏症。

2. 幼儿的合理膳食

幼儿膳食的特点：从婴儿期以乳类为主的膳食，过渡到以谷类为主，另加蛋、肉、鱼、菜等食物混合而成的、类似成人的膳食，膳食的烹调方法及采用的食物也接近一般的家用膳食。但这种膳食的改变，与幼儿消化代谢功能的逐步完善，还不太相适应。因此不可操之过急，否则易造成幼儿消化吸收功能的紊乱。如果断奶后只给幼儿喂白粥或软白米饭加菜汤，则蛋白质脂肪供应不足，生长发育增长迟缓，抗病力降低；如只注意多给蛋、乳、肉类高蛋白食物，2～3 岁幼儿仍吃 4 袋牛奶，则碳水化物供应不足，不能保证能量供给的需要。如很少吃蔬菜、水果，则钙、铁等矿物和维生素将发生缺乏。

3. 婴幼儿常见的营养缺乏病

（1）佝偻病

佝偻病是婴幼儿常见的一种营养缺乏病，以 3～18 个月的婴幼儿最多见，主要是由于缺乏维生素 D 及钙、磷代谢紊乱所引起的。北方秋季出生的婴儿常因接受阳光少而发病率较高。佝偻病患儿体质虚弱，易感染各种疾病，如肺炎、心肌炎、腹泻等。预防佝偻病，新生婴儿自 2 周开始，可添加鱼肝油，从 1 滴开始，逐渐增加至 6 滴，以每日摄入维生素 D10μg（400IU）

为宜，亦可服用强化维生素 D 的牛奶，辅食添加时可多选用含维生素 D 丰富的食物，同时适当晒太阳以增加皮下产生的维生素 D，每日晒 1 小时一般可达预防效果。与此同时，增加含钙食物的摄入。

（2）缺铁性贫血

缺铁性贫血是由于婴幼儿体内储铁不足和食物缺铁造成的一种营养性贫血，多见于 6 个月至 2 岁婴幼儿。其发病原因一是母亲在妊娠期营养不良或早产，使新生儿体内铁储备不足；二是婴儿时期生长过快，需铁量增加，但婴儿以乳食为主，奶中含铁低，又未能在辅食中得到及时补充；三是有些较大的幼儿因营养供应不足或急慢性疾病感染，经常腹泻或长期慢性失血等，都能引起此病。

预防婴幼儿缺铁，首先要做好母亲的孕期保健，保证孕妇有充足的营养，以防新生婴儿体内铁储备不足；在哺乳期要适时（一般 4 个月后）添加辅食，特别是含铁丰富的食物如肝泥、肉末、蛋黄、豆类等食物，同时应增加蔬菜、水果等富含维生素 C 的食物以促进铁吸收。早产儿体内铁储备少，出生后 4 个月更应及时补充。

（3）锌缺乏症

锌是人体中重要的微量元素，人的整个生命过程都离不开锌。人的一生中最需要锌的时期是胚胎期、新生儿和幼儿期。锌缺乏症是婴幼儿的常见病，母乳不足、未能按时增加辅食、锌吸收利用不良、偏食等均可造成锌缺乏。

为防止婴幼儿缺锌，首先应提倡母乳喂养，人乳中的锌易为婴儿所吸收；其次在婴儿饮食中，增加富含锌的各种动物性食品，如猪肉、猪肝、鱼、海产品等。

（4）蛋白质——能量营养不良

蛋白质——能量营养不良（PEM）是目前发展中国家较严重的营养问题，主要见于 5 岁以下儿童。近些年来严重的水肿型 PEM 在我国已很少见，但蛋白质轻度缺乏在一些地区仍然存在。发病原因主要是饮食中长期缺乏热能、蛋白质的结果。

预防蛋白质——能量营养不良最主要的是因地制宜地供给高蛋白（特别要注意优质蛋白质的含量）、高能量食物，改善其营养状况。但应注意食物蛋白质、能量的逐渐增加，以防消化功能紊乱，同时注意各类营养素摄入量之间的平衡。

第四节　学龄前、学龄儿童与青少年营养

学龄前儿童指的是 3～6 岁的儿童，这一时期儿童的活动能力和范围增加，除了遵循幼儿膳食原则外，食物的份量要增加并逐渐让孩子进食一些粗粮类食物，引导孩子养成良好、卫生的饮食习惯。

一、学龄前儿童的生理及营养特点

1. 生理特点

（1）身高、体重的稳步增长

3～6 岁的学龄前儿童体格发育速度比婴幼儿期相对减慢，但仍保持稳步地增长，每年身高增长约 5～7cm，体重增长约 2kg，神经细胞的分化已基本完成，但脑细胞体积的增大及神经纤维的髓鞘化仍继续进行。足够的能量和营养素的供给是其生长发育的物质基础。中国营养学会推荐每日营养素供给量，能量为 1300～1700kcal，蛋白质为 45～60g，钙为 800mg，铁为

12mg，锌为 9～12mg，维生素 A 为 400～500μgRE，其他营养素推荐供给量参见中国营养学会制订的《中国居民膳食营养素参考摄入量》。

(2) 咀嚼及消化能力仍有限

3～6 岁儿童的咀嚼及消化功能仍不能与成人相比，其膳食应特别烹制，既要保证营养，又要使膳食色、香、味多样化，以增加儿童食欲。

2. 营养需要

(1) 热能、蛋白质

学龄前儿童正在生长发育期，活动能力和活动量均增大，热能消耗增多，其需要量仍相对高于成人。男、女儿童 4 岁时热能供给量分别为 6.1MJ（1450kcal）及 5.9MJ（1400kcal），6 岁时分别增至 7.1MJ（1700kcal）及 6.7MJ（1600kcal）。与幼儿相似，也应注意到热能需要的个体差异。既要防止热能摄入不足，也要防止摄入过多发生肥胖症。学龄前儿童的肌肉发育较快，再加上内脏器官增长、酶和激素等合成机能的成熟，均需要大量蛋白质，每日应供给的蛋白质含量为 45～55g。

(2) 矿物质、维生素

充足的钙与维生素 D 的供给不仅能影响学龄前儿童骨骼增长和骨骼硬度的增加，而且与恒牙的健康有关。因为此阶段的儿童虽乳牙已出齐，恒牙要在 6 岁左右开始长出，但其钙化过程却早在出牙前开始，所以钙和维生素 D 的营养状况是很重要的。我国学龄前儿童的钙供给量为 800mg，已与成人的要求一致。在铁和锌的营养方面主要是注意选择含量高、吸收利用好的食物来供给。儿童维生素 A 及核黄素往往因食物关系而易摄入偏低，应予以注意。

3. 饮食安排

学龄前儿童的胃肠消化功能尚未发育完全，而其营养素需要量相对又高于成人，如果与成年人进食完全相同的食物，可能导致热能营养素摄入不足。此外这阶段儿童易兴奋，注意力不集中而无心用餐，可使进食量不足；但有时由于活动量时大时小，其进食量也会随之经常有波动。此阶段儿童模仿能力增加，易受父母饮食习惯影响，偏食、择食常于此阶段形成。据调查目前城区学龄前儿童的膳食结构普通存在过分求质求精，出现一些不合理状况，如脂肪多、糖类少，动物蛋白多、植物蛋白少，水果多、蔬菜少等，由此不能获得平衡膳食，一般钙、维生素 A、B 摄入偏低。因此应保证幼儿有充分户外活动时间，以促进食欲、能摄入必要的营养素，同时在膳食组成及烹调加工方法上要注意调整、改进。

在各类食品中，蔬菜一般最易为儿童所不喜欢，但却含有丰富的矿物质、维生素和膳食纤维，不是水果所能替代的。学龄前儿童每天应保证 200～250g 的蔬菜供应，其中 1/2 为绿色蔬菜。要注意蔬菜的烹调加工，使之色、香、味俱全而促进食欲，此外不能有太粗硬的纤维，要易于咀嚼。

每日膳食应轮流选用一定量的乳、肉、蛋、豆类等优质蛋白质食物，总量约为 300～500g。纯糖食物不宜多吃，这往往是儿童食欲下降的重要原因，并且也易引起龋齿；要避免油炸、油腻、刺激性强的食物。

这一时期是终生饮食习惯开始形成的阶段，因而食物要多样化，鼓励、引导进食各种不同食物，培养不挑食、不偏食的良好饮食习惯。注意饮食定时，除三餐外加一次点心。此外还要培养儿童清洁的卫生习惯，避免因为寄生虫病造成营养不良。

二、学龄儿童营养及饮食安排

7～12岁的学龄儿童虽然生长发育速度较平稳，但体力活动增大，智力迅速发育，并要为即将到来的青春期的迅猛生长发育所需营养有所贮备。因此对热能营养素的需求相对或绝对高于成年人，而消化能力依然尚未成熟，这种矛盾要加以注意。

1. 营养需要

（1）热能、蛋白质

学龄儿童的热能需要明显相对高于成年人。如7岁男童体重平均为22kg，约为成人的1/3，热能供给量却为7.5MJ，相当成人的3/4。尽管学龄儿童的生长发育速度及活动量存在个体差异，但热能需求比成人高的这种倾向性是一致的。由于一般学龄儿童的消化能力仍未成熟，故对热能的浓缩性要适当给予照顾。热能摄入过多可能是童年、甚至成年后肥胖的因素，但如摄入过低，儿童会减少活动量，由此影响其生长发育和学习能力，因而要适量摄取。学龄儿童对蛋白质的需求也较高，7岁男童的蛋白质供给量为60g，已接近成人的供给量；如按每千克体重计，其蛋白质需要量低于学龄前儿童，高于成年人。

（2）矿物质、维生素

由于饮食关系，学龄儿童缺铁性贫血也多见，此外在青春期前也须储备一些铁，因此要按供给量10～12mg充分供应，并注意铁的吸收利用率的提高。儿童骨骼增长及矿物化需要大量钙，学龄儿童钙的供给量为800～1000mg，基本上比成年人高。

B族维生素中硫胺素、核黄素和尼克酸的需要量均随热能摄入增加而增高，学龄儿童在体力活动加剧、紧张脑力活动时也相应增加其需要量。

2. 饮食安排

此阶段儿童进入学习环境，有课业负担及纪律约束，易于精神紧张使食欲有时受影响。此外生活节奏往往与成人相同，但胃容纳量小，消化能力未完全成熟，如不加以适当照顾，可能影响热能、营养素的充足摄入。据调查学龄儿童最突出的问题是早餐摄入不足，导致因饥饿而注意力不能集中，学习效率降低和影响生长发育。在膳食安排上应注意以下几点：

（1）供给合理平衡膳食

在热能充分供给的前提下，应注意蛋白质的质与量，及其他营养素的供给。做好荤素、粗细搭配，防止过度食用零食、甜食，培养良好饮食习惯。

（2）作好一日三餐膳食安排

尤其注意早餐热能、蛋白质的摄入，使早餐供热占一日总热能的30%；午餐不能过于简单，热能约占全日的35%～40%；晚餐为30%～35%。若于上午课间能适当补充点心，将对学生健康及上午的学习效率会很有帮助。如学校能供给学生一顿午餐，提供全日所需热能的1/3，全日所需其他营养素的1/2，则会有利于学生的健康及生长发育。

三、青少年营养与膳食指南

青少年期指12～18岁这一阶段，出现人生的第二个生长高峰，生殖系统迅速发育成熟，第二性征逐步出现。青少年时期是由儿童发育到成年人的过渡阶段，是体格和智力发育的关键时期，充足的营养是保证该时期迅速生长发育、获得知识的重要物质基础。

1. **营养需要**

（1）热能：高于中等体力劳动的成年人。
    男：2500～3000kcal；
    女：2200 kcal。
（2）蛋白质：总热量的 12～15%。
（3）矿物质：锌（15～18 mg；生长，性成熟）、钙（1000 mg；生长）、铁（女 18～25mg 男 16～20mg；贫血）、碘（120～150ug；青春期甲状腺肿）。
（4）维生素：A、B 族（热能要求高）。

2. **膳食指南**

（1）多吃谷类，供给充足的能量。
（2）保证鱼、肉、蛋、奶、豆类和蔬菜的摄入。
（3）参加体力活动，避免盲目节食。

12 岁是青春期的开始，随之出现第二个生长高峰，身高每年可增加 5～7cm，个别的可达 10～12cm；体重年增长 4～5kg，个别可达 8～10kg。此时不但生长快，而且第二性征逐渐出现，加之活动量大，学习负担重，其对能量和营养素的需求都超过成年人。谷类是我国膳食中主要的能量和蛋白质的来源，青少年能量需要量大，每日约需 400～500g，可因活动量的大小有所不同。蛋白质是组成器官增长及调节生长发育和性成熟的各种激素的原料，蛋白质摄入不足会影响青少年的生长发育。青少年每日摄入的蛋白质应有一半以上为优质蛋白质，为此膳食中应含有充足的动物性和大豆类食物。

钙是建造骨骼的重要成分，青少年正值生长旺盛时期，骨骼发育迅速，需要摄入充足的钙。据 1992 年全国营养调查资料表明，我国中小学生钙的摄入量普遍不足，还不到推荐供给量的一半，为此青少年应每日摄入一定量的奶类和豆类食品，以补充钙的不足。中小学生中缺铁性贫血也较普遍，有些青少年的膳食应增加维生素 C 的摄入以促进铁的吸收。青春发育期的女孩应时常吃些海产品以增加碘的摄入。

近年来，我国有些城市的小学生肥胖发生率逐年增长，已达 5%～10%。其主要原因是摄入的能量超过消耗，多余的能量在体内转变为脂肪而导致肥胖。青少年尤其是女孩往往为了减肥而盲目节食，引起体内新陈代谢紊乱，抵抗力下降，严重者可出现低血钾、低血糖、易患传染病，甚至由于厌食导致死亡。正确的减肥办法是合理控制饮食，少吃高能量的食物如肥肉、糖果和油炸食品等，同时应增加体力活动，使能量的摄入和消耗达到平衡，以保持适宜的体重。

第五节 老年人营养

一、老年人的生理代谢特点

由于基础代谢下降和体力活动减少，自 60 岁以后，能量摄入量应较青壮年减少 20%，70 岁以后减少 30%。一般说来，老年人每日摄入能量 1600～2000kcal 即可满足机体的需要。能量的摄入量以能维持较理想的体重为宜。老年人的理想体重（kg）一般是男性以身高（cm）减去 105，女性以身高（cm）减去 100 计算，在理想体重的上下 10%范围内均属正常，超出理想体重 10%或 20%以上为超重或肥胖，低于理想体重 10%或 20%以下则为消瘦或严重消瘦。

老年人的分解代谢大于合成代谢,蛋白质合成能力差,摄入的蛋白质利用率低,因此蛋白质的摄入量应量少而质优;每日蛋白质的摄入量以达到每千克体重 1.0~1.2g 为宜,蛋白质提供的能量占膳食总能量的 13%~14%较合适。由于老年人的肝、肾功能降低,过高的蛋白质会加重肝、肾负担。所供给的蛋白质中需要有一部分(35%~45%)蛋、奶、鱼、肉等优质动物蛋白和较多食用豆腐、豆制品等。老年人的胆汁酸减少,脂酶活性降低,对脂肪的消化能力下降,脂肪的摄入量不宜过多,以摄入的脂肪量占总能量的 20%~25%为宜。还应控制猪油、牛羊油及奶油等动物性脂肪的摄入量,烹调用油应以富含多不饱和脂肪酸的植物油为主。

由于老年人的耐糖能力降低、胰岛素分泌减少、对血糖的调节功能减弱,容易发生血糖升高。有报告认为蔗糖食入过多可能与动脉粥样硬化等心血管疾病及糖尿病的发病率高有关,因此老年人应少食糖或含糖高的食品,过多的糖在体内还可转变为脂肪,并使血脂增高。果糖容易被老年人吸收利用,并且果糖比葡萄糖较少转变成脂肪,老年人宜多吃水果,也可食用含果糖较多的蜂蜜。还应多吃蔬菜以增加膳食纤维的摄入量,以利于增加肠蠕动,防止便秘。

老年人的胃肠道功能降低,胃酸分泌减少,使钙的吸收能力下降;另一方面老年人户外活动较少,肾脏功能又降低,致使维生素 D 合成不足,影响钙的吸收。同时,体力活动的减少又降低了骨骼钙的沉积,使老年人体内的钙呈负平衡,骨质疏松和股骨颈骨折比较常见。中国营养学会对成年人钙的每日推荐量为 800mg,50 岁以上的中老年人为 1000mg,可满足老年人的需要。钙的补充不宜过多,以免引起高血钙症、肾结石以及内脏器官不必要的钙化。

老年人对铁的吸收利用能力下降和造血功能减退,血红蛋白含量减少,常出现缺铁性贫血。造成贫血的原因除铁摄入量不足外,还可能与蛋白质合成减少,对维生素 B_{12}、维生素 B_6 及叶酸等摄入不足有关。我国对老年人每日铁的膳食推荐摄入量为 15mg。

二、老年人的营养需要

1. 热能

随着年龄的增加,人体组织细胞逐渐减少,基础代谢率降低,体力活动减少以及体脂肪增多和去脂组织减少等,使老年人对热能的消耗也随之降低。因此,需适当降低每日膳食中总热能的摄入量,以免过剩的热能转变成脂肪堆积于体内而引起肥胖。热能的摄入量应随年龄增长而逐渐减少,60 岁以后应较 18~49 岁的成年人减少 20%。老年人减少热量,主要是降低碳水化合物和脂肪的摄入量。

2. 蛋白质

由于消化系统功能减弱,使摄入蛋白质的生物有效性降低;在人体衰老过程中,体内蛋白质的分解代谢超过了合成代谢,当膳食蛋白质不足时,老年人易出现负氮平衡,因此,老年人应有足量的蛋白质供应。中国营养学会推荐的摄入量(RNI)为 75g/d(男)及 65g/d(女)[按 1.27g/(kg·d)或按 15%蛋白质/总热量计],其中要求有 1/3~1/2 的优质蛋白质,如鱼、瘦肉、蛋、奶类和大豆制品。但老年人蛋白质摄入量不宜过多,以免加重肝脏、肾脏负荷。

3. 脂肪

老年人由于胆汁酸分泌减少,酯酶活性降低,对脂肪的消化吸收功能下降;由于体内脂肪质分解排泄迟缓,血浆脂质也升高,因而老年人脂肪的摄入不宜过多,特别要限制高胆固醇、高饱和脂肪酸(SFA)的动物性脂肪及肝、脑、蛋黄等的摄入。膳食脂肪来源应以含多不饱和脂肪酸（PUFA）植物油为主。以摄入脂肪的供热比占总热能的 20%～30% 为宜。

4. 碳水化合物

对于我国老年人而言，碳水化合物仍是热能的主要来源，但应避免摄入过多，适宜摄入量为在总热量中占 55%～65% 为宜。有报告认为蔗糖摄入过多可能与动脉粥样硬化、糖尿病的发病率高有关；近年英国营养工作者的研究也指出，食糖过多可引起血压以及肝、肾和视网膜的损害，并使血小板的凝集增加。因此老年人应避免纯糖或甜食，应选择多糖类的食物。在食物供应中还应注意膳食纤维的摄入，多吃蔬菜、糙米等杂粮，以促进胃肠蠕动，进而促进消化及预防慢化病的产生，老年人膳食纤维的适宜摄入量应为 30g/d 左右。

5. 矿物质

（1）钙

老年人的胃酸分泌降低，影响对钙的吸收和利用；户外活动的减少和缺乏日照又使皮下 7-脱氢胆固醇转变成维生素 D 的来源减少，肝肾功能降低以致形成的能力下降，也不利于钙的吸收和利用。老年人对钙的吸收率一般在 20% 以下。虽然老年人对钙的利用率和储存能力较差，但代谢排出量不因吸收少而降低，反而有所增强，因此钙供应不足易使老人出现钙代谢负平衡，常导致骨质疏松，易发生骨折。我国营养学会规定老年人钙的适宜摄入量（AI）为 1000mg/d。目前我国居民传统膳食中钙的供应不足，一般摄入量多在 500mg/d 以下。

（2）铁

老年人对铁的吸收利用能力下降，造血功能减退，血红细胞含量减少，易出现缺铁性贫血。在我国老年人的贫血患病率为 50% 左右，为保证老人机体铁代谢平衡，铁的适宜摄入量（AI）15mg/d。

6. 维生素

老年人同样需要各种维生素，这对维持老年人健康，促进新陈代谢，调节老年人生理机能，增强抗病能力，延缓衰老十分重要。

（1）维生素 A

老年人由于膳食摄入量减少以及控制高胆固醇、高脂肪食物的摄入，从而影响了维生素 A 的摄入量，同时由于生理功能减退，使维生素 A 的吸收和利用降低，因而易出现维生素 A 缺乏。因此，应适当补充足量的维生素 A。我国营养学会推荐的老年人膳食维生素 A 摄入量（RNI）为 800μg/d 视黄醇当量（男）和 700μg/d 视黄醇当量（女）。根据老年人的饮食特点，其中 2/3 来自于绿叶蔬菜中的胡萝卜素，其余由动物性食物提供。

（2）维生素 D

维生素 D 可以促进机体对钙、磷的吸收并调节体内钙、磷的代谢。老年人由于户外活动减少而使由皮下合成的维生素 D 量降低，加上肝、肾功能减退使形成这种活性形式减少，易出现维生素 D 缺乏而影响钙、磷吸收及骨盐沉积，导致钙、磷代谢紊乱，因而老年人常出现腰腿痛及骨质疏松。我国老年人每日膳食中维生素 D 的推荐摄入量（RNI）为 10μg（400IU）。

（3）维生素 E

目前许多学者对维生素 E 的抗衰老作用予以肯定。因为老年人体内自由基倾向于增加和积聚，故适当保证维生素 E 的供给是有益的。但具体量为多少，仍未有定论。许多西方国家推荐的供给量，成年男性为 7~11mg/d，成年妇女为 7mg/d。我国营养学会建议老年人维生素 E 的适宜摄入量（AI）为 14mg/d α-生育酚当量。当膳食中的多不饱和脂肪酸摄入量增高时，应相应增加维生素 E 的摄入量。有人认为每克多不饱和脂肪酸约需要 0.4mg 维生素 E，但有待于确认。

（4）维生素 C

维生素 C 可促进组织胶原蛋白的合成，保持毛细血管弹性，防止老年血管硬化，并可扩张冠状动脉，降低血浆胆固醇及增强机体免疫功能并可预防营养性贫血。

三、老年人的合理膳食

老年人食物的选择，除考虑各种营养素的供给外，还需考虑老年人不同的生理、病理特点和饮食习惯。食品应易于咀嚼，以便于消化吸收。食物组成要注意多样化，应定时、定量，避免过饱。还应忌烟、酒、咖啡和辛辣刺激性强的食品。每日食物的供应量最好能科学地按比例分配在一日三餐中，同时，可以适当增加 1~2 次点心。

老年人的膳食要因体重和机体状况的改变而变化，而且要求摄入的食物量和营养物质要与各自的活动量取得协调和平衡，合理的营养对增强体质、延缓衰老是非常必需的。

一般 60 岁开始进入老年期，从外观到代谢、生理、器官功能都有相应变化。机体组成成分也发生缓慢变化，这种变化可因疾病及环境因素的影响而加速或减缓。加强身体、心理方面的保健对预防各种慢性疾病的发生及推迟生理功能老化的进程尤为重要，膳食调整亦是重要措施之一。

中国居民膳食指南的 8 条原则及其解释均适用于老年人。老年人由于自身的特点被列为特定人群之一，除了以上 8 条之外增加两条：

（1）食物要粗细搭配，易于消化。
（2）积极参加适度体力活动，保持能量平衡。

根据以上原则，老年人的膳食安排、食物选择、烹调方式可作适当调整。

本章习题

一、选择题

1. 胎儿的生长发育以及胎盘和母体组织增长所需要的能量，平均每日约需增加（　　）cal。
   A. 10　　　　　　B. 200　　　　　　C. 300　　　　　　D. 400
2. 脂类是胎儿的重要组成部分，构成其固体的（　　）以上。
   A. 1/5　　　　　B. 1/4　　　　　C. 1/3　　　　　D. 1/2
3. 低出生体重：系指新生儿出生体重<（　　）。
   A. 500g　　　　B. 1500g　　　　C. 2500g　　　　D. 3500g
4. 怀孕中、后期，每日应摄入（　　）g 以上的主食。
   A. 100~200　　B. 200~300　　C. 300~400　　D. 400~500
5. 800mL 乳汁约含蛋白质（　　）g。
   A. 10　　　　　B. 20　　　　　C. 30　　　　　D. 40
6. 婴儿用于生长发育的能量约占总能量的（　　）。

A. 15%～20%　　　B. 20%～25%　　　C. 25%～30%　　　D. 30%～35%
7. 6个月的婴儿需要的必须氨基酸量比成人多（　　）倍。
A. 1～2　　　　　B. 3～5　　　　　C. 5～10　　　　　D. 10～15
8. 维生素（　　）主要参与凝血因子的合成。
A. A　　　　　　B. B_1　　　　　C. C　　　　　　D. K
9. 我国对老年人每日铁的膳食推荐摄入量为（　　）mg。
A. 5　　　　　　B. 10　　　　　　C. 15　　　　　　D. 20
10. 老年人膳食纤维的适宜摄入量应为（　　）g/d左右。
A. 20　　　　　　B. 30　　　　　　C. 40　　　　　　D. 50

二、填空题

1. 整个孕期约需储留_____克蛋白质。
2. 在脑细胞增殖、生长过程中需要一定量的必需脂肪酸，脑和视网膜中主要的多不饱和脂肪酸是_____和_____。
3. 成年妇女体内含钙_____kg，孕期需要增加储存钙约_____g。
4. 早产儿系指妊娠少于_____周出生的婴儿。
5. 我国推荐膳食营养供给量建议乳母膳食蛋白质每日应增加_____g。
6. 一般混合食物的生热效应是基础代谢的_____。
7. 2000年我国营养学会建议的0～6个月及7～12个月的婴儿日均能量参考摄入量为_____kcal/kg/d。
8. 儿童骨骼增长及矿物化需要大量钙，小学生钙的供给量为_____mg，基本上比成年人高。
9. 一般说来，老年人每日摄入能量_____kcal即可满足机体的需要。
10. 老年人减少热量，主要是降低_____和_____的摄入量。

三、问答题

1. 孕期有哪些营养特点？
2. 孕期营养不良对母体及胎儿有哪些影响？
3. 孕期平衡膳食的基本原则有哪些？
4. 简述母乳的营养特点。
5. 简述婴儿的营养需要。
6. 简述婴幼儿常见的营养缺乏病。
7. 简述学龄前儿童的生理及营养特点。
8. 简述青少年营养与膳食指南。
9. 简述老年人的合理膳食。

第六章 强化食品

第一节 食品营养强化概述

食品营养强化是指根据各类人群的营养需要，在食品中人工添加一种或几种营养强化剂以提高食品营养价值的过程。食物营养强化的优点是方便、安全、经济，是控制微量营养素缺乏的一种有效措施。当然，这种方式也存在不足，这就是见效慢，因为营养强化食物毕竟是食物，不是治病的药物，需要我们通过日常膳食逐渐补充营养素，提高身体健康水平。

2003 年，联合国儿童基金会（UNICEF）和国际微量营养素行动组织（MI）评估了全球 80 多个问题最为严重的国家 VM 缺乏的状况和带来的危害。这份《维生素和矿物质缺乏危害评估报告》（以下简称《评估报告》）指出，全世界有高达三分之一的人口深受其害。

缺碘是世界上造成大脑损害的最主要原因。

缺乏维生素 A 损害人的免疫系统，5 岁前儿童死亡率高达三分之一。

缺铁降低整个人口的活力和劳动能力。

孕前和怀孕早期缺乏叶酸则是导致严重出生缺陷的首要原因；缺乏叶酸还会使成年人的心脏病和中风死亡率提高。

缺锌造成生长不良、智力不佳和免疫系统缺损，还会增加染上疟疾、痢疾和呼吸道疾病的风险。

微量营养素缺乏对策主要有膳食结构、营养知识、食物强化、补充剂、其他等五个方面，其中食物营养强化是最为经济、可控和可持续的营养改善有效方式途径。

食品营养强化最早起源于 1833 年，当时法国化学家提出向食盐中加碘以防止南美的甲状腺肿，1900 年时食盐加碘在几乎整个欧洲实施。1941 年底美国食品和药品管理局（FDA）提出了一个强化面粉的标准和实施办法，并从次年开始生效，与此同时公布了食品强化的法规。在此法规中，食品强化的定义、范围和强化标准等都做了明确的规定。此后，美国对其他谷类制品的强化标准随之而起，1943 年对玉米粉的强化，1953 年对面包的强化，1958 年对大米的强化等，到 1969 年食用的谷类产品中已经有约 11%进行了强化。今天，美国大约有 92%以上的早餐谷类食物是强化了的食品。

美国 1938 年强化面粉后，其居民尼克酸缺乏死亡率由每年 3000 人以上，下降到 1952 年的可忽略人数；新西兰 1944 年开始强化面粉，4 年后 B 族维生素缺乏人群从 20%下降到可忽略水平。

一、食品营养强化的目的

1. 营养素的强化

从营养上弥补某些食品中某些营养素天然含量不足的缺陷而添加某些营养素，如向粮谷及其制品中添加赖氨酸和钙，向内陆山区食品中加碘等，称为 food fortification 或 food enrichment 或 food ennoblement。

2. 营养素的恢复

为弥补食品加工处理所损失的营养素,需另行添加补偿,如向精白米、面中加维生素 B_1、尼克酸;向水果罐头中加维生素 C 等,称为 restoration,即补加、补偿之意。

3. 营养素的标准化

适应特定条件的需要,使一种食品尽可能满足食用者对营养的全面需要,而添加各种营养素,如配方奶粉(formulation milk powder)、宇航食品、某种军粮、病人用药膳(elemental diet)等均有这种性质,有时用 standardization 一词概括之,即使食品在营养价值上达到某种标准之意。

4. 维生素化

为某种特殊需要而特别强调加一种或几种维生素,如对寒带地区食品中加维生素 C,对铅、苯、高温作业人员的饮食中加入水溶性维生素等,有人称之为 vitaminzation,意指特别强调食品中加维生素问题。

二、食品营养强化的要求

(1)必须遵照我国《食品营养强化剂使用卫生标准》GB14880—1994、GB2760—1996 规定的强化量和强化范围进行,使用的营养强化剂要经国家有关部门审定、批准,产品要质量可靠、安全卫生。

(2)目的明确、针对性强。

(3)载体食物的消费覆盖范围越大越好(特别是营养素缺乏最普遍的农村和贫困人群),而且这种食物应该是工业化生产的。载体食物的消费量应比较稳定,以便能比较准确地计算营养素添加量,同时能避免由于大量摄入(如软饮料、零食)而发生过量。

(4)不影响食品原有的色、香、味等感官性状。

(5)确保安全性和营养有效性,注意各种营养素之间的平衡,防止由于食品强化而造成营养素摄入的不平衡。

(6)强化的营养素和强化工艺应该是成本低和技术简便。

(7)加入的营养强化剂应具有相应的检测方法,对其实际含量进行测定。

第二节 食品强化剂的选择及强化方法

食品营养强化剂是指为增强营养成分而加入食品中的天然的或者人工合成而属于天然营养素范围的食品添加剂。食品中含有多种营养素,但种类不同,其分布和含量也不相同。此外,在食品的生产、加工和保藏过程中,营养素往往遭受损失。为补充食品中营养素的不足,提高食品的营养价值,适应不同人群的需要,可添加食品营养强化剂。食品的营养强化剂兼有简化膳食处理、方便摄食和防病保健等作用。

食品营养强化剂使用时主要遵循以下原则:①生产、经营和使用必须遵从国家颁发的有关标准、卫生、标志等法规。②强化的营养素应是大多数人膳食中含量低于需要量的营养素;强化的食品应是人们大量消费或消费量较大的食品。③应用工艺合理,在食品加工、保存等过程中不易分解、破坏,或转变成其他物质;不影响其他营养成分和食品的色、香、味等感官性状。④易被机体吸收利用。⑤强化剂量适当，不破坏机体营养平衡，更不致因摄食过量而中毒。

营养强化剂按性质可分为3类。①维生素：种类很多，按溶解性有脂溶性维生素和水溶性维生素之分。脂溶性维生素中人类易于缺乏并需要强化的是维生素A和D。水溶性维生素需要强化的主要是维生素B_1、B_2、pp（烟酸）和维生素C等。②氨基酸：人体不能合成或合成的量不足，需要从食物中供给的必需氨基酸。谷物中主要缺乏赖氨酸，豆类、乳类和肉类中蛋氨酸含量较少。因此，食品需要强化的主要是赖氨酸和蛋氨酸，也可包括色氨酸和苏氨酸。③矿物质：既不能在体内合成，也不会在代谢过程中消失。但是，体内每天都有一定量排出，故需从食品中补充。人体所需的矿物质种类很多，日常饮食一般均能满足机体需要，仅有少数几种如钙、铁和碘等易患不足，特别是对处于生长发育期的婴幼儿、青少年、孕妇和乳母，钙和铁的缺乏较为常见。碘的缺乏依生活环境条件而异。此外，近年来也有人认为锌、氟、铜等也有酌情强化的必要。食品营养强化的方法有：

（1）在食品原料中添加

将需要强化的营养素按规定添加于食品原料之中。如将维生素B_1、维生素B_2等所需强化的营养素先与少量面粉混匀后，再加到整个面粉中混匀。将大米放入赖氨酸和苏氨酸溶液中浸渍，然后进行热蒸汽短时蒸熟，使米粒表面α化，再干燥脱水，即为植物性高蛋白强化大米；又如大米经维生素B_1溶液喷洒，使其吸附在谷粒表面。

（2）在加工过程中添加

如在制作面包、饼干时添加营养素，制成维生素面包、钙质饼干、麦胚饼干、赖氨酸面包等；用维生素A，维生素D强化人造奶油，使其营养素近似于天然奶油，且不含胆固醇；用铁质强化糖果、酱油等。一般营养强化剂应尽量在食品加工后期添加并混匀，以免造成加工中营养素的破坏或因添加不当导致食品感官质量受损。

（3）在成品中添加

为减少营养素在食品加工时的损失，尽量将营养强化剂加到成品中。如配方奶粉等可在成品中最后混入，或是在喷雾干燥前添加，碘盐则是将碘酸钾喷洒在食盐表面。

（4）物理化学强化法

物理化学强化法是将存于食品中的某种物质转化成所需营养素的方法。如将牛乳经紫外线照射，维生素D会骤然增加。此外，食物蛋白质经初步水解后可有利于机体的消化吸收。

（5）生物强化法

生物强化法是利用生物的作用将食品中原有的成分变成人体所需营养素。如大豆经发酵后，不但其蛋白质受微生物酶分解，而且还可产生一定量的B族维生素，尤其是产生植物性食物中所缺少的维生素B_{12}，因此大大提高其营养价值。

第三节　强化食品的种类

1. 主食强化

面粉与面包的强化已被许多国家所采用。主要在营养素损失多的精白面粉中强化，主要强化剂有维生素B_1、B_2、尼克酸、铁、钙等，也包括赖氨酸、蛋氨酸，或用于酵母、脱脂奶粉、大豆粉和谷物胚芽等天然食物。

2. 副食强化

我国及其他一些国家多在食盐中增补碘,通常在每公斤食盐中加入碘化钾 $0.1\sim0.2g$,按每人每日摄入 10g 食盐计算,可满足碘的需要。酱油强化多用维生素 B_1、B_2、铁等。

第四节　人体健康与保健食品

一、人体健康的基本概念

1. 健康的定义

世界卫生组织(WHO)对健康的定义认为健康不仅仅是没有疾病或不虚弱,而是身体的、心理的健康以及社会的幸福和完美状态。

健康是人类生存和发展的第一个前提,也是每个人最宝贵的财富。营养学主要任务就是通过合理的膳食保持和增进健康,预防疾病。

世界卫生组织提出了人体健康的下述标准:

(1) 处世乐观,态度积极,乐于承担责任,事无巨细不挑剔。
(2) 善于休息,睡眠良好。
(3) 应变能力强,能适应环境的各种变化。
(4) 能抵抗一般的感冒和传染病。
(5) 体重适中,身体匀称,站立时头、肩、臀位置协调。
(6) 眼睛明亮,反应敏捷,眼和眼睑不发炎。
(7) 牙齿清洁,不疼痛,齿龈颜色正常,无出血现象。
(8) 头发有光泽,无头屑。
(9) 肌肉丰满,皮肤有弹性。

1999 年,WHO 又制定了身体和心理健康的具体标准。

(1) 身体健康
① 吃得快胃口好、不挑食、胃肠功能正常。
② 走得快行动自如、活动敏捷、精力充沛。
③ 说得快语言表达正确、说话流利、头脑敏捷、心肺功能正常。
④ 睡得快上床入睡爽、睡的好、睡后精神饱满、头脑清楚。
⑤ 便得快一但有便意、能很快排完大小便,且感觉轻松。

(2) 心理健康
① 良好个性情绪稳定、性格温和、意志坚定、感情丰富、豁达乐观。
② 良好处世能力观察问题客观现实、自控能力良好、能适应复杂环境。
③ 良好人际关系助人为乐、与人为善、人缘好、保持心情愉快。
④ 道德行为以道德规范约束自己、明辨真伪、善恶、是非观念。

人体健康最佳状态为第一状态,致病因素引起的疾病症状为第二状态。

2. 亚健康状态

亚健康是介于健康与疾病之间的一种中间状态,是一个动态过程。在多数情况下,健康、亚健康、疾病是一个间断的连续过程(健康—亚健康—疾病),亚健康居中,其上游的部分过程与健康重叠，下游的部分过程又与疾病相重叠，重叠部分可能与健康或疾病状态难以区分。发现和控制亚健康状态，防止亚健康演变成疾病或逆转恢复健康，是预防医学诊疗服务的重要内容。

亚健康是人们表现在身心情感方面的处于健康与疾病之间的健康低质量状态及其体验。亚健康状态又称第三状态。其症状多种多样，又不固定，也被称为"不定陈述综合征"。它是人体处于健康和疾病之间的过渡阶段，在身体上、心理上没有疾病，但主观上却有许多不适的症状表现和心理体验；是机体在内外环境不良刺激下引起心理，生理发生异常变化，但未达到明显病理性反映程度的状态。

从2002年"中国国际亚健康学术成果研讨会"上获悉：我国目前有70%的成人处于亚健康状态，15%处于疾病状态，只有15%处于健康状态。白领阶层是亚健康的主要人群，而企业管理者有85%以上处于亚健康状态。

亚健康在临床上常被诊断为疲劳综合症，内分泌失调，神经衰弱，更年期综合症等。在心理上的具体表现为：精神不振、情绪低沉、反应迟钝、敏感多疑、失眠多梦、注意力不集中、记忆力减退、工作效率低、烦躁、焦虑、抑郁等。生理上的表现为：疲劳、乏力、耳鸣、活动时气短、出汗、腰酸腿疼、睡眠不良、手足发凉、便秘、心悸气短、手足麻木感、容易晕车等。

现代医学研究的结果表明，造成亚健康的原因是多方面的，例如过度疲劳造成的精力体力透支；人的自然衰老；心脑血管及其他慢性病的前期、恢复期和手术后康复期出现的种种不适；现代身心疾病；人体生物周期中的低潮期；膳食结构不合理、嗜烟、酗酒等。其中饮食不合理是最常见的原因，如有些人仍以传统饮食习惯为主，即机体摄入低蛋白、高热量食物，许多人不重视早餐，甚至不吃早餐，机体经常处于饥饿状态，致使大脑供氧不足，影响肾上腺素、生长激素、甲状腺素等内分泌激素的正常分泌，严重者可产生情绪抑郁、心慌乏力、视物模糊、低血糖、昏厥等症状。还有一些人由于长期的偏食嗜好，而导致亚健康状态。

3. 保证人体健康的要素

（1）健康的危险因素

健康危险因素是指机体内外存在的使疾病发生和死亡概率增加的诱发因素，包括个人特征、环境因素、生理参数、症状或亚临床疾病状态等。个人特征包括不良的行为（如吸烟、酗酒、运动不足、膳食不平衡、吸毒、迷信、破坏生物节律等）、疾病家史、职业等；环境因素包括暴露于不良的生活环境和生产环境因素等；生理参数包括有关实验室检查结果（如血脂紊乱）、体型测量（如超重）和其他资料（如心电图异常）等。

（2）人类健康的基石

人类健康的四大基石是：合理膳食、适量运动、戒烟限酒、心理平衡。

（3）保证人体健康的要素

保证人体健康，要从身体、心理、社会三个方面着手，主要包括下面几个要素：

1）合理的选择食物

均衡饮食是健康的基础，不同的食物提供不同的营养，以供应营养给身体各个部分，配合各个组织的不同需要。

要达到均衡饮食，我们每天需要进食肉类、五谷类、乳蛋类、蔬果类等食物。

为了使身体健康，应养成良好的饮食习惯：饮食需要定时并适量，要均衡，不可偏吃、挑食、暴饮暴食，避免进食刺激性的食物（如咖啡、浓茶、辛辣的食物），避免进食太咸、太甜和腌制食物，外出进食时，小心选择食物（避免高脂肪、高胆固醇、高盐分、高糖分的食物），尽量避免食品污染物（如防腐剂、亚硝酸钠、黄曲霉毒素），注意食物的卫生。

有专家把均衡饮食归纳了"一二三四五"和"红绿黄白黑"两句话。具体是指：

① "一"就是一天1袋牛乳，或1袋酸乳或1碗豆浆。

② "二"是指主食（碳水化合物）为250～300g。

③ "三"是指3份高蛋白。人不能光吃素，也不能光吃肉。一份是1两瘦肉或1个鸡蛋，或者2两豆腐，或2两鱼虾，或2两鸡、鸭，或半两黄豆，一日三餐各取其中的一样（1两=50g）。

④ "四"是四句话，即"有粗有细，不甜不咸，三四五顿，七八分饱"。粗细粮搭配，每周吃三四次粗粮、棒子面、老玉米、红薯等；三四五顿，是指每天吃的餐数，重点在七八分饱，不可每餐必饱，中医有句老话："若要身体安，三分饥和寒"很有道理。

⑤ "五"是多吃蔬菜和水果，经常吃新鲜蔬菜对预防癌症就很有效果。

⑥ "红"是每天1个西红柿，如男性每天1个西红柿，前列腺癌患病率可减少45%左右；对健康者来说，每天喝点红葡萄酒是可以的；红辣椒是可以改善情绪的，情绪低落时可以吃一点。

⑦ "黄"指的是胡萝卜、西瓜、红薯、南瓜、红辣椒等。含有维生素A较多，可以促进钙的吸收。

⑧ "绿"是绿茶。绿茶中含有多种抗氧自由基物质，可减少老化。喝茶可以延年益寿，减少肿瘤，减少动脉硬化。

⑨ "白"是燕麦粉、燕麦粥。可降胆固醇，降甘油三酯，还对治疗糖尿病、减肥效果好。燕麦片也可通大便。

⑩ "黑"是黑木耳。可降低血黏度，血液变稀后，人不容易得脑血栓、老年痴呆，也不容易得冠心病。

2）适当的运动

要有健康的身体，适当的运动是不可缺少的（欠缺运动或运动过量都无益处）。运动的好处是消耗热量，保持体形；增强心肺功能，提升抵抗力；松弛神经，消除精神压力；增添生活情趣，身心平衡。

健康人群的体力活动推荐水平和内容应以自愿、循序渐进、量力而行和避免意外伤害为原则。

健身运动的推荐强度、时间和频度见表6-1。

表6-1 健身运动的推荐强度、时间和频度

	有益健康	促进健康	增强身体素质	体育训练
强度	轮到中等强度	中等强度	中到达强度活动	即达强度
时间	10min 或更长一天几次	30min 或更长	20min 或更长	持续时间和频度根据个人身体素质状况而定
频度	每天	每天	一周三次	据个人身体素质状况而定

健身运动的形式和内容应以有氧运动为主，如步行、跑步、自行车、游泳、舞蹈、太极拳等。同时提倡每周进行2～3次有助于保持肌肉力量和体积的锻炼，如哑铃、各种器械、上楼

等。对于老年人还应强调各种关节灵活性和动作协调性的练习,如伸展练习、舞蹈、太极拳、各种家务劳动。

3) 充足的休息与睡眠

休息可以消除精神及身体上的疲劳,调节各种生理机能。休息的形式有以下几种:

① 身体的休息。停止一切活动,让身体各部分的肌肉得到放松和休息的机会,最好的休息方法是睡眠。

② 感官的休息。闭目养神,停止说话,让感应器官得到休息。

③ 情感上的休息。放下心理上的压力和担忧,用轻松的心情去面对困扰,避免情绪常处于紧张状态。

4) 戒除不良的习惯

① 不要吸烟。吸烟有损健康,烟雾中含有焦油、尼古丁、一氧化碳等,吸烟可导致肺癌、冠心病、支气管炎等疾病的发生。

② 不要酗酒。酒精能使人的判断力、运动协调以及语言功能出现障碍,情绪的控制力也下降。慢性饮酒和酗酒对健康的危害有:直接和间接损害肝脏,引起脂肪肝、肝硬化;是高血压独立危险因素,直接损伤动脉血管,加重心脏负担造成心脏损害。对高血压患者极易导致脑卒中。通过直接毒害中枢神经系统和破坏脑血管系统的组织结构,协同造成脑萎缩和早发性老年性痴呆。

③ 不要依赖药物。滥用药物,有碍健康,我们应戒除依赖药物的习惯,避免使用不必要的药物,例如,兴奋剂如咖啡因、可卡因等,镇抑剂如安眠药、安眠酮等。

④ 远离毒品。为了你的健康、全家幸福和社会安定,我们一定要拒绝毒品。千万不要吸食鸦片、海洛因、吗啡、冰毒、摇头丸等。吸毒不仅损害、摧残自己的身体,容易传播艾滋病,也严重危害社会。

5) 定期检查身体

为了预防疾病,保障身体健康,提高生活质量,每个人都应定期到医院做身体检查,发现问题及时治疗解决。不管是在幼儿期、青年期、成年及老年期都应对身体、智能、体能、牙齿、心、肝、肺等组织做定期检查,不同年龄阶段、不同个体检查项目要有所侧重。

6) 宜人的环境

在美好的环境中生活,心情会更愉快,身体也会强健些。美好的环境包括清新的空气、绿色的植被、清洁的环境。

要培养良好的个人卫生习惯,保持家居清洁,保持公众卫生,远离污染。

7) 维持良好的心态及人际关系

人都需要别人的爱与关怀。要有健康的人生,我们需要四大支柱的支持:家庭的和睦,朋友的关心帮助,学业、工作科学的合理的安排,个人广泛健康的兴趣与爱好。

只要我们多点关心自己的身心状况,加上良好的饮食习惯、妥善地分配时间(好好的工作、休息和娱乐)、适当的运动、充足的休息、愉快的心境、维持良好的人际关系、保持一个良好的环境、并注重个人的安全,我们一定能做个健康快乐的人。

二、保健食品

1. 保健食品的概念

保健食品在我国也称功能食品,是指表明具有特定保健功能的食品,即适宜于特定人群食用,具有调节机体功能,不以治疗疾病为目的的食品。我国由国家食品药品监督管理局(SFDA)进行保健食品评审、监督管理,SFDA规定了保健食品的原料选择范围、检测项目与方法等一系列技术规范,但不限制保健食品的形态,也不限制必须来源于天然食品或以之为载体。

日本将相当于我国保健食品的产品称为特定保健用食品(FOSHU)。1991年公布的定义是"凡附有特殊标志说明属于特殊用途的食品,在饮食生活中为达到某种特定保健目的而摄取本品的人,可望达到该保健目的的食品"。日本对此类食品的审批程序与我国相似,由厂家申报,经地方主管部门审核上报,由厚生省听取专业机构及专家意见后批准。审批要求很严,包括一系列权威性检测证明,产品外型必须是一般食品的形态等。日本已批准的特定保健用食品,以低聚糖、益生菌改善胃肠功能的产品占绝大多数,此外还有降胆固醇、促进矿物质微量元素吸收、防龋、降血压、降血糖等食品。

美国将相当于我国保健食品的产品称为膳食补充剂,纳入1994年批准的"膳食补充剂健康与教育法,DSHEA"管理。它含有补充膳食的某种成分物质,如维生素、矿物质、草药或其他植物、氨基酸以及这些物质的提取物、浓缩品、代谢物、组成成分等。美国人理解膳食补充剂的性质是来源于天然食品或草药,具有扼制疾病的特定生理功用,不必是传统食品的形态,食用对象有人群选择性,允许厂家在产品上标注FDA已批准的10类功效声明中的任一种,"声明"的真实性由厂家向消费者负责。这类膳食补充剂如麦苗精、鱼油、活力蒜精、蜂皇浆、鲨鱼软骨、银杏液等。

欧盟则将我们认为的保健食品称之为功能食品,定义是"一种食品如果有一个或多个与保持人体健康或减少疾病危险性相关的靶功能,能产生适当的和良性的影响,它就是有功能的食品"。这种食品主要包括有一定功能的天然食品,添加某种成分的食品,去除了某种成分的食品,提高了一种或多种成分的生物利用率的食品,或以上四种情况结合的食品。功能食品应该是一般食品形态。主张功能食品要沿六个功能目标研究发展:有益于生长发育与分化功能,有益于基础代谢功能,与防御反应性氧化产物有关功能,与心血管系统有关功能,胃肠道生理功能,行为和心理功能。

我国台湾地区1999年8月开始实施"健康食品管理法",将我们理解的保健食品定名为健康食品。在该法中界定的健康食品定义为"健康食品系指提供特殊营养素或具有特定的保健功效,特别加以标示或广告,而非以治疗、矫正人类疾病为目的的食品"。审批手续与要求与大陆现行办法相似。

保健品的发展历史大致可分成三个阶段:

第一代保健食品包括各类强化食品,是最原始的功能食品,仅根据各类营养素或强化的营养素的功能推断该食品的营养功能,这些功能未经任何实验检验。

第二代保健食品是必须经过动物和人体实验,证明具有某种生理功能。

第三代保健食品不仅需要用动物和人体实验来证明具有某项功能,还需要确知具有该功效的有效成分(或称功能因子)的结构及含量。

第三代保健食品在我国正蓬勃兴起,代表未来的发展趋势。

2. 保健食品的功用和产品类型

保健食品属于食品,食品的基本属性决定了保健食品必须有营养(第一功能)。同时人们食用保健食品是一种享受(第二功能),保健食品最重要的功用是具有调节人体生理活性功能(第三功能),适合于特定人群适用,是与其他食品和物品的重要区别点。保健食品不能直接用于治疗疾病,它只是人体机理调节剂、营养补充剂,不同于药品是直接用于治疗疾病目的。保健食品无论是那种类型,它都有出自保健目的,不能速效,但长时间服用可使人身心健康受益。

(1) 保健食品的功能

2003年以前我国卫生部允许生产保健食品产品的保健功能有22类。2003年4月国家食品药品监督管理局(SFDA)挂牌,同年对保健食品的保健功能进行修订,共确定27种保健品申报功能。即增强免疫力、改善睡眠、缓解体力疲劳、提高缺氧耐受力、对辐射危害有辅助保护功能、对化学性肝损伤有辅助保护、缓解视疲劳、祛痤疮、祛黄褐斑、改善皮肤水分、改善皮肤油分、辅助降脂、辅助降糖、抗氧化、辅助改善记忆力、促进排铅、清咽功能、辅助降血压、促进泌乳、减肥、改善生长发育、增加骨密度、改善营养性贫血、通便功能、对目黏膜损伤有辅助保护功能、调节肠道菌群、促进消化。

保健食品的产品类型多种多样,有胶囊类、散剂类、饮料类、口服液类、煎膏剂类、片剂类、丸剂类等。

(2) 保健食品的功效成分

保健食品的保健功能来源于其中含有的功效物质、功效成分或活性因子,即通过激活酶的活性或其他途径,调节人体机能的物质。我国的《保健食品通用标准》列出的功效成分主要有:多糖类,如香菇多糖、膳食纤维;功能性甜味剂类,如单糖、低聚糖、多元糖醇等;功能性油脂(脂肪酸类),如多不饱和脂肪酸、磷脂、胆碱等;自由基清除剂类,如超氧化物歧化酶(SOD)、谷胱甘肽过氧化酶类;维生素类,如维生素A、维生素E、维生素C等;肽与蛋白质类,如谷胱甘肽、免疫球蛋白等;活性菌类,如乳酸菌、双歧杆菌等;微量元素类,如硒、锌等。其他还有二十八烷醇、植物甾醇和皂苷等。

(3) 功效成分简介

下面是几类从天然物质中分离提取出来,在保健食品中已使用或准备使用的功效成分:

① 活性多糖

活性多糖主要包括真菌多糖及一些天然植物多糖。研究表明,存在于香菇、金针菇、黑木耳、灵芝、蘑菇、茯苓和猴头菇等食用药用真菌中的某些多糖组分,具有提高人体免疫能力的生理功能,某些多糖还具有很强的抗癌活性,某些植物中提取出的多糖组分可用来生产糖尿病人专用保健食品。

② 低聚糖

有功效的主要是由2~10个单糖以糖苷键连接起来的,具有低能量值、降低血清胆固醇的含量、预防龋齿和整肠功能。有实用价值的低聚糖有大豆低聚糖、低聚果糖、低聚木糖、低聚异麦芽糖等。

③ 多不饱和脂肪酸

在营养学上有重要作用的多不饱和脂肪酸主要是 n-3 和 n-6 系列的不饱和脂肪酸,包括 EPA、DHA、α-亚麻酸、亚油酸、γ-亚麻酸、花生四烯酸。研究表明多不饱和脂肪酸的摄入与心脏病、动脉硬化和癌症有着很深的关联。鱼油、月见草油、红花油、小麦胚芽油、玉米油、米糠油等由于富含多不饱和脂肪酸而备受欢迎。

④ 活性肽类及免疫球蛋白

活性肽是一类重要的生理活性物质,主要包括谷胱甘肽、降压肽、促进钙吸收的肽和易消化吸收的肽四类。

谷胱甘肽富含于酵母和家畜脏器内。是由谷氨酸、半胱氨酸和甘氨酸组成的三肽,主要生理功能有：清除机体内氧化反应生成的自由基，与过氧化物酶共同作用能将体内的过氧化氢或过氧化脂质还原，对生物体膜起保护作用，从而延缓机体衰老和动脉硬化症等；参与体内有机化合物与重金属元素的结合、排出及解毒；对乙醇性脂肪肝有抑制作用；与免疫反应有关。降压肽通过抑制血管张紧素转换酶的活性而使血压降低，主要有来自乳酪蛋白的肽、鱼虾类的肽、玉米蛋白和大豆蛋白的肽等。

免疫球蛋白是一类能提高机体免疫功能的蛋白质，是具有抗体活性或化学结构与抗体相似的球蛋白。从血液、牛乳或蛋黄中分离出的免疫球蛋白，添加到乳粉中可制成高级婴儿乳粉。

⑤ 活菌类

主要是指乳酸杆菌、乳酸球菌和双歧杆菌。其中以双歧杆菌尤引人注意，它具有如下功效：维持肠道正常细菌群的平衡，尤其是对婴儿和老年。双歧杆菌可抑制病原菌和腐败菌的生长，有防止便秘和胃肠障碍等整肠功能；具有抗肿瘤活性；在肠道内合成维生素、氨基酸和提高人体对钙的吸收；降低血液中胆固醇水平，防治高血压；改善乳制品的耐乳糖性，提高消化率。双歧杆菌能增强人体免疫功能，预防抗生素类的副作用，抗衰老，益寿延年。

⑥ 膳食纤维

缺少膳食纤维是引起便秘、胆结石、缺血性心脏病、大肠癌的原因。摄取膳食纤维可解消肥胖、降血压、降胆固醇、降血糖、预防糖尿病和肠道疾病。已经开发的纤维有小麦纤维、燕麦纤维、玉米纤维、大豆纤维、苹果纤维、香蕈纤维、米糠纤维、橘皮纤维等 20 多种。

⑦ 脂类

主要是磷脂，如大豆磷脂与卵黄卵磷脂。具有改善血清脂肪代谢，降低血清胆固醇和中性脂肪；预防动脉硬化；改善脂肪代谢和脂肪肝等功效。

⑧ 维生素

如维生素 A、胡萝卜素、维生素 E、维生素 C，其中以 β-胡萝卜素和维生素 E 最为重要。β-胡萝卜素和维生素 E 均具有强抗氧化作用，它们除作为维生素表现其生理功能外，还有延缓衰老、防癌抗癌的功效，被广泛用于保健食品中。

⑨ 矿物质

用于保健食品中的矿物质有钙、铁、锌、铜、硒、铬、有机锗等。如硒具有抗生物过氧化、减缓自由基对膜损害所产生的延缓衰老及扼制退行性与代谢性多种疾病的功用；铬、锌作为葡萄糖耐量因子（GTF）的组成成分而显示降低糖尿病人血糖水平的功能。

⑩ 其他物质

皂苷类化合物如大豆、杜仲、人参皂苷，具有降血脂、抗氧化、抗病毒、提高免疫能力、抑制肿瘤等保健功能。

黄酮类化合物如黄酮、芸香苷、橙皮苷、银杏叶浸膏、绿茶浸出物等，具有防止口臭、改善脑和末梢血流、防止变应反应、利尿、抗老化等功能。

茶多酚具有抗血管系统疾病、抗癌防衰、抗糖尿病等多种保健功能。

(4) 既是药品又是食品的品种

卫生部公布的既是药品又是食品的品种名单如下。

第一批：乌梢蛇、蝮蛇、酸枣仁、牡蛎、栀子、甘草、代代花、罗汉果、肉桂、决明子、莱菔子、陈皮、砂仁、乌梅、肉豆蔻、白芷、菊花、藿香、沙棘、郁李仁、青果、薤白、薄荷、丁香、高良姜、白果、香橼、红花、紫苏、火麻仁、橘红、茯苓香薷、八角茴香、刀豆、姜（干姜、生姜）、枣（大枣、酸枣和黑枣）、山药、山楂、小茴香、木瓜、龙眼（桂圆）、白扁豆、百合、花椒、芡实、赤小豆、佛手、杏仁（甜、苦）、昆布、桃仁、莲子、桑葚、莴苣、淡豆豉、黑芝麻、黑胡椒、蜂蜜、榧子、薏苡仁和枸杞子。

第二批：麦芽、黄荆子、鲜白茅根、荷叶、桑叶、鸡内金、马齿苋和鲜芦根。

第三批：蒲公英、益智、淡竹叶、胖大海、金银花、余甘子、葛根和鱼腥草。

3. 保健食品的管理

我国政府自 1995 年 10 月至今陆续发布 20 多项规章、标准和规范性技术要求，主要有《保健食品管理办法》、《保健（功能）食品通用标准》、《保健食品评审技术规程》、《保健食品良好生产规范》、《保健食品功能学评价程序和检验方法》等。对保健食品的定义、范围、研制、审批、生产、经营、广告宣传、行政管理、市场监督等，做出了一系列明确的规定，促进我国保健食品走上法制化、规范化、现代化的健康发展道路。

2002 年 12 月，国家药监局撤销全部药"健"字批准文号，停止生产所有药健字保健品。2003 年 4 月国家食品药品监督管理局（SFDA）挂牌，保健食品评审、监督管理权由卫生部移交至国家食品药品监督管理局。

（1）保健食品的基本要求

根据我国《保健食品管理办法》的规定，保健食品必须符合以下要求：

① 动物、人体试验证明有明确、稳定的保健作用。

② 各种原料及产品必需符合有关食品卫生要求，应保证对人体不产生任何急性、亚急性或慢性危害。

③ 配方组成及用量应有科学依据，有明确的功效成分（原料）。

④ 标签、说明书及广告等不得宣传其疗效作用。

（2）保健食品评审功能范围及主要评审依据

① 评审功能范围

目前，国家食品药品监督管理局可对功能进行审批，每种保健食品只限在 SFDA 规定的功能范围内选择 1～2 项功能。

只需做动物试验的保健品有 6 种：增强免疫力、改善睡眠、缓解体力疲劳、提高缺氧耐受力、对辐射危害有辅助保护功能；只需做人体试验的有 5 种：对化学性肝损伤有辅助保护、缓解视疲劳、祛痤疮、祛黄褐斑、改善皮肤水分、改善皮肤油分；必须通过人体、动物试验的有 16 种：辅助降脂、辅助降糖、抗氧化、辅助改善记忆力、促进排铅、清咽功能、辅助降血压、促进泌乳、减肥、改善生长发育、增加骨密度、改善营养性贫血、通便功能、对胃粘膜损伤有辅助保护功能、调节肠道菌群、促进消化。

② 评审依据

《食品卫生法》、《保健食品管理办法》、《新资源食品卫生管理办法》、《食品添加剂卫生管理办法》、《保健食品功能学评价程序和检验方法》、《食品安全性毒理学评价程序和方法》以及《保健食品良好生产规范》、《保健食品注册管理办法（试行）》等。

4. 营养补充剂

（1）营养补充剂的概念

所谓营养补充剂是用来弥补人类正常膳食中可能摄入不足，同时又是人体所必需的营养素为目的，所生产的某些含有特定营养素的食品。是以一种或数种化学合成或从天然动植物中提取的营养素为原料制成的产品。

因为营养补充剂属于保健食品的管理范畴,它的评审是按保健食品评审程序进行,但是营养补充剂在申报时可不必做功能学试验,不过对营养素含量的要求十分严格。由于脂溶性维生素、微量元素等营养素摄入过量,会引起明显的毒性作用,人们日常的饮食中也会存在一定水平的营养素,因此每种营养素的每日推荐量,要求控制在我国对该营养素参考摄入量值的1/3～2/3的水平。

常见的营养补充剂有补充维生素的维生素A胶丸、复合维生素片、维C片、维E片等;补充微量元素的钙剂、锌剂;补充不饱和脂肪酸的鱼油丸以及补充必需氨基酸的口服液和注射液等。

营养补充剂在国外已经相当普及,不少外国人非常注重用保健食品来维护健康,有调查显示,57%的美国公众经常使用营养补充剂,或研究这方面的信息。目前,国外的营养补充剂已经大规模的进入我国市场。据不完全统计,我国批准的400多个进口保健食品中,有60%以上是营养补充剂,天然提取的蛋白粉、维生素、矿物质、鱼油、卵磷脂、草本(洋草药)等众多知名营养补充剂产品和品牌,对我国保健食品产业造成了极大的冲击,因此发展我国的营养补充剂十分必要。

随着人们健康观念的改变,在一日三餐之外吃一些维生素C、钙片、铁剂、复合维生素片之类的营养补充剂已经成了许多人的生活习惯。

(2)营养补充剂的选择

① 营养补充剂不能代替正常的三餐饮食。我们平时的饮食和生活习惯对我们的健康影响最大,像蔬菜、水果、肉类等天然食物中的营养素是最全面的,所以首先应当做到营养均衡地吃好三餐,从平衡的膳食中获取所需的营养素。正常情况下,如果一个人没有不良嗜好,饮食搭配协调而且吸收良好的话是不会缺少什么营养素的,当然也不需要补充。

② 一些人群由于某种原因对营养素吸收差,或者对营养素吸收量增大时应当适当补充营养素。

儿童在生长发育时期对营养素的需求增多,需要适当补充营养素,尤其是钙、铁、锌等微量元素,以及必需氨基酸等各类营养素。对于食欲不振、厌食、生长发育迟缓、个子矮小、易发生感染的儿童可食用含锌丰富的食品或适量服用膳食补充剂。

中小学生由于处在生长发育的关键时期,日常学习量较大,应当适当补充营养素。如钙、铁、锌、维生素A、维生素D、维生素E、核黄素等。

母亲在怀孕及哺育婴儿时需要较多的营养素,需要适当补充营养素,尤其是叶酸、铁和钙等。

中老年人由于胃肠的吸收能力下降,营养素吸收率随着下降,应当适当补充营养素,尤其是膳食纤维、钙等。中老年人适量服用维生素D、钙剂或含钙丰富的食品可预防骨质疏松。

喜欢饮酒、工作不规律如经常熬夜的人应该多补充一些维生素,特别是B族维生素。

在特殊环境(如经常接触电脑、噪音、粉尘、烟雾等)中工作的人维生素和某些矿物质的消耗加剧,尤其应当适当补充。

运动员等日常运动量较大的人群应当适当补充营养素。

患有肝病等慢性病或大出血后的患者应当在医生的指导下补充营养素。

有营养素缺乏症状如脱发、复发性口腔溃疡、抽筋等,或患有营养缺乏性疾病的患者应当遵医嘱补充营养素。

③ 不同食物中含有各种营养素的比例差别很大，一些人群需要适当补充维生素，通过对食物的选择可以达到选择性补充营养素的目的。例如，青少年需要补钙就应当每日饮用牛乳，天然牛乳（不特指高钙乳）中含有丰富且易吸收的钙，对人体是很好的补充；补锌时应当多吃富含锌的食物，如肉类、动物内脏等。在此基础上再选择合适的营养补充剂。

④ 补充维生素或微量元素时要注意它们之间的比例，如补钙的同时注意其他微量元素的补充，这样有助于它们的吸收和在体内的利用。

⑤ 对于平时缺乏运动的城市人群，补充营养素的同时应当适当增加体育活动以促进营养素的吸收。

⑥ 补充营养素不是越多越好。任何东西都有一个适当的度，超过这个范围就会引起不必要的麻烦。

（3）过量补充营养素有危害

缺乏必需营养素虽然会造成各种症状或疾病，但摄入过多同样是不好的。因此，如果不缺乏营养就不要乱服用营养补充剂，过量补充营养素不但没有益处反而可能造成其他营养素的丢失甚至中毒。

① 有很多营养素之间会发生相互拮抗作用，还有一些营养素在摄入过多时可能会产生中毒症状，同时还会干扰其他营养素的吸收利用，所以在选择营养强化食品和营养补充品时应该注意营养品之间的搭配和剂量问题。例如铁、锌、钙由于其吸收利用的途径基本相同，所以使用其中的一种营养强化食品和营养补充剂时，还应该注意避免造成其他两种营养素的缺乏。

② 当使用大剂量营养补充剂时将会存在过量的危险。维生素 A、维生素 D、碘等是人体必需的营养素，但是如果摄入过多，又会造成中毒，中毒对人体的危害通常比缺乏还严重。例如，成年人每日摄取 600～700mg 维生素 A 即可保持皮肤、头发及免疫系统的健康，而复合维生素片中维生素 A 的含量常常高达 1 500mg，如果人们在日常饮食中选择了强化乳粉和麦片，每天再服用 1 片多维片，体内就会含有过多的维生素 A，不仅会妨碍人体对钙的吸收，还容易造成老年人骨折。

③ 还有一些人群不适宜补充营养素制剂。如尿路结石患者使用维生素 C 补充剂将会加速结石形成。老年人肝肾功能下降，使用维生素类补充剂将会增加肝肾的负担带来对身体不良的影响。此外，在制造营养补充剂中会加入一些辅料，如果是盐类就有可能增加中老年人罹患高血压的危险。

营养补充剂与人们的日常营养密切相关，所以我们建议在决定是否添加营养补充剂时，应当注重对身体的调理，全面考虑自身情况，不要"人云亦云"。最好是能够得到专业人员的指导，这样才会真正促进我们机体的健康。

本章习题

一、选择题

1. 下列物质中，（　　）是营养强化剂。
　　A. 维生素　　　　B. 氨基酸　　　　C. 矿物质　　　　D. 水
2. （　　）阶层是亚健康的主要人群。
　　A. 蓝领　　　　B. 白领　　　　C. 银领　　　　D. 金领

3. 有专家把均衡饮食归纳了"一二三四五",下列哪个(　　)不属于"一"。
   A. 一袋牛奶　　　B. 一袋酸奶　　　C. 一袋豆浆　　　D. 一袋咖啡
4. 保健食品的功效成分中,活菌类包括(　　)。
   A. 乳酸杆菌　　　B. 霉菌　　　C. 乳酸球菌　　　D. 双歧杆菌
5. 保健食品的功效成分中,脂类主要是(　　)。
   A. 糖脂　　　B. 胆固醇　　　C. 磷脂　　　D. 蜡

二、填空题

1. _____是世界上造成大脑损害的最主要原因。
2. 孕前和怀孕早期缺乏_____则是导致严重出生缺陷的首要原因。
3. 强化食品的种类有_____和_____。
4. 人类健康的四大基石是:_____、_____、_____、_____。
5. 保证人体健康,要从_____、_____、_____三个方面着手。
6. 需要戒除不良的习惯有_____、_____、_____、_____。

三、问答题

1. 微量营养素缺乏对策主要有哪几个方面?
2. 食品营养强化的目的有哪些?
3. 食品营养强化的要求有哪些?
4. 食品营养强化剂使用时主要遵循的原则有哪些?
5. 食品营养强化的方法有哪些?
6. 保健食品的基本要求有哪些?
7. 保健食品的功效成分有哪些?

第七章 社区营养

一、社区营养的定义

社区营养属于公共营养的一部分，公共营养就是结合社会生活实际，从宏观上研究解决其合理营养与膳食的有关理论，实践和方法的学科。1997年第16届国际营养大会提出："公共营养是基于人群营养状况，有针对性地提出解决营养问题的措施，它阐述人群或社区的营养问题，以及造成和决定这些营养问题的条件.与临床营养相比，其工作重点从个体水平转向群体水平，从微观营养研究转向范围广泛的宏观营养研究，如营养不良的消除策略，政策与措施等。"公共营养强调重点有二：其一是限定区域内各种人群的综合性和整体性；其二是解决问题的宏观性，实践性和社会性。

社区营养的研究范围比公共营养小，主要是在社区内运用营养科学理论、技术和社会性措施解决社区营养问题。主要包括食物生产、供给、膳食结构、饮食文化、营养教育以及营养性疾病的预防等内容。

二、社区营养的目的

通过开展营养调查、营养干预、营养监测和营养教育等工作，提高社区人群的营养知识水平，改善膳食结构，增进健康，进一步提高社区人群的生活质量；同时为国家或当地政府制定食物营养政策、经济政策及卫生保健政策提供科学依据。

三、特点

（1）强调被研究人群的综合性和整体性。
（2）突出被研究问题的宏观性、实践性和社会性。

第一节 膳食营养素参考摄入量

一、膳食营养素参考摄入量的发展

人体需要的各种营养素都需要从每天的饮食中获得，如果某种营养素长期摄入不足或摄入过多就可能产生相应的营养不足或营养过多的危害。营养学家根据有关营养素需要量的知识，提出了适用于各年龄、性别及劳动、生理状态人群的膳食营养素参考摄入量，作为判断膳食质量和计划膳食供应的科学依据。

膳食营养素参考摄入量不是一成不变的，它随着科学知识的积累及社会经济的发展不断丰富和更新。早期的推荐摄入量和膳食指南混在一起，到20世纪30年代才逐渐分开。

我国科学家于1937年开始制定《中国民众最低限度之营养需要》，1952年中央卫生研究院营养学系提出了"营养素需要量表（每天膳食中营养素供给标准）"，1955年中国医学科学院营养系修改了1952年的建议，定名为"每日膳食中营养素供给量（RDA）"，后经中国营养学会进行了数次修订，于1988年发表了最后一版。

近年来随着营养学家对某些营养素的健康促进作用有了新的认识,特别是抗氧化营养素可能对一些慢性病的预防作用及膳食补充剂的广泛应用,引发了欧美各国的广泛讨论,认为传统的 RDA 概念已不能涵盖这些内容,不能满足社会实践的需要,应当进行修改。

美国国家研究院食物营养委员会(FNB)于 1993 年组织了"RDAs 是否应进行修改?"的专题讨论会,探讨 RDAs 的用途及其可能的发展方向,形成关于 DRIs 的概念。到 1996 年确定了分步制定 DRIs 的计划和组织安排。在 FNB 的组织下与加拿大卫生和福利部合作,自 1997 年起陆续发表了关于 DRIs 的一系列著作。中国营养学会研究了最近十年这一领域的新进展,于 1998 年成立了"中国居民膳食营养素参考摄入量专家委员会",于 2000 年出版了"中国居民膳食营养素参考摄入量(Chinese DRIs)"。

二、膳食营养素参考摄入量(DRIs)的内容

膳食营养素参考摄入量(Dietary Reference Intakes,DRIs)是一组每日平均膳食营养素摄入量的参考值,它是在推荐的营养素供给量(RDAs)基础上发展起来的,包括 4 项内容,即平均需要量(EAR)、推荐摄入量(RNI)、适宜摄入量(AI)和可耐受最高摄入量(UL)。

1. 平均需要量 (Estimated Average Requirement,EAR)

EAR 是群体中各个体需要量的平均值,是根据个体需要量的研究资料计算得到的。EAR 是依据某些指标进行判断,可以满足某一特定性别、年龄及生理状况的群体中半数个体的需要量的摄入水平。这一摄入水平能够满足该群体中 50% 的成员的需要,不能满足另外 50% 的个体对该营养素的需要。EAR 是制定 RNI 的基础。

2. 推荐摄入量 (ReconlIIended Nutrient Intake,RNI)

RNI 相当于传统使用的 RDA,是可以满足某一特定性别、年龄及生理状况群体中绝大多数(97%～98%)个体需要量的摄入水平。长期摄入 RNI 水平,可以满足身体对该营养素的需要,保持健康和维持组织中有适当的储备。RNI 的主要用途是作为个体每日摄入该营养素的目标值。

RNI 是以 EAR 为基础制订的。如果已知 EAR 的标准差,则 RNI 定为 EAR 加两个标准差,即 RNI=EAR+2SD。如果关于需要量变异的资料不够充分,不能计算 SD 时,一般设 EAR 的变异系数为 10%,这样 RNI=1.2×EAR。

3. 适宜摄入量 (Adequate Intake,AI)

当某种营养素的个体需要量研究资料不足,没有办法计算出 EAR,因而不能求得 RNI 时,可设定适宜摄入量来代替 RNI。AI 是通过观察或实验获得的健康人群某种营养素的摄入量。例如纯母乳喂养的足月产健康婴儿,从出生到 4～6 个月,他们的营养素全部来自母乳。母乳中供给的各种营养素量就是他们的 AI 值。AI 的主要用途是作为个体营养素摄入量的目标。

AI 与 RNI 相似之处是二者都用作个体摄入量的目标,能够满足目标人群中几乎所有个体的需要。AI 和 RNI 的区别在于 AI 的准确性远不如 RNI,可能明显的高于 RNI。

4. 可耐受最高摄入量(UL)

UL 是平均每日可以摄入该营养素的最高量。"可耐受最高摄入量"对一般人群中的几乎

所有个体都不至于损害健康。当摄入量超过 UL 进一步增加时，损害健康的危险性随之增大。对大多数营养素而言，健康个体摄入量超过 RNI 或 AI 水平不会有更多的益处。UL 并不是一个建议的摄入水平。

鉴于我国近年来营养素强化食品和膳食补充剂的日渐发展，有必要制定营养素的 UL 来指导安全消费。如果某营养素的毒副作用与摄入总量相关，则该营养素的 UL 值需要依据食物、饮水及补充剂提供的该营养素的总量来制订。如果它的毒副作用仅与强化食物和补充剂相关，则它的 UL 要依据这些来源而不是总摄入量来制定。对许多营养素来说，当前还没有足够的资料来制定它们的 UL，所以没有 UL 值并不意味着过多摄入这些营养素没有潜在的危险。

三、膳食营养素需要量与摄入量

DRIs 虽然是在 RDAs 的基础上发展起来的，但是它在表达方式和应用范围等方面都已经发生了根本变化。DRIs 和 RDAs 的区别可以概括为以下 4 点：

（1）制定 DRIs 的基础概念是营养素摄入不足或过多的概率，这一概念贯穿 DRIs 在评价膳食质量和计划膳食中的应用。

（2）DRIs 不仅考虑到防止营养不足的需要，同时还考虑到降低慢性退行性疾病风险的需要。

（3）当有可靠的资料说明过量摄入某种营养素对健康的不良影响时，就要建立该营养素的"最高可耐受摄入量"。

（4）有些膳食成分可能不符合营养素的传统概念，但是具有一定的健康促进作用，如果已经具备充分的资料也应建立它的参考摄入量。

四、膳食营养素参考摄入量的制定方法

计划膳食的目的是让居民获得营养充足而又不过量的饮食。计划膳食工作可以在不同的水平上进行，可以是简单的为个体计划事物采购和餐饮配制。也可以为群体编排食谱和计划食物采购。或者是更大规模的计划，如一个部门制订地区性营养改善计划或食物援助项目等。

1. 用膳食营养素参考摄入量为个体计划膳食的步骤

（1）设定营养素摄入目标

设定适宜的营养素摄入目标要考虑已经建立了 DRIs 的所有营养素。应当使各种营养素的摄入量都在安全摄入范围之内，即都能达到各自的 RNI 或 AI，而又不超过它们的 UL。

（2）制订膳食计划

计划人员在实际工作中可以使用《中国居民膳食指南》和《平衡膳食宝塔》制订食物消费计划，然后再根据食物营养成分数据复查计划的膳食是否满足了 RNI 和 AI 而又不超过它们的 UL 水平。

如果有本地的食物成分表，最好根据当地的食物营养成分来验证计划的膳食能否提供充足的营养素。在特定的情况下，也可能需要用强化食品甚至用一些营养补充剂来保证特定营养素的供给。

2. 用膳食营养素参考摄入量为均匀性群体计划膳食的步骤

计划群体膳食需要分步进行，即确定营养目标、计划怎样达到这些目标及评估这些目标是

否都达到了。

为均匀性群体计划膳食：

（1）确定计划目标。

（2）设置"靶日常营养素摄入量分布"。

（3）编制"靶日常营养素摄入量分布"食谱。

（4）评估计划膳食的结果。

五、用膳食营养素参考摄入量评价膳食

不管是 RDAs 还是 DRIs，一个共同的特征则就是它们是应用于健康人的膳食营养标准。它不是一种应用于患有急性或慢性病的人的营养治疗标准，也不是为以往患过营养缺乏病的人设计的营养补充标准。膳食营养素参考摄入量（DRIs）的应用不外乎评价膳食质量和计划合理膳食两大范畴，这两个应用范畴是互相联系的。

膳食营养素参考摄入量（DRIs）包含多项参考值（EAR、RNI、AI、UL），需要根据使用的目的正确选择适宜的指标。表 7-1 简要列出了各项参考值在膳食评价中的用途：

表 7-1 应用膳食营养素参考摄入量评价个体和群体摄入量

用于个体	用于群体
EAR：用以检查日常摄入量不足的机率	EAR：用以估测群体中摄入不足个体所占的比例
RNI：日常摄入量达到或超过此水平则摄入不足的机率很低	RNI：不用于评价群体的摄入量
AI：日常摄入量达到或超过此水平则摄入不足该人群摄不足的机率很低	AI：平均摄入量达到或超过此水平表明的机率很低
UL：日常摄入量超过此水平可能面临健康风险	UL：用以估测人群中面临过量摄入健康风险的人所占的比例

要特别注意的是能量和蛋白质及其他营养素不同，它没有 EAR 和 RNI 的区别，或者说它的 EAR 等于它的 RNI。为了避免混淆，使用"平均能量需要量（EER）"来表述能量的参考摄入量，而不再使用 EAR 或 RNI 来表述能量参考值。

（1）用膳食营养素参考摄入量评价个体摄入量

膳食评价是营养状况评价的组成部分。虽然根据膳食这一项内容不足以确定一个人的营养状况，但把一个人的营养素摄入量与其相应的 DRIs 进行比较还是合理的。评价一个人的营养状况的理想方法是把膳食评价结果和临床、生化及体格测量资料结合起来进行分析。

① 用平均摄入量（EAR）评价个体摄入量 对一个人的膳食进行评价是为了说明该个体的日常营养素摄入量是否充足。理论上一个人摄入某营养素不足的机率可以用日常摄入量及该营养素的平均需要量和标准差进行计算。由于日常摄入量几乎无法获得，只好运用统计学方法评估在一段时间内观察到的摄入量是高于还是低于其需要量。一个人的膳食是否适宜可以通过比较观测到的摄入量和相应人群需要量中值进行判断。如摄入量远高于需要量中值，则此人的摄入量大概是充足的；反之，如观测到的摄入量远低于需要量中值，则此人的摄入量大概是不充足的。在这两者之间，要确定摄入量是否适宜相当困难。

在实际应用中，观测到的摄入量低于 EAR 时可以认为必须提高，因为摄入不足的机率高达 50%；摄入量在 EAR 和 RNI 之间者也可能需要改善，因为摄入不足的机率至少仍然有 2%

到 3%。只有通过很多天的观测，摄入量达到或超过 RNI 时，或虽是少数几天的观测但结果远高于 RNI 时才可以有把握地认为摄入量是充足的。

② 用适宜摄入量（AI）评价个体摄入量某些营养素，是因为现有资料不足以制定 EAR 和 RNI 而只能制订一个 AI 值。上述的根据 EAR 和 RNI 进行评价的方法不适用于此类营养素。可以使用一种基于统计学假说的方法，把观测到的摄入量和 AI 进行比较。如果一个人的日常摄入量等于或大于 AI，几乎可以肯定其膳食是适宜的；但是，如果摄入量低于 AI，就不能对其是否适宜进行定量或定性估测。要对这种情况进行评估必需由专业人员根据该个体其他方面的情况加以判断。

③ 用最高可耐受摄入量（UL）评价个体摄入量用 UL 衡量个体摄入量，是将观测到的短时间内的摄入量和 UL 进行比较，推断该个体的日常摄入量是否过高。为了决定其日常摄入量是否高于 UL，可以用一种类似用 AI 评价摄入量是否适宜的假说来测验。对于某些营养素，摄入量可以只计算通过补充、强化和药物途径的摄入，而另外一些营养素则应把食物来源也包括在内。

（2）用膳食营养素参考摄入量评价群体摄入量

1）用平均需要量（EAR）评价群体营养素摄入量在实际工作中评价群体摄入量是否适宜，有两种方法可供选择：

① 概率法（ProbabiJity method）：这是一种把群体内需要量的分布和摄入量的分布结合起来的统计学方法。它产生一个估测值，表明有多大比例的个体面临摄入不足的风险。在群体内摄入量和需要量不相关或极少相关的条件下，这种方法的效果良好。概率法由人群需要量的分布获得每一摄入水平的摄入不足危险度；由日常摄入量的分布获得群体内不同的摄入水平及其频数。有了人群需要量的分布资料以后，对每一摄入水平都可以计算出一个摄入不足危险度；再加权平均求得人群的摄入不足的概率。

② 平均需要量切点法（EAR cut-off method）：EAR 切点法比概率法简单，本法要求观察营养素的摄入量和需要量之间没有相关；需要量可以认为呈正态分布；摄入量的变异要大于需要量的变异。根据现有的知识，我们可以假定凡已制定了 EAR 和 RNI 的营养素都符合上述条件，都可以用本法进行评价。

EAR 切点法不要求计算每一摄入水平的摄入不足危险度，只需简单的计数在观测人群中有多少个体的日常摄入量低于 EAR。这些个体在人群中的比例就等于该人群摄入不足个体的比例。

不管采用何种方法来评估群体中营养素摄入不足的概率，日常摄入量的分布资料是必不可少的。人群日常摄入量的分布可以用统计学方法调整每一个体观测到的摄入量来求得。要对摄入量的分布进行调整至少要观测一个有代表性的亚人群，其中每一个体至少有连续三天的膳食资料或者至少有两个独立的日膳食资料。

2）用适宜摄入量（AI）评估群体摄入量

当人群的平均摄入量等于或大于适用于该人群的营养素 AI 时，可以认为人群中发生摄入不足的机率很低（以制定 AI 所用营养指标为依据进行判断）。当平均摄入量在 AI 以下时不可能判断群体摄入不足的程度。营养素的 AI 和 EAR 之间没有肯定的关系，所以不要试图从 AI 来推测 EAR。

3）用可耐受最高摄入量（UL）评估群体摄入量

当日常摄入量超过 UL 以后，发生中毒的潜在危险增加。可以根据日常摄入量的分布来确定摄入量超过 UL 者所占的比例,超过 UL 的这一部分人可能面临健康风险。进行可耐受最高摄入量的评估时,有的营养素需要准确获得各种来源的摄入总量,有的营养素只需考虑通过强化、补充剂和作为药物的摄入量。

4) 应用 DRIs 评估人群营养素摄入量要特别注意的问题

① 平均摄入量或中位摄入量一般不能用于评估人群摄入量是否适宜。过去经常把平均摄入量和 RDA 比较,特别是当平均摄入量等于或大于 RDA 时就得出"本人群的膳食营养素摄入量达到了推荐的标准,因而是适宜的"的结论。这种用法是不恰当的,因为摄入不足的概率决定于日常摄入量的分布形态和变异程度,而不决定于平均摄入量。但是,对于大多数营养素来说为了要保证摄入不足者的比例很低,的确平均摄入量要超过 RNI;而且,日常摄入量的变异比需要量的变异越大,则平均摄入量超过 RNI 也要越多才能保证人群中只有少数个体有摄入不足的危险。如果人群的平均摄入量等于 RNI 则人群中会有相当比例的个体其日常摄入量低于需要量,因为人群对某种营养素摄入量的变异一般总会大于其需要量的变异。

② 不宜用 RNI 来评估人群摄入不足的流行。根据定义,RNI 是一个超过人群中 97%~98% 的个体需要的摄入水平(假定人群的需要量呈正态分布)。如果用 RNI 作为切点来估测摄入不足结果必然严重的高估了摄入不足的比例。

③ 不宜用食物频数问卷资料评价人群摄入量评估人群的膳食,营养素摄入必需有人群日常摄入量的分布资料,因而需要每一个体的定量的膳食资料。半定量的食物频数问卷资料一般不宜用于评价人群摄入量是否适宜。

(3) 用 DRIs 评价膳食质量方面应加强研究的课题

① 加强营养素需要量的研究 即便是已经建立了 EAR 和 RNI 的营养素也往往只是根据少数研究的结果,而且一般每个研究的样本量都很小,需要继续补充新资料。对于当前还只有 AI 的营养素,需要开展新的研究以建立 EAR 和 RNI 来替代 AI。另外,更多的需要量分布资料有助于确定评价群体摄入量是否充足的评估方法。应开展可耐受最高摄入量的研究为所有的营养素建立 UL,并累积资料发展过量摄入危害的判定方法。

② 改善摄入量资料质量的研究 如何评估摄入量资料质量和减少膳食资料的偏差是一个研究还不多的领域。目前在资料处理中对偏差的处置是很初步的,远未达到满意的程度。可以认为这是一个应优先探讨和创新的领域。

需要更好的方法来定量营养素补充剂的摄入。目前越来越多的人在服用营养素补充剂,仅根据食物来源的营养素进行评估,至少在某些人群中会错误估测摄入不足的比例或摄入量过高的比例。

③ 研究评估群体摄入量的统计学方法 应当研究评估流行情况的标准误计算方法,不计算标准误就不能决定某个流行百分数 x 与 0 有无显著差别,或者两个百分数之间有无显著差别。

第二节 膳食结构与膳食指南

一、膳食结构

1. 膳食结构概念

膳食结构是指膳食中各类食物的数量及其在膳食中所占的比重。膳食结构的这些因素是在逐渐变化的,所以膳食结构不是一成不变的,通过适当的干预可以促使其向更利于健康的方向发展。但是这些因素的变化一般是很缓慢的，所以一个国家、民族或人群的膳食结构具有一定的稳定性，不会迅速发生重大改变。

根据膳食中动物性、植物性食物所占的比重，以及能量、蛋白质、脂肪和碳水化合物的供给量作为划分膳食结构的标准，可将世界上不同地区的膳食结构分为以下四种类型。

（1）动植物食物平衡的膳食结构

该类型以日本为代表。膳食中动物性食物与植物性食物比例比较适当。其特点是：谷类的消费量为年人均约 94kg；动物性食品消费量为年人均约 63kg，其中海产品所占比例达到 50%，动物蛋白占总蛋白的 42.8%；能量和脂肪的摄入量低于动物性食物为主的国家，每天能量摄入保持再 2000kcal 左右。能量营养素供能比例为：碳水化合物 57.7%，脂肪 26.3%，蛋白质 16%。

该类型的膳食能量能够满足人体需要，又不至于过剩。蛋白质、脂肪和碳水化合物的供能比例合理。来自于植物性食物的膳食纤维和来自于动物食物的营养素如铁、钙等均比较充足，同时动物性脂肪又不高，有利于避免营养缺乏病，促进健康。此类膳食结构已经成为世界各国调整膳食结构的参考。

（2）以植物性食物为主的膳食结构

营养缺乏病是这些国家人群的主要营养问题，人的体质较弱、健康状况不良、劳动生产率较低。但从另一方面看，以植物性食物为主的膳食结构，膳食纤维充足，动物性脂肪较低，有利于冠心病和高血脂症的预防。

（3）以动物性食物为主的膳食结构

属于营养过剩性膳食。以提供高能量、高蛋白质、高脂肪、低纤维为主要特点，谷类的消费量小，人均每年约为 60～75kg；动物性食物及食糖的消费量大，约为 100kg 左右，奶及奶制品为 100～150kg，蛋类为 15kg，食糖为 40～60kg。

营养过剩是此类膳食结构国家人群所面临的主要健康问题。心脏病、脑血管病和恶性肿瘤已成为西方人的三大死亡原因，尤其是心脏病死亡率明显高于发展中国家。

（4）地中海膳食结构

意大利、希腊可作为该种膳食结构的代表。其特点是：①膳食富含植物性食物，包括水果、蔬菜、土豆、谷类、果仁等。②食物的加工程度低，新鲜度高，该地区居民以食用当季、当地的食物为主。③橄榄油是主要的食用油。④脂肪提供能量占总能量的 25%～35%。⑤每天食用少量适量奶酪和酸奶。⑥每周食用少量/适量鱼、禽、少量蛋。⑦以新鲜水果作为典型的每日餐后食品。⑧每月食用几次红肉（猪、牛和羊肉及其产品）。⑨大部分成年人有饮用葡萄酒的习惯。此膳食结构的突出特点是饱和脂肪摄入量低，膳食含大量复合碳水化合物，蔬菜、水果摄入量高。

地中海地区居民心脑血管疾病发生率很低，已引起了西方国家的注意，并纷纷参照这种膳食模式改进自己国家的膳食结构。

2. 中国居民的膳食结构

（1）中国居民传统的膳食结构特点

中国居民传统的膳食以植物性食物为主，谷类、薯类和蔬菜的摄入量较高，肉类的摄入量比较低，豆制品总量不高且随地区而不同，奶类消费在大多地区不多。此种膳食结构的特点：

① 高碳水化合物

我国南方居民多以大米为主食,北方居民以小麦粉为主,谷类食物的供能比例占70%以上。

② 高膳食纤维

谷类食物和蔬菜中所含的膳食纤维丰富,因此我国居民膳食纤维的摄入量也很高。这是我国传统膳食最具备的优势之一。

③ 低动物脂肪

我国居民传统的膳食中动物性食物的摄入量很少,动物脂肪的供能比例一般在10%以下。

(2) 中国居民的膳食结构现状及变化趋势

当前中国城乡居民的膳食仍然以植物性食物为主,动物性食物为辅。但中国幅员辽阔,各地区、各民族以及城乡之间的膳食构成存在很大差别,富裕地区与贫苦地区差别较大。而且随着社会经济发展,我国居民膳食结构向"富裕型"膳食结构的方向转变。

2002年第四次全国营养调查资料表明,我国居民膳食质量明显提高,城乡居民的能量及蛋白质摄入得到基本满足,肉、禽、蛋等动物性食物消费量明显增加,优质蛋白比例上升。

与1992年相比,农村居民膳食结构趋向合理,优质蛋白质占蛋白质总量的比例从17%增加到31%,脂肪供能比由19%增加到28%,碳水化合物供能比由70%下降到61%。

我国居民的膳食结构还存在许多不合理之处,居民营养与健康问题仍需予以高度关注。

城市居民膳食结构中,畜肉类及油脂消费过多,谷类食物消费偏低。2002年我国城市居民每人每日油脂消费量由1992年的37g增加到44g,脂肪供能比达到35%,超过世界卫生组织推荐的30%的上限。城市居民谷类食物供能比仅为47%,明显低于55%~65%的合理范围。此外,奶类、豆类制品摄入过低仍是全国普遍存在的问题。

一些营养缺乏病依然存在,铁、维生素A等微量营养素缺乏是我国城乡居民普遍存在的问题。我国居民贫血患病率平均为15.2%。维生素A边缘缺乏率为45.1%。全国城乡钙摄入量仅为每人每日389mg,还不到适宜摄入量的半数。

(3) 中国居民的膳食结构存在的主要问题

随着中国经济的快速发展,居民的膳食结构也发生了较大变化。大多数城市的脂肪供能比例已超过30%,且动物性食物来源中脂肪所占的比例偏高。中国城市居民的疾病模式由以急性传染病和寄生虫病居首位转化为以肿瘤和心脑血管疾病为主,膳食结构变化是影响疾病谱的因素之一。已经表明谷类食物的消费量与癌症和心脑血管疾病死亡率之间呈明显的负相关,而动物性食物和油脂的消费量与这些疾病的死亡率呈明显的正相关。

城市居民主要是调整消费比例,减少动物性食物和油脂过量消费,主要应减少猪肉的消费量,脂肪供热比控制在20%~25%为宜。

农村居民的膳食结构已趋向合理,但动物性食物、蔬菜、水果的消费量还偏低,应注意多吃一些上述食物。

对于奶类食物的摄入量偏低,应正确引导,充分利用当地资源,使其膳食结构合理化。

钙、铁、维生素A等微量元素摄入不足是我们当前膳食的主要缺陷,也是我们建议食物消费量时应当重点改善的方面。

综上所述,中国居民的膳食结构应保持以植物性食物为主的传统结构,增加蔬菜、水果、奶类和大豆及其制品的消费。在贫困地区还应努力提高肉、禽、蛋等动物性食品的消费。

此外,中国居民的食盐摄入量普遍偏高,食盐的摄入量要降低到每人每日6g以下。

二、膳食指南

1. 膳食指南的概念

膳食指南是根据营养学原则，结合国情，教育人民群众采用平衡膳食，以达到合理营养促进健康目的的指导性意见。

2. 中国居民膳食指南的发展过程和内容

中国营养学会于1989年制订了我国第一个膳食指南，共有以下8条内容：食物要多样；饥饱要适当；油脂要适量；粗细要搭配；食盐要限量；甜食要少吃；饮酒要节制；三餐要合理。

1997年4月由中国营养学会常务理事会通过并发布新的《中国居民膳食指南》，包括以下8条内容：

（1）食物多样，谷类为主。

多种食物应包括以下5大类：

第一类：谷类及薯类。谷类包括米、面、杂粮；薯类包括马铃薯、甘薯、木薯等。主要提供碳水化合物、蛋白质、膳食纤维、B族维生素。

第二类：动物性食物。包括肉、禽、鱼、奶、蛋等，主要提供蛋白质、脂肪、矿物质、维生素A和B族维生素。

第三类：豆类及制品。包括大豆及其他干豆类，主要提供蛋白质、脂肪、膳食纤维、矿物质和B族维生素。

第四类：蔬菜水果类。包括鲜豆、根茎、叶菜、茄果等，主要提供膳食纤维、矿物质维生素C和胡萝卜素。

第五类：纯能量食物。包括植物油、淀粉、食用糖和酒类，只要提供能量。植物油还可提供维生素E和必需脂肪酸。

（2）多吃蔬菜、水果和薯类。

（3）常吃奶类、豆类或其制品。

（4）经常吃适量的鱼、禽、蛋、瘦肉，少吃肥肉和荤油。

（5）食量与体力活动要平衡，保持适宜体重。

（6）吃清淡少盐的膳食。

（7）如饮酒应限量。

（8）吃清洁卫生、不变质的食物。

与原指南相比，新修订的《中国居民膳食指南》强调"常吃奶类、豆类或其制品"以弥补我国居民膳食中钙严重不足的缺陷；提倡居民注意食品卫生，强调自我保护意识。

3. 中国居民平衡膳食宝塔

平衡膳食宝塔提出了一个营养上比较理想的膳食模式。它所建议的食物量，特别是奶类和豆类食物的量与大多数人当前的实际膳食还有一定距离，对某些贫困地区来讲可能距离还很远，但为了改善中国居民的膳食营养状况，这是不可缺的。应把它看作是一个奋斗目标，努力争取，逐步达到。

（1）平衡膳食宝塔说明

1）平衡膳食宝塔共分5层，包含我们每天应吃的主要食物种类。

宝塔各层位置和面积不同，在一定程度上反映出各类食物在膳食中的地位和应占的比重。谷类食物居低层，每人每日应吃 300～500g；蔬菜和水果居第二层，每天分别应吃 400～500g；鱼、禽、肉、蛋等动物性食物位于第三层，每天应吃 125～200g；奶类和豆类食物占第四层，每天应吃乃类及其制品 100g 和豆类及其制品 50g；第五层塔尖是油脂类，每天不超过 25g。

2）宝塔建议的各类食物的摄入量一般是指食物的生重

① 谷类：谷类是面粉、大米、玉米粉、小麦、高粱等的总和。

② 蔬菜和水果：蔬菜和水果经常放在一起，因为它们有许多共性。

③ 鱼肉蛋：鱼、肉、蛋归为一类，主要提供动物性蛋白质和一些重要的矿物质和维生素。

④ 奶类和豆类食物：宝塔建议的 100g 按蛋白质和钙的含量来折合相当于鲜奶 200g 或奶粉 28g。豆类及其制品，宝塔建议的 50g 按蛋白质来折合相当于大豆 40 克或豆腐干 80g 等。

（2）应用平衡膳食宝塔需注意的问题

① 确定自己的食物需要。从事轻微体力劳动的成年男子如办公室职员等，可参照中等能量膳食来安排自己的进食量；从事中等强度体力劳动者如钳工、卡车司机和农田劳动者，可参照高能量膳食来安排；不参加劳动的老年人可参照低能量膳食来安排；女性需要的能量往往比从事同等劳动的男性低。

② 同类互换，调配丰富多彩的膳食。应用平衡膳食宝塔应当把营养与美味结合起来，按照同类互换、多种多样的原则调配一日三餐。

③ 合理分配三餐食量。我国多数地区居民习惯于一日三餐。一般早、晚餐个占 30%，午餐占 40%为宜，特殊情况可适当调整。

④ 因地制宜充分利用当地资源。我国幅员辽阔，各地的饮食习惯及物产不尽相同，只有因地制宜充分利用当地资源才能有效地应用平衡膳食宝塔。

⑤ 要养成习惯，长期坚持。膳食对健康的影响是长期的结果。应用平衡膳食宝塔需要自幼养成习惯，并坚持不懈，才能充分体现其对健康的促进作用。

4. 特定人群的膳食指南

（1）婴儿
① 鼓励母乳喂养。
② 母乳喂养 4～6 个月后添加辅助食品。

（2）幼儿及学龄前儿童
① 每日饮奶。
② 养成不挑食、不偏食的良好饮食习惯。

（3）学龄儿童
① 保证吃好早餐。
② 少吃零食，饮用清淡饮料，控制食糖摄入。
③ 重视户外活动。

（4）青少年
① 多吃谷类，供给充足的能量。
② 保证鱼、肉、蛋、奶、豆类和蔬菜的摄入。
③ 参加体力活动，避免盲目节食。

（5）孕妇
① 自妊娠 4 个月起，保证充足的能量。
② 妊娠后期保持体重的正常增长。
③ 增加鱼、肉、蛋、奶、海产品的摄入。
（6）乳母
① 保证供给充足的能量。
② 增加鱼、肉、蛋、奶、海产品的摄入。
（7）老年人
① 食物要粗细搭配，易于消化。
② 积极参加适度体力劳动，保持能量平衡。

5. 常见慢性病与特殊职业人群膳食指导

（1）常见慢性病膳食指导
1）防治心血管疾病的膳食指导原则
① 控制总能量，维持正常的体重。
② 限制脂肪。
③ 适量的蛋白质。
④ 饮食宜清淡、低盐。
⑤ 多吃蔬菜和水果有益于心脏。
⑥ 忌烟限酒。
2）防治糖尿病的膳食指导原则
① 控制总能量是糖尿病饮食治疗的首要原则。摄入的能量能够保持正常体重或略低于理想体重为宜。
② 供给适量的碳水化合物。目前主张不要过严地控制碳水化合物，要重视选用血糖生成指数较低的碳水化合物。
③ 供给充足的膳食纤维。
④ 供给充足的蛋白质。
⑤ 控制脂肪摄入量。
⑥ 多食蔬菜，供给充足的维生素和无机盐。
⑦ 糖尿病患者不宜饮酒。
⑧ 糖尿病患者应合理安排每日三餐，每餐都应有碳水化合物、脂肪和蛋白质，以有利于减缓葡萄糖的吸收。
3）防治癌症的膳食指导原则
① 注意膳食构成。
② 保持适宜体重。
③ 坚持体力活动。
④ 蔬菜和水果。
⑤ 其他植物系性食物。
⑥ 含酒精饮料，鼓励不饮酒，不过量饮酒。
⑦ 肉类。

⑧ 总脂肪和油类。
⑨ 盐和腌制品。
⑩ 贮存易腐败的食物应妥善贮存以减少污染。
⑪ 保藏易腐败的食物，如不能及时吃掉，应冷冻或冷藏。
⑫ 添加剂及残留量。
4）防治肥胖的膳食指导原则
① 控制总能量。
② 限制脂肪摄入量。
③ 碳水化合物的供给要适量。
④ 限制辛辣及刺激性的食物及调味品。
⑤ 膳食中必须有足够量的新鲜蔬菜，尤其是绿叶蔬菜和水果。
⑥ 应注意烹调方法。
⑦ 养成良好的饮食习惯。
（2）特殊职业的膳食指导
1）苯作业人员
① 保证合理的平衡膳食，在此基础上增加优质蛋白质的摄入。
② 苯作业人员膳食中脂肪含量不宜过高。
③ 碳水化合物可以提高机体对苯的耐受性。
④ 苯作业人员应摄入更多的维生素C。
2）铅作业人员
① 提高维生素C的摄入量。
② 蛋白质供给量需充足，蛋白质不足会降低机体的排铅能力。
③ 膳食脂肪摄入量应适当限制。
④ 接触铅的人员还应当多摄入水果蔬菜。
3）高温作业人员
① 水和无机盐　补充水分最好少量、多次补充。
② 蛋白质的摄入量应占膳食中总能量的14%左右。
③ 应补充维生素A、维生素B_1、维生素B_2、和维生素C。
④ 一般认为膳食中能量的供给至少增加10%。
4）低温作业人员
① 大量提供能量。
② 补充足量的维生素。
③ 平衡膳食，谷类食物对低温环境下的人员较为重要。
④ 每餐应吃饱，空腹时人对寒冷较为敏感，容易被寒冷所伤。

第三节　营　养　调　查

营养调查的目的是为了了解不同人群的生理状况、生活环境、劳动条件下各种人群营养是否合理，针对具体情况对个人、家庭和集体按照合理营养要求，提出改善措施以确保人群健康。营养调查包括膳食调查、体格检查和生化检验三部分。

一、膳食调查

1. 目的

膳食调查的目的是要了解不同地区、不同生活条件下某人群或某个人的饮食习惯、日构成的优缺点,了解存在的主要问题,研究其对于人民健康以及常所吃的食物种类和数量,再根据食物成分表计算出每人每日各种营养素的平均摄入量,根据目前营养学知识和体格测量、临床体征检查和营养状况的实验室检验等结果,评定其对膳食儿童的生长发育有什么影响,从而改善饮食的调配,并为国家食物的计划生产和改进人民营养状况提供科学依据。

2. 内容

膳食调查主要包括:

(1) 调查期间每人每日所吃的食物品种、数量,这是膳食调查最基本的资料。

(2) 了解烹调加工方法对维生素保存的影响等。

(3) 注意饮食制度、餐次分配是否合理。

(4) 过去的膳食情况、饮食习惯等,以及调查对象生理状况,是否有慢性病影响等。

3. 膳食调查方法

(1) 询问法

向调查对象逐个的询问一周内每日所吃食物种类及数量,然后按食物成分表进行膳食计算,按营养素供给标准进行评价。在询问的同时,尚可了解被调查者的饮食习惯,有无忌食、偏食、特殊嗜好等情况。此方法的优点是简便易行,缺点是不太准确。

(2) 记账法

适用于有详细账目的集体单位,通过查账或记录一定期间内各种食物消的耗总量和用餐人日数(若各餐人数不等,可将三餐人数加在一起被3除即得总人日数),计算出平均每人每日的消耗量,一般可统计一个月(或适当缩短),一年四个季度各进行一次。此方法的优点是手续简便,节省人力。缺点是若没有每日分类记录的账目或就餐人数,变动较大的,则难以开展。

(3) 称重法

即调查期间(一般7天)称量每日每餐所吃各种食物的生重、熟重及剩余重量,同时统计每餐人数,计算出平均每人每餐所吃食物的生重,将一天各餐的结果加在一起,得出一人一天的进食量,然后查食物成分表做膳食调查计算。这种方法细致准确,但费人力物力。适用于个人、家庭和集体单位,是评价群体营养水平常用的方法。

(4) 化学分析法

这种调查方法最准确,但手续复杂,且需要一定的设备条件。具体是指将被调查者每日所吃食物进行实验化学分析,测定其中热能及各种营养素含量,以了解膳食所含营养素是否符合要求,一般有必要进行精确测定时才用。

4. 膳食调查计算方法及步骤

(1) 净含量(即所吃熟食折算成生食重)的计算:根据生的食物重量(可食部净重)和熟的食物总重量计算出生熟比例,再根据实际所吃熟食重,推算出所吃生食物重量,以便利用食物成分表计算各种营养素摄入量。

例：用标准粉 2500g 做馒头，熟的馒头 3750g，食后剩馒头 750g，问共吃标准粉多少克？设所吃标准粉重量为 Xg。

$$2500：3750=X：(3750-750)$$

$$X=\frac{2500\times 3000}{3750}=2000g$$

（2）计算平均每人每日各种食物摄入量：如上述所食标准粉 2000g，共两人 3 天食用。则平均每人每日食用 2000/（2×3）=333g，即所食用食物的生食量，除以就餐人数和调查天数，得出平均每人每日各种食物的摄入量。

（3）计算平均每人每日热量及各种营养素摄入量：根据平均每人每日所吃各种食物（净食重）的克数，查食物成分表，按可食部每百克所含热量及营养成分，计算出热量及各种营养素摄入量。例：平均每人早餐食入籼米 30g，查食物成分每 100g 籼米含蛋白质 7.7g，则 30×7.7%=2.31g（蛋白质）。

二、体格检查

1. 意义

体格检查包括身体测量与营养缺乏症检查两方面。目的在于评价膳食营养状况与生长发育和某些生理功能的关系，以及有无营养素缺乏症。

2. 内容与评价

（1）身体测量

1）测量项目

包括测量身长、体重、皮褶厚度、上臂围、上臂肌围（上臂围=0.314×三头肌部皮褶厚度 cm）

2）评价指标

① 标准体重：或理想体重

身长 165cm 以上者：标准体重=身长-100

身长 165cm 以下者：标准体重=身长-100（男）

标准体重=身长-105（女）

标准体重±10% 为正常体重；超过 10%～20% 为超重；超过 20% 为肥胖。低于 10%～20% 为瘦弱；低于 20% 为严重瘦弱。

② 体质指数（Body Mass Index，BMI）：是评价营养状况最普遍和最重要的方法。

$$BMI=\frac{体重(kg)}{身高(m)^2}$$

成人标准：18.5～23.9 为正常，17.0～18.4 为轻度消瘦，16.0～16.9 中度消瘦，<16.0 重度消瘦，24.0～27.9 为超重，≥28.0 为肥胖。

③ 皮褶厚度即估计体内脂肪含量的方法

成年人标准值：男 12.5cm；女 16.5cm

④ 上臂肌围

成年人正常值标准：男 25.3cm；女 23.2cm

(2) 营养缺乏病体征检查

营养缺乏病的发生是一个渐进的过程,各种营养缺乏病的症状和体征也因发展阶段的不同而有所区别,每一种营养素长期摄入不足都会引起相应的特征性改变,但对某一个体来说,可能会同时存在一种或多种营养素摄入不足引起的症状和体征的变化。当检查发现缺乏病体征时,表明营养不足已经历了一个过程。

① 维生素 A 缺乏病

临床表现:暗适应能力减退,暗适应时间延长(大于 30s);夜盲;结膜干燥;角膜干燥;角膜软化,角膜穿孔;毕脱氏斑;皮肤干燥,鳞皮,毛囊角化等。

② 维生素 B_1 缺乏病(脚气病)

临床表现:食欲减退,倦怠无力;多发性神经炎;肌肉酸痛(腓肠肌压痛);心悸、气短;心脏扩大(右心显著);浮肿等。

③ 核黄素缺乏病(维生素 B_2 缺乏病)

临床表现:视力模糊、畏光;睑缘炎;角膜周围充血或血管形成;口角炎(乳白色、糜烂、裂隙);舌炎(肿胀、紫红、裂纹、乳头肥大或萎缩、地图舌);口唇炎(唇红肿、唇裂、脱屑、糜烂);阴囊、会阴皮炎;脂溢性皮炎(好发在鼻唇沟、面颊、眉间、耳后、乳房下部等处)。

④ 尼克酸缺乏病(癞皮病)

临床表现:暴露部位对称性皮炎;舌炎(舌面光滑、猩红、乳头肿大或萎缩);腹泻;精神神经异常(烦躁、焦虑、抑郁、健忘、失眠、感觉异常)等。

⑤ 维生素 D 及钙缺乏病(佝偻病)

临床表现:兴奋不安,好哭多汗;肌肉松软,蛙状腹;前囟大,方颅;肋骨串珠,郝氏沟,鸡胸;手饲,X 型或 O 型腿;脊柱弯曲;牙齿发育障碍等。

⑥ 营养性贫血

临床表现:疲乏无力,头晕眼花;心慌,气短;面色苍白,口唇、眼结膜苍白;匙状指;异食癖等。

三、生化检查

1. 意义

营养生化指标检测借助于生物化学检测手段以发现临床营养不足、营养储备低下或营养过剩,以掌握营养失调的早期变化,可以及时地采取措施,予以防治。

2. 内容和评价

(1) 蛋白质营养状况的检验与评价:常用指标有血清蛋白质含量、血红蛋白、转铁蛋白、肌酐、身长指数等。

(2) 维生素 A 营养状况检验:常用指标有血清维生素 A 含量、视觉暗适应功能测定、血浆中视黄醇结合蛋白的测定。

(3) 维主素 D 及钙营养状况检验:常用指标有血清钙含量、血钙和磷乘积、血清碱性磷酸酶活性等。

(4) 维生素 B_1、B_2、尼克酸及 C 营养状况检验。

第四节 营养监测

一、营养监测的概念

营养监测是对人群的营养状况进行连续动态地观察,针对营养问题制定计划,分析已制定的政策和计划所产生的影响,并预测其发展趋势。

二、营养监测的作用

(1) 调查营养不良或过剩的原因:膳食的摄取、个人患病及经济收入状况等。

(2) 营养水平是政府发展计划的目标和社会经济的指标:营养水平和健康是生活质量的一个间接指标。发展计划部门及经济工作者要寻求如健康状况、营养水平等社会指标,作为决定经济发展策略的指导、评价对人民生活质量的影响。依据营养监测数据信息,制定经济计划、营养和公共卫生计划。近年来,人们已将食品和营养水平列入"基本需要"及"人人享有卫生保健"的理念中。

(3) 制定保健战略的依据:1970年以来,营养在保健战略中的地位才得到确认。我国和许多其他国家制定了一些国民健康状况的卫生指标,如婴幼儿死亡率、出生体重、儿童身高等,这些指标可分为卫生政策指标、卫生保健指标和健康状况指标等,营养监测包括了大多数这些指标。

(4) 建立食物安全保障系统的依据:通过早期预警,密切关注国内外市场变化、重大自然灾害等对食物供给带来的影响。

三、社会营养监测与营养调查的区别

营养监测是对人群的营养状况进行连续动态地观察,针对营养问题制定计划,分析已制定的政策和计划所产生的影响,并预测其发展趋势。营养调查的目的是为了了解不同人群生理状况、生活环境、劳动条件下各种人群营养是否合理,针对具体情况对个人、家庭和集体按照合理营养要求,提出改善措施以确保人群健康。

第五节 营养与疾病

一、蛋白质—热能营养不良

蛋白质——热能营养不良(Protein-Energy Malnutrition,PEM)是由于热能和(或)蛋白质缺乏而引起的,临床上主要表现为消瘦和水肿。此病主要发生于发展中国家儿童身上。

1. 蛋白质—热能营养不良的分类及病因

(1) 蛋白质—热能营养不良的分类 PEM

一般可根据临床特征分为消瘦型、浮肿型和混合型3类。①消瘦型:主要由于热能严重不足所致,以消瘦为其特征。②浮肿型:多见于急性严重蛋白质缺乏,以周身水肿为特征。患者的身高体重可偏低或正常,但肌肉松弛,全身软弱无力,水肿明显,甚至出现腹水。③混合型:兼有程度不等的消瘦型和浮肿型的特征。

PEM 根据其病情的严重程度又可分为轻度、中度和重度 3 种。通常轻度 PEM 主要为急性热能缺乏所致，中度 PEM 主要为慢性蛋白质缺乏所致，而重度 PEM 为亚急性热能和蛋白质同时严重缺乏所致。

（2）蛋白质—热能营养不良的发病因素 PEM

根据其发病原因还可分为原发性和继发性两种。原发性 PEM 是由于摄入的热能和蛋白质不能满足人体的生理需要所致。主要原因有：①贫困、自然灾害或战争造成的食物严重缺乏。②由于偏食、素食或禁食造成的食物摄入不足。有时减肥不当也可发生此种情况。③由于妊娠和哺乳、婴幼儿生长发育等生理因素，使热能和蛋白质的需要量大大增加，而膳食却没有作出合理的调整。继发性 PEM 则主要由于某些疾病引起的食欲下降、吸收不良和消耗增加或者分解代谢亢进、合成代谢障碍、大量出血等，使摄入的热能和蛋白质不能满足人体需要而发生的。在患有癌症、糖尿病、肾病、慢性胃肠炎、肝硬化、结核病、贫血、寄生虫病或外科手术后容易出现。

2. 蛋白质—热能营养不良的临床表现

消瘦型的临床表现最为明显的是皮下脂肪消失、肌肉萎缩、生长迟滞、外观明显消瘦。儿童可见体重和身高明显低于正常，尤以体重的降低为甚，严重者仅为正常体重的 60%以下。患儿体弱乏力，对寒冷敏感；腹部凹陷呈舟状腹，或有胀气，尚可见肠蠕动；多数患儿饥饿感明显，但亦有食欲不振者；皮肤和粘膜可伴有维生素缺乏的体征；脱水、酸中毒及电解质紊乱常是致死原因。

浮肿型患儿身高可正常，体内脂肪未见明显减少，但肌肉松弛，眼睑肿胀，脸似满月，身体低垂部水肿；常焦躁易怒，间有神情淡漠；经常有腹泻，多为水样，若合并感染则腹泻加剧，可有肝肿大和腹水。支气管炎合并肺水肿、败血症，胃肠炎及电解质紊乱等常是致死原因。

成年人的原发性 PEM，轻者多表现为浮肿，严重者则主要表现为消瘦。由于临床上 PEM 以混合型最为多见，故患者可同时具有上述症状和体征。

3. 蛋白质—热能营养不良的治疗和预防

（1）治疗措施：对于病人首要的措施是处理水和电解质紊乱、抗感染和治疗心力衰竭等，以消除威胁病人生命的主要因素。病情一旦得到控制就应尽可能迅速地纠正体内营养素的不足。但饮食中营养素供给必须从少量开始逐渐增加，以适合病人生理功能的逐渐恢复。营养治疗的原则是：①高热能，高蛋白摄入。一般热能摄入量应为正常人的 1.5 倍，蛋白质摄入量为 2 倍，这对处于生长发育期的儿童尤为重要。当然还可根据个人的具体病情作出适当调整，如浮肿型适当多给予蛋白质，而消瘦型适当多给予热能。食物以牛奶、鱼类、蛋类、大豆蛋白为宜。②补充足量的矿物质，尤其是充足的钾、镁，适量的铁及低钠。③补充足量的维生素。轻、中度 PEM 一般经 6～8 周治疗后可基本恢复，以后尚需定期随访和继续接受营养指导。

（2）预防措施：合理营养和平衡膳食是预防各种类型 PEM 的关键。应广泛宣传营养科普知识，提高人们对营养的全面理解和认识，学会合理选择食物和适当的烹调方法。应宣传和鼓励母乳喂养，大力发展符合营养要求的婴儿断奶食品。应积极研究各种病人的特殊营养需要，尤其是急慢性传染病、胃肠道疾病、外科手术后病人等的营养特点，及时给予适当的营养支持，防止 PEM 发生和发展。

二、脑血管疾病

1. 原发性高血压

原发性高血压是一种常见病、多发病。1991年我国曾对15岁以上的95万人进行调查，发现高血压患病率为11.88%，其中确诊6.62%，临界高血压5.26%，与10年前相比呈上升趋势。除遗传因素和精神紧张外，一些膳食与营养因素被认为与高血压有密切关系，如肥胖、高盐饮食、饮酒等。

（1）营养因素对原发性高血压的影响

① 钠、钾、钙、镁和微量元素：早在20世纪40年代就有研究者用膳食调配的方法治疗人类高血压。这种膳食主要由米饭和水果组成，其特点是低钠高钾低脂肪低热能。20世纪70年代的大量流行病学研究揭示了食盐摄入量和高血压发病率之间的关系。钠摄入过多不仅可使体内水分滞留，循环血量增加，而且可能通过下丘脑使交感神经活动增强，从而使外周血管阻力及心输出量增加，最后导致血压升高。与钠升高血压的作用相反，钾却有降低血压的作用。无论是动物实验还是流行病学研究都发现钾的摄入量与高血压呈负相关，低钠高钾膳食的降压作用更为明显。高钠高钾膳食也可使血压有所下降，提示钾盐可缓解高钠的不良影响，有利于血压的下降。这可能与钾能激活钠泵，促进钠的排出，以及减弱交感神经活动有关。

关于膳食钙对血压的影响，目前还有争议，但多数研究者认为低钙是高血压的危险因素。美国全国健康和膳食调查结果显示，每日钙摄入量低于300mg者与摄入量为1200mg者相比，高血压危险性高2~3倍。一项以青年人为对象的研究表明，每日补充钙1g，可使高血压患者的血压降低。此外，临床上给予镁盐制剂可使血压下降。

微量元素锌（Zn）和镉（Cd）也与高血压有关。镉是一种有毒要损害肾近曲小管，与高血压的发生密切相关。微量元素锌则有拮抗镉的作用。

② 脂肪酸：研究表明，增加多不饱和脂肪酸的摄入和减少饱和脂肪酸的摄入都有利于降低血压。多不饱和脂肪酸的降压机制可能在于其衍生的类二十烷酸能调节体内的水盐代谢和血管舒缩，从而影响血压的变化。ω-3不饱和脂肪酸的作用近年来受到广泛关注，实验研究表明，富含ω-3不饱和脂肪酸的鱼油可抑制血浆肾素活性，大多数临床干预实验已显示鱼油有降压作用。

③ 氨基酸：目前认为，膳食蛋白质中含硫氨基酸如蛋氨酸、半脱氨酸含量较高时，高血压和脑卒中的发病率较低。牛磺酸是含硫氨基酸的代谢中间产物，已发现它对自发性高血压大鼠（Sponaneity Hypertension Rat SHR）和高血压患者均有降压作用。也有少数研究提示色氨酸和酪氨酸有凋节血压的作用。

④ 酒精：据估计，美国约有10%的高血压患者是由于过量摄入酒精造成的，尤其是中年男子。有研究显示，平均每天饮酒量达到纯酒精50g左右，即可引起舒张压和收缩压的升高。

（2）原发性高血压的营养防治

原发性高血压的营养防治原则是低钠盐、热能、低饱和脂肪酸，增加钾、镁、钙和优质蛋白的摄入和限制饮酒。

控制体重、限制钠盐摄入量和限制饮酒已被专家建议作为高血压的非药物治疗措施。这三项都与营养和饮食控制有关，现已成为治疗轻度高血压的首选方法，也是各种药物治疗的基础。有人发现在40~60岁的男性中，肥胖者的高血压患病率为正常体重者的1.9倍，而减肥可使高血压发生率减少28%~48%。限制热能摄入量是控制体重的主要膳食措施，尤其应限制饱和脂肪酸提供的热能。高血压患者脂肪摄入量应控制在总热能的 25%或更低，其中饱和脂肪酸、单不饱和脂肪酸和多不饱和脂肪酸为 1:1:1。

2. 冠心病

已有很多证据表明，膳食和营养因素对冠心病的发生发展有重要的影响。其中高胆固醇血症、高血压和吸烟是公认的主要危险因素，而糖尿病、遗传因素、肥胖等也是冠心病的危险因素。

(1) 营养因素对冠心病的影响

① 膳食脂类：饱和脂肪酸很早就被认为是膳食中使血液胆固醇含量升高的主要脂肪酸。但进一步研究表明，并不是所有的饱和脂肪酸都具有升高血胆固醇含量的作用。<10 个碳原子和>18 个碳原子的饱和脂肪酸几乎不升高血液胆固醇。而棕榈酸（$C_{16:0}$）、豆蔻酸（$C_{14:0}$）和月桂酸（$C_{12:0}$）有升高血胆固醇的作用。这些饱和脂肪酸升高血胆固醇的机制可能与抑制 LDL 受体的活性，从而干扰 LDL 从血液循环中清除有关。膳食脂肪酸除影响血液胆固醇含量外，还存在影响冠心病发生的其他途径。一些研究发现，膳食的脂肪酸组成可影响血小板的反应性，饱和脂肪酸尤其是长碳链的饱和脂肪酸可增强血小板凝集，从而促进血栓形成。

目前认为单不饱和脂肪酸也有降低血胆固醇含量的作用。还有些研究发现，单不饱和脂肪酸与多不饱和脂肪酸相比，其降低胆固醇的作用有选择性，即可使 LDL 胆固醇下降较多而 HDL 胆固醇下降较少。此外，单不饱和脂肪酸由于不饱和双键较少，对氧化作用的敏感性较多不饱和脂肪酸低，可能对减轻 LDL 的氧化有一定意义。

膳食的 n-6 脂肪酸能降低血液胆固醇含量，包括 LDL 胆固醇和 HDL 胆固醇。亚油酸对血胆固醇的作用机制正好与饱和脂肪酸相反，即增加 LDL 受体的活性，从而降低血中 LDL 颗粒数及颗粒中胆固醇的含量。亚油酸是前列腺素中阻碍血小板凝集成分的前体之一，故亚油酸具有抑制血小板凝集的作用。

膳食中的 n-3 脂肪酸 EPA（$C_{20:5,n-3}$）、DHA（$C_{20:6,n-3}$）和 α-亚麻酸（$C_{18:3,n-3}$）不仅降低血液胆固醇含量，而且降低血液甘油三酯含量，后一作用是 n-6 七脂肪酸所没有的。此外，n-3 脂肪酸还具有抗血小板凝集、降低血压等作用。

在食品加工过程中，如将植物油氢化制成人造黄油可产生反式脂肪酸。近年来的研究表明摄入反式脂肪酸可使血中的 LDL 胆固醇含量增加。随着食品加工的发展，膳食中的反式脂肪酸有增加的趋势，如美国人摄入的反式脂肪酸平均已占总热能的 3%。

膳食胆固醇主要使血中的 LDL 胆固醇升高。早期的动物实验证实，摄入大量的胆固醇可成功地诱发动脉粥样硬化。人体除从食物中获得胆固醇外，也可内源性合成，当膳食中摄入的胆固醇增加时，不仅肠道的吸收率下降，而且可反馈性地抑制肝脏 HMG-COA 还原酶的活性，减少体内胆固醇的合成，从而维持体内胆固醇含量的相对稳定。但这种反馈调节并不完善，故胆固醇摄入太多时，仍可使血液中的胆固醇含量升高。值得注意的是，个体间对膳食胆固醇摄入量的反应差异较大，影响这种敏感性的因素主要有膳食史、年龄、遗传因素及膳食中各种营养素之间的比例等。

② 热能和碳水化合物：膳食中碳水化合物的种类和数量对血脂水平有较大的影响，蔗糖、果糖摄入过多容易引起血清甘油三酯含量升高。有研究发现，冠心病死亡率与食糖摄入量呈正相关。淀粉一般不引起血中甘油三酯的升高，且淀粉类食物常含有相对较高的膳食纤维，而膳食纤维具有降低血脂的作用。流行病学研究表明，在一定范围内，淀粉和膳食纤维摄入量与冠

心病呈负相关。但淀粉类食物也不能摄入太多，否则亦可升高血中甘油三酯的含量，并降低 HDL 胆固醇含量。

③ 蛋白质：在动物实验中发现，高蛋白膳食促进了动脉粥样硬化的形成，动物性蛋白质如酪蛋白在其中的作用较强。用大豆蛋白和其他植物性蛋白代替高脂血症患者膳食中的动物性蛋白，结果发现他们的血清胆固醇含量下降了。而同样的实验对血脂正常者的血清胆固醇含量无明显影响。有人认为动物蛋白和大豆蛋白的不同之处在于它们的氨基酸组成不同，尤其是赖氨酸与精氨酸的比值，酪蛋白为 2.0，而大豆蛋白为 0.9。新近对血管内皮细胞持续释放少量 NO 现象的研究发现，高胆固醇血症可降低内皮 NO 活性，促进动脉粥样硬化。L-精氨酸是体内合成 NO 的原料，而天然食物中的精氨酸绝大多数是 L 型的。静脉补充 L-精氨酸，或食物中添加 L-精氨酸可迅速纠正 NO 活性的降低。另一种合理的解释是大豆蛋白中含有大豆异黄酮成分，大豆异黄酮的化学结构与雌二醇相似，并且可以同体内的雌激素受体结合，具有较弱的雌激素样活性，可降低血液中的胆固醇含量。

④ 维生素：大规模的临床干预研究已证实，维生素 E 对预防动脉粥样硬化和冠心病有直接作用，其机制可能是其抗脂质过氧化和抗血小板凝集的作用。维生素 C 也具有抗氧化作用，它还参与体内胆固醇的代谢，能促进胆固醇转变为胆汁酸而降低血液中胆固醇的含量。大剂量的维生素 C 可加快冠状动脉血流量，保护血管壁的结构和功能，从而有利于防治心血管疾病。尼克酸在药用剂量下有降低血清胆固醇和甘油三酯，升高 HDL，促进末梢血管扩张等作用。维生素 B_6 与构成动脉管壁的基质成分酸性粘多糖的合成以及脂蛋白脂酶的活性有关，缺乏时可引起脂质代谢紊乱和动脉粥样硬化。

⑤ 矿物质：镁对心肌的结构、功能和代谢有重要作用，还能改善脂质代谢和抗血凝。缺镁易发生血管硬化和心肌损害，软水地区居民的心血管疾病发病率高于硬水地区，可能与软水中含镁较少有关。高钙饲料可降低动物血胆固醇。铬是葡萄糖耐量因子的组成成分，缺铬可引起糖代谢和脂类代谢的紊乱，增加动脉粥样硬化的危险性，而补充铬可降低血清胆固醇和 LDL，提高 HDL 的含量，防止粥样硬化斑块的形成。铜缺乏也可使血胆固醇含量升高，并影响弹性蛋白和胶原蛋白的交联而引起心血管损伤。过多的锌则降低血中 HDL 的含量，膳食中锌/铜比值较高的地区，冠心病发病率也较高。近年来的实验研究还发现，过量的铁可引起心肌损伤、心律失常和心衰等，应用铁螯合剂可促进心肌细胞功能和代谢的恢复。此外，碘可减少胆固醇在动脉壁的沉着，硒对心肌有保护作用，钒有利于脂质代谢。

可见，膳食中种类齐全、比例适当的常量元素和微量元素有利于减少冠心病。

（2）冠心病的营养防治

高脂肪膳食和热能摄入过多以及由此引起的肥胖等是高胆固醇血症的物质基础，而高胆固醇血症又是冠心病的主要危险因素。因此可以用调整膳食结构的方法来改变血液中的胆固醇含量，预防冠心病的发生或控制病情的发展。

日常饮食中应限制饱和脂肪酸和胆固醇的摄入，膳食中脂肪的摄入量以占总热能的 20%~25% 为宜，其中饱和脂肪酸对血胆固醇影响较大，摄入量应少于总热能的 10%，胆固醇摄入量应少于 300mg/d。高胆固醇血症患者应进一步降低饱和脂肪酸摄入量使其低于总热能的 7%，胆固醇应少于 200mg/d。含饱和脂肪酸和胆固醇较多的食物主要是动物性食品，在日常饮食中应注意。但与大多数动物性食品不同，鱼类则主要含不饱和脂肪酸，尤其还含有 n-3 长链多不饱和脂肪酸，对心血管有保护作用，可适当多吃。

同时应该控制热能摄入，防止热能摄入过多而造成肥胖。碳水化合物比例的摄入适当。目前认为，摄入的碳水化合物占总热能的 65%左右比较合理。其中单糖和双糖宜控制在 10%以内，因为蔗糖、果糖等可能比淀粉更容易转化为甘油三酯。日常饮食中应少吃甜食，并摄入一定量的膳食纤维，如燕麦、玉米、豆类等，因为膳食纤维有助于降低血脂，也能减少冠心病的发病率。

3. 脑卒中

脑卒中是脑血管疾病，俗称中风，包括脑出血、蛛网膜下腔出血和脑梗塞。我国每年新发生的完全性脑卒中病人约有 150 万，每年死于脑卒中者有 100 万人，脑卒中死亡率已明显高于冠心病。70%以上的脑卒中患者不同程度的丧失了劳动力，遗留轻重不等的偏瘫、失语和痴呆等残疾，生活不能自理，给社会和家庭带来沉重负担。

（1）脑卒中的危险因素

脑卒中的主要危险因素是高血压和动脉粥样硬化，两者与脑出血关系都密切，而后者与脑血栓形成关系密切。吸烟、肥胖和高脂血症也是脑卒中的危险因素。

膳食中蛋白质的质和量与脑卒中发病率有关。动物实验发现，当饲料中蛋白质的含量为 25%时，自发性高血压大鼠的脑卒中发生率仅 11%，而饲料中蛋白质的含量为 19.7%时，大鼠的脑卒中发生率高达 82%。研究还发现，鱼类蛋白有降低高血压和脑卒中发病率的作用。

（2）脑卒中的预防措施

防治高血压和动脉粥样硬化是预防脑卒中的重要措施。国内外的研究表明，控制收缩期和（或）舒张期高血压，能降低脑卒中的发病率和死亡率，并能减少再次发生缺血或出血的危险性。因此，预防脑卒中的膳食措施也与防治高血压、冠心病的膳食措施基本相同。其要点是：①控制热能摄入，维持正常体重。尤其要避免过多摄入脂肪，防止肥胖和高胆固醇血症。②限制食盐摄入量，平均每日不超过 6g。③增加膳食中的优质蛋白质，尤其是鱼类蛋白和大豆蛋白的摄入量。④限制饮酒量。

三、糖尿病

糖尿病是一种常见病，世界各国、各民族都有发病，并且患病人数逐年增高。据 WHO 提供的资料，1995 年全世界的糖尿病患者有 1.25 亿，预计到 2025 年，患病人数将增至 2.99 亿，将成为世界第五位死亡原因。我国在 1980 年第一次普查时发现，20 岁以上者发病率为 0.674%，1994 年第三次普查的结果为 2.51%。

1. 糖尿病临床分型

糖尿病分为以下三型：①Ⅰ型糖尿病，由于胰岛 β 细胞被破坏，机体胰岛素绝对缺乏，必须依赖外源胰岛素维持生命者，又称为胰岛素依赖型糖尿病（IDDM）。②Ⅱ型糖尿病，主要原因是胰岛素抵抗或相对胰岛素缺乏。所谓胰岛素抵抗是指体内胰岛素并不少或反而多，但因组织对胰岛素不敏感，使其不能发挥作用，因而血糖升高，又称为非胰岛素依赖型糖尿病（NIDDH），多见于 40 岁以上成人，患者大多肥胖，发病之初多无感觉，常在体检或者有明显糖尿病症状时才发现。③其他类型，由胰岛自身疾病或其他内分泌改变所引起，也称继发性糖尿病。如胰腺炎、胰腺切除、血色病等引起的糖尿病，垂体性糖尿病，类固醇性糖尿病等。在原发病治愈时，糖尿病症状可随之消失。

2. 临床表现

糖尿病的典型症状是三多一少,即多尿,多饮,多食,消瘦。患者日尿总量2000~3000ml甚至10000ml以上;由于多尿失水,患者感到烦渴,饮水次数和饮水量增多;由于糖从尿中大量丢失,造成体内能源物质缺少,伴以血糖过高,刺激胰岛素分泌,引起食欲亢进,从而使患者易感饥饿,总思饮食。糖尿病人呈负氮平衡,加之失水,因而消瘦,疲乏无力。幼年患者多为消瘦体型,儿童生长发育迟缓。成人在发病前多有肥胖史,发病后体重有所减轻。

此外,患者还会有腰痛,四肢酸痛,手足蚁感、麻木,性欲减退,阳痿不育,月经不调,便秘,视力障碍等症状。有时出现顽固性腹泻,可能与自主神经功能紊乱有关。妇女还可能出现外阴搔痒的现象,此因尿糖刺激局部皮肤所致。

无并发症者的血常规大多正常,但血糖、血脂、血酮等有改变。糖尿病人空腹血糖为7.8mmol/L,随机血糖为11.1mmol/L,做葡萄糖耐量实验(OGTT),口服葡萄糖后2小时后血糖为11.1mmol/L,同时血脂的各种成分均增高,特别是甘油三酯、胆固醇及游离脂肪酸。有动脉硬化性心血管病及肾脏病变的糖尿病患者,血脂升高更明显,单纯性糖尿病患者血脂升高较少。

早期轻症患者,仅在餐后或有感染等应激情况下出现糖尿,重症未治疗患者,几乎每次检查都有糖尿,少数久病者,由于肾糖阈值升高,虽血糖浓度颇高但无糖尿。有肾脏病变的糖尿病患者,可出现大量蛋白尿,一般无并发症者多呈阴性或偶有微量。重症或饮食失调如高脂肪膳食患者,可出现酮尿。胰岛素供给不足等情况下出现的酮症酸中毒也有酮尿。

3. 糖尿病病人的营养需要

糖尿病病人应适当节制饮食,限制总能量摄入量,以达到和维持理想体重,膳食中的碳水化合物、蛋白质和脂肪比例应适当,同时应注意补充足够的维生素和微量元素,避免高糖食物,如各式甜食、糖果等。不偏食,提倡高纤维饮食,减少酒和钠的摄入。糖尿病患者的饮食治疗需长期坚持,肥胖、妊娠、并发症患者的饮食治疗应视具体情况而定。

(1)热能

糖尿病患者的能量供给量,应以能维持或略低于理想体重为宜,可根据患者的年龄、劳动强度、肥胖程度等来制定。

(2)碳水化合物

目前主张碳水化合物以占总能量的50%~65%为宜。但是空腹血糖高于11.1mmol/L,尿糖较多时,需限制碳水化合物的摄入量。

糖尿病人的膳食对碳水化合物的种类有一定的要求,其来源以米、麦类多糖为好,应尽量避免使用单糖或双糖。因此要严格限制食用蜂蜜、糖浆、麦芽糖等纯糖制品及含糖度较高的甜点。尽管有些研究发现蔗糖对血糖的影响与淀粉无明显差异,认为限制蔗糖等单糖不合理,但这一观点在国内尚未被接受。

由于给碳水化合物的同时混有脂肪、蛋白质或膳食纤维时,血糖有不同的反应,因此有人提出了"血糖指数(Glycemic Index,GI)"的概念,即餐后不同食物的血糖耐量曲线在基线内面积与标准糖(葡萄糖)耐量面积之比,以百分比表示。

$$GI = \frac{某食物在食后2小时血糖下面积}{相等含量葡萄糖在食后2小时血糖下面积} \times 100\%$$

血糖指数可作为选择多糖类食物的参考依据，在谷类主食中应尽量选择血糖指数较低的品种（表7-2），如莜麦面、荞麦面、玉米面等。

表7-2 某些食物的血糖指数

血糖指数	食物名称
100	葡萄糖
95～100	粳米、粳米加鸡、糯米、土豆、富强粉、面片加南瓜粉、山药、国光苹果、高粱米
90～94	富强粉面片、小米、籼米、绿豆籼米、标准粉馒头
85～89	绿豆、玉米面、绿豆粳米加海带
80～84	玉米渣加白芸豆、燕麦片、荞麦面
75～79	莜麦面

（3）脂肪

脂肪供给量应占总能量的20%～35%，如肥胖患者、伴血脂蛋白增高者或者有冠心病等动脉粥样硬化者，脂肪摄入量应控制在30%以下。应严格控制饱和脂肪酸的摄入，一般要求不超过总能量的10%，或低于脂肪总摄入量的1/3，并控制多不饱和脂肪酸与饱和脂肪酸的比值（P/S）比值培达到1.5～2.5。

（4）蛋白质

糖尿病患者膳食中蛋白质提供的能量应占总能量的15%～20%，或成人1.0g/kg·d，这一数量与正常人的摄入量基本相同。在肝肾功能及代谢允许的情况下，可将供给量提高至1.2～2g/kg·d，或高于总能量的20%。确诊有肾功能衰竭时，蛋白质的供给量则应限制为0.8g/kg·d。动物性蛋白须占总蛋白供给量的1/3～1/2，并应提供一定量的豆类及豆制品，以利于降低胆固醇。

（5）维生素和矿物质

与糖尿病关系较密切的是B族维生素、抗坏血酸和β-胡萝卜素等，膳食中要保证这些维生素的供应。矿物质对糖尿病的营养治疗效果也有密切关系，特别是铬、锌、钙、磷、镁、钠等。三价铬是葡萄糖耐量因子的组成成分，良好的铬营养既有助于预防和延缓糖尿病的发生，又可改善糖尿病患者的糖耐量，降低血糖和血脂，增强胰岛素的敏感性。糖尿病患者常伴有钙磷代谢紊乱，所继发的骨质疏松与钙磷的大量丢失有密切关系，故钙磷的补充不可忽视。此外，糖尿病患者的饮食中，应控制钠的供给量，每日应小于3g，伴有高血压者应少于2.4g，低钠有利于糖尿病的控制及预防并发症。

（6）膳食纤维

膳食纤维对糖尿病有良好的防治作用。它们不仅可改善糖代谢，还可降血脂、防止便秘等。正常人膳食纤维的摄入量每日为15～20g，糖尿病患者应增加到30g左右。

四、肿瘤

20世纪80年代初，著名的流行病学家Richard Doll和Richard Peto提出由癌症引起的死亡中约35%与膳食有关，近二十多年来的研究进一步证实了这一观点的正确性。饮食习惯、营养素间不平衡以及营养素摄入不足或过多都是重要的影响因素，而食物中的某些污染物如黄曲霉毒素、N-亚硝基化合物等也在动物试验中证实为致癌剂，膳食中也有某些因素可抑制肿瘤的发生，如一些具有抗氧化作用的营养素（维生素 E、C、硒、膳食纤维等）。

1. 营养素与肿瘤的关系

（1）碳水化合物和膳食纤维

已证明膳食中碳水化合物占总能量大于 85%或低于 40%都是不利于健康的，流行病学数据表明高淀粉膳食可能降低结肠、直肠癌的危险性，主要原因是淀粉在结肠内被细菌发酵，产生短链脂肪酸，从而使结肠内的酸度升高。另外淀粉发酵时产生大量的丁酸，其有抑制 DNA 合成及刺激细胞分化的作用。但是，如果摄入的是精制的淀粉食物，此种保护作用会消失。膳食纤维有预防结肠癌、直肠癌的作用，并有较明显的剂量反应关系。膳食纤维抑制癌症发生的机制认为与其功能有关，膳食纤维的吸水性使粪便的体积增大，刺激肠道蠕动，减少了有害物质在体内存积和再吸收的时间。可溶性纤维素如果胶、树胶的能力比不可溶性纤维强。

（2）脂类

世界上不同地区、不同国家、不同时期，同一国家不同膳食脂肪量以及移民的流行病学调查结果，都认为膳食脂肪与癌特别是乳腺癌和直肠癌存在因果关系，包括总脂肪水平高的膳食以及动物性脂肪和（或）饱和脂肪酸水平高的膳食。子宫内膜癌和前列腺癌也和摄入高脂肪膳食有关。关于胆固醇与肿瘤的关系也有些观察、病例对照研究结果表明子宫内膜癌的危险性随胆固醇摄入量的增加而增加，胆固醇可能与肺癌、胰腺癌有关。

（3）维生素

研究较多的有类胡萝卜素、维生素 C、叶酸、维生素 B_{12}、视黄醇和维生素 E。

视黄醇与细胞的分化有关，动物实验证实维生素 A 缺乏的动物易受化学致癌物诱发粘膜、皮肤和腺体肿瘤。类胡萝卜素可减少肺癌危险性，β-胡萝卜素有可能降低食管癌、胃癌、结肠癌、直肠癌、腺癌和子宫颈癌的危险性。用视黄酸和其所合成的衍生物研究其对致癌物的作用或人类食管癌细胞增殖的影响，发现它们有抑制肿瘤生长的作用。

有相当多的研究资料显示维生素 C 可降低胃癌的危险性，胃癌高发区居民的维生素 C 摄入量不足或缺乏，如冰岛为胃癌高发国，当地居民多吃鱼、羊肉等，谷类靠进口，蔬菜只有少量土豆，水果生产量很小，胃癌患者的血清维生素 C 的水平低于推荐值。慢性萎缩性胃炎的病例对照研究显示，胃癌的危险性降低与维生素 C 的摄入量较高有关，维生素 C 含量的膳食还可降低食管癌、肺癌、子宫颈癌、喉癌、结肠癌、直肠癌、乳腺癌和膀胱癌的危险。

维生素 E 含量高的膳食有可能降低肺癌及乳腺癌的危险性。B 族维生素与前致癌物的致活或失活包括酶代谢过程有关，如维生素 B_2 可加强二甲基氨基偶氮苯的去毒，从而对其诱发大鼠肝癌有保护作用，但也有报道认为维生素 B_2 可参与一些化合物从前致癌物变为终致癌物的活化过程。

（4）矿物质

矿物质和微量元素中与肿瘤关系关联较多的有钙、硒、碘和铁。滤泡状甲状腺癌与碘缺乏有关，而乳头状甲状腺癌与碘摄入过量有关。病例对照研究发现碘缺乏与甲状腺癌危险性呈相关性，而长时间大量摄入含碘高的食物（如海产品）可阻断甲状腺对碘的摄取，导致甲状腺肿，亦可增加甲状腺癌的危险性。

硒作为抗氧化剂与癌症发生呈负相关关系。流行病学资料表明，硒与肺癌的关系最为确定，与胃癌、肝癌、乳腺癌的关系研究也表明硒有保护作用。在硒抗癌的动物试验中，无论是在饲料中，还是在饮水中加硒都能抑制多种致癌物对实验动物的致癌作用。目前认为硒抑癌的机制有以下几种学说：①硒作为机体内谷胱甘肽过氧化物酶的成分，促进有机过氧化物清除而预防组织细胞受损；②硒还可以抑制肿瘤细胞生长；③增加机体免疫功能；④提高肝微粒体酶的活性，使致癌物转变为毒性较低的化合物。

2. 其他膳食因素与肿瘤的关系

（1）植物性食物中的其他生物活性化合物

植物性食物含有多种具有生物活性的物质，包括葱属化合物、叶绿素、二硫醇硫酮、异硫氰酸盐、类疏化合物、异黄酮类、蛋白酶抑制剂、植酸、多酚类、葡糖异硫氰酸盐、吲哚、类黄酮类、植物固醇、皂甘类、香豆素类等。动物试验结果表明上述这些物质具有抗癌的作用，并提出了一些似乎合理的生物学机制。

在大蒜或洋葱产量很高的地区，人们的胃癌死亡率很低，其中所含的葱属化合物可能通过诱导酶的解毒作用而具有抗癌作用，动物试验表明其有抗胃幽门杆菌的作用。

吲哚类化合物可以增强雌二醇在肝脏的 α-羟化过程，使其活性降低，从而可能预防与雌激素有关的癌。吲哚类化合物可通过诱导肝脏混合功能氧化酶的活性而抑制化学物质的致癌作用，但它对多种致癌物既有活化作用也有解毒作用。

叶绿素抗诱变作用的研究多为 Ames 实验的结果，结果表明叶绿素既能抗移码突变，又能抗碱基置换突变，能抑制苯并芘、3-甲基胆蒽等多环芳烃、N-甲基-N'-亚硝基脲、黄曲霉毒素 B_1、某些工业毒物，如防化剂 MB、邻硝基苯胺、邻苯二胺及某些抗肿瘤药如柔毛霉素等诱变剂的诱变作用。此外，它还能抑制日常生活环境和膳食中经常接触的复杂混合物如炸牛肉、炸羊肉提取物、香烟烟雾、柴油机引擎排出尘粒等诱变作用。叶绿素对黄曲霉毒素 B_1 的诱变作用比视黄酸和 β-胡萝卜素强，与维生素 A 相似。

α-萱烯又称柠檬烯或柠檬苦素，属类萜化合物。研究表明其对各种直接和间接致癌物诱导产生的个别部位肿瘤都有明显的抑制作用，而且，其抗癌作用在癌症形成的起始阶段和促进阶段都有效，它是癌症的阻断剂，也是抑制剂。

黄酮类化合物如芦丁、桑黄素能抑制苯并花对小鼠皮肤的致癌作用；芹黄素、山蔡酚、槐斗素对黄曲霉毒素 B_1 与 DNA 加成物形成有抑制作用等。黄酮类化合物的抗突变、抗癌机制一方面是化学预防作用，即与最终致癌物、致突变物直接反应达到去毒作用，另一方面可抑制肿瘤细胞 DNA 合成，从而抑制肿瘤细胞生成，发挥细胞毒作用。

（2）食物中的致癌物

所谓食品中的致癌物包括某些食品中自然存在的或是由于人们生产活动形成的污染物如黄曲霉毒素、N-亚硝基化合物、杂环胺、多环芳烃（PHA）等。

此外，饮酒是几种癌的危险因素，结肠、直肠、乳腺和肝脏发生癌的危险性因饮酒而增高。酒精可与其他致癌因素起协同作用，如在肝癌发生中乙醇与黄曲霉毒素 B_1 或乙型肝炎病毒存在协同性，在口腔癌和食管癌的发生中，乙醇和烟草的共同作用使危险性成情增加。我国云南、广西、广东部分地区居民有嚼槟榔习惯，国内调查报告指出，嚼槟榔的习惯与口腔、喉、食道和胃肿瘤发生有关。食物中含过多的盐被认为与胃癌（尤其在日本）有关，食盐对胃粘膜有刺激作用，可引起胃粘膜层的破坏，导致胃上皮细胞直接接触胃内容物中的致癌物质。

3. 恶性肿瘤的膳食防治措施

（1）肿瘤病人的营养治疗

动物实验结果表明营养好的动物自发性肿瘤生长变快,而蛋白质营养低下者降低。关于人类改变营养状况可刺激肿瘤生长的报告很少。虽然还无证据表明增进营养能延长肿瘤病人的生命,但是增进营养确实能增进病人体质,并增强对肿瘤及治疗副作用的耐受力,所以应了解病人的全面膳食史、体重改变情况、膳食量等,尽一切努力使病人多吃些。应该努力使病人经口摄取适当的饮食,对不能经口者用管饲法。要素膳和静脉高营养也能保证肿瘤病人的营养,是增强病人耐受化学治疗及放射治疗能力的有效措施。

(2) 预防肿瘤的措施

1) 食用营养丰富、以植物性食物为主的多样化膳食。主食应以粗加工的富含淀粉的谷类、薯类为主,使其占总能量的 60%~70%,同时应选择各种新鲜蔬菜和水果,每天摄入量应达 400~500g,多食豆类食物。

2) 保持适宜的体重,保持体质指数(BMI)在 18.5~24.99 之间。

3) 坚持体力活动。至少坚持每日一小时的快速和每周一小时的较剧烈的运动,可维持体力活动水平(PAL)在 1.75 或更高水平。PAL 的值是以基础代谢率(BMR)的倍数来表示每日的能量消耗,可校正体型大小的不同。

4) 选择鱼、禽肉或非家养动物的肉类以取代红肉。红肉是指牛、羊、猪肉或其制品,红肉的摄入量应低于总能量的 10%。含大量红肉的膳食很可能增加结肠和直肠癌的危险性,而鱼、禽肉较红肉更有益于健康。

5) 限制摄入高脂肪食物。总脂肪和油类提供的能量应占总能量的 20%~25%,选择适宜的植物油。

6) 限制饮酒量,最好不要饮酒,尤其是反对过度饮酒。

7) 其他:①限制食盐及盐腌食物的摄入量,每人每日食盐摄入量应≤6g,儿童每日应≤3g/1000kcal;②食物储藏时避免真菌污染;③对食品添加剂、农药的安全使用加强监测;④不吃烧焦的食物,避免食用直接在火焰上炙烤的肉、鱼、熏制和烟熏的肉;⑤不吸烟,不嚼烟草。

本章习题

一、填空题

1. 膳食营养素参考摄入量(Dietary reference intakes,DRIs)是一组每日平均膳食营养素摄入量的参考值,它是在推荐的营养素供给量(RDAs)基础上发展起来的,包括4项内容,即_____、_____、_____和_____。

2. 膳食结构是指膳食中各类食物的_____及其在膳食中所占的_____,膳食结构的这些因素是在逐渐变化的,所以膳食结构不是一成不变的,通过适当的干预可以促使其向更利于_____的方向发展。

3. 根据膳食中动物性、植物性食物所占的比重,以及能量、蛋白质、脂肪和碳水化合物的供给量作为划分膳食结构的标准,可将世界不同地区的膳食结构分为以下四种类型:_____、_____、_____、_____。

4. 膳食指南是根据_____原则,结合国情,教育人民群众采用_____,以达到_____促进_____目的的指导性意见。

5. 营养调查的目的是为了了解不同人群_____、_____、_____下各种人群营养是否合理，针对具体情况对个人、家庭和集体按照合理营养要求，提出改善措施以确保人群健康。包括：_____、_____和_____三部分。

6. 膳食调查的方法有：_____、_____、_____和_____。

7. 营养监测是对人群的营养状况进行连续动态观察，针对_____问题制定计划，分析已制定的政策和计划所产生的影响，并预测其发展趋势。

二、简答题

1. 简述社区营养的定义、目的和特点？
2. DRIs 和 RDAs 的区别？
3. 用膳食营养素参考摄入量为个体计划膳食的步骤
4. 中国居民的膳食结构特点是什么？
5. 1997 年 4 月由中国营养学会常务理事会通过并发布新的《中国居民膳食指南》，他包括哪些内容？
6. 社会营养监测与营养调查的区别是什么？

第八章 营养配餐

第一节 营养配餐的概念

平衡膳食、合理营养是健康饮食的核心。完善而合理的营养可以保证人体正常的生理功能，促进健康和生长发育，提高机体的抵抗力和免疫力，有利于某些疾病的预防和治疗。合理营养要求膳食能供给机体所需的全部营养素，并不发生缺乏或过量的情况。

平衡膳食则主要从膳食的方面保证营养素的需要，以达到合理营养，它不仅需要考虑食物中含有营养素的种类和数量，而且还必须考虑食物合理的加工方法、烹饪过程中如何提高消化率和减少营养素的损失等问题。

营养配餐，就是按人们身体的需要，根据食物中各种营养物质的含量，设计一天、一周或一个月的食谱，使人体摄入的蛋白质、脂肪、碳水化合物、维生素和矿物质等几大营养素的比例合理，即达到平衡膳食。营养配餐是实现平衡膳食的一种措施，平衡膳食的原则通过食谱才得以表达出来，充分体现其实际意义。

一、营养配餐的目的和意义

营养配餐的最终目的是促进人体健康，人体健康不仅是没有疾病的存在，还包括具有良好的工作状态和身心健康，以及对各种环境的适应能力。营养配餐的目的和意义主要有：

（1）营养配餐可将各类人群的膳食营养素参考摄入量具体落实到用膳者的每日膳食中，使他们能按需要摄入足够的能量和各种营养素，同时又防止营养素或能量的过量摄入。

（2）可根据群体对各种营养素的需要，结合当地食物的品种、生产季节、经济条件和厨房烹调水平，合理选择各类食物，达到平衡膳食。

（3）通过编制营养食谱，可指导食堂管理人员有计划的管理食堂膳食，也有助于家庭有计划地管理家庭膳食，并且有利于成本核算。

二、营养配餐的理论依据

人的一生分为不同的阶段，不同年龄、性别、生理状态的个体或人群其生理特点及营养需要也不同，需要按其特殊的生理特征，在营养膳食上作出必要的补充或者调整，以满足其营养需要，促进健康，防止营养性疾病的发生。营养配餐是一项实践性很强的工作，与人们的日常饮食直接相关，要做到营养配餐科学合理，需要以一系列营养理论为指导。

1. 中国居民膳食营养素参考摄入量（DRIs）

中国居民膳食营养素参考摄入量（DRIs）是每日平均膳食营养素摄入量的一组参考值，包括平均需要量（EAR）、推荐摄入量（RNI）、适宜摄入量（AI）和可耐受最高摄入量（UL）。制定 DRIs 的目的在于更好地指导人们的膳食实践，评价人群的营养状况并为国家食物发展供应计划提供依据。DRIs 是营养配餐中能量和主要营养素需要量的确定依据。DRIs 中的 RNI

是个体适宜营养素摄入水平的参考值,是健康个体膳食摄入营养素的目标。编制营养食谱时,首先需要以各营养素的推荐摄入量(RNI)为依据确定需要量,一般以能量需要量为基础。制定出食谱后,还需要以各营养素的 RNI 为参考评价食谱的制定是否合理,如果与 RNI 相差不超过 10%,说明编制的食谱合理可用,否则需要加以调整。

2. 中国居民膳食指南和平衡膳食宝塔

平衡膳食宝塔(见图 8-1)是根据我国居民膳食指南并结合我国居民的膳食结构特点设计的。它把平衡膳食的原则转化成各类食物的重量,并用宝塔形式表现出来,以直观的方式告诉人们食物分类的概念及每天食用各类食物的合理范围,便于大家理解和在日常生活中实行。

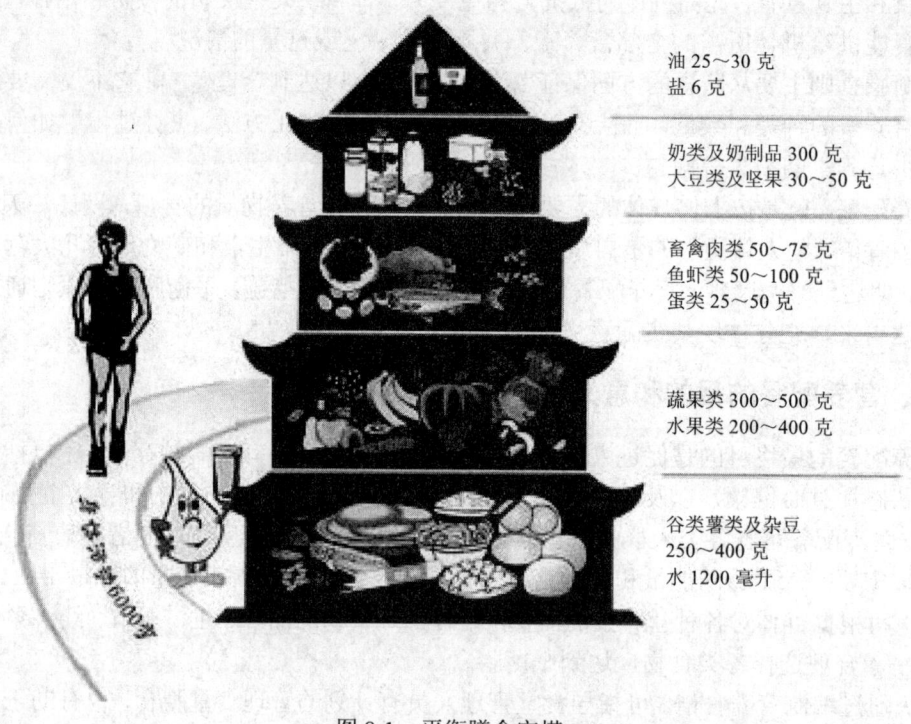

图 8-1 平衡膳食宝塔

具体地说,平衡膳食宝塔共分五层,包含我们每天应吃的主要食物种类。宝塔各层的位置和面积不同,这在一定程度上反映出各类食物在膳食中的地位和应占的比重。

谷类薯类及杂豆食物位居底层,蔬菜类和水果类占据第二层,畜禽肉类、鱼虾类、蛋类位于第三层,奶类及奶制品和大豆类及坚果占第四层,第五层塔尖是油和盐。

平衡膳食宝塔建议的各类食物摄入量是一个平均值和比例。每日膳食中应当包含宝塔中的各类食物,各类食物的比例也应基本与膳食宝塔一致。根据平衡膳食宝塔,我们可以很方便的制定出营养合理、搭配适宜的食谱。

3. 食物成分表

食物成分表广泛应用于计算营养素的摄入量,是营养配餐工作中必不可少的工具。要开展好营养配餐工作,必须了解和掌握食物的营养成分。中国疾病预防控制中心营养与食品安全所于 2005 年出版了《中国食物成分表(2004 第 2 册)》,共包括 757 条食物的一般营养成分数据,

239 条食物的氨基酸数据，323 条食物的脂肪酸数据，另外还收录了部分食物的胆碱、生物素、泛酸、维生素 K、维生素 D 的数据。对每条食物的特征都有描述，如主要原料、商品名称、包装规格、采样日期、采样地点、产地、样品的前处理方法等，更有利于读者准确地把握食物。

食部是指按照当地的烹调和饮食习惯，把从市场上购买的样品去掉不可食的部分之后，所剩余的可食部分所占的比例。列出食部的比例是为了便于计算食品每千克（或其他零售单位）的营养素含量。食品的食部不是固定不变的，它会因食物的运输、储藏和加工处理不同而有改变。因此当认为食部的实际情况和表中食部栏内所列数字有较大出入时，可以自己实际测量食部的量。

4. 营养平衡理论

（1）膳食中三种宏量营养素需要保持一定的比例平衡

膳食中的蛋白质、脂肪和碳水化合物除了各具特殊的生理功能外，其共同特点是提供人体所必需的能量，所以在讨论能量时也把它们称为"产能营养素"。在膳食中，这三种产能营养素必须保持一定的比例，才能保证膳食平衡。若按其各自提供的能量占总能量的百分比计，则蛋白质占 10%～15%，脂肪占 20%～30%，碳水化合物占 55%～65%，打破这种适宜的比例将不利于健康。

（2）膳食中优质蛋白质与一般蛋白质保持一定的比例

食物的蛋白质中所含的氨基酸有 20 多种，其中有 8 种是人体需要但是不能在体内合成的，必须由食物供给的必需氨基酸，人体对这 8 种必需氨基酸的需要量保持一定的比例。动物性蛋白质和大豆蛋白质所含的必需氨基酸种类齐全、比例恰当，人体利用率高，称为优质蛋白质。常见食物蛋白质的氨基酸组成，都不可能完全符合人体需要的比例，多种食物混合食用，才容易使膳食的氨基酸组成符合人体需要的模式。因此，在膳食构成中要注意将动物性蛋白质、一般植物性蛋白质和大豆蛋白质进行适当的搭配，并保证优质蛋白质占蛋白质总供给量的 1/3 以上。

（3）饱和脂肪酸、单不饱和脂肪酸和多不饱和脂肪酸之间的平衡

不同食物来源的脂肪、脂肪酸组成不同，有饱和脂肪酸、单不饱和脂肪酸及多不饱和脂肪酸。饱和脂肪酸可使血胆固醇升高，不饱和脂肪酸特别是必需脂肪酸以及鱼贝类中的二十碳五烯酸（EPA）和二十二碳六烯酸（DHA）则具有多种有益的生理功能，因此必须保证食物中多不饱和脂肪酸的比例。一般认为，在脂肪提供的能量占总能量的 30%范围内，饱和脂肪酸提供的能量占总能量的 7%左右，单不饱和脂肪酸提供的能量占总能量的比例在 10%以内，剩余的能量均由多不饱和脂肪酸提供为宜。动物脂肪相对含饱和脂肪酸和单不饱和脂肪酸多，含多不饱和脂肪酸含量较少。植物油主要含不饱和脂肪酸，两种必需脂肪酸亚油酸和亚麻酸主要存在于植物油中，鱼贝类食物含二十碳五烯酸和二十二碳六烯酸相对较多。为了保证每日膳食能摄入足够的不饱和脂肪酸，必须保证油脂中植物油的摄入。

近来有研究强调食物的酸碱平衡问题，认为凡含硫、磷、氯等元素较高的食物，为成酸性食物。凡含钙、钾、钠、镁等元素较高的食物，为成碱性食物，如果酸、碱性食物搭配不当，容易引起人体酸碱平衡失调。这种说法从食物的化学性上看似乎有一定道理，但在营养学上没有实际意义。因为正常人体内有强大的调节功能，维持机体酸碱度处于稳定状态。人体的酸碱平衡状态不会因为摄入食物不同而被打破。只有在患代谢性疾病或患有严重疾病造成代谢紊乱时，才会在人体内出现酸碱不平衡问题。这种情况不是调整膳食能解决的，需要药物治疗。

三、营养配餐现状

1. 中小学生营养餐

学生营养餐是营养配餐中的一个重要组成部分,它由于关系到青少年一代的体质和健康而受到普遍关注。学生营养餐是一种营养科学与烹饪技术相结合配制的膳食。它是根据国家规定的不同年龄段学生每餐应摄取的各种营养素的量折合成各类食物量(包括主、副食和调味品)研制出的科学食谱,再根据食谱进行选料、加工、配制的卫生安全的营养配餐。

国际上实行学校供餐计划的国家约有47个,发达国家学校供餐时间都较长,有的已有100多年的历史。通过长期发展,这些国家形成了较为完善的管理体系与运作模式。许多国家对学校供餐专门立法,把这项计划纳入法制轨道,从而保持其持久稳定的开展。

我国的学生营养餐工作早在20世纪80年代中期就已开始实施,1993年国务院印发的《90年代中国食物结构改革与发展纲要》中指出:"今后要从中小学生抓起,增加食物和营养方面科普知识的教育"。1997年国务院发布《中国营养改善行动计划》明确提出有计划有步骤地普及学生营养午餐。1998年卫生部发布了学生营养午餐营养供给量的行业标准和学生营养餐生产企业卫生规范的标准,其中着重指出:"要逐步建立中小学生营养餐制度"。由于党和国家领导人的直接关怀,政府部门加大推行力度,自1999年起学生营养餐工作加快了发展的步伐,取得了可喜的成绩。目前,全国已经有30多个城市的学生营养午餐工作有了一定规模,以北京、上海规模最大,日供量在30万份以上。但是,普及学生营养餐的工作是一项艰苦细致、涉及多方面的系统工程,需要政府、社会各界、企业、学校和家庭多方配合,共同努力,才能持续稳定地发展下去。

2. 餐饮业的营养配餐

营养配餐在国外(如美国、日本、西欧等国)发展较早,它首先是从集体配餐开始的。例如在美国,是由农业部统一制定营养配餐标准,建立集体食堂,统一餐具,国家给予财政补贴,供给平价原料,以中小学生、老年人等为主要对象,设有营养师配餐。日本颁布有中小学生午餐法,建立中心配餐工厂统一提供原料,学校设有营养士配餐,保证了学生的身体健康。事实上,学生营养餐的发展与餐饮业营养配餐的发展息息相关。

我国从20世纪90年代前后开始进行营养配餐的试验。十多年来,营养配餐越来越受到人们的重视。目前已出现了不少专业的营养配餐公司,有的已经实现了营养配餐工厂化生产。虽然还存在一些问题,如还没有一整套完善的、科学的、摆脱传统手工操作的工艺流程和良好的操作规范标准,营养配餐的专业人员还很短缺等,但是随着人们对膳食质量要求的提高,相关法规规范的完善,餐饮业的营养配餐将有很大的发展空间。

营养配餐并不只限于餐饮业和中小学校,在高校、餐厅、医院都需要根据营养平衡理论进行营养配餐,达到平衡膳食。随着大众保健意识的增强,营养配餐将成为日常饮食的一部分。

第二节 营养食谱

一、营养食谱的调整与确定原则

根据营养配餐的理论依据,营养食谱的编制可遵循以下原则。

1. 保证营养平衡

（1）按照《中国居民膳食指南》的要求，膳食应满足人体需要的能量、蛋白质、脂肪，以及各种矿物质和维生素。不仅品种要多样，而且数量要充足，膳食既要能满足就餐者需要又要防止过量。对于一些特殊人群，如生长儿童和青少年、孕妇和乳母，还要注意易缺营养素如钙、铁、锌等的供给。

（2）各营养素之间的比例要适宜。膳食中的能量来源及其在各餐中的分配比例要合理。要保证膳食蛋白质中优质蛋白质占适宜的比例。要以植物油作为油脂的主要来源，同时还要保证碳水化合物的摄入。各矿物质之间也要配比适当。

（3）食物的搭配要合理。注意成酸性食物与成碱性食物的搭配、主食与副食、杂粮与精粮、荤与素等食物的平衡搭配。

（4）膳食制度要合理。一般应该定时定量进餐，成人一日三餐，儿童三餐以外再加一次点心，老人也可在三餐之外加一次点心。

2. 照顾饮食习惯，注意饭菜的口味

在可能的情况下，既使膳食多样化，又照顾就餐者的膳食习惯。注重烹调方法，做到色香味美、质地宜人、形状优雅。

3. 考虑季节和市场供应情况

主要是熟悉市场可供选择的原料，并了解其营养特点。

4. 兼顾经济条件

既要使食谱符合营养要求，又要使进餐者在经济上有承受能力，才会使食谱有实际意义。

二、营养食谱的制定方法

1. 确定用餐对象全日能量供给量

能量是维持生命活动正常进行的基本保证，能量不足，人体中血糖下降，就会感觉疲乏无力，进而影响工作、学习的效率；能量若摄入过多则会在体内贮存，使人体发胖，也会引起多种疾病。因此，编制食谱首先应该考虑的是保证能从食物中摄入适宜的能量。

用膳者一日三餐的能量供给量可参照膳食营养素参考摄入量（DRIs）中能量的推荐摄入量（RNI），根据用餐对象的劳动强度、年龄、性别等确定。例如办公室男性职员按轻体力劳动计，其能量供给量每日为10.03MJ（2400kcal）。集体就餐对象的能量供给量标准可以以就餐人群的基本情况或平均数值为依据，包括人员的平均年龄、平均体重，以及80%以上就餐人员的活动强度。如就餐人员的80%以上为中等体力活动的男性，则每日所需能越供给量标准为11.29MJ（2700kcal）。

能量供给量标准只是提供了一个参考的目标，实际应用中还需参照用餐人员的具体情况加以调整，如根据用餐对象的胖瘦情况制定不同的能量供给量。因此，在编制食谱前应对用餐对象的基本情况有一个全面的了解，应当清楚就餐者的人数、性别、年龄、机体条件、劳动强度、工作性质以及饮食习惯等。

2. 计算宏量营养素全日应提供的能量

能量的主要来源为蛋白质、脂肪和碳水化合物，为了维持人体健康，这三种能量营养素占总能量比例应当适宜,一般蛋白质占10%~15%,脂肪占20%~30%,碳水化合物占55%~65%,具体可根据本地的生活水平,调整上述三类能量营养素占总能量的比例,由此可求得三种能量营养素的一日能量供给量。

如已知某人每日能量需要量为11.29MJ(2700kcal),若三种产能营养素占总能量的比例取中等值分别为蛋白质占15%、脂肪占25%、碳水化合物占60%,则三种能量营养素各应提供的能量如下:

蛋白质　　　=11.29MJ(2700kcal)×15%=1.6935MJ(405kcal)
脂肪　　　　=11.29MJ(2700kcal)×25%=2.8225MJ(675kcal)
碳水化合物　=11.29MJ(2700kcal)×60%=6.774MJ(1620kcal)

3. 计算三种能量营养素每日需要数量

知道了三种产能营养素的能量供给量,还需将其折算为需要量,即具体的质量,这是确定食物品种和数量的重要依据。由于食物中的产能营养中的产能营养素不可能全部被消化吸收,且消化率也各不相同。消化吸收后,在体内也不一定完全彻底被氧化分解产生能量。因此,食物中产能营养素产生能量的多少按如下关系换算:即1g碳水化合物产生能量为16.7kJ(4.0kcal),1g脂肪产生能量为37.6kJ(9.0kcal),1g蛋白质产生能量为16.7kJ(4.0kcal)。根据三大产能营养素的能量供给量及其能量折算系数,可求出全日蛋白质、脂肪、碳水化合物的需要量。

如根据上一步的计算结果,可算出三种能量营养素需要量如下:

蛋白质 $=\dfrac{1.6935\text{MJ}}{16.7\text{kJ/g}}=101\text{g}\left(\dfrac{405\text{kcal}}{4\text{kcal/g}}=101\text{g}\right)$

脂肪 $=\dfrac{2.8225\text{MJ}}{37.6\text{kJ/g}}=75\text{g}\left(\dfrac{675\text{kcal}}{9\text{kcal/g}}=75\text{g}\right)$

碳水化合物 $=\dfrac{6.774\text{MJ}}{16.7\text{kJ/g}}=406\text{g}\left(\dfrac{1620\text{kcal}}{4\text{kcal/g}}=405\text{g}\right)$

4. 计算三种能量营养素每餐需要量

知道了三种能量营养素全日需要量后,就可以根据三餐的能量分配比例计算出三大能量营养素的每餐需要量。一般三餐能量的适宜分配比例为:早餐占30%,午餐占40%,晚餐占30%。

如根据上一步的计算结果,按照30%、40%、30%的三餐供能比例,其早、中、晚三餐各需要摄入的三种能量营养素数量如下:

早餐: 蛋白质　　　=101g×30%=30g
　　　脂肪　　　　=75g×30%=23g
　　　碳水化合物　=406g×30%=122g
中餐: 蛋白质　　　=101g×40%=40g
　　　脂肪　　　　=75g×40%=30g
　　　碳水化合物　=406g×40%=162g
晚餐: 蛋白质　　　=101g×30%=30g
　　　脂肪　　　　=75g×30%=23g
　　　碳水化合物　=406g×30%=122g

5. 主副食品种和数量的确定

已知三种能量营养素的需要量,根据食物成分表,就可以确定主食和副食的品种和数量了。

(1)主食品种、数量的确定:由于粮谷类是碳水化合物的主要来源,因此主食的品种、数量主要根据各类主食原料中碳水化合物的含量确定。

主食的品种主要根据用餐者的饮食习惯来确定,北方习惯以面食为主,南方则以大米居多。根据上一步的计算,早餐中应含有碳水化合物 122g,若以小米粥和馒头为主食,并分别提供 20%和 80%的碳水化合物。查食物成分表得知,每 100g 小米粥含碳水化合物 8.4g,每 100g 馒头含碳水化合物 44.2g,则:

$$\text{所需小米粥重量} = \frac{122g \times 20\%}{(8.4/100)} = 290g$$

$$\text{所需馒头重量} = \frac{1228 \times 80\%}{(44.2/100)} = 220g$$

(2)副食品种、数量的确定:根据三种产能营养素的需要量,首先确定了主食的品种和数量,接下来就需要考虑蛋白质的食物来源了。蛋白质广泛存在于动植物性食物中,除了谷类食物能提供的蛋白质,各类动物性食物和豆制品是优质蛋白质的主要来源。因此副食品种和数量的确定应在已确定主食用量的基础上,依据副食应提供的蛋白质质量确定。

计算步骤如下:

① 计算主食中含有的蛋白质重量。
② 用应摄入的蛋白质重量减去主食中蛋白质重量,即为副食应提供的蛋白质重量。
③ 设定副食中蛋白质的 2/3 由动物性食物供给,1/3 由豆制品供给,据此可求出各自的蛋白质供给量。
④ 查表并计算各类动物性食物及豆制品的供给量。
⑤ 设计蔬菜的品种和数量。

仍以上一步的计算结果为例,已知该用餐者午餐应含蛋白质 40g、碳水化合物 162g。假设以馒头(富强粉)、米饭(大米)为主食,并分别提供 50%的碳水化合物,由食物成分表得知,每 100g 馒头和米饭含碳水化合物分别为 44.2g 和 25.9g,按上一步的方法,可算得馒头和米饭所需重量分别为 184g 和 313g。

由食物成分表得知,100g 馒头(富强粉)含蛋白质 6.2g,100g 米饭含蛋白质 2.6g,则:

主食中蛋白质含量=184g×(6.2/100)+313g×(2.6/100)=20g

副食中蛋白质含量=40g-20g=20g

设定副食中蛋白质的 2/3 应由动物性食物供给,1/3 应由豆制品供给,因此:

动物性食物应含蛋白质重量=20g×66.7%=13g

豆制品应含蛋白质重量=20g×33.3%=7g

若选择的动物性食物和豆制品分别为猪肉(脊背)和豆腐干(熏),由食物成分表可知,每 100g 猪肉(脊背)中蛋白质含量为 20.2g,每 100g 豆腐干(熏)的蛋白质含量为 15.8g,则:

$$\text{猪肉(脊背)重量} = \frac{13g}{(20.2/100)} = 64g$$

$$\text{豆腐干(熏)重量} = \frac{7g}{(15.8/100)} = 44g$$

确定了动物性食物和豆制品的重量，就可以保证蛋白质的摄入。最后是选择蔬菜的品种和数量。蔬菜的品种和数量可根据不同季节市场的蔬菜供应情况，以及考虑与动物性食物和豆制品配菜的需要来确定。

⑥ 确定纯能量食物的量。油脂的摄入应以植物油为主，辅以一定量动物脂肪摄入，因此以植物油作为纯能量食物的来源。由食物成分表可知每日摄入各类食物提供的脂肪含量，将需要的脂肪总含量减去食物提供的脂肪量即为每日植物油供应量。

6. 食谱的评价与调整

根据以上步骤设计出营养食谱后，还应该对食谱进行评价，确定编制的食谱是否科学合理。应参照食物成分表初步核算该食谱提供的能量和各种营养素的含量，与 DRIS 进行比较，相差在 10% 上下，可认为合乎要求，否则要增减或更换食品的种类或数量。值得注意的是，制定食谱时，不必严格要求每份营养餐食谱的能量和各类营养素均与 DRIs 保持一致。一般情况下，每天的能量、蛋白质、脂肪和碳水化合物的量出入不应该很大，其他营养素以一周为单位进行计算、评价即可。

根据食谱的制订原则，食谱的评价应该包括以下几个方面：
（1）食谱中所含五大类食物是否齐全，是否做到了食物种类多样化。
（2）各类食物的量是否充足。
（3）全天能量和营养素摄入是否适宜。
（4）三餐能量摄入分配是否合理，早餐是否保证了能量和蛋白质的供应。
（5）优质蛋白质占总蛋白质的比例是否恰当。
（6）三种产能营养素（蛋白质、脂肪、碳水化合物）的供能比例是否适宜。

以下是评价食谱是否科学、合理的过程：
（1）首先按类别将食物归类排序，并列出每种食物的数量。
（2）从食物成分表中查出每 100g 食物所含营养素的量，算出每种食物所占营养素的量，计算公式为：

$$食物中某营养素含量 = \frac{食物量(g) \times 可食部分比例 \times 100g食品中营养素含量}{100}$$

（3）将所用食物中的各种营养素分别累计相加，计算出一日食谱中三种能量营养素及其他营养素的量。
（4）将计算结果与中国营养学会制订的"中国居民膳食中营养素参考摄入量"中同年龄同性别人群的水平比较，进行评价。
（5）根据蛋白质、脂肪、碳水化合物的能量折算系数，分别计算出蛋白质、脂肪、碳水化合物三种营养素提供的能量及占总能量的比例。
（6）计算出动物性及豆类蛋白质占总蛋白质的比例。
（7）计算三餐提供能量的比例。

① 按类别将食物归类排序，看食物种类是否齐全。
  谷类薯类：面包 150g，面粉 150g，大米 125g
  禽畜肉及鱼类：火腿 25g，瘦猪肉 45g
  豆类及其制品：熏干 50g，南豆腐 30g
  奶类：牛奶 250g

蛋类：鸡蛋 60g

蔬菜水果：苹果 100g，青椒 100g，芹菜 100g，西红柿 125g，韭菜 25g

纯热能食物：植物油 19g

表 8-1 是以 10 岁男生一日食谱为例，对食谱进行评价。

表 8-1　10 岁男生一日食谱

餐次	食物名称	用量	餐次	食物名称	用量
早餐	面包	面粉 150g	午餐	熏干芹菜	植物油 5g
	火腿	25g		馒头	面粉 150g
	牛奶	250g	晚餐	西红柿炒鸡蛋	西红柿 125g
	苹果	100g			鸡蛋 60g
午餐	青椒肉	青椒 100g			植物油 5g
		瘦猪肉 45g			韭菜 25g
		植物油 6g			南豆腐 30g
	熏干芹菜	熏干 30g			植物油 3g
		芹菜 100g		米饭	大米 125g

② 食物所含营养素的计算：首先从食物成分表中查出各种食物每 100g 的能量及各种营养素的含量，然后计算食谱中各种食物所含能量和营养素的量。

以计算 150g 面粉中所含营养素为例，从食物成分表中查出小麦粉 100g 食部为 100%，含能量 1439kJ（344kcal），蛋白质 11.2g，脂肪 1.5g，碳水化合物 73.6g，钙 31mg，铁 3.5mg，维生素 B_1 0.28mg，维生素 B_2 0.08mg，故 150g 面粉可提供：

能量　　　　　　　　=1439×150/100=2158.5kJ（344×150/100=516kcal）
蛋白质　　　　　　　=11.2×150/100=16.8g
脂肪　　　　　　　　=1.5×150/100=2.25g
碳水化合物　　　　　=73.6×150/100=110.4g
钙　　　　　　　　　=31×150/100=46.5mg
铁　　　　　　　　　=3.5×150/100=5.25mg
维生素 B_1　　　　　　=0.28×150/100=0.42mg
维生素 B_2　　　　　　=0.08×150/100=0.12mg

其他食物计算方法和过程与此类似。计算出所有食物分别提供的营养素含量，累计相加，就得到该食谱提供的能量和营养素。如此食谱可提供：能量 8841kJ（2113kcal），蛋白质 77.5g，脂肪 57.4g，钙 602.9mg，铁 20.0mg，维生素 A 341.4μg，维生素 B_1 0.9mg，维生素 C 70mg。

参考 10 岁男生每日膳食营养素参考摄入量（DRIs）：能量 8800kJ（2100kcal），蛋白质 70g，钙 800mg，铁 12mg，维生素 A 600μg，维生素 B_1 0.9mg，维生素 C 80mg。

比较可见，除维素 A 和维生素 C 不足之外，能量和其他营养素供给量基本符合需要。维生素 A 不足可通过 1～2 周补充一次动物肝脏来弥补，维生素 C 不足可用富含维生素 C 的蔬菜水果来补充，以弥补此食谱的不足之处。

③ 三种供能营养素的供能比例：由蛋白质、脂肪、碳水化合物三种营养素的能量折算系数可以算得：

蛋白质提供能量占总能量比例=$\dfrac{77.5\text{g}\times 16.7\text{kJ/g}}{8841\text{kJ}}$=14.7%

脂肪提供能量占总能量比例=$\dfrac{57.4\text{g}\times 37.6\text{kJ/g}}{8841\text{kJ}}$=24.4%

碳水化合物提供能量占总能量比例=1-14.7%-24.4%=60.9%

蛋白质、脂肪、碳水化合物适宜的供能比分别为 10%～15%，20%～30%，55%～65%。该例食谱的蛋白质、脂肪、碳水化合物的摄入比例还是比较合适的。

④ 动物性及豆类蛋白质占总蛋白质比例：将来自动物性食物及豆类食物的蛋白质累计相加，本例结果为 35g，食谱中总蛋白质含量为 77.5g，可以算得：

动物性及豆类蛋白质占总蛋白质比例=$\dfrac{35}{77.5}$=45.2%

优质蛋白质占总蛋白质的比例超过 1/3，接近一半，可认为优质蛋白质的供应量比较适宜。

⑤ 三餐提供能量占全天摄入总能量比例：将早、中、晚三餐的所有食物提供的能量分别按餐次累计相加，得到每餐摄入的能量，然后除以全天摄入的总能量得到每餐提供能量占全天总能量的比例：

早餐： $\dfrac{2980}{8841}$=33.7%

午餐： $\dfrac{3181}{8841}$=36.0%

晚餐： $\dfrac{2678}{8841}$=30.3%

三餐能量分配接近比较适宜的 30%、40%、30%。

总的来说，该食谱种类齐全，能量及大部分营养素数量充足，三种产能营养素比例适宜，考虑了优质蛋白质的供应，三餐能量分配合理，是设计比较科学合理的。需要强调的是以上的食谱制定和评价主要是根据宏量营养素的状况来进行讨论。在实际的食谱制定工作中还必须对各种微量营养素的适宜性进行评价。而且需要检测就餐人群的体重变化及其他营养状况指标，对食谱进行调整。

7. 营养餐的制作

有了营养食谱还必须根据食谱原料，运用合理的烹饪方法进行营养餐的制作。在烹饪过程中，食物中的蛋白质、脂肪、碳水化合物、维生素、矿物质、水等营养素发生着多种变化，了解这些变化，对于合理选用科学的烹调方法，严格监控烹饪过程中食物的质量，提高营养素在食物中的保存率和在人体中的利用率都有着重要作用。此外，营养餐的制作还应保证食物的色、香、味俱全，这样才能保证食物的正常摄入，达到营养配餐预期的营养素摄入量。

8. 食谱的总结、归档管理

编制好食谱后，应该将食谱进行归档保存，并及时收集用餐者及厨师的反馈意见，总结食谱编制的经验，以便以后不断改进。

随着计算机技术的发展，营养食谱的确定和评价也可以通过计算机实现。目前出现了许多膳食营养管理系统软件，使用者只要掌握基本的电脑技能，就可以方便快捷的确定营养食谱，并且得出营养素的营养成分。膳食营养管理系统软件有很多种，一般膳食营养管理系统软件都具有如下功能：

（1）提供自动挑选食物种类界面，和挑选出的食物自动编制出代量食谱，计算出各类食物的用量并自动将其合理的分配到一日三餐或三餐一点中。

（2）进行食谱营养成分的分析计算，并根据计算结果进行调整。

（3）分析膳食的食物结构和计算分析各种营养素的摄入量、能量和蛋白质的食物来源等。

许多软件采取开放的计算机管理方式，可随时扩充食物品种及营养成分。有的软件还可对个体和群体的膳食营养状况做出综合评价，针对儿童青少年还可实现生长发育状况的评价。另外，特殊营养配餐应用软件还有减肥配餐的设计功能及常见病病人膳食的设计功能。

9. 食物交换份法

食物交换份法简单易行，易于被非专业人员掌握。该法是将常用食物按其所含营养素量的近似值归类，计算出每类食物每份所含的营养素值和食物质量，然后将每类食物的内容列出表格供交换使用，最后，根据不同能量需要，按蛋白质、脂肪和碳水化合物的合理分配比例，计算出各类食物的交换份数和实际重量，并按每份食物等值交换表选择食物。本法对病人和正常人都适用，此处仅介绍正常人食谱的编制。

（1）根据膳食指南，按常用食物所含营养素的特点划分为五大类食物。

第一类：谷类及薯类。谷类包括米、面、杂粮；薯类包括马铃薯、甘薯、木薯等。主要提供碳水化合物、蛋白质、膳食纤维、B族维生素。

第二类：动物性食物。包括肉、禽、鱼、奶、蛋等，主要提供蛋白质、脂肪、矿物质维生素A和B族维生素。

第三类：豆类及制品。包括大豆及其他干豆类，主要提供蛋白质、脂肪、膳食纤维、矿物质和B族维生素。

第四类：蔬菜水果类。包括鲜豆、根茎、叶菜、茄果等，主要提供膳食纤维、矿物质、维生素C和胡萝卜素。

第五类：纯能量食物。包括动植物油、淀粉、食用糖和酒类，主要提供能量。植物油还可提供维生素E和必需脂肪酸。

（2）各类食物的每单位食物交换代量表。

① 谷类、薯类：表8-2为谷类和薯类食物交换代量表，每份谷、薯类食物大约可提供能量756kJ（180kcal）、蛋白质4g、碳水化合物38g。

表8-2 谷类和薯类食物交换代量表

食物	重量（g）	食物	重量（g）
面粉	50	挂面	50
大米	50	面包	75
玉米面	50	干粉丝（皮、条）	40
小米	50	土豆（食部）	250
高粱米	50	凉粉	750

② 蔬菜、水果类：表8-3为蔬菜、水果食物交换代量表，每份蔬菜、水果大约可提供能量336kJ（80kcal）、蛋白质5g、碳水化合物15g。

表 8-3 蔬菜、水果食物交换代量表

食物	重量（g）	食物	重量（g）
大白菜、油菜、圆白菜、韭菜、菠菜等	500～750	鲜豇豆	250
		李子、葡萄、香蕉、苹果、桃、橙子、橘子等	200～250
芹菜、莴笋、雪里蕻（鲜）、空心菜等	500～750	鲜豌豆	100
西葫芦、西红柿、茄子、苦瓜、冬瓜、南瓜等	500～750	倭瓜	350
		胡萝	200
菜花、绿豆芽、茭白、蘑菇（鲜）等	500～750	萝卜	350
		蒜苗	200
柿子椒	350	水浸海带	350

③ 动物性食物：表 8-4 为动物性食物交换代量表，每份食物大约可提供能量 378kJ（90kcal）、蛋白质 10g、脂肪 5g、碳水化合物 2g。

表 8-4 动物性食物交换代量表

食物	重量（g）	食物	重量（g）
瘦猪肉	50	肥瘦羊肉	25
瘦羊肉	50	肥瘦牛肉	25
瘦牛肉	50	鱼虾	50
鸡蛋	1 个	酸奶	200
禽	50	牛奶	250
肥瘦猪肉	25	牛奶粉	30

④ 豆类：表 8-5 为豆类食物交换代量表，每份豆类大约可提供能量 188kJ（45kcal）、蛋白质 5g、脂肪 1.5g、碳水化合物 3g。

表 8-5 豆类食物交换代量表

食物	重量（g）	食物	重量（g）
豆浆	125	熏干	25
豆腐（南）	70	腐竹	5
豆腐（北）	42	千张	14
油豆腐	20	豆腐皮	10
豆腐干	25	豆腐丝	25

⑤ 纯能量食物：表 8-6 为纯能量食物交换代量表，每份食物大约可提供能量 188kJ（45kcal）、脂肪 5g。

表 8-6 纯能量食物交换代量表

食物	重量（g）
菜籽油	5
豆油、花生油、棉籽油、芝麻油	5
牛油、羊油、猪油（未炼）	5

（3）按照中国居民平衡膳食宝塔上标出的数量安排每日膳食（见表8-7）。

表8-7 平衡膳食宝塔建议不同能量膳食的各类食物参考摄入量（g/d）

食 物	低能量约7.5MJ（1800kcal）	中等能量约10.0 MJ（2400kcal）	高能量约11.7MJ（2800kcal）
谷类	300	400	500
蔬菜	400	450	500
水果	100	150	200
肉、禽	50	75	100
蛋类	25	40	50
鱼虾	50	50	50
豆类及豆制品	50	50	50
奶类及奶制品	100	100	100
油脂	25	25	25

根据个人年龄、性别、身高、体重、劳动强度及季节等情况适当调整。从事轻体力劳动的成年男子如办公室职员等，可参照中等能量膳食来安排自己的进食量；从事中等以上强度体力劳动者如一般农田劳动者，可参照高能量膳食进行安排；不参加劳动的老年人可参照低能量膳食来安排。女性一般比男性的食量小，因为女性的体重较轻及身体构成与男性不同，女性需要的能量往往比从事同等劳动的男性低200kcal或更多些。一般说来，人们的进食量可自动调节，当一个人的食欲得到满足时，他对能量的需要也就会得到满足。

（4）根据不同能量的各种食物需要量，参考食物交换代量表，确定不同能量供给量的食物交换份数。

如对于在办公室工作的男性职员，根据中等能量膳食各类食物的参考摄入量，需要摄入谷类400g、蔬菜450g、水果150g、肉、禽类75g、蛋类40g、乳鱼虾类50g、豆类及豆制品50g、奶类及奶制品100g、油脂25g，这相当于8（400/50）份谷薯类食物交换份、1~2份果蔬类交换份、4份肉蛋奶等动物性食物交换份、2份豆类食物交换份、5份油脂类食物交换份。值得注意的是，食物交换代量表的交换单位不同，折合的食物交换份数也不同。这些食物分配到一日三餐中可以这样安排：

早餐：牛奶250g、白糖20g、面包150g、大米粥25g。
午餐：饺子200g（瘦猪肉末50g、白菜300g）、小米粥25g、炝芹菜200g。
加餐：苹果200g。
晚餐：米饭150g、鸡蛋2个、炒莴笋150g（全日烹调用油25g）。

还可以根据食物交换表，改变其中的食物种类，这样安排：

早餐：糖三角150g、高粱米粥25g、煎鸡蛋2个、咸花生米15g。
午餐：米饭200g、瘦猪肉丝50g、炒菠菜250g。
晚餐：烙饼100g、大米粥25g、炖大白菜250g、北豆腐100g（全日烹调用油20g）。

食物交换份法是一个比较粗略的方法，实际应用中，可将计算法与食物交换份法结合使用，首先用计算法确定食物的需要量，然后用食物交换份法确定食物种类及数量。

通过食物的同类互换，可以以一日食谱为模本，设计出一周、一月食谱。

207

三、常见营养食谱的确定

1. 幼儿营养食谱

对于婴幼儿而言,营养素主要是供给生长和发育之用。婴幼儿的基础代谢约为成人的两倍,而且年龄越小基础代谢率越高,同时,婴幼儿的新陈代谢也远比成人旺盛,所以,其营养需求相对更多。只有提供充足的热量和各种营养素,而且各种营养素达到生理上的平衡,才能保证婴幼儿的体格和智力的正常发育和良好的身体素质。

幼儿的胃容量小,每日的餐次要比成人多,也就是一餐与一餐之间的间隔比成人短。最理想的办法可以分为早餐、午餐、午点、晚餐四餐,有条件的话,睡前可加一些晚点(表8-8)。

表8-8 幼儿营养食谱举例

餐次	食物名称	原料	用量(g)	蛋白质(g)	热能(kcal)	钙(mg)
早餐	牛奶	鲜牛奶	200	6.0	108	208
	蛋黄粥	大米	20	1.6	70	6
		蛋黄	10	1.5	33	12
		白糖	5		20	
上午点心	1块蒸红薯	红薯	50	0.6	45	12
	半杯果汁	橘子	50	0.6	19	28
		白糖	5		20	
午餐	肝泥粥	大米	50	4.0	174	2
		猪肝	20	9.6	64	1
		小白菜	40	0.6	6	36
		植物油	5		45	
下午午点	蒸鸡蛋羹	鸡蛋	50	5.6	69	20
	水果	苹果	60	0.1	31	2
晚餐	包子	面粉	30	3.4	103	9
		猪肉	10	1.3	40	1
	菜汤	菠菜	35	0.9	8	23
		植物油	5		45	
睡前点心	一片馒头	面粉	20	1.6	47	4
	牛奶	鲜牛奶	200	6.0	108	208
		白糖	5		20	
合 计				42.7	1067	570
达到推荐摄入量%				114	95	95

2. 青少年营养食谱

青少年时期是智力投资和体质投资的黄金时代,每日的营养膳食要保证生长发育完好、体质强健、思维敏捷、健康成长。在整个发育期间,由于机体的物质代谢是合成代谢大于分解代谢,其所需的能量和各种营养素的数量相对比成人高,尤其是能量和蛋白质、脂类、钙、锌、铁等几种营养素。因此,应多吃谷类,供给充足的能量,保证鱼、肉、蛋、奶、豆类和蔬菜的摄入。充分发挥食物间蛋白质的互补作用,增加维生素和矿物质的吸收。此外,营养丰富的早餐对学生完成一上午紧张的学习有重要作用,要保证吃好早餐,青少年一周营养配餐食谱见表8-9所示。

表8-9 青少年一周营养配餐食谱

日期	餐别	配餐内容
星期一	早餐	牛奶、鸡蛋、面包、水煮花生米
	午餐	米饭、清蒸带鱼、炒西兰花、牡蛎萝卜汤
	晚餐	米饭、蒜苔炒肉、西洋菜肉片汤
星期二	早餐	燕麦粥、菜肉包、什锦泡菜
	午餐	米饭、牛奶浸白菜、青椒丝炒鸭肠、西柿子鸡蛋汤
	晚餐	馒头、香菇炖鸡块、虾籽豆腐
星期三	早餐	豆浆、油条、什锦菜
	午餐	米饭、鱼香肉丝、香菇扒油菜、冬瓜香菜汤
	晚餐	米饭、豆豉鲫鱼、清汤银耳
星期四	早餐	黑枣粥、鲜肉小笼包、莴笋豆干
	午餐	三文鱼千层饭、猴头菇炖竹丝鸡、松花拌豆腐、虾皮青菜紫菜汤
	晚餐	花卷、酸菜炖猪手、熘肝尖
星期五	早餐	皮蛋粥、果酱包、雪菜肉末
	午餐	馒头、鱼头炖豆腐、海米油菜、熘肉段
	晚餐	米饭、菠菜炒鸡肝、金针菜扣鸡
星期六	早餐	肉末菜粥、豆沙包、芹菜豆腐干
	午餐	米饭、清炒佛手瓜、香菇油菜、虾皮紫菜汤
	晚餐	豆沙炸糕、番茄炒蛋、糖醋心里美
星期日	早餐	豆腐脑、煮鸡蛋、发面饼
	午餐	花卷、黄豆烧猪蹄、红烧鲫鱼、粉丝菠菜汤
	晚餐	羊肉饺子、素什锦、尖椒土豆丝

3. 大学生营养食谱(表8-10)

表8-10 大学生营养食谱举例

餐次	食物名称	用量(g)	餐次	食物名称	用量(g)
早餐	馒头	面粉100	午餐	米饭	大米200
	小米粥	小米50	晚餐	猪血豆腐葵菜汤	猪血50
	豆腐乳	25			豆腐100
午餐	肉烧胡萝卜	瘦肉100			葵菜200
		胡萝卜100		花卷	面粉200
	炒卷心菜	卷心菜250		全日烹调用油	20

4. 中老年人营养食谱

中老年人因器官功能逐渐减退,活动减少,每日能量需要低于青壮年,有的营养素摄入量亦应稍低,中老年人要提高免疫力、预防慢性疾病,就特别需要补充一些抗氧化营养素,例如维生素 A、维生素 C、维生素 E、锰、硒、锌、铜等，它们能够有效的帮助清除体内多余的自由基，并有助于提高人体免疫力，预防多种慢性疾病。建议中老年人食用食物要多样，但是要以谷物为主；多吃水果、蔬菜和薯类，补充维生素和矿物质；常吃奶类、豆类或其制品；经常吃适量食用鱼、禽、蛋、瘦肉，少吃肥肉和荤油；吃清淡少盐的膳食。中老年营养食谱举例见表 8-11 所示。

表 8-11 中老年营养食谱举例

	餐别	配餐内容
配餐方案一	早餐	薄荷蒲公英粥、海带豆腐汤
	午餐	橘皮山楂汤、三仁拌芹菜、百合花鸡蛋美容羹
	晚餐	百合雪梨汤、甘蔗丝瓜粥、珍珠鸡腰子
配餐方案二	早餐	百合二汁汤、八宝粥
	午餐	光鸭灵芝龙眼、莲藕双圆汤、奶糖萝卜丝鲫鱼
	晚餐	酸枣仁粥、龙眼冰糖、炸核桃鸡
配餐方案三	早餐	牛奶麦片粥、猪血菠菜汤
	午餐	碎肉豉椒炒豆、松仁枸杞子粥、萝卜丝鲫鱼汤
	晚餐	一品豆腐汤、芝麻粥、橙汁带鱼
配餐方案四	早餐	草原牛年羹、雪菜黄豆节瓜汤
	午餐	参杞狗肉、大枣阿胶粥、冬菜肝片汤
	晚餐	铁扒扇贝、川味炒猪肝、玉米排骨汤
配餐方案五	早餐	菠萝鸡蓉粥、黄花鱼头汤
	午餐	菠萝鸡、芥末黄瓜丝、番茄丝瓜汤
	晚餐	烧丝瓜、韩式大枣粥、枸杞子菠萝银耳汤

5. 孕妇、乳母营养食谱

营养摄入均衡和全面对孕妇和胎儿来说是十分重要的，调整孕妇的营养膳食要注意摄入优质蛋白质，包括牛奶、蛋、肝、鱼和瘦肉等；保证维生素和无机盐的摄入，水果和蔬菜是维生素的重要来源；主食要做到粗细粮的搭配，每周还要吃些含碘丰富的食品，如海带、海蜇、海白菜、海米、虾皮和鱼等。

（1）妊娠初期营养食谱（孕 1~3 个月）：妊娠初期的膳食中营养素供应量与怀孕前相同，为适应妊娠反应，要做到少食多餐，保证热量和蛋白质的供应，要供给充足的必需脂肪酸和维生素，妊娠初期营养食谱举例见表 8-12 所示。

表 8-12 孕妇初期营养食谱举例

	餐别	配餐内容
配餐方案一	早餐	馒头、煮鸡蛋、番茄烧豆腐、咸菜
	午餐	米饭、菠菜炒鸡蛋、炒豌豆苗、青菜豆腐汤
	晚餐	米饭、酸辣菜、芹菜鱿鱼丝
配餐方案二	早餐	芝麻烧饼、小米粥、肉末烧胡萝卜、糖醋瓜条
	午餐	米饭、鲫鱼炖豆腐、鸡蛋炒番茄
	晚餐	馒头、清蒸鲫鱼、芹菜炒牛肉丝

续表

	餐别	配餐内容
配餐方案三	早餐	荷叶卷、豆浆、香酥豆腐、虾仁炒鸡蛋
	午餐	米饭、红烧茄子、花生仁蹄花汤
	晚餐	米饭、蒜苗炒肉丝、豌豆炒虾仁
配餐方案四	早餐	糖包、大米粥、糖醋鸡蛋、金丝拌瓜条
	午餐	二米饭、栗子松仁烧白菜、浇汁鱼
	晚餐	小米粥、滑熘鸡丁、韭菜炒虾仁、瓜皮排骨汤
配餐方案五	早餐	热火烧、小米粥、糖醋藕片、酱牛肉
	午餐	米饭、南海金莲、鸡肉炖蘑菇、苹果
	晚餐	馒头、红烧鲤鱼、田园小炒、番茄鸡蛋汤

（2）妊娠中期营养食谱（孕 4～6 个月）：妊娠中期是补充营养的最佳时期，要增加钙、铁、锌、碘的摄入，保证叶酸的供给，适当的摄入膳食纤维，表 8-13 为妊娠中期营养配餐方案范例。

表 8-13　妊娠中期营养食谱举例

	餐别	配餐内容
配餐方案一	早餐	开花馒头、松子仁粥、牛奶
	午餐	米饭、土豆咖喱鸡、蚝油生菜、紫菜黄瓜汤
	晚餐	玉米饼、鲜贝面、草莓
配餐方案二	早餐	鸡肝小米粥、火腿肉、牛奶
	午餐	虾仁蛋包饭、素炒黄豆芽、罗宋汤、香蕉
	晚餐	草鱼炖豆腐、七彩饭团、苹果
配餐方案三	早餐	鸡蛋面、豆奶、苹果
	午餐	米饭、番茄菜花、宫爆核桃鸡、蛋花豆腐汤
	晚餐	栗子蔬菜瘦肉粥、糯米肉烧麦、甜桃
配餐方案四	早餐	全麦面包、牛奶、火腿肉
	午餐	家常葱油饼、清汤猪肉丸、凉拌豆豉小鱼
	晚餐	小花卷、双色蛋、海带排骨汤、哈密瓜
配餐方案五	早餐	豆沙包、火腿肉、牛奶
	午餐	米饭、清蒸鱼、鸡蛋炒韭菜、榨菜肉丝汤
	晚餐	牛奶大米饭、菠萝鸡丁、木犀汤、草莓

（3）妊娠后期营养食谱（孕 7～9 个月）：此期胎儿发育较快，孕妇适量最大，但由于腹部膨隆，一次不能饱餐，以免胃部胀满、横隔上升，使心脏移位。要补充足够的钙、铁和适度的蛋白质，控制脂肪总量占供能比低于 25%，有水肿者要控制食盐及饮食中的水分，表 8-14 为妊娠后期营养配餐方案范例。

表 8-14　妊娠后期营养食谱举例

	餐　别	配　餐　内　容
配餐方案一	早餐	全麦馒头、牛奶、西芹腰果、火腿肉
	午餐	米饭、鸡蛋羹、肉末雪里蕻、鸭血豆腐汤
	晚餐	米饭、素炒菠菜、茄汁大排、紫菜虾米汤
配餐方案二	早餐	阿胶大枣枸杞子粥、全麦面包、牛奶
	午餐	米饭、海鲜卷、芦笋炒牛肉、凉拌金针菇
	晚餐	白果包子、小鸡炖榛菇、鲫鱼豆腐汤、番茄
配餐方案三	早餐	豆沙包、莲子粥、蛋包番茄
	午餐	糙米饭、炝鱿鱼卷、木耳炒菜花、海米白菜汤
	晚餐	羊肉水饺、玉米大米粥、梨
配餐方案四	早餐	豆奶麦片粥、小馒头、方火腿肉
	午餐	米饭、酱扒筠条、美味牛肉丝、老鸽汤
	晚餐	猪肝鸡蛋粥、香椿摊蛋饼、橘子
配餐方案五	早餐	蒸蛋糕、豆奶
	午餐	银鳕鱼菜饼、牛肉胡萝卜饭、鸡蛋豆腐汤
	晚餐	牛肉粥、酸奶布丁、苹果

（4）产褥期营养食谱：分娩过程中消耗的能量很多又有血性恶露，皮肤排泄功能也特别的旺盛，出汗很多，因此需要及时补充营养素和水分。一般产后前两天用流质、半流质食物，后改软饭，产后开始哺乳，要注意蛋白质、必需脂肪酸、钙以及维生素 B_1、维生素 B_2、维生素 C 的供给，表 8-15 为产褥期营养配餐范例。

表 8-15　产褥期营养食谱举例

	餐　别	配　餐　内　容
配餐方案一	早餐	馒头、牛奶、豆腐干炒青豆
	午餐	米饭、银鱼青豆、琵琶豆腐、大排蘑菇汤
	晚餐	皮蛋瘦肉粥、山药瘦肉乳鸽粥、金勾豇豆、香蕉
配餐方案二	早餐	莲子粥、煮鸡蛋、姜末黄瓜
	午餐	米饭、核桃明粥、炸牛里脊、苹果
	晚餐	豆沙包、西芹鸡柳、鸡蛋炒菠菜、乌鸡白凤汤
配餐方案三	早餐	香菇鸡丝面、香椿焖蛋、苹果
	午餐	二米饭、红烧海参、蔬菜烩豆腐、三片汤
	晚餐	馒头、奶油鲫鱼、清蒸茄段、青豆玉米羹
配餐方案四	早餐	花卷、牛奶、卤牛肉、皮蛋拌豆腐、草莓
	午餐	红豆米饭、鱼香肝片、春笋炒肉丝、鲫鱼豆腐汤
	晚餐	米饭、红烧蹄筋、素炒三丝、鸡蛋黄花汤
配餐方案五	早餐	糖三角、牛肉粥、凉拌莴苣、香椿芽拌豆腐
	午餐	米饭、栗子黄焖鸡、糖醋卷心菜、腰花木耳汤、鸭梨
	晚餐	黑米红豆饭、三鲜烩鱼唇、龙眼贵妃翅、枝竹小肚汤

（5）哺乳期营养食谱：哺乳期所需营养供应量，除必须帮助自身的体能恢复外，要供给分泌乳汁的需要，需要保持较高的营养水平。其中蛋白质要充足，脂肪供给量可达总能量的27%，但不能超过30%，并要有充足的维生素和矿物质，表8-16为哺乳期营养配餐范例。

表8-16 哺乳期营养食谱举例

	餐别	配餐内容
配餐方案一	早餐	馒头、牛奶、肉片烧茄子、煮鸡蛋
	午餐	米饭、番茄鸡蛋、凉拌西芹、鲜鲤鱼汤、苹果
	晚餐	花卷、黑米红豆粥、大枣红果炖乌骨鸡、鸡蛋炒菠菜
配餐方案二	早餐	红豆包、营养鸡丝粥、松花豆腐、凉拌海带丝
	午餐	二米饭、鱼香肝片、豆豉鲮鱼油麦菜、团鱼汤
	晚餐	绿豆芝麻饭、香菇烩豆腐、木瓜烧带鱼、黄瓜木耳汤
配餐方案三	早餐	馒头、花生猪骨粥、芹菜拌腐竹、樱桃
	午餐	米饭、葱焖鲫鱼、炖豆腐猪蹄香菇、鸡蛋菠菜汤
	晚餐	花卷、番茄大虾、五位苦瓜、猪排炖黄豆芽汤
配餐方案四	早餐	糖三角、莴苣猪肉粥、海米拌黄瓜
	午餐	米饭、香菇豆腐炖猪蹄、茭白炒肉丝、木瓜花生蜜枣汤
	晚餐	花卷、牛奶梨片粥、素炒土豆丝、红烧鲫鱼
配餐方案五	早餐	什锦炒饭、牛奶、香菇炒西芹、应季水果
	午餐	二米饭、芙蓉银鱼、乌榄四季豆、花生煮鸡爪汤
	晚餐	馒头、荔枝山药粥、油爆大虾、奶油双珍

本章习题

一、填空题

1. _____、_____是健康饮食的核心。
2. 营养配餐的最终目的是_____。
3. 平衡膳食宝塔共分为___层。
4. 产能营养素包括_____、_____、_____。

二、简答题

1. 营养配餐的目的和意义？
2. 什么是平衡膳食宝塔？其每层各含食物有哪些？
3. 什么是食部？

第九章 食品污染及其预防

食品在生产、加工、贮存、运输及销售过程中会受到多方面的污染。污染后有可能引起具有急性短期效应的食源性疾病或具有慢性长期效应的食源性危害。一般情况下，常见的主要食品卫生问题均由这些污染物所引起。食品污染物按其性质可分为如下三类。

（1）生物性污染：食品的生物性污染包括微生物、寄生虫和昆虫的污染，其中以微生物的污染占有很大比重，危害也较大，主要有细菌与细菌毒素、霉菌与霉菌毒素。在食品中的细菌包括引起食物中毒、人畜共患传染病的致病菌和作为食品污染标志的非致病菌。寄生虫和虫卵主要是通过病人、病畜的粪便间接通过水体或土壤污染食品或直接污染食品。经常污染食品的昆虫有螨类、谷蛾、谷象虫等，这些昆虫均能降低食品质量。病毒除肝炎病毒及脊髓灰质炎病毒外，一般的病毒不容易在食物上繁殖，故很难通过食品传播疾病。

（2）化学性污染：来源复杂，种类繁多，主要有：①来自生产、生活和环境中的污染物，如农药、有害金属、多环芳族化合物、N-亚硝基化合物、二噁英等。②从工具、容器、包装材料及涂料等溶入食品中的原料材质及单体助剂等物质。③在食品加工贮存中产生的物质，如酒中有害的醇类、醛类等。④滥用食品添加剂。

（3）放射性污染：食品的放射性污染主要来自放射性物质的开采、冶炼、生产以及在生活中的应用与排放，特别是半衰期较长的放射性核素污染。

第一节 食品的细菌污染与腐败变质

食品中的细菌绝大多数是非致病菌。它们对食品的污染程度是间接估测食品腐败变质可能性及评价食品卫生质量的重要指标，同时也是研究食品腐败变质的原因、过程和控制措施的主要对象。

1. 食品的细菌污染

食品细菌中非致病性细菌种类很多，它们对温度、pH、氧气、渗透压等的要求也不相同。就温度而言，非致病菌可分为嗜冷性菌、嗜温性菌和嗜热性菌三种。嗜冷性菌生长在0℃或0℃以下，多见于海水及冰水中。鱼体容易腐败与鱼体存在嗜冷性腐败菌有关。嗜温菌生长在15~45℃，最适温度为37℃，多数腐败菌为嗜温性菌。嗜热性菌生长在45~75℃，其特点是在一般细菌不能发育或死灭的温度下仍能生长。能引起非酸性罐头食品腐败变质的嗜热脂肪芽胞杆菌（B. stearother-mophilus）以及嗜热解糖梭状芽胞杆菌（C. thermosaccharolyticum）均为嗜热性菌。

由于非致病菌中多数为腐败菌，从影响食品卫生质量的角度，就要特别注意以下几种常见的食品细菌。

（1）常见的食品细菌

① 假单胞菌属（Pseudomonas）：本属为革兰氏阴性无芽胞杆菌，需氧，在pH5.0~5.2下发育，是典型的腐败细菌，在肉和鱼上易繁殖，多见于冷冻食品。

② 微球菌属（Micrococcus）与葡萄球菌属（Staphylococcus）：本菌属为革兰氏阳性，嗜中温，营养要求较低。在肉及水产品、蛋品上常见，有的能使食品变色。

③ 芽胞杆菌属（Bacillus）与芽胞梭菌属（Clostridium）：分布较广泛，尤其多见于肉和鱼。前者需氧或兼性厌氧，后者厌氧。属中温菌者多，间或嗜热菌，是罐头食品中常见的腐败菌。

④ 肠杆菌科（Enterbacteriaceae）各属：除志贺氏菌属及沙门菌属外，皆为常见的食品腐败菌。革兰氏阴性，嗜中温杆菌，需氧及兼性厌氧。多见于水产品、肉及蛋。尤其沙雷菌属与鱼、牛肉腐败有关，且可使食品表面变红或变粘。

⑤ 弧菌属（Vibrio）与黄杆菌属（Flavobacterium）：均为革兰氏阴性兼性厌氧菌。主要来自海水或淡水，在低温和5%的食盐中均可生长，故在鱼类等水产食品中多见。黄杆菌属还能产生色素。

⑥ 嗜盐杆菌属（Halobacterium）与嗜盐球菌属（Halococcus）：革兰氏阴性需氧菌，嗜盐，在12%的食盐甚至更高浓度的食盐中仍能生长，多见于咸鱼类，且可产生橙红色素。其中嗜低盐菌的致病性值得重视。

⑦ 乳杆菌属（Lactobacillus）：革兰氏阳性杆菌，厌氧或微需氧，在乳品中多见，能使乳变酸。

（2）评价食品卫生质量的细菌污染指标与食品卫生的意义

反映食品卫生质量的细菌污染指标，可分为两方面：一是菌落总数；二是大肠菌群。

① 菌落总数：是指在被检样品的单位重量（g）、容积（ml）或表面积（cm^2）内，所含能在严格规定的条件下（培养基及其pH、培养温度与时间、计数方法等）培养所生成的细菌菌落总数，以菌落形成单位（Colony Forming Unit，CFU）表示。

在许多国家的食品卫生标准中都采用这一项指标，规定了各类食品菌落总数的最高允许限量。我国现已在许多食品中规定了菌落总数的容许限量。食品中细菌污染的数量，虽然不一定代表食品对人体健康的危害程度，但它却反映食品的卫生质量，以及食品在产、贮、销过程中的卫生措施和管理情况。所以食品菌落总数的一方面意义是食品清洁状态的标志，利用它起到监督食品的清洁状态的作用。食品中的细菌在繁殖过程中可分解食品成分，因而食品细菌数量越多越能加速食品腐败变质。如$10^5/cm^2$的牛肉在0℃时可保存7天，而当菌数为$10^3/cm^2$时，在同样条件下可保存18天。利用菌落总数预测食品的耐保藏性是食品菌落总数的另一方面意义。但由于食品性质、细菌种类以及所处环境条件较复杂，从生态学上分析，细菌存在着相互制约与菌丛平衡的现象，当细菌数量少时，有时菌丛平衡被破坏，某种腐败菌反而出现优势，因此关于食品细菌菌落总数与食品腐败程度之间对应关系的研究仍待进一步探讨。

② 大肠菌群（coliform group）：包括肠杆菌科（Enteriaceae）的埃希菌属（Escherichia）、柠檬酸杆菌属（Citrobacter）、肠杆菌属（Enterobacter）和克雷伯菌属（Klebsiella）。这些菌属中的细菌，均来自人和温血动物的肠道，需氧与兼性厌氧，不形成芽胞，在35~37℃下能发酵乳糖产酸产气的革兰氏阴性杆菌，仅极个别菌种例外。大肠菌群已被许多国家用作食品生产上质量鉴定的指标。我国目前对很多种食品如冷饮食品、熟肉制品、冰蛋、蛋粉、牛奶及奶制品等已规定了大肠菌群的数量，一般以相当于100g或100ml食品中的可能数来表示，简称大肠菌群最近似数（Maximum Probable Number，MPN），这是按一定方案的检验结果，根据概率论所求出的统计数值。MPN是表示样品中活菌密度的估测在我国是采用样品三个稀释度各三管的乳糖发酵三步法。根据各种可能检验结果，编制相应的MPN检索表。

大肠菌群一般都是直接或间接来自人与温血动物的粪便。当粪便排出体外后，初期以典型大肠杆菌占优势，而两周后典型大肠杆菌在外界环境的影响下产生生理特性的变异。食品中检出大肠菌群其卫生意义之一即表示食品曾受到人与温血动物粪便污染。其中典型大肠杆菌说明粪便近期污染，其他菌属可能为粪便的陈旧污染。大肠菌群在粪便中存在数量较大，食品中的粪便污染含量只要达到 0.001mg/kg 即可检出大肠菌群，因此检验方法不仅简易而且敏感。

大肠菌群与肠道致病菌来源相同，而且在一般条件下大肠菌群在外界生存的时间与主要肠道致病菌也是一致的，在人的肠道内，粪链球菌尤其多见，它是肠球菌的代表。

2. 食品的腐败变质

广义的食品腐败变质是指食品在一定环境的影响下，在微生物为主的各种因素作用下，所发生的食品成分与感官性状的各种变化。狭义的食品腐败变质是指在厌氧菌的作用下，蛋白质产生了以恶臭为主的变化。

（1）食品腐败变质的原因

① 微生物作用：这是引起食品腐败变质的重要原因。微生物包括细菌、酵母和霉菌，但在一般情况下细菌常比酵母占优势。优势的微生物本身的生理特性是能产生分解食品中特定成分的酶，而使食品发生带有一定特点的腐败变质。微生物所含的酶，一种是细胞外酶，将食物中的多糖、蛋白质水解为简单物质；另一种是细胞内酶，能将已吸收到的细胞内的简单物质进行分解，产生的代谢产物使食品具有不良的气味和味道。

② 食品本身的组成和性质：动植物食品本身含有各种酶，在适宜温度下酶类活动增强，引起食品组成成分的分解，加速食品腐败变质。如肉的后熟，粮食、水果、蔬菜的呼吸作用等。

食品的营养成分组成、水分多少、pH 高低和渗透压大小等，对食品中微生物的增殖速度、菌相组成和优势细菌种有重要影响，从而决定食品的耐藏与易腐以及腐败变质的进程和特征。例如蛋白质腐败的基本特征主要是富含蛋白质的肉、鱼、禽、蛋等食品的腐臭。碳水化物性食品在细菌和酵母的作用下，以产酸发酵为其基本特征；油脂等以脂肪为主的食品，一般不适于微生物增殖，主要是理化因素引起的酸败。

食品中 pH 高低是制约微生物并影响腐败变质的重要因素之一。一般来说，酸性食品 pH 在 4.5 以下可抑制多种微生物。

食品中的水分是微生物赖以生存和食品成分分解的基础，故水分含量也是影响食品腐败变质的重要因素。

其他如环境因素气温、气湿、紫外线和氧的作用也有一定的影响。

（2）食品腐败变质的化学过程及产物

食品腐败变质实质上是食品中蛋白质、碳水化物、脂肪等的分解过程，其程度常因食品种类、微生物种类和数量以及其他条件的影响而异。由于在食品成分分解的过程及其形成的产物十分复杂，因此建立食品腐败变质的定量的客观指标尚需进一步研究。

1）食品中的蛋白质的分解：肉、鱼、禽、蛋及其他含蛋白质较多的食品，主要是以蛋白质分解为其腐败变质特征。

食品中的蛋白质在食品腐败变质中，受食品动植物酶以及微生物酶作用，蛋白质分解成为际、胨、肽，再经过断链分解为氨基酸。在细菌酶作用下氨基酸通过脱羧基、脱氨基、脱硫作用，形成多种腐败产物。在细菌脱羧酶的作用下，组氨酸、酪氨酸、赖氨酸、鸟氨酸脱羧分别生成组胺、酪胺、尸胺和腐胺，尸胺、腐胺均具有恶臭。在细菌脱氨基酶的作用下，氨基酸脱去氨基生成氨；带有甲基的氨基酸，脱下的氨基与甲基构成一甲胺、二甲胺和三甲胺。含硫氨基酸在脱硫酶的作用下,脱硫产生具有恶臭的硫化氢。氨与一甲胺、二甲胺、三甲胺均具有挥发性和碱性,因此称为挥发性盐基总氮(Total Volatile Basic Nitrogen,TVBN),也即肉鱼类样品水浸液在弱碱下能与水蒸气一起蒸馏出来的总氮量。

2) 食品中脂肪的酸败:食用油脂与食品中脂肪的酸败程度,受脂肪的饱和程度、紫外线、氧、水分、天然抗氧化物以及铜、铁、镍等金属离子的触媒影响。油脂本身的脂肪酸不饱和度、油料动植物残渣等,均有促进油脂酸败的作用。油脂酸败的化学反应主要是油脂自身氧化过程,其次是加水水解。油脂的自身氧化基本经过三个阶段:①起始反应是脂肪酸(RH)在热、光线,或铜铁因素作用下,被活化分解成不稳定的自由基 R·和 H·。这些游离基(自由基)虽容易消失,但遇分子氧时,即与 O_2 生成过氧化物自由基。②传递反应:自由基使其他基团氧化生成新的自由基,循环往复,不断氧化。如 R·+O_2→ROO·;ROO·+RH→ROOH+R·(ROOH 称氢过氧化物,和自由基 R·);ROOH 在能量作用下继续产生自由基,如 ROOH→RO·+OH·;RO·+RH→ROH+R·;OH·+RH→H_2O+R·。③终止反应:在有抗氧化作用下,自由基消失,氧化过程终结,产生一些相应产物。如 2R·→R-R;2RO·→ROOR;2ROO·→ROOR+O_2。

在一系列氧化过程中,主要的分解产物是氢过氧化物、羟基化合物如醛类、酮类、低分子脂酸、醇类、酯类等,还有如羟酸以及脂肪酸聚合物,缩合物如二聚体、三聚体等。

另一方面脂肪酸败也包括脂肪的加水分解作用,如产生游离脂肪酸、甘油及其不完全分解产物的甘油一酯、甘油二酯。

脂肪自身氧化以及加水分解所产生的复杂分解产物,使食用油脂或食品中的脂肪带有若干明显特征。首先是过氧化值上升,这是脂肪酸败最早期的指标。其次是酸度上升,碳基(醛酮)反应阳性。脂肪酸的分解必然影响其固有的碘价(值)、凝固点(溶点)、比重、折光指数、皂化价等也发生变化。脂肪酸败所特有的"哈喇"味,肉鱼类食品脂肪变黄,即肉类的超期氧化,鱼类的"油烧"现象,也是油脂酸败鉴定中较为实用的指标。

3) **碳水化物的分解**:食品中的碳水化物包括单糖类、寡聚糖、多糖类及糖类衍生物。含碳水化物较多的食品主要是粮食、蔬菜、水果、糖类以及这些食品的制品。当这类食品在细菌、酵母和霉菌所产生的相应酶作用下发酵或酵解,就会生成各种碳水化物的低级分解产物,如醇、羧酸、醛、酮、二氧化碳和水。当食品发生以上变化时,主要特征是酸度升高、产气和带有甜味、醇类气味等。

3. 防止食品腐败变质的措施

为了防止食品腐败变质,延长食品可供食用的期限,需要对食品进行加工处理,即食品保藏(food preservation)。通过食品保藏可以改善食品风味,便于携带运输,但其主要的食品卫生意义是防止食品腐败变质。常用方法的基本原理是改变食品的温度、水分、氢离子浓度、渗透压、辐照以及采用其他抑菌、杀菌措施,将食品中的微生物杀灭或减弱其繁殖的能力。但实际上各种保藏方法都难以将食品微生物全部杀灭,仅可延长微生物每代繁殖所需的时间,从而达到防止食品腐败变质的目的。

(1) 低温保藏与食品质量

现代冷藏、冷冻工艺及对食品微生物与化学过程的影响:

1) 现代食品冷藏、冷冻方法:冷藏是预冷后的食品在稍高于冰点温度(0℃)中进行贮藏的方法。冷藏温度一般为-2~15℃,4~8℃则为常用冷藏温度,采用此贮藏温度,贮期一般为几天到数周。其冷却方法有接触式冰块冷却法、空气冷却法、水冷法、真空冷却法。

食品冷冻是采用缓冻或速冻方法先将食品冻结,而后将食品保持在冻结状态的温度下贮藏的保藏方法。常用冻藏温度为-12～-23℃,而以-18℃为适用。贮藏食品短的可达数日,长的可以年计。冷冻方式有两种:一是用制冷剂冻结(cryogenicfreezing),常用制冷剂有液氮和液体CO_2;二是机械式冷冻法。

2)冷藏、冷冻对食品微生物及化学过程的影响:低温可以降低或停止食品微生物的增殖速度,同时食品中的酶活力和一切化学反应也同时降低,这种方法对食品质量影响较少,所以冷藏、冷冻是一种最常用食品保藏方法。

其原理是食品中的微生物在受到冰冻时,细胞内的游离水形成冰晶体,对微生物细胞有机械性损伤,同时由于游离水被冰冻,细胞失去可利用水分,造成干燥状态,细胞内的细胞质形成浓缩而使粘度增大,电解质浓度增高,细胞质的pH和胶体状态发生改变,导致细胞质内蛋白质部分变性,从而促进微生物抑制或致死。

3)冷冻工艺对食品质量的影响:所谓急速冷冻是指要求食品的温度在30分内迅速下降到-20℃左右。所谓缓冻,是将食物置于-2～-5℃的环境,令其缓慢冻结。一般在-2℃以下,即开始冻结,在-5℃左右,食物中的大部分水可冻成冰晶。

① 冰晶体对食品的影响:冻结过程中温度降低到食品开始冻结的温度(冻结点)时,处于细胞间隙的水分,就首先形成冰晶体(核晶)。然后,冰晶体附近的溶液浓度增加并受到细胞内汁液所形成渗透压的推动,以及冰晶体对细胞的挤压,以致细胞或肌纤维内的水分不断向细胞或肌纤维的外界扩散并聚积于核晶的周围,只要温度不超过-1～-5℃这个温度带,核晶将向其周围的食品成分中不断吸引水分,使晶体不断增大。因而在这个温度带冻结的食品,其细胞与组织结构,必将受到体积增大的冰晶的压迫而发生机械损伤以至溃破。因此,在食品冷冻工艺中,应该加速降温过程,以最短的时间通过冰晶生成带,避免上述现象的发生。迅速降温冻结的食品,其内部生成的核晶数量多,因晶核非常细小,故不会压破细胞膜,所以食品结构不会因受损伤而发生溃破。

冷冻食品的解冻过程,对食品质量也有明显的影响。急速升温解冻食品时,食品内发生突然变化,融解水来不及被食品细胞所吸收回原处,因而自由水增多,汁液流动外泄而降低食品质量。相反,如食品解冻温度缓慢上升,这些现象即可避免,基本上得以恢复冻结前的新鲜状态。所以"急速冻结,缓慢化冻"的原则,在冷冻食品中应予以严格执行。

微波加热解冻食品的方法,在国外已开始普遍推广使用。它能将冻制的预煮食品同时解冻和煮熟。肉食品在微波炉中,从解冻并加热到食用温度仅需很短时间。微波加热时,热量不是从外部传入,而是在食品外部和内部同时产生,因而解冻后的食品仍能保持同样的结构和原有的形状。

② 食品中蛋白质变质:食品中蛋白质在低温冻结时,由于溶媒(水)流动和高分子的水化状态发生变化而变性。食品中蛋白质的冻结变性主要取决于冻结速度和最后达到的温度,速度越慢,温度越低,变性越严重。

冻结蛋白质变性的具体原因可能是:冻结时食品内局部发生盐类浓缩吸水,破坏蛋白质的水化状态;食品中起缓冲液作用的成分物质产生溶解度差,使pH发生改变;冰晶生成与长大产生机械作用和冰与蛋白质之间的相互作用;也可能与在蛋白质分子间发生—SH基转化为—S—S—基有关。

4)对冷藏冷冻工艺的卫生要求:不耐保藏的食品,从生产到消费的商业过程中,应一直处于适宜低温下，即保持冷链（cold chain）。对冷链要求的理论基础是食品保存时间（time）、保存温度（temperature）和质量容许度（tolerance）三者之间关系，简称 T.T.T，即一定温度下一定时间后，食品质量的变化程度。可以根据食品种类或实用性为目的来编制 T.T.T 表或图，以此为基础求出不同温度平均每日的质量降低量，推定贮藏和流通过程的食品质量，这样贮藏界限就明确了。除此之外还要注意冷藏或冷冻的原料与工艺过程要求：①只有新鲜优质材料才能供作冻制食品；②用冷水或冰致冷时，要保证水和人造冰的卫生质量相当于饮用水标准；③冻结用致冷剂要防止外溢；④冷藏车船还要注意防鼠和出现异味等；⑤防止冻藏食品的干缩。

（2）高温杀菌保藏与食品质量

1）高温杀菌保藏原理与微生物耐热能力

高温杀菌保藏的原理是食品经高温处理后，微生物体内的酶、脂质体（liposome）和细胞膜被破坏，原生质构造中呈现不均一状态，以致蛋白质凝固，细胞内一切代谢反应停止。如果经高温处理后食品，再结合密封、真空和冷却等方法，即可更长期保藏。

热对微生物有致死作用，不同微生物因其本身结构的特点和细胞组成的性质有所不同，所以它们致死的温度也不相同，即各种微生物有不同的耐热性。在食品工业中，微生物耐热性的大小借以下几种数值来表示：

D 值（decimal time reduction value 或 decimal reduction time）：是指在某一温度和条件下，活菌数减少一个对数周期所需时间，也即细菌死亡 90% 所需的时间，这里所用时间单位常以分表示。D 值便于比较细菌加热死亡速度。

由于同一细菌菌株在不同温度条件下的 D 值是不同的，故 D 值要说明加热的温度，在右下角注明加热温度（℃）。如果加热温度为 121.1℃ 即为 D_{121}，D 值常用 Dr 来表示。

在同样温度下 D 值越大，所试细菌的耐热性越强，见表 9-1 所示。

表 9-1　各种嗜热性细菌芽胞的 Dr

细菌种类	Dr 值
嗜热脂肪芽孢杆菌（B.stearothermophilus）	4～5
嗜热解糖梭状芽孢杆菌（C.thermosaccholyticum）	3～4
致黑梭状芽孢杆菌（C.nigrificans）	2～3
A、B 型肉毒梭状芽孢杆菌（C.botulinum）	0.1～0.2
生芽孢梭状芽孢杆菌（C.sporogenes）	0.1～4.5
凝结芽孢杆菌（B.coagulans）	0.01～0.07
巨大芽孢杆菌（B.megaterium）	0.02
蜡样芽孢杆菌（B.cereus）	0.007
枯草芽孢杆菌（B.subtilis）	0.08

F 值：一定量细菌在某一温度下完全杀死所需的时间为 F 值（以分表示），右下角注明加热温度如 F_{240}、F_{250}，目前常用 F_{250}。F_{250} 亦可用 Fr 代表，并将 F 值用于比较杀菌程度。

Z 值：一个对数周期的加热时间（如由 10 分到 100 分）所对应的加热温度变化值。例如肉毒梭菌芽胞加热致死时间 110℃ 为 35 分，100℃ 为 350 分；故其 Z 值为 10℃。

2）加热杀菌技术

现代化的加热杀菌，采用微型信息处理机控制和连续监视所规定的杀菌过程，能及时反映出杀菌过程中的变化情况，提高杀菌效果。在食品工业中，常用的热杀菌方式有高温灭菌法、巴氏消毒法、超高温处理法和一般煮沸法等。

① 高温灭菌法：在高压蒸气锅中用 110～121℃左右的温度和 20 分左右的时间处理食品，使繁殖型和芽胞型细菌被杀灭，起到长期保藏食品的目的。罐头食品是高温灭菌的一种典型形式。高温灭菌法对食物的营养成分有较大的破坏，例如维生素损失较多，对食物的感官质量也有一定损害。

② 巴氏消毒（巴斯德消毒）法：是一种不完全灭菌的加热方法，它只能杀死繁殖型（生长型）微生物，不能杀死芽胞。

巴氏消毒的具体方法有低温长时间消毒法（Low Temperature Long Time，LTLT），温度范围为 62.5℃加热 30 分。多用于鲜奶、pH<4 的蔬菜、果汁罐头和啤酒、葡萄酒等的杀菌。另一种方法是有高温短时消毒法（High Temperature Short Time，HTST），是指在 71.7℃的温度下 15 秒消毒。

③ 超高温消毒法（Ultra High Temperatureproce，UHT）：指在 137.8℃温度下用时 2 秒消毒，这种方法能杀灭大量的细菌，并且能使耐高温的嗜热芽胞杆菌的芽胞也被杀灭，但又不至于影响食物质量。本法多用于消毒牛奶，具体做法是使牛奶在无搅拌情况下，以薄膜状态与过热蒸气接触，或用高压过热蒸气吹入牛奶中消毒。使用该消毒方法的牛奶，无异味，如进行无菌包装，可在冷藏情况下，保存数月不变质。

④ 一般煮沸法：温度为 100℃时煮沸 5 分钟，则无芽胞细菌的细胞质便开始凝固，细菌死灭。如 100℃煮沸 10 分钟，可完全杀菌，但带芽胞的细菌不会死灭。一般煮沸法适用于各种食品。

⑤ 微波加热（microwave heating）杀菌：微波是高频电磁波，波长 1mm 到 1m。国际上对食品工业使用的微波频率规定为 915MHz 和 2450MHz 两个频率。微波杀菌的机制有热效应和非热效应（生物学效应）两个方面。2450MHz 微波炉加热食品，一秒钟一个极性分子旋转次数为 24.5 亿次，可使食品温度迅速升高，微生物体内蛋白质产生热变性，使菌体死亡，如牛奶加温 72℃维持 15 秒，消毒效果与常规巴氏消毒相类似。

3) 高温工艺对食品质量的影响

① 引起蛋白质化学变化的主要反应

100℃以下加热处理：会使蛋白质变性，易被消化酶作用提高消化吸收率。但可使各种酶、某些激素将失活。

100～150℃下加热处理：在蛋白质内部赖氨酸和精氨酸的游离氨基与谷氨酸和天冬氨酸发生反应，生成新的酚胺键交联。除赖氨酸以外，精氨酸、色氨酸、苏氨酸等也均易与共存的还原糖发生碳氨反应，使产品带有金黄色以至棕褐色。

150℃以上过度加热：近年有报告认为蛋白质中色氨酸、谷氨酸等在 190℃上可热解产生有诱变性的杂环胺类化合物。

② 油脂经 160～180℃以上温度加热特别是达 250℃时，将产生过氧化物，低分子分解产物、脂肪酸的二聚体和多聚体、碳基和环氨基等，而使油脂变色、粘度上升、脂肪酸氧化，而有一定毒性并破坏氨基酸等营养素。

③ 对食品中碳水化物的影响

淀粉的糊化：淀粉粒结晶被破坏，粘度增高。

淀粉性食物老化（aging）：老化条件是直链淀粉比例大，玉米、小麦等来源的淀粉，水分含量在 30%～60%，弱酸性，温度在 0～60℃之间。如保持 60℃以上，即不发生老化。

食品褐变：食品褐变有酶促褐变与非酶褐变。酶促褐变是酚酶催化酚类物质形成醌及其聚合物的结果。如苹果、梨及蔬菜中常含有的儿茶酚、咖啡酸、氯原酸等多酚化合物，在酚酶催化下，首先被氧化为邻酮，在酚羟酶催化下，形成三羟基化合物，它在酮氧化下形成羟基醌，羟基醌易聚合而产生棕褐色的现象。非酶褐变也称碳氨反应或美拉德（maillard）反应，是由蛋白质、氨基酸等的氨基和糖以及脂肪氧化的醛、酮等碳基所发生的反应。

（3）脱水与干燥保藏

1）脱水保藏：脱水保藏是一种普遍应用的食品保藏方法。主要是将食品中的水分降至微生物生长繁殖所必需的含量以下，例如对细菌应为 10%以下，酵母应为 20%以下，霉菌约为 13%～16%以下。如以水分活性（a_w）表示，则在 0.6 以下，一般微生物均不易生长繁殖。

食品脱水时所用的温度一般均较低，往往不能破坏其中酶的活性。为了破坏其活性常在脱水之前进行预煮，即用热水或蒸气将食品加热到 70℃，经过 1～3 分钟后即可，此方法称为漂烫；或用 0.13%亚硫酸及其盐类处理，通过所产生的二氧化硫将食品中的氧化酶破坏。

2）干燥保藏：干燥过程的本质是水分从物料表面向气相中转移的过程。

干燥是利用热能的去湿方法，根据热能传递方式的不同而有如下四种干燥方法：

热风干燥（对流干燥）：此法直接以高温的热空气为热源，借对流传热将热量传给物料。

接触干燥（传导式）：此法是间接靠间壁的导热将热量传给与壁面接触的物料。接触干燥可以在常压下进行，也可以在真空下进行。真空接触干燥是食品工业广泛应用的一种干燥法。

辐射干燥：此法是利用红外线、远红外线、微波或介电等能源，将热量传给物料。

冷冻干燥：又称真空冷冻干燥、冷冻升华干燥、分子干燥等。它是将湿物料先冻结至冰点以下，使水分变为固冰，然后在较高的真空度下，将冰直接转化为蒸汽而除去后干燥。

冷冻干燥早期用于生物的脱水，第二次世界大战后才用于食品工业。冷冻干燥食品，如加工得当，大多数食品几乎可长期保藏，同时保持了原有的物理、化学、生物学以及感官性质不变。食用时，加水复原后，可恢复到原有的形状和结构。在食品工业上，常用于肉类、水产类、蔬菜类、蛋类、速溶咖啡、速溶茶、水果粉、香料、辛辣料、酱油等的干燥。

冷冻干燥法具有如下特点：

① 冷冻干燥是在低于水的三相点压力下进行的干燥。所以，此法特别适用于热敏食品以及易氧化食品的干燥，可以保留新鲜食品的色、香、味及维生素 C 等营养物质。

② 由于物料中水分存在的空间在水分升华以后基本维持不变，保持了原有的形状。

③ 由于物料中水分在预冻结后以冰晶形态存在，原来溶于水中的无机盐被均匀地分配在物料中，这样就避免了一般干燥方法因物料内部水分向表面扩散所携带的无机盐而造成的表面硬化现象。

④ 便于贮藏、携带和运输，故在特殊的条件下，仍有很好的发展前景。例如军需食品、登山食品、宇航食品、旅游食品以及婴儿食品等。

（4）食品腌渍和烟熏保藏

让食盐或食糖渗入食品组织内，降低它们的水分活性，提高其渗透压，借以有选择地控制微生物的活动和发酵，抑制腐败菌的生长，从而防止食品腐败变质，保持它们的食用品质，这样的保藏方法称为腌渍保藏。

食品腌渍过程中，不论采用湿腌或干腌的方法，食盐或食糖形成溶液后，扩散渗透进入食品组织内，从而降低了其游离水分，提高了结合水分及其渗透压，正是在这种渗透压的影响下，抑制了微生物的生长。因此，溶液的浓度以及扩散和渗透的理论成为食品腌渍过程中重要的理论基础。

常见的腌渍法有提高酸度、糖分和盐分浓度等方法。

① 提高酸度 其方法有两种：即酸渍法及酸发酵法。

酸渍法是利用食用酸保藏食品，在食用酸中多选用醋酸，因其抑制细菌力量强，且对人无害。醋酸浓度为 1.7%~2%时，其 pH 约为 2.3~2.5，该 pH 可抑制许多腐败菌的生长。醋酸浓度为 5%~6%时，许多不含芽胞的腐败细菌死亡。我国常见的酸渍食品有醋渍黄瓜、糖醋蒜等。

酸发酵法是利用一些能发酵产酸的微生物，使其在食品中发酵产酸，提高食品的酸度，从而保藏食品。酸发酵中最常用的是乳酸菌。乳酸菌为蔬菜本身存在的细菌，故其发酵为自然发酵产酸。我国民间喜食的泡菜就是利用乳酸菌发酵的，乳酸菌一般厌氧，故在制作泡菜时，应当防止空气进入。

② 提高糖分或盐分 具体的作法有盐腌保藏和糖渍保藏两种。

盐腌的食物，常见的有腌鱼、腌菜、腌肉、咸蛋等，加入食盐量大约为食物的 15%~20%，大多数腐败菌与致病菌在含食盐 15%的情况下，都较难生长。糖渍食物，常见的有蜜饯、果脯等，加入糖量大约为食物总重量的 50%，甚至 60%或更高些。

糖类的渗透压较低，1%的蔗糖液只有 0.7 个大气压的渗透压，而 1%的食盐即能产生 6.1 个，故糖渍须用较高的浓度。糖的浓度在 50%以上时，方能抑制肉毒杆菌的生长，如要制止其他腐败菌及霉菌生长，糖的浓度需达到 70%。

某些酵母能耐很高的渗透压，并能在食糖浓度很高的食品中生长繁殖，此种嗜渗透压性酵母可使蜂蜜、果子酱和一些糖果变质。在缺氧条件下，霉菌和酵母菌均不易生长繁殖，故蜂蜜、果酱等应装瓶密封，隔绝空气。

③ 熏制 有冷熏（10~30℃）、温熏（30~50℃）、热熏（50~80℃）、焙熏（90~120℃）和液熏（用木材干馏液喷或浸渍食品）等方式。熏烟或熏液中虽有少许防腐物，但主要还是靠食盐、脱水及肠衣防污染等防腐保藏，效果有限，且有致癌物污染的危险。

（5）食品辐照保藏

食品辐照（food irradiation）保藏是 40 年代发展的新的保藏技术，主要是将放射线用于食品灭菌、杀虫、抑制发芽等，以延长食品的保藏期限。另外也用于促进食品成熟和改善食品品质等方面，受照射处理的食品称为辐照食品（irradiatied food）。

目前加工和实验用的辐照源有 ^{60}Co 和 $^{137}C_S$ 产生的 γ 射线，及电子加速器产生的低于 10 兆电子伏（Mev）的电子束。食品辐照分为静式和动式两种，静式是在辐照前将包装好的食品预先摆在辐照源所在地的周围，定量进行翻转，以保证辐照均匀。动式是用机械装置将食品输入场内不断回转进行辐照。

根据不同目的和不同食品类别，辐照剂量各不相同。辐照所用剂量以被辐照物吸收的能量表示。1980 年以后国际上统一规定，被辐照物吸收辐照能 1J（焦耳）称为 1Gv（戈瑞），和 1Gv 的 1000 倍和 100 万倍分别为 kGv（千戈瑞），和 MGv（兆戈瑞）。在此之前以 rad（拉德）表示，1Gy=100 拉德。国际原子能机构统一规定食品辐照灭菌剂量：在 skGy 以下称辐照防腐（radurizatio），以杀死部分腐败菌，延长保存期；在 5~10kGy 称为辐照消毒（radicidatio），以消除无芽胞致病菌；剂量达 10~50kGy 称辐照灭菌（radappertiZation），可以杀灭物料中一切微生物。

辐照保藏食品工艺简单，食品在辐照过程中仅有轻微的升温，称为"冷加工"。辐照食品是否安全，一般用安全适宜性来评价辐照食品是否卫生安全，可归纳为以下内容：①是否在食品中产生放射性物质沾染问题，辐照结束时射线不残留在食品上面，所以辐照食品本身不存在放射性物质沾染问题。②是否会产生感生射线。感生射线的产生与使用辐照剂量有关。辐射能级只有达到一定阈值后，才能使被照物质产生感生放射性。目前应用于食品辐照的放射源几乎都是 $60C_0$ 和 $137C_S$，其 γ 射线的能量分别为 1.17、0.66Mev，远低于 5~10Mev 可促使被辐照物质产生感生射线的能量阈值。同样地，以电子加速器为能源的食品辐照，其能量也低于产生感生射线的能量阈值，因此辐照食品本身不产生感生射线。③毒性问题，用 10kGy 以下剂量辐照的食品，经动物试验与人体观察结果都是安全的。④在常规照射剂量条件下食品的感官性状及营养成分很少改变，10kGy 以上剂量辐照，食品可产生感官性状变化，出现所谓辐照气味及褐变反应。如在低温、真空条件下高剂量照射前加入维生素乙食盐、碳酸氢钠等物质，可改善食品的感官性质。

第二节 霉菌与霉菌毒素对食品的污染及其预防

一、概述

霉菌（molds）是真菌的一部分，真菌的生物学特征是有细胞壁，不含叶绿素，无根茎叶，以寄生或腐生方式生存，能进行有性或无性繁殖的一类生物，霉菌是菌丝体比较发达而又没有较大实体的那一部分真菌。

1. 霉菌的发育和产毒条件

多数霉菌对人是有益的，也有一些霉菌对人体有害，这主要是霉菌中的少数菌种或菌株能产生对人体有害的霉菌毒素。影响霉菌繁殖和产毒的重要因素是食物基质的水分含量和环境的温、湿度及空气流通等情况。

（1）水分和湿度：食品中的水分含量是影响微生物及其增殖以及腐败变质的重要因素。凡只是能供微生物利用的那部分水分，亦即水分活性（water activity）简称 a_w，其定义为在同一条件（温度、湿度、压力等）下，食品水分蒸气压（P）与纯水蒸气压（Po）之比，即 $a_w=P/Po$。食物水分活性值的大小，反映食品中游离水分的多少。所谓游离水，指的是细胞间的水，它在组织间可以循环移动，在食物中形成汁液，当压榨或切断食品时，游离水可以分离出来，加热至水的沸点时，游离水容易被蒸发脱出。而结合水是含于细胞内原生质的水，压榨、加热均不受影响。微生物必须在有游离水存在的状况下，才能进行一系列代谢活动，它们的繁殖需依靠足够的食物的水分活性。

食品中重要微生物类群生长的最低 a_w 见表 9-2 所示。

表 9-2

类群	最低 a_w	类群	最低 a_w
大多数使食品腐败的细菌	0.94	嗜盐性细菌	0.75
大多数使食品腐败的酵母	0.88	耐渗透压酵母菌	0.60
大多数使食品腐败的霉菌	0.73	干性酵母	0.55

食品的 a_w 值越小，越不利于微生物增殖（a_w 降至 0.7 以下一般霉菌均不能生长）。

（2）温度：大部分霉菌在 20~28℃ 的温度下都能生长，小于 10℃ 和大于 30℃ 时霉菌生长显著减弱，在 0℃ 几乎不长。但有的镰刀菌如拟枝孢镰刀菌能耐受低温到-20℃，三线镰刀菌可在低温下产毒。一般霉菌产毒的温度，略低于生长最适宜温度。如黄曲霉生长最适温度为37℃，而产毒则以28~32℃为宜。

（3）基质：它是霉菌的营养来源，主要是糖和少量氮、矿物盐，因此极易在含糖的饼干、面包、粮食等食品上生长。不同基质对霉菌的生长和产毒有一定影响，黄曲霉易在玉米、花生中产毒而在豆类产毒量很低。

此外，通风条件好对霉菌产生毒素的影响也是不可忽视的。因此如将以上几方面因素控制好，则可以大幅度地降低霉菌的产毒机会，减少污染，防止产毒。

2. 霉菌污染食品质量的评定及食品卫生意义

霉菌污染食品可使食品的食用价值降低，甚至不能食用。全世界每年至少有2%的粮食因发生霉变而不能食用。

对霉菌污染食品的评价主要有两方面，一方面是霉菌污染度即单位重量或容积的食品带染霉菌情况。我国目前已制定了一些食品中霉菌菌落总数的国家标准，见表9-3所示。另一方面是检测霉菌菌相的构成。

表9-3 几类食品中霉菌菌落总数国家标准

标准号	标准名称	项目	指标
GB5402—1985	硬质干酪卫生标准	霉菌，cfu/g	≤50
GB7101—1994	固体饮料卫生标准	霉菌，cfu/g	≤50
GB14884—1994	蜜饯食品卫生标准	霉菌，cfu/g	≤50
GB14891.2—1994	辐照花粉卫生标准	霉菌，cfu/g	≤100
GB14891.4—1994	辐照香辛料卫生标准	霉菌，cfu/g	≤100
GB14963—1994	蜂蜜卫生标准	霉菌，cfu/g	≤200
GB2759.2—1996	碳酸饮料卫生标准	霉菌，cfu/g	≤10
GB10327—1996	乳酸菌饮料卫生标准	霉菌，cfu/g	≤30
GB17324—1998	瓶装饮用纯净水卫生标准	霉菌，cfu/g	≤不得检出
GB17325—1998	食品工业用浓缩果蔬汁（浆）卫生标准	霉菌，cfu/g	≤20
GB17399—1998	胶母糖卫生标准	霉菌，cfu/g	≤20
GB7099—1998	糕点、面包卫生标准	霉菌，cfu/g	热加工出厂≤50 热加工销售≤100 冷加工出厂≤100 冷加工销售≤150

霉菌毒素（mycotoxin）是霉菌在其所污染的食品中产生的有毒代谢产物，目前已知的霉菌毒素约有200种左右。不同霉菌毒素的毒性作用不同，按其毒性作用性质可分为肝脏毒、肾脏毒、神经毒、致皮肤炎物质、细胞毒及类似性激素作用的物质。

霉菌污染食品的卫生意义除了引起食品变质外，更值得重视是霉菌产生的有毒代谢产物霉菌毒素会引起人畜中毒。霉菌毒素中毒的表现，有急性中毒、慢性中毒、致癌、致畸和致突变等。霉菌毒素中毒有麦角中毒、赤霉病麦中毒、食物中毒性白细胞缺乏症（Alimentary Toxic Aleukia, ATA）、黄变米中毒和黄曲霉毒素中毒等。从中毒发生情况说明霉菌毒素中毒与传染病不同，没有传染性流行，但往往表现较为明显的地方性与季节性，甚至有些具有地方病的特征。我国的食品中霉菌毒素污染，尤其赤霉病麦中毒与黄曲霉毒素对食品污染问题在一些地区较严重，威胁人们的健康。需要我们的营养专家结合我国实际情况，广泛深入调查各地区主要食品中带染霉菌及其毒素含量、中毒机制、病原物质及防霉去毒措施。

霉菌毒素种类较多，而与食品关系密切有黄曲霉毒素、储曲霉毒素、杂色曲霉素、烟曲霉震颤素、单端孢霉烯族化合物、玉米赤霉烯酮、伏马菌素以及展青霉素、桔青霉素、黄绿青霉素等。

二、黄曲霉毒素

黄曲霉毒素是由黄曲霉和寄生曲霉产生的一类代谢产物，具有极强的毒性和致癌性。黄曲霉常作为曲种应用于食品发酵工业。黄曲霉毒素的发现较早，在1961年即发现污染了黄曲霉的花生饼能使大鼠诱发肝癌，1962年科学家鉴定了这种致癌物质，命名为黄曲霉毒素（aflatoxin）以下简称 AF，由于该毒素主要污染粮食和油料作物，并能使动物发生急性中毒死亡与致癌，故引起国内外科学界的广泛重视，从此为食品中常见霉菌代谢产物的研究，开辟了新的领域。

1. *化学结构与特性*

黄曲霉毒素是一类结构类似的化合物，目前已分离鉴定出209余种化合物，分为 B 系与 G 系两大类。它们的结构相似，均为二氢呋喃氧杂萘的衍生物，其化学结构式见图9-1所示。其毒性与结构有关，凡二呋喃环末端有双键者毒性较强，并有致癌性，如 AFB_1、AFG 和 AFM。在天然污染的食品中以 AFB_1 最多见，而且其毒性和致癌性也最强，故在食品监测中以 AFB_1 作为污染指标。

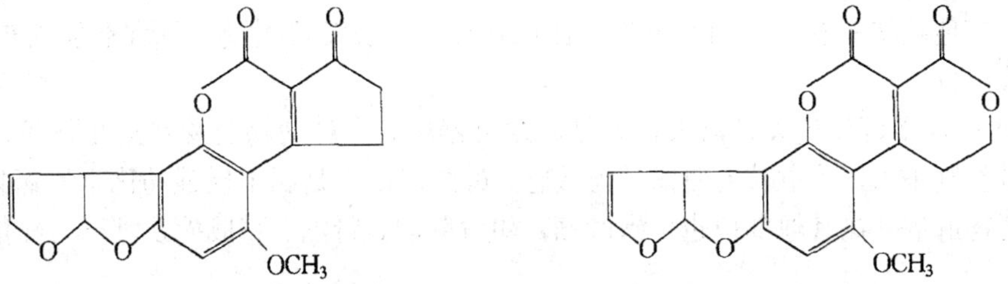

黄曲霉毒素 BI　　　　　　　　黄曲霉毒素

图9-1　黄曲霉毒素的结构式

黄曲霉毒素易溶于氯仿和甲醇，而不溶于水、正己烷、石油醚及乙醚中。在长波紫外光下产生荧光，可以根据荧光颜色、Rf 值的不同来鉴定。黄曲霉毒素耐热，一般在烹调加工的温度下破坏很少，在280℃时，才发生裂解，其毒性才能被破坏，在加氢氧化钠的碱性条件下，黄曲霉毒素的内酯环会被破坏，形成香豆素钠盐，该钠盐溶于水，故可通过水洗予以去除，但加碱需要有足够的数量。

2. *产毒条件*

产生黄曲霉毒素的霉菌只有黄曲霉和寄生曲霉。其产毒能力及产毒量随不同菌株的差异而相差极大。除菌株本身的产毒能力外，特定的湿度（80%～90%）、温度（25～30t）、氧气（1%

以上）均是黄曲霉生长繁殖产毒所必要的条件。此外，天然基质培养基（大米、玉米、花生粉）比人工合成培养基产毒量高。在我国广西地区产毒的黄曲霉菌株最多，检出率为58%。

3. 对食品的污染

我国于1972～1974年对全国食品进行了黄曲霉素 B_1 的普查工作，发现黄曲霉毒素的污染有地区和食品种类的差别。长江沿岸以及长江以南地区的黄曲霉毒素污染严重，北方各省污染很轻。在各类食品中，花生、花生油、玉米污染严重，大米、小麦、面粉污染较轻，豆类很少受到污染。自农业体制改革后，1992年对我国部分省市（广西、江苏、河北、北京）的粮油食品中的黄曲霉毒素 B_1 进行了调查，结果发现除花生样品污染率较高，为55.6%外，玉米污染率仅15.6%，并且其污染水平均未超过我国现行的食品中黄曲霉毒素 AFB_1 允许量。

4. 毒性

黄曲霉毒素有很强的急性毒性，也有明显的慢性毒性与致癌性。

（1）急性毒性

黄曲霉毒素是一种毒性极强的剧毒物，其毒性为氰化钾的10倍，对鱼、鸡、鸭、大鼠、豚鼠、兔、猫、狗、猪、牛、猴及人均有强烈毒性。黄曲霉毒素属于肝脏毒，除抑制肝细胞DNA、RNA的合成外，也抑制肝脏蛋白质的合成。一次性大量口服后，可出现肝实质细胞坏死、胆管上皮增生、肝脂肪浸润及肝出血等急性病变。少量持续摄入则会引起肝脏纤维细胞增生甚至肝硬化等慢性损伤。

黄曲霉毒素引起人急性中毒，在国内外都发生过。其主要急性中毒事例中有发生在非洲的吃霉木薯饼中毒、泰国的霉玉米中毒等。

（2）慢性毒性

黄曲霉毒素持续摄入所造成的慢性毒性，其主要表现是动物生长障碍，肝脏出现亚急性或慢性损伤。其他症状有食物利用率下降、体重减轻、生长发育缓慢、母畜不孕或产仔少等。

（3）致癌性

① 黄曲霉毒素可使鱼类、禽类、大鼠、猴及家禽等多种动物诱发实验性肝癌。不同动物的致癌剂量差别很大，其中以大白鼠最为敏感。黄曲霉毒素是属于极强的化学致癌物质，它不仅主要致动物肝癌，在其他部位也可致肿瘤，如胃腺瘤、肾癌、直肠癌及乳腺、卵巢、小肠等部位肿瘤。

② 黄曲霉毒素与人类肝癌发生的关系：从亚非国家和我国肝癌流行病学调查研究中发现，某些地区人群膳食中AF水平与原发性肝癌的发生率呈正相关。这些地区包括中国、肯尼亚、莫桑比克、菲律宾、斯威士兰、泰国。尽管一度有人认为，乙肝病毒（HBV）感染是PHC的重要原因。但最近的研究表明，PHC的发病机制中AF的暴露水平较HBV的感染和流行更为重要。在南非和莫桑比克，10年的监测结果表明，降低人群膳食中的AF水平，HBV感染和PHC发病率均呈下降趋势。

5. 预防措施

（1）防霉：这是预防食品被黄曲霉毒素及其他霉菌毒素污染的最根本措施。利用良好的农业生产工艺从田间开始防霉，首先要防虫，防倒伏；在收获季节，要及时排除霉玉米棒；脱粒后玉米应及时晾晒。在保藏中应以低温，尽量采用地下库保藏。除湿（降低水分）至安全水分之下，一般粮粒含水分在 13%以下，玉米在 12.5%以下，花生在 8%以下，霉菌即不容易繁殖。注意通风；另外除氧充氮或用二氧化碳进行保藏，效果也不错。

（2）去毒：现在研究的方法是用物理化学或生理学方法将毒素去除或用各种方法破坏毒素。①挑选霉粒法。国内曾在花生仁及玉米粒中试用，去毒效果较好。②碾轧加工法。一般适用于受污染的大米，碾轧加工可降低精米中的毒素含量。③加水搓洗、加碱或用高压锅煮饭，适用家庭中大米去毒。④植物油加碱去毒，黄曲霉毒素在碱性条件下，其结构中的内酯环被破坏，形成香豆素钠盐，溶于水，故加碱后再用水洗，即可将毒素去除。

（3）限制各种食品中黄曲霉毒素含量：我国食品中黄曲霉毒素 B_1 允许量标准：

玉米、花生仁、花生油不得超过 20μg/kg。

玉米及花生仁制品（按原料折算）不得超过 20μg/kg。

大米、其他食用油不得超过 10μg/kg。

其他粮食、豆类、发酵食品不得超过 5μg/kg。

婴儿代乳食品不得检出。

其他食品可以参照以上标准执行。

我国规定婴儿奶粉中不得检出 AFM_1、牛乳中 AFM_1 的含量不得超过 0.5μg/L。

三、杂色曲霉毒素（Sterigma Tocystin，ST）

杂色曲霉毒素是一类化学结构近似的化合物，目前有十多种已确定结构。其化学结构除异杂色曲霉毒素外，都有两个味哺环，与黄曲霉毒素结构相似。不同粮食品种之间的 ST 污染量也有差异，以间接竞争酶联免疫吸附试验，在我国部分地区按 ST 污染量，由大到小顺序排列为杂粮及饲料＞小麦＞稻谷＞玉米＞面粉＞大米，其污染量在 4～60pg/kg 之间，个别地区的品种达 200～300pg/kg。生物体可经多部位吸收 ST，并可诱发不同部位癌变。ST 在生物体内转运可能有两条途径，一是与血清蛋白结合后随血循环到达实质器官，二是被巨噬细胞转运到靶器官。

杂色曲霉毒素引起的致死病变主要为肝脏受损，它的主要排泄途径是尿和胆汁。

四、镰刀菌毒素

镰刀菌毒素种类较多，从食品卫生的角度来讲，主要有单端孢霉烯族化合物（trichothecenes，TCTCs）、玉米赤霉烯酮（zearalenone）、丁烯酸内酯（butenolide）和伏马菌素（fumonisns，FB）等毒素。

1. 单端孢霉烯族化合物

（1）结构：单端孢霉烯族化合物是一组主要由镰刀菌的某些菌种产生的生物活性和化学结构相似的有毒代谢产物。目前已知谷物和饲料中天然存在的单端孢霉烯族化合物主要有 T-2 毒素、二醋酸蕉草镰刀菌烯醇（diacetoxyscirpenol，DAS）、雪腐镰刀菌烯醇（nivalenol，NIV）和脱氧雪腐镰刀菌烯醇（deoxyni-valenol，DON）。其基本化学结构是倍半萜烯，该化合物共同化学结构式如图 9-2 所示。

（2）毒性：单端孢霉烯族化合物毒性作用的共同特点表现为较强的细胞毒性、免疫抑制及致畸作用，有的有弱致癌性，它的急性毒性也较强。该化合物有使人和动物呕吐的作用，当浓度为 0.1～10mg/kg 即可诱发动物呕吐。除外，TCTCs 是一组较强的蛋白抑制类霉菌毒素，依靠其倍半二烯结构作用于翻译过程的不同阶段。TCTCs还可能通过与细胞膜的相互作用损伤细胞。TCTCs与一些免疫调节剂和细胞受体的相互作用被认为可能是引起免疫抑制作用的机制之一。

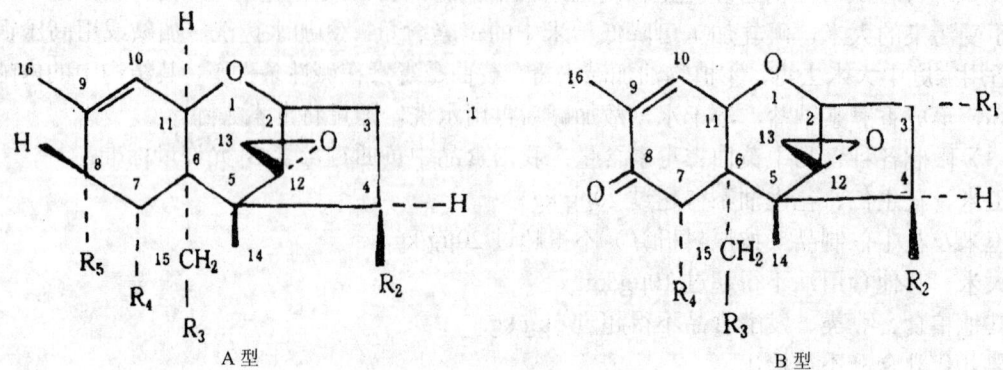

图9-2 单端泡霉烯族化合物

单端抱霉烯族化合物除了共同毒性外，不同种化合物还有特殊的毒性表现。

① T-2 毒素：是三线镰刀菌和拟枝抱镰刀菌的代谢产物，它是食物中毒性白细胞缺乏症的病原物质。其毒性作用极为广泛，其主要破坏分裂迅速、增殖活跃的组织器官，可导致多系统多器官的损伤，尤其对骨髓、胸腺等淋巴组织的损害最为严重；T-2毒素对小鼠具有胚胎毒性和致癌性，并可引起大鼠、小鼠、猴的造血组织和血象改变。它还可以对淋巴组织造成变性坏死，这显示 T-2 毒素具有免疫抑制作用。T-2 毒素可致多种胃肠道粘膜出血、坏死及软骨损伤，并能抑制蛋白质和DNA合成。动物实验表明，给大鼠每日喂以 5～15Vg/kg 的 T-2 毒素，12～27.5 个月后发现少数消化道和脑部的良、恶性肿瘤。若再延长染毒时间，则可诱发前胃上皮细胞癌。一般认为 T-2 毒素可能有弱的致癌效应。T-2 毒素在谷物中的限量标准为 100μg/kg。

② 二醋酸蕉草镰刀菌烯醇：产生此毒素的主要菌种是蕉草镰刀菌和木贼镰刀菌。该毒素毒性与 T-2 毒素有相似之处，如损害动物骨髓等造血器官，使白细胞持续减少，心肌退变出血。

③ 脱氧雪腐镰刀菌烯醇（DON）：也称为致呕毒素（vomitoxin），能产生该毒素的镰刀菌除禾谷镰刀菌外，尚有黄色镰刀菌、雪腐镰刀菌等。该毒素对动物的急性毒性，属于剧毒或中等毒性。DON 是赤霉病麦中毒的病原物质，其毒性作用主要是致呕吐，猪对 DON 的致吐作用最敏感，经口的最小呕吐量为 0.1～0.2mg/kg。DON 对皮肤的坏死作用小于其他单端泡霉烯族化合物。其致癌、致畸、致突变作用，国内外都在研究之中，多数研究证明 DON 有明显的胚胎毒性和一定的致畸、致突变作用。肾脏可能是 DON 排泄的主要途径之一，研究表明 DON 在体内可能有一定的蓄积作用，但无待殊的靶器官。

单端抱霉烯族化合物在欧美各国的谷物和饲料中均有不同程度的污染，T-2 毒素在谷物和饲料中的污染含量多数在 0.05～0.5mg/kg。最常受到 DON 和 NIV 毒素污染的谷物是大麦。玉米虽然较少受到污染，但玉米中的 NIV 平均含量最高。小麦受 DON 污染最严重，DON 和 NIV 在谷物中污染的量具有明显的地区性差异。在我国部分地区（江苏、安徽、河南、甘肃、江西、上海）调查了正常小麦中 DON 的污染水平，阳性样品分别占 50%～100%，含量范围为 40～2050μg/kg。根据我国对小麦、玉米及玉米粉中 DON 的调查结果，并参考国外限量标准，1996年我国制订了小麦、玉米及其制品中 DON 的限量标准见表 9-4。

表 9-4　小麦、面粉、玉米及玉米粉

品种	指标（μg/kg）	品种	指标（μg/kg）
小麦	≤1000	玉米	≤1000
面粉	≤1000	玉米粉	≤1000

④ 雪腐镰刀菌烯醇与镰刀菌烯酮-X：这两种 B 型毒素会引起人的恶心、呕吐、疲倦、头痛，引起大、小鼠体重下降，肌肉张力下降与腹泻。

单端孢霉烯族化合物涉及的产毒菌种甚多，产毒的条件较为复杂，所以在食品中出现的机会较多。又因其急性毒性很强，以及慢性毒性作用，特别是致癌作用以及致突变作用等尚未阐明，所以它在食品卫生学中的意义比较重要。世界卫生组织认为此类毒素和黄曲霉毒素一样，是最危险的食品污染物，应该对其优先进行深入研究。

2. 玉米赤霉烯酮

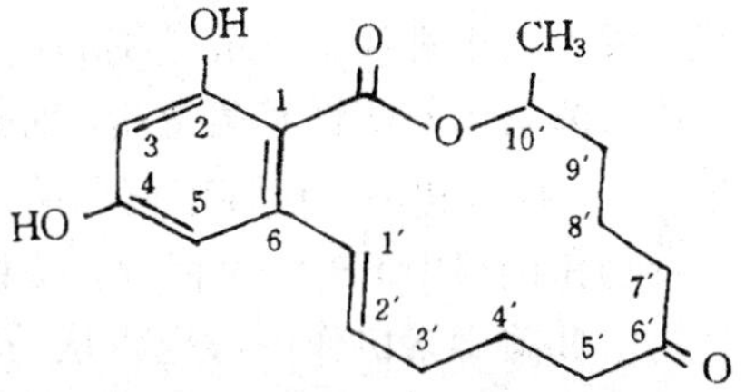
OH
O
CH3
1
2
3
O
10′
9′
4
5
HO
6
8′
1′
7′
2′
3′
4′
5′
6′
O
图 9-3　玉米赤霉烯酮

产生该毒素的菌种主要有禾谷镰刀菌、黄色镰刀菌、木贼镰刀菌等。玉米赤霉烯酮是一类结构相似具有二羟基苯酸内酯化合物（图 9-3），主要作用于生殖系统，具有类雌性激素作用，猪对该毒素最敏感。猪的雌性激素症候群主要表现为青春期雌性猪外阴充血和水肿，严重时阴道和直肠脱垂、乳房肿大和乳头肥大，成年猪还可引起不育症。雄性小猪可出现睾丸萎缩、乳腺肿大等雌性变化，并可使禽和啮齿类发生雌性激素亢进症。玉米赤霉烯酮主要污染玉米，也可污染小麦、大麦、燕麦和大米等粮食作物。部分国家（美国、南斯拉夫、法国）玉米中赤霉烯酮的含量在 0.1～100mg/kg 以上。在对我国南方部分地区（江苏、安徽、河南、甘肃、江西）进行了小麦中玉米赤霉烯酮的污染调查后，发现这几个地区的小麦中玉米的赤霉烯酮的污染较轻。我国目前尚未制订食品中玉米赤霉烯酮的限量标准，在国际上巴西规定玉米中赤霉烯酮的限量标准为 200μg/kg；前苏联规定在谷物、油脂中其限量标准为 1000μg/kg。

3. 伏马菌素（fumonisns，FB）

伏马菌素是由串珠镰刀菌（fusarium moniliforme）产生的霉菌毒素 FB，是一类不同的多氢醇和丙三羧酸的双酯化合物。1989 年 Laurent 教授等从伏马菌素中分离出两种结构相似的有毒物质，分别被命名为伏马菌素 B_1（FB_1）和伏马菌素 B_2（FB_2），在食物中以 FB_1 为主。伏马菌素是一组相关的极性代谢产物，它的分子结构式见图 9-4 所示。

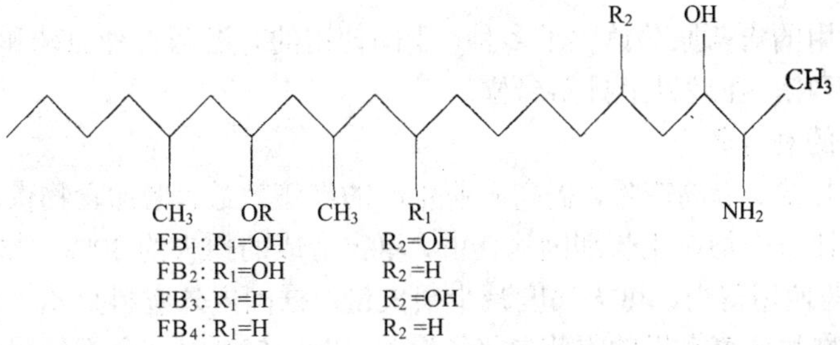
R2
OH
CH3
CH3
OR
CH3
R1
NH2
FB1: R1=OH　R2=OH
FB2: R1=OH　R2=H
FB3: R1=H　R2=OH
FB4: R1=H　R2=H
图 9-4　伏马菌素

目前已知伏马菌素能引起马属动物中毒，又称马的脑白质软化症（Equine Leucoenc Ephalo Malacia，ELEM），还可以诱发猪肺水肿（Porcine Pulmonary Ede-ma，PPE），羊的肾病变和狒狒心脏血栓，以及大鼠肝中毒及肝癌，抑制鸡的免疫系统等生理功能。同时 FB_1 有明显增强二乙基亚硝胺的致肿瘤作用。值得注意的是 FB 不仅是促癌剂，而且是一个完全的致癌物。从动物试验中发现如果在大鼠饲料中加入 FB_1 50μg/kg，在 26 个月后 66%的存活动物发生原发性肝癌。

目前发现主要污染了 FB_1 的食物为玉米及玉米制品，FB_1 污染粮食作物的情况较严重，从意大利、巴西、匈牙利、秘鲁、法国等地的玉米中发现其污染水平为 5000～334000μg/kg。从美国华盛顿地区超级市场抽样的玉米制品至少有半数检出 FB_1 和 FB_2，这种情况在世界范围内普遍存在。1996 年我国曾对玉米、小麦等粮食作物中 FB_1 的污染情况进行检测，看出不同地区，均有不同程度污染。

伏马菌素与神经鞘氨醇和二氢神经鞘氨醇的结构极为相似，均为神经鞘脂类的长链骨架，是神经鞘脂类生物合成的抑制剂。FB_1 通过抑制酚基鞘氨醇来发挥它的抑制作用，阻断神经鞘氨醇合成。由于神经鞘氨醇是细胞调控因子，从而影响了 DNA 的合成。

伏马菌素为水溶性霉菌毒素，对热很稳定，不易被蒸煮所破坏，所以防止与控制污染农作物在生长、收获和储存过程中霉菌的污染仍是至关重要。国际化学品安全规划署指出应进一步研究食物和饲料中 FB_1 污染情况，及其与食管癌可能的关系以及毒性和致癌机制。世界卫生组织食物中真菌毒素协作中心也将伏马菌素作为近几年需首要进行研究的几种霉菌毒素之一。

第三节 农药残留对食品的污染及其预防

一、农药残留

（1）农药的定义与分类

根据我国国务院《农药管理条例》（1997）的定义，农药（Pesticide）是指用于预防、消灭或者控制危害农业、林业的病、虫、草和其他有害生物以及有目的地调节植物、昆虫生长的化学合成或者来源于生物、其他天然物质的一种物质或者几种物质的混合物及其制剂。

由于使用农药而对环境和食品造成的污染（包括农药本体物及其有毒衍生物的污染）称之为环境农药残留或食品农药残留。

按用途可将农药分为杀（昆）虫剂、杀（真）菌剂、除草剂、杀线虫剂、杀螨剂、杀鼠剂、落叶剂和植物生长调节剂等类型。其中使用最多的是杀虫剂、杀菌剂和除草剂三大类。

按化学组成及结构可将农药分为有机磷、氨基甲酸酯、拟除虫菊酯、有机氯、有机砷、有机汞等多种类型。

目前世界上使用的农药原药达一千多种，我国使用的有近两百种原药和近千种制剂，原药的年总产量近 40 万吨，在世界上排第二位。

（2）使用农药的利与弊

减少农作物的损失、提高产量，提高农业生产的经济效益，增加食物供应是使用农药产生的最大效益。据估计农作物在生长期因病、虫、草害造成的损失约 30%～35%，收获后损失约 10%～20%。如农药使用得当，可大幅度减少损失量。据国内外资料显示，如减少农药使用量 50%，则各类农作物和蔬菜水果的收获量平均减少 7%～58%，完全不使用农药则收获量平均减少20%～70%。此外，农药用于林业、畜牧业、渔业、公共卫生和疾病控制等方面，对于提高绿化效率、增加动物性食品产量、减少虫媒传染病的发生、改善人类的生活环境等也起到了良好的作用。

另一方面，由于农药的大量和广泛使用，不仅可通过食物和水的摄入、空气吸入和皮肤接触等途径对人体造成多方面的危害，如急、慢性中毒和致癌、致畸、致突变作用等，还可对环境造成严重污染，使环境质量恶化，物种减少，生态平衡破坏。

(3) 农作物病虫草害防治的发展方向

一是发展高效、低毒、低残留农药；二是开展综合防治，如增加生物农药（微生物、植物、抗生素、激素等）的使围，培育抗病虫害和抗除草剂的农作物品种，培育利用昆虫天敌，改善农作物栽培技术等。

二、食品中农药残留的来源

进入环境中的农药，可通过多种途径污染食品。进入人体的农药据估计约 90%是通过食物摄入的。食品中农药残留的主要来源有：

1. 施用农药对农作物的直接污染

包括表面沾附污染和内吸性污染。其污染程度主要取决于：

(1) 农药性质：内吸性农药（如内吸磷，对硫磷）残留多，而渗透性农药（如杀螟松）和触杀性农药（如拟除虫菊酯类）残留较少，且主要残留在农作物外表（即表面沾附污染）。稳定的品种（如有机氯、重金属制剂等）比易降解的品种（如有机磷）的残留时间更长。

(2) 剂型及施用方法：如油剂比粉剂更易残留，喷洒比拌土施撒残留高。在灌溉水中施用农药则对植物根基部污染较大。

(3) 施药浓度、时间和次数：施药浓度高，次数频，距收获间隔期短则残留高。

(4) 气象条件：如气温、降雨、风速、日照等，均可影响农药的清除和降解。

(5) 农作物的品种、生长发育阶段及食用部分。

2. 农作物从污染的环境中吸收农药

由于施用农药和工业三废的污染，大量农药进入空气、水和土壤，成为环境污染物。农作物便可长期从污染的环境中吸收农药，尤其是从土壤和灌溉水中吸收农药。其吸收量与植物的种类、根系情况和食用部分，施用农药的剂型、方式和使用量，以及土壤的种类、结构、酸碱度、有机物和微生物的种类及含量等因素有关。

3. 通过食物链污染食品

如饲料污染农药而致肉、奶、蛋的污染；含农药的工业废水污染江河湖海进而污染水产品等。某些比较稳定的农药、与特殊组织器官有高度亲和力的农药、或可长期贮存于脂肪组织的农药（如有机氯、有机汞、有机锡等），通过食物链的作用可逐级浓缩，称之为生物富集作用。

4. 其他来源的污染

(1) 粮库内使用熏蒸剂等对粮食造成的污染。

(2) 禽畜饲养场所及禽畜身上施用农药对动物性食品的污染。

(3) 粮食贮存加工、运输销售过程中的污染，如混装、混放、容器及车船污染等。

（4）事故性污染，如将拌过农药的种子误当粮食吃；误将农药加入或掺入食品中；施用时用错品种或剂量而致农药高残留等。

三、常用农药对食品的污染及其毒性

1. 有机氯农药

有机氯农药主要有六六六和滴滴涕，曾因广谱、高效、价廉、急性毒性小而广泛使用。有机氯农药具有高度的化学、物理和生物学的稳定性，丰衰期长达数年，在自然界极难分解。由于有机氯农药的脂溶性强，在食品加工过程中经单纯的洗涤不能去除。有机氯农药容易在人体内蓄积，污染食品只存在慢性毒性作用，主要表现在侵害肝、肾及神经系统，动物实验证实有致畸、致癌作用。在很多国家已相继被禁用，我国1983年停止生产，1984年停止使用这类农药。

2. 有机磷农药

有机磷农药是继有机氯农药以后被广泛使用的一类农药，目前生产使用的至少有60余种，使用的多为高效低毒低残留的品种如乐果、敌百虫、杀螟松、倍硫磷，还有毒性极低的马拉硫磷、双硫磷、氯硫磷、锌硫磷、碘硫磷、地亚农、灭蜈松等，但如甲拌磷、内吸磷等毒性较高的品种因为杀虫效果好也在个别地区使用，有机磷农药的化学性质不稳定，在自然界极易分解，污染食品后残留时间较短，所以，慢性毒性较为少见。对人体的危害以急性毒为主，主要是抑制血液和组织中胆碱酯酶的活性，引起乙酰胆碱在体内大量积聚而出现一系列神经中毒症状，如出汗、震颤、共济失调、精神错乱、语言失常等。

3. 有机汞农药

有机汞农药多为杀菌剂，在土壤中的半衰期为10～30年。常用的有机汞杀菌剂有西力生（氯化乙基汞）、赛力散（醋酸苯汞）、富民隆（磺胺汞）和谷仁乐生（磷酸乙基汞）。有机汞农药进入土壤后逐渐被分解为无机汞，可保留许多年，还能转化为甲基汞被植物再吸收。有机汞对人的毒性，不仅能引起急性中毒，而且可在人体内蓄积，引起慢性中毒。汞中毒主要侵犯神经系统和肝脏，急性汞中毒的主要症状为口内金属味、烦渴、恶心、呕吐、腹痛、腹泻等，慢性汞中毒以头痛、失眠、恶梦等神经系统的症状为主。在食品中的汞 90%以上是以甲基汞的形式存在。我国已于1971年规定有机汞农药不生产、不进口、不使用。

4. 氨基甲酸酯类农药

氨基甲酸酯类是一种高效、低毒、低残留的农药，有西维因、杀灭威、速灭威、叶蝉散等，除草齐如敌草隆、敌稗也属于这类农药。其毒性与有机磷类似，也是对胆碱酯活性有抑制作用，但与胆碱酯酶不发生化学反应，与胆碱酯酶形成的疏松复合体能迅速分解，而使胆碱酯酶恢复活性，因此中毒症状消失快，无迟发性神经毒性。

5. 除草剂

除草剂的使用很广泛，品种也逐渐增多，目前，使用较多的除草剂有2,4-滴（苯氧羧酸类）、除草醚（二苯醚类）、敌稗（酰胺类）、氟乐灵（二硝基苯胺类）、西玛津（均三氮苯类）。多数除草剂对人畜的急性毒性较低，但除草剂中的某些品种喂饲动物产生的甲状腺肿瘤和其他肿瘤，应引起卫生部门的警觉，杀草块可引起动物白内障，百草枯可引起人肺部的病理变化。除草剂主要通过植物吸收，并进行降解和蓄积，造成对食品的污染。

四、食品贮藏和加工过程对农药残留量的影响

1. 贮藏

谷物在仓储过程中农药残留量缓慢降低，但部分农药可逐渐渗入内部而致谷粒内部残留量增高。蔬菜水果在低温贮藏时农药残留量降低十分缓慢。如 0～1℃贮藏 3 个月，大多数农药残留量降低均不到 20%。贮藏温度对易挥发的农药残留量影响很大。如硫酸灭多威在-10℃很稳定，在 4～5℃时则很快挥发。易挥发的敌敌畏等在温度较高时其残留量降低更快。但水果表皮残留的农药在贮藏过程中亦有向果肉渗入的趋势。

2. 加工

常用的食品加工过程一般可不同程度降低农药残留量，但特殊情况下亦可使农药浓缩、重新分布或生成毒性更大的物质。

（1）洗涤：可除去农作物表面的大部分农药残留。其残留量减少程度与施药后的天数有关。高极性、高水溶性者容易除去。热水洗、碱水洗、洗涤剂洗、烫漂等能更有效地降低农药残留量。

（2）去壳、剥皮、碾磨、清理：通常能除去大部分农药残留。如柑橘果皮中甲基嘧啶磷为 0.5～5mg/kg 时，果肉中小于 0.3mg/kg；带皮的菠萝用三唑酮浸渍 11 天后，果肉中的残留仅为果皮中的 0.5%～1%。谷物经碾磨加工，去除谷皮后，大多数农药残留量可减少 70%～99%。内吸性的农药经此类处理后减少不显著，如马铃薯去皮后，其甲拌磷和乙拌磷只减少 50% 和 35%，而非内吸性的毒死蜱和马拉硫磷几乎可完全去除。蔬菜在清理（拣拆）后农药残留量亦可大幅度减少，但应注意剔除的外层叶片等用作饲料而引起动物性食品的农药残留问题。

（3）水果加工：对农药残留量的影响取决于加工工艺和农药的性质。带皮加工的果酱、干果、果脯等农药残留量较高，而果汁中的残留量一般较低，但果渣中含量较高，如苹果汁、果渣、干果渣中双苯三唑醇和氯菊酯的残留系数分别为 125 和 75。

（4）粉碎、混合、搅拌：由于组织和细胞破坏而释放出的酶和酸的作用可增加农药代谢和降解，但亦可产生较大毒性的代谢物。

（5）罐装：农药残留量的降低程度主要受农药热稳定性的影响。如对硫磷仅降低 13%～14%，而马拉硫磷几乎可完全破坏。

（6）油脂加工：高脂溶性农药可大量进入油脂，如桔油中对硫磷浓度为柑橘整体的 100～300 倍。植物油精炼工艺尤其是脱臭处理，能不同程度地减少农药残留量。如林丹、DDT、敌敌畏、马拉硫磷、毒死蜱等农药残留量均可减少 70%～100%。

（7）发酵酒：生产啤酒的原料大麦、啤酒花等常有草甘膦、杀螟硫磷等农药的残留，但生产过程中的过滤、稀释、澄清等工艺可除去大部分农药，故啤酒中农药残留量较少。葡萄酒生产中因无稀释工艺，其农药残留量较高，尤其是带皮发酵的红葡萄酒。

（8）烹调：与农药性质、时间、温度、失水量、密闭情况等有关。如白菌清在开放式烹调过程中，85%～98% 可挥发，而密闭烹调则 50% 水解进入汤中。蔬菜中农药残留量在烹调后可减少 15%～70%，煮饭、烘烤面包等亦可不同程度地减少农药残留量。

五、控制食品中农药残留量的措施

1. 加强对农药生产和经营的管理

许多国家有严格的农药管理和登记制度。如美国由联邦政府环保局负责登记和审批农药,日本是由农业部负责。我国国务院 1997 年发布的《农药管理条例》中规定由国务院农业行政主管部门负责全国的农药登记和农药监督管理工作,由国务院农业行政主管部门所属的农药检定机构负责全国的农药具体登记工作。申请农药登记需提供农药样品以及农药的产品化学、毒理学、药效、残留、环境影响、标签等方面的资料。申请资料分别由国务院农业、化学工业、卫生、环境保护部门和全国供销合作总社审查并签署意见后,由农药登记评审委员会综合评价,符合条件者由国务院农业行政主管部门发给农药登记证。《农药管理条例》中还规定我国实行农药生产许可制度,即生产已依法取得农药登记的农药还必须报国务院化学工业行政管理部门批准。未取得农药登记和农药生产许可证的农药不得生产、销售和使用。

我国已颁布《农药登记毒理学试验方法》(GB15670—1995)和《食品安全性毒理学评价程序》(GB15193—1994),对农药及食品中农药残留的毒性试验方法和结果评价作了具体的规定和说明。

2. 安全合理使用农药

我国已颁布《农药安全使用标准(GB4285—1989)》和《农药合理使用准则(GB4321.1~3—1987~1989)》,对主要作物和常用农药规定了最高用药量或最低稀释倍数,最多使用次数和安全间隔期(最后一次施药距收获期的天数),以保证食品中农药残留不致超过最大允许限量标准。同时也应注意对农民的宣传和指导,加强安全防护工作,防止农药污染环境和农药中毒事故。

3. 制定和严格执行食品中农药残留限量标准

我国至 1996 年已颁布了 33 个食品中农药残留限量国家标准(共计 79 种农药)和 24 个相应的农药残留分析方法标准(共计 52 种农药)。联合国粮农组织(FAO)定期出版的《Pesticide Residues in Food》上亦载有各类农药的 ADI 和食品法典委员会(CAC)制定的各类食品中的残留限量标准,以及残留量分析方法、实际残留量测定资料和毒理学资料等可供参考。在经常性食品卫生监督工作中应加强对农药残留量的检测,严格执行食品中农药残留限量标准。

4. 制定适合我国的农药政策

开发高效低毒低残留的新品种,及时淘汰或停用高毒、高残留、长期污染环境的品种,推广先进的施用技术和喷洒器具,大力提倡作物病虫害的综合防治,整治农药生产和使用对环境造成的污染等。

第四节 有毒金属对食品的污染及预防

一、有害金属污染食品的途径、毒作用的特点和控制措施

环境中有 80 余种金属元素可以通过食物和饮水摄入,以及呼吸道吸入和皮肤接触等途径进入人体,其中一些金属元素在较低摄入量的情况下对人体即可产生明显的毒性作用。如铅、

镉、汞等，常称之为有毒金属。另外许多金属元素，甚至包括某些必需元素，如铬、锰、锌、铜等，如摄入过量也可对人体产生较大的毒性作用或潜在危害。

1. **有害金属污染食品的途径**

食品中的有害金属主要来源于：

（1）某些地区特殊自然环境中的高本底含量：生物体内的元素含量与其所生存的大气、土壤和水环境中这些元素的含量成明显正相关关系。由于不同地区环境中元素分布的不均一性，可造成某些地区某种和某些金属元素的本底值相对高于或明显高于其他地区，而使这些地区生产的食用动植物中有害金属元素含量较高。

（2）由于人为的环境污染而造成有毒有害金属元素对食品的污染：随着工农业生产的发展，使用的化学物，包括含有毒有害金属元素的物质日益增多，对环境造成的污染亦日趋严重，对食品可造成直接或间接的污染。

（3）食品加工、储存、运输和销售过程中使用或接触的机械、管道、容器、以及添加剂中含有的有毒有害金属元素导致食品的污染。

2. **食品中有害金属污染的毒作用特点**

摄入被有害金属元素污染的食品对人体可产生多方面的危害，其危害通常有以下共同特点：

（1）强蓄积性：进入人体后排出缓慢，生物半衰期多较长。

（2）可通过食物链的生物富集作用而在生物体及人体内达到很高的浓度：如鱼虾等水产品中汞和镉等金属毒物的含量可能高达其生存环境浓度的数百甚至数千倍。

（3）有毒有害金属污染食品对人体造成的危害常以慢性中毒和远期效应（如致癌致畸、致突变作用）为主：由于食品中有毒有害金属的污染量通常较微少，且由于食品食用的经常性和食用人群的广泛性，常导致不易及时发现的大范围人群慢性中毒和对健康的远期或潜在危害，但亦可由于意外事故污染或故意投毒等引起急性中毒。

3. **影响金属毒物毒作用强度的因素** 主要有以下几方面：

（1）金属元素的存在形式：以有机形式存在的金属及水溶性较大的金属盐类，因其消化道吸收较多，通常毒性较大。如氯化汞的消化道吸收率仅为2%左右，而甲基汞的吸收率可达90%以上（但也有例外，如有机砷的毒性低于无机砷）。氯化镉和硝酸镉因其水溶性大于硫化镉和碳酸镉，故毒性较大。

（2）机体的健康和营养状况以及食物中某些营养素的含量和平衡情况：尤其是蛋白质和某些维生素的营养水平对金属毒物的吸收和毒性有较大影响。

（3）金属元素间或金属与非金属元素间的相互作用：如 Fe 可拮抗 Pb 的毒作用，其原因是 Fe 与 Pb 竞争肠粘膜载体蛋白和其他相关的吸收及转运载体，从而减少 Pb 的吸收；Zn 可拮抗 Cd 的毒作用，因 Zn 可与 Cd 竞争含锌金属酶类；Se 可拮抗 Hg、Ph、Cd 等重金属的毒作用，因 Se 能与这些金属形成硒蛋白络合物，使其毒性降低，并易于排除。

另一方面，某些有毒有害金属元素间也可产生协同作用。如 As 和 Cd 的协同作用可造成对巯基酶的严重抑制而增加其毒性，Hg 和 Pb 可共同作用于神经系统，从而加重其毒性作用。

4. 预防金属毒物污染食品及其对人体危害的一般措施

（1）消除污染源：是降低有毒有害金属元素对食品污染的主要措施。如控制工业三废排放，加强污水处理和水质检验；禁用含 Hg、As、Pb 的农药和劣质食品添加剂；金属和陶瓷管道、容器表面应做必要的处理；发展并推广使用无毒或低毒食品包装材料等。

（2）制定各类食品中有毒有害金属的最高允许限量标准，并加强经常性的监督检测工作。

（3）妥善保管有毒有害金属及其化合物：防止误食误用以及意外或人为污染食品。

（4）对已污染食品的处理：应根据污染物种类、来源、毒性大小、污染方式、程度和范围、受污染食品的种类和数量等不同情况作不同的处理。处理原则是在确保食用人群安全性的基础上尽可能减少损失。可用的处理方法如剔除污染部分；使用特殊理化或食品加工方法破坏或去除污染物；限制性暂时食用；稀释；改作它用；销毁等。

二、几种主要有害金属对食品的污染及毒性

1. 汞（Hg）

（1）食品中汞污染的来源：汞及其化合物广泛应用于工农业生产和医药卫生行业，可通过废水、废气、废渣等污染环境。除职业接触外，进入人体的汞主要来源于受污染的食物，其中又以鱼贝类食品的甲基汞污染对人体的危害最大。

含汞的废水排入江河湖海后，其中所含的金属汞或无机汞可以在水体（尤其是底层污泥）中某些微生物的作用下转变为毒性更大的有机汞（主要是甲基汞），并可由于食物链的生物富集作用而在鱼体内达到很高的含量。我国有些地方的测定结果表明，当江水含汞为 0.0002～0.0004mg/L 时，江中鱼体含汞量为 0.89～1.65mg/kg，其浓缩倍数亦高达数千倍。故由于水体的汞污染而导致其中生活的鱼贝类含有大量的甲基汞，是影响水产品安全性的主要因素之一。

除水产品外，汞也可通过含汞农药的使用和废水灌溉农田等途径污染农作物和饲料，造成谷类、蔬菜水果和动物性食品的汞污染。

（2）食品汞污染对人体的危害：食品中的金属汞几乎不被吸收，无机汞的吸收率也很低，90%以上的无机汞随粪便排出，而有机汞的消化道吸收率很高，如甲基汞90%以上可被人体吸收。吸收的汞迅速分布到全身组织和器官，以肝、肾、脑等器官含量最多。甲基汞的亲脂性和与巯基的亲和力很强，可通过血脑屏障、胎盘屏障和血睾屏障在脑内蓄积，导致脑和神经系统损伤，并可致胎儿和新生儿的汞中毒。

汞是强蓄积性毒物，在人体内的生物半减期平均为70天左右，在脑内的储留时间更长，其半减期为180～250天。体内的汞可通过尿、粪和毛发排出，故毛发中的汞含量可反映体内汞储留的情况。

长期摄入被甲基汞污染的食品可致甲基汞中毒。甲基汞中毒的主要表现是神经系统损害的症状。如运动失调、语言障碍、视野缩小、听力障碍、感觉障碍及精神症状等，严重者可致瘫痪、肢体变形、吞咽困难甚至死亡。有报告表明，人体内甲基汞蓄积量达25mg时可出现感觉障碍，55mg时可出现运动失调，90mg时可出现语言障碍，170mg时可出现听觉障碍，200mg时可致死亡。血汞在200μg/L以上发汞在50μg/g以上，尿汞在2μg/L以上，即表明有汞中毒的可能。血汞>1mg/L，发汞>100μg/g可出现明显的中毒症状。

（3）食品中汞的允许限量：FAO/WHO 提出的暂定每周可耐受摄入量（PTWI）为 0.3mg

（其中甲基汞＜0.2mg），相当于 0.005mg/kg 体重（甲基汞相当于 0.0033mg/kg 体重）。我国食品卫生标准（GB2762—94）规定食品中汞的容许限量为（≤mg/kg）：鱼和其他水产品 0.3（其中甲基汞 0.2），肉、蛋 0.05，粮食 0.02，蔬菜、水果、薯类、牛奶 0.01。

2. 镉（Cd）

（1）食品中镉污染的来源：镉在工业上的应用十分广泛，故由于工业三废尤其是含镉废水的排放对环境和食物的污染也较为严重。一般食品中均能检出镉，含量范围在 0.004～5mg/kg 之间。但镉也可通过食物链的富集作用而在某些食品中达到很高的浓度。如日本镉污染区的稻米平均镉含量为 1.41mg/kg（非污染区为 0.08mg/kg）；污染区的贝类含镉量可高达 420mg/kg（非污染区为 0.05mg/kg）。我国报告镉污染区生产的稻米含镉量也可达 5.43mg/kg。一般而言，海产食品、动物性食品（尤其是肾脏）含镉量高于植物性食品，而植物性食品中以谷类和洋葱、豆类、萝卜等蔬菜含镉较多。

许多食品包装材料和容器也含有镉。因镉盐有鲜艳的颜色且耐高热，故常用作玻璃、陶瓷类容器的上色颜料，并用作金属合金和镀层的成分，以及塑料稳定剂等，因此使用这类食品容器和包装材料也可对食品造成镉污染。尤其是用来存放酸性食品时，可致使其中的镉大量溶出，严重污染食品，导致镉中毒。

（2）食品镉污染对人体的危害：镉进入人体的主要途径是通过食物摄入。据估计每人每日摄入镉一般在 10～80μg 范围内，但镉污染区人群的镉摄入量可达数百 μg。镉的消化道吸收率约为 5%～10%，食物中镉的存在形式以及膳食中蛋白质、维生素 D 和钙、锌等元素的含量等因素均可影响镉的吸收。进入人体的镉大部分与低分子硫蛋白结合，形成金属硫蛋白，主要蓄积于肾脏（约占全身蓄积量的 1/2），其次是肝脏（约占全身蓄积量的 1/6）。体内的镉可通过粪、尿和毛发等途径排出，半衰期约为 15～30 年。正常人血镉＜50μg/L，尿镉＜3μg/L，发铜＜3μg/g。如血镉＞250μg/L 或尿铜＞15μg/L，则表示有过量镉接触和镉中毒的可能。

镉对体内的巯基酶有较强的抑制作用。镉中毒主要损害肾脏、骨骼和消化系统，尤其是损害肾近曲小管上皮细胞，使其重吸收功能障碍，临床上出现蛋白尿、氨基酸尿、糖尿和高钙尿，导致体内出现负钙平衡，并由于骨钙析出而发生骨质疏松和病理性骨折。日本神通川流域镉污染区的公害病"痛痛病"（骨痛病）就是由于环境镉污染通过食物链而引起的人体慢性镉中毒。除急、慢性中毒外，国内外也有不少研究表明，镉及含镉化合物对动物和人体有一定的致畸、致癌和致突变作用。

（3）食品中镉的允许限量：FAO/WHO 提出的 PTWI 为 6.7～8.3μg/kg 体重，我国暂订允许摄入量为每人每天 150μg。我国食品卫生标准（GB15201—94）规定食品中镉容许限量为（≤mg/kg）：大米 0.2，面粉 0.1，杂粮和蔬菜 0.05，肉、鱼 0.1，蛋 0.05，水果 0.03。

3. 铅（Pb）

（1）食品中铅污染的来源：铅及其化合物广泛存在于自然界。植物可通过根部吸收土壤中的铅，动物性食品一般含铅较少。食品的铅污染主要来源于：

① 食品容器和包装材料：以铅合金、马口铁、陶瓷及搪瓷等材料制成的食品容器和食具等常含有较多的铅。在一定的条件下（如盛放酸性食品时），其中的铅可溶出而污染食品。如我国部分地区的调查结果表明，搪瓷食具的铅平均溶出量为 0.095mg/L，釉下彩陶瓷食具的铅平均溶出量为 0.21mg/L，釉上彩为 12.31mg/L，粉彩食具的铅溶出量更高。马口铁和焊锡中的

铅可造成罐头食品的铅污染。用铁桶或锡壶装酒,也可因其中的铅大量溶出于酒中,使饮酒者发生铅中毒。印制食品包装的油墨和颜料等常含有铅,亦可污染食品。此外,食品加工机械、管道和聚氯乙烯塑料中的含铅稳定剂等均可导致食品铅污染。

② 工业三废和汽油燃烧:生产和使用铅及含铅化合物的工厂排放的废气、废水、废渣可造成环境铅污染,进而造成食品的铅污染。环境中的某些微生物可将无机铅转变为毒性更大的有机铅。汽油中常加入有机铅作为防爆剂,故汽车等交通工具排放的废气中含有大量的铅,可造成公路干线附近农作物的严重铅污染。

③ 含铅农药(如砷酸铅等)的使用:可造成农作物的铅污染。

④ 含铅的食品添加剂或加工助剂:如加工皮蛋时加入的黄丹粉(氧化铅)和某些劣质食品添加剂等也会造成食品的铅污染。

(2) 食品中铅污染对人体的危害:非职业性接触人群体内的铅主要来自于食物。进入消化道的铅约有 5%～10% 被吸收,其吸收部位主要是十二指肠,吸收率受膳食中蛋白质、钙和植酸等因素的影响。吸收入血液的铅大部分(90%以上)与红细胞结合,随后逐渐以磷酸铅盐形式沉积于骨中。在肝、肾、脑等组织也有一定的分布并产生毒性作用。体内的铅主要经尿和粪排出,但其生物半衰期较长,故可长期在体内蓄积。尿铅、血铅和发铅是反映体内铅负荷的常用指标。血铅的正常值上限我国定为 2.4umol/L,尿铅的正常值上限定为 0.39umol/L(0.08mg/L)。

铅对生物体内许多器官组织都具有不同程度的损害作用,尤其是对造血系统、神经系统和肾脏的损害尤为明显。食品铅污染所致的中毒主要是慢性损害作用,临床上表现为贫血、神经衰弱、神经炎和消化系统症状,如面色苍白、头昏、头痛、乏力、食欲不振、失眠、烦躁、肌肉关节疼痛、肌无力、口有金属味、腹痛、腹泻或便秘等,严重者可致铅中毒性脑病。儿童对铅较成人更敏感,过量铅摄入可影响其生长发育,导致智力低下。

(3) 食品中铅的允许限量:FAO/WHO1993 年提出铅的 PTWI 为 25μg/kg 体重。我国食品卫生标准(GB14935—1994)规定食品中铅容许限量为(≤mg/kg):粮食、薯类为 0.4,豆类为 0.8,蔬菜、水果为 0.2,肉类、鱼虾类为 0.5,蛋类为 0.2,鲜奶为 0.05。

4. 砷(As)

(1) 食品中砷污染的来源

砷是一种非金属元素,但由于其许多理化性质类似于金属,故常将其归为"类金属"之列。砷及其化合物广泛存在于自然界,并大量用于工农业生产中,故食品中通常含有微量的砷。食品中的砷污染主要来源于:

① 含砷农药的使用:无机砷农药如砷酸铅、砷酸钙、亚砷酸钠等由于毒性大,已很少使用。有机砷类杀菌剂甲基砷酸锌(稻脚青)、甲基砷酸钙、甲基砷酸铁胺(田安)和二甲基二硫代氨基甲酸砷(福美胂)等用于水稻纹枯病有较好的效果,但如果使用过量或使用时间距收获期太近,可致农作物中砷含量明显增加。如水稻孕穗期施用有机砷农药后收获的稻米中砷残留量可达 3～10mg/kg,而正常稻谷含砷不超过 1mg/kg。

② 工业三废的污染:尤其是含砷废水对江河湖海的污染以及灌溉农田后对土壤的污染,均可造成对水生生物和农作物的砷污染。水生生物尤其是甲壳类和某些鱼类对砷有很强的浓集能力,其体内的砷含量可高出生活水体数千倍,但其中大部分是毒性较低的有机砷。

③ 食品加工过程中原料、添加剂及容器、包装材料等的污染:由于食品加工过程中使用的原料、化学物和添加剂的砷污染和误用等原因可造成加工食品的砷污染。

（2）食品中砷污染对人体的危害

食品中砷的毒性与其存在的形式和价态有关。元素砷几乎无毒，砷的硫化物毒性也很低，而砷的氧化物和盐类毒性较大。As^{3+} 的毒性大于 As^{5+}，无机砷的毒性大于有机砷。食物和饮水中的砷经消化道吸收入血后主要与 Hb 中的珠蛋白结合，24 小时内即可分布于全身组织，以肝、肾、脾、肺、皮肤、毛发、指甲和骨骼等器官和组织中蓄积量较多。砷的生物半衰期约为 80～90 天，主要经粪和尿排出。砷与头发和指甲中角蛋白的巯基有很强的结合力而可被固定，这也是其排泄途径之一。故测定发砷和指甲砷可反映体内砷水平，正常人的血砷含量约为 60～70μg/L，尿砷<0.5mg/L，发砷<5μg/g。

As^{3+} 与巯基有较强的亲和力，尤其对含双巯基结构的酶，如胃蛋白酶、胰蛋白酶、丙酮酸氧化酶、α-酮戊二酸氧化酶、ATP 酶等有很强的抑制能力，可导致体内物质代谢的异常或障碍。同时砷也是一种毛细血管毒物，可致使毛细血管通透性增高，引起多器官的广泛病变。

急性砷中毒主要是胃肠炎症状，严重者可致使中枢神经系统麻痹而死亡，并可出现七窍出血等现象。慢性中毒主要表现为神经衰弱症候群，皮肤色素异常（白斑或黑皮症），皮肤过度角化和末梢神经炎症状。日本已将慢性砷中毒列为第 4 号公害病。

无机砷化合物的三致作用也有不少研究报告。已证实多种砷化物具有致突变性，可导致体内外的基因突变、染色体畸变并抑制 DNA 损伤的修复。砷酸钠可透过胎盘屏障，对小鼠和地鼠有一定致畸性。流行病学调查也表明，无机砷化合物与人类皮肤癌和肺癌的发生有关。

（3）食品中砷的允许限量

WHO 暂定砷的 ADI 为 0.05mg/kg 体重，无机砷的 PTWI 为 0.015mg/kg 体重。我国食品卫生标准（GB4810—94）规定食品中砷容许限量为（≤mg/kg）：粮食为 0.7，蔬菜、水果、肉类、淡水鱼、蛋类、酒类为 0.5，鲜奶为 0.2。

第五节 N-亚硝基化合物污染及其预防

N-亚硝基化合物（n-nitroso compounds）是对动物有较强致癌作用的一类化学物质。人们已经研究了 300 多种亚硝基化合物，其中 90%具有致癌性。

N-亚硝基化合物的前体物硝酸盐、亚硝酸盐和胺类，广泛地存在于人类的生活环境之中，它们可以经过化学或者生物学的途径合成多种多样的 N-亚硝基化合物。人类接触 N-亚硝基化合物及其前体物，可能是引起某些肿瘤发生的重要环境因素之一，肿瘤流行病学和环境病因学的研究正在揭示这两者之间的相互关系。

一、N-亚硝基化合物的分类、结构特点及理化性质

根据其分子结构不同，N-亚硝基化合物可分成 N-亚硝胺和 N-亚硝酰胺两大类。

1. N-亚硝胺（n-nitrosamine）

亚硝胺是研究最多的一类 N-亚硝基化合物，其基本结构为：

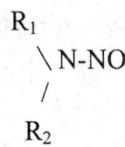

R_1、R_2 可以是烷基或环烷基,也可以是芳香基或杂环化合物。当 R_1、R_2 不同时,称为非对称性亚硝胺。

低分子量的亚硝胺(如二甲基亚硝胺)在常温下为黄色油状液体,高分子量的亚硝胺多为固体;二甲基亚硝胺可溶于水及有机溶剂,其他亚硝胺则不能溶于水,只能溶于有机溶剂。在通常条件下,N-亚硝胺不易水解,在中性和碱性环境中较稳定,但在特定条件下也发生反应。

(1) 水解:盐酸有较强的去亚硝基作用。如二甲基亚硝胺在盐酸溶液中加热 70~110℃,即可分解。另外,Br_2、H_2SO_4 加 $KMnO_4$、HBr 加冰醋酸都可作为去亚硝基化剂。

(2) 形成氢键和加成反应:亚硝基上的 O 原子和与烷基相连的 N 原子能和甲酸、乙酸、三氯乙酸等形成氢链。有些亚硝胺还能同 BF_3、PCl_5、$ZnBr_2$ 等发生加成反应。

(3) 转亚硝基:二甲基亚硝胺和 N-甲基苯胺之间可进行转亚硝基反应。脂肪族胺之间的转亚硝基要在强酸条件下进行。

(4) 还原:亚硝胺的还原是在 pH1~5 的条件下发生的 4 电子还原,在碱性条件下则是 2 电子还原,产生二级胺和一氧化二氮。

(5) 氧化:亚硝胺可以被许多氧化剂氧化成硝胺。

(6) 光化学反应:亚硝胺在紫外光照射下 NO 基可以裂解。紫外光解反应在酸性水溶液或有机溶媒中都能进行。

2. N-亚硝酰胺 (n-nitrosamide)

其基本结构为:

$$\begin{array}{c} R \\ \backslash \\ N\!-\!\!-\!NO \\ / \\ R_1C \\ \|\!\| \\ O \end{array}$$

R 为烷基,R_1CO 为酰基。亚硝酰胺的化学性质活泼,在酸性条件下或碱性溶液中均不稳定。

在酸性条件下,分解为相应的酰胺和亚硝酸,在弱酸条件下主要经重氮甲酸酯重排,放出 N_2 和羟酸酯。在弱碱性条件下亚硝酰胺快速分解为重氮烷。

二、N-亚硝基化合物的前体物

1. 环境中的硝酸盐和亚硝酸盐

硝酸盐和亚硝酸盐广泛存在于人类环境中,是自然界中最普遍的含氮化合物。蔬菜在生长中要合成必要的植物蛋白,就要吸收硝酸盐营养成分。有机肥料和无机肥料中的氮,由于土壤中的硝酸盐生成菌的作用,而转化为硝酸盐。蔬菜植物体内吸收的硝酸盐,由于植物酶的作用,在植物体内还原成氨,并与光合作用合成的有机酸生成氨基酸、核酸而构成植物体。当光合作用不充分时,植物体内将积蓄多余的硝酸盐。中国农业科学院蔬菜研究所分析了 34 种不同蔬菜,发现新鲜的蔬菜中硝酸盐含量差异很大,其顺序为:根菜类(1634mg/kg)>薯芋类(1503mg/kg)>绿叶菜类(1426mg/kg)>白菜类(1296mg/kg)>葱蒜类(597mg/kg)>豆类（373mg/kg）＞瓜类（311mg/kg）＞茄果类（155mg/kg）＞食用菌（38mg/kg）。在 34 种蔬菜中，亚硝酸盐的含量多数低于 1mg/kg。不同种类的蔬菜有一定的差异，其含量与栽培条件例如施肥和光照等有关。蔬菜中硝酸盐、亚硝酸盐的含量，还与其保存和处理过程有关。表 9-5 和表 9-6 分别列出某些蔬菜或食物中的硝酸盐和亚硝酸盐平均含量。另外，在蔬菜的腌制过程中，亚硝酸盐的含量也增高，例如，腌制过的青菜所含亚硝酸盐可高达 78.0mg/kg。

表 9-5　一些蔬菜中硝酸盐的平均含量（mg/kg）

蔬菜	含量	蔬菜	含量
菠　菜	2464	生　菜	2164
莴　苣	1954	元白菜	196
油　菜	3466	小白菜	743
芹　菜	3912	紫菜头	784
白　菜	1530	茄　子	275
黄　瓜	125	扁　豆	157
苦　瓜	91	豌　豆	99
南　瓜	330	蛇　豆	99
冬　瓜	288	柿子椒	93
丝　瓜	118	小辣椒	110
西葫芦	137	西红柿	88
藕	126	茭　白	103

表 9-6　蔬菜等食物中亚硝酸盐的平均含量（mg/kg）

蔬菜等食物	含量	蔬菜等食物	含量
柿子椒	0.06	木耳菜	0.14
苦　瓜	0.09	紫菜头	0.22
丝　瓜	0.16	蛇　豆	0.06
芥菜叶	3.9	卤黄瓜	9.0
白菜叶	0.05	腌菜汁	96.0
酸白菜	7.3	酸米汤	22.4
小麦粉	3.8	谷　子	2.0
全麦粉	10.0	黄豆粉	10.0
红　薯	0.13	苹果汁	0.7

2. 鱼、肉等食物中的硝酸盐和亚硝酸盐

用硝酸盐腌制鱼和肉是一种古老的方法，其效能是由细菌将硝酸盐还原为亚硝酸，亚硝酸能抑制一些腐败菌的生长，从而达到防腐的目的。

20 世纪 50 年代，人们发现只用很少量的亚硝酸盐处理食品，就能达到多量硝酸盐的效果，于是亚硝酸盐逐步取代硝酸盐作为防腐剂和着色剂。我国暂定肉制品中亚硝酸盐残留量不得超过 30mg/kg，肉罐头中的亚硝酸盐残留量不得超过 50mg/kg。

3. 环境中的胺类

含氮的有机胺类化合物，是 N-亚硝基化合物的前体物，它们广泛地存在于人类环境之中，特别是食物中。另外，胺类也是药物、化学农药和一些化工产品的原材料。

有人分析了一些蔬菜中的胺类，发现红萝卜中二级胺的含量很高。另外，在鱼组织中，二甲胺的含量多在 100mg/kg 以上。鱼和肉产品中二级胺的含量随其新鲜程度、加工过程和贮藏而变化，无论是晒干、烟熏或是装罐等均可导致二级胺的含量增加。

玉米、谷子、小麦、黄豆、红薯干及面包中，二级胺的含量水平为 2～5mg/kg。

由此可见，胺类广泛地存在于动物性和植物性食品中。因为蛋白质、氨基酸、磷脂等胺类的前身物，是各种天然食品的成分。另外，大量的二级胺用于药物和工业原料，有人统计，有机化学药物手册列出的二级胺多达 300 种。

三、食品中的亚硝胺及亚硝胺在体内的合成

1. 鱼、肉制品中的亚硝胺

鱼和肉类食物中，含有少量的胺类和丰富的脂肪和蛋白质，对鱼和肉的腌制和烘烤加工处理，尤其是油煎烹调时，能分解出一些胺类化合物。腐烂变质的鱼和肉类，也分解出胺类，其中包括二甲胺、三甲胺、脯氨酸、腐胺、脂肪族聚胺、精眯、精胺、吡咯烷、氨基乙酰-L-甘氨酸和胶原蛋白等，这些化合物与亚硝基化试剂作用生成亚硝胺。鱼、肉制品中的亚硝胺主要是吡咯烷亚硝胺和二甲基亚硝胺。

2. 乳制品中的亚硝胺

一些乳制品，如干奶酪、奶粉、奶酒等，存在微量的挥发性亚硝胺，其亚硝胺含量在 0.5～5.2μg/kg 范围内。

3. 蔬菜水果中的二甲基亚硝胺

一些蔬菜和瓜果中含有胺类、硝酸盐和亚硝酸盐，因此在对蔬菜等进行加工处理时，长期的贮藏，蔬菜和瓜果中的胺类和亚硝酸盐等反应，生成微量的亚硝胺，其含量在 0.013～6.0μg/kg 范围内。

4. 啤酒中的亚硝胺

在世界各国的啤酒中，几乎都已检测出微量的二甲基亚硝胺。在啤酒酿造的过程中，大麦芽在窑内直接用火加热干燥时，产生二甲基亚硝胺。生成二甲基亚硝胺的前体物有二甲胺、三甲胺及生物碱三级胺盐，如大麦芽碱和仲胺等。而亚硝化试剂则是窑内加热时，空气中的氮被氧化而生成的氮氧化物（NO_x）。在一定的 pH 和温度的条件下，大麦芽碱和仲胺被亚硝化生成二甲基亚硝胺。表 9-7 是一些国家的啤酒中二甲基亚硝胺的含量水平。

表 9-7 一些国家的啤酒中二甲基亚硝胺的含量（μg/kg）

国家	二甲基亚硝胺（NDMA）	国家	二甲基亚硝胺（NDMA）
美　国	5.0	加拿大	1.5
英　国	0.5	瑞　士	1.0
日　本	5.0	荷　兰	0.5
联邦德国	0.5	比利时	0.5

5. 亚硝胺的体内合成

除了上述几种主要食品的介绍外，还应重视亚硝胺在人体内的合成。人体可以合成亚硝胺，其适宜 pH 为<3，正常人胃液 pH 一般为 1~4。因此，胃可能是合成亚硝胺的主要场所。胃酸缺乏的人，胃液 pH 较高，当 pH>5 时，含有硝酸盐还原酶的细菌有高度代谢活性，有利于将硝酸盐还原为亚硝酸盐，因此易于使亚硝胺在胃内合成。此外，在唾液中或膀胱内，尤其是尿路感染存在细菌的条件下也可以合成一定量的亚硝胺。

四、N-亚硝基化合物的遗传毒性

1. 致癌作用

目前缺少 N-亚硝基化合物对人类直接致癌的资料，但对动物的致癌性是毫无疑义的。N-亚硝基化合物致癌可通过呼吸道吸入，消化道摄入，皮下肌肉注射，甚至皮肤接触都可诱发肿瘤。反复多次投药，或一次大剂量投药都能诱发肿瘤，且都有剂量效应关系。在致癌作用方面，亚硝胺不是终末致癌物，它需在体内代谢活化；而亚硝酰胺是终末致癌物，无需体内活化就有致癌作用。至今尚未发现有一种动物对 N-亚硝基化合物的致癌作用有抵抗力。尽管目前对 N-亚硝基化合物是否对人类有致癌性尚无定论，但对某些地区与国家的流行病学资料的分析，表明人类某些癌症可能与之有关。智利人胃癌高发可能与大量使用硝酸盐肥料，从而造成土壤中硝酸盐与亚硝酸盐过高有关。日本人爱吃咸鱼和咸菜也导致胃癌高发，前者胺类特别是仲胺与叔胺较高，后者亚硝酸盐与硝酸盐含量也较多，有利于亚硝胺的合成。我国林县的食管癌高发，也被认为与当地食品中亚硝胺检出率高（23.3%，另一低发区仅 1.2%）有关。

值得注意的是 N-亚硝基化合物可通过胎盘致癌。动物在胚胎期对亚硝酰胺的致癌作用敏感性明显高于出生后或成年。动物在妊娠期间接触 N-亚硝基化合物，不仅累及母代和第二代（F1）、甚至影响第三代（F2）和第四代（F3）。这种远期效果的作用机制尚不清楚，但也提示人类的某些肿瘤可能是胚胎期或生命早期接触致癌物的结果。

亚硝胺和亚硝酰胺的致癌机制并不完全相同。亚硝胺是较稳定的化合物，对器官和组织的细胞并没有直接的致突变作用。但是，在亚硝胺化合物中，与氨氮相连的，碳原子上的氢受到肝微粒体 P450 的作用，其 α-碳的氢被氧化而形成羟基，这个化合物不稳定，进一步分解和异构化，生成烷基偶氮羟基化物，此化合物是具有高度活性的致癌剂。因此，一些重要的亚硝胺，如二甲基亚硝胺和吡咯烷亚硝胺等，用于动物注射作诱癌实验，并不在注射部位引起肿瘤，而是经体内代谢活化引起肝脏等器官肿瘤。

2. 致畸作用

如果使用亚硝酰胺作用于仔鼠，会使仔鼠产生脑、眼、肋骨和脊柱的畸形，并存在剂量效应关系，而亚硝胺的致畸作用很弱。

3. 致突变作用

亚硝酰胺是一类直接致突变物，能引起细菌、真菌、果蝇和哺乳类动物细胞发生突变，有人采用 Ames 法测定了 34 种亚硝酰胺，发现多数具有直接致突变性。亚硝胺需经哺乳动物的混合功能氧化酶系统代谢活化后才有致突变性。脂肪族亚硝胺中有的既有致癌性也显示致突变作用，但有的有致癌作用，却不显示致突变作用，致突变作用的强弱与致癌性强弱无相关性。

4. N-亚硝基化合物与人类健康的关系

食物中的挥发性亚硝胺是人类暴露于亚硝胺的一个重要方面。无论是啤酒、奶酪都能检出亚硝胺。另外，人类接触亚硝胺的途径还有化妆品、香烟烟雾、药物、化学农药以及餐具清洗液和表面清洁剂等。

N-亚硝基化合物能诱发多种动物的各种器官和组织的肿瘤。从许多资料中可以得出结论：人类很难抵抗 N-亚硝基化合物的致癌性作用，有些病例也直接证明 N-亚硝基化合物对人体健康的危险性。

胃癌是常见的恶性肿瘤之一，胃癌的病因，就可能与环境中硝酸盐和亚硝酸盐的含量水平有关，特别是与饮水中的硝酸盐含量有关。

在大多数发达国家或地区，食管癌的发病率很低，但是在一些发展中国家，有些地区的食管癌发病率偏高，而且有明显的地区性。根据食管癌的病因学研究，食管癌的发病率与环境因素有关。我国河南林县是食管癌的高发区。通过调查该县的 495 口饮水井，发现绝大多数井水中均含有硝酸盐和亚硝酸盐，尤其以夏季为最高。

引起肝癌的环境因素，除黄曲霉毒素以外，土壤氮素、亚硝胺也许是重要的环境因素。肝癌高发区的副食，尤以臆菜为多，对肝癌高发区的臆菜中的亚硝胺测定显示，亚硝胺的检出率高达 60%。

N-亚硝基化合物对胃癌、食管癌、肝癌、结直肠癌、膀胱癌等的发病都可能起作用。

五、预防亚硝基化合物危害的措施

从发现维生素 C 能抑制亚硝胺以来，科学家进行了大量的亚硝基化的阻断因素研究，现已发现维生素 C、维生素 E、酚类等会抑制亚硝基化过程。有的天然果汁中还含有超过其维生素 C 含量当量的抑制亚硝基化的未知成分。有的物质如乙醇、甲醇、正丙醇、异丙醇、蔗糖等高浓度时，在 pH 为 3 的条件下能抑制亚硝基化，原因在于 pH3 时能使亚硝酸变成无活性的亚硝酸酯。这些物质在 pH 为 5 时反而能促进 N-亚硝基过程。防止亚硝基化合物危害的措施主要有：

1. 防止食物霉变以及其他微生物污染

这对降解食物中的亚硝基化合物含量至为重要，首先某些细菌可还原硝酸盐为亚硝酸盐，其次某些微生物尚可分解蛋白质，转化为胺类化合物，并且还有酶促亚硝基化作用。为此，在食品加工时，应保证食品新鲜，防止微生物污染。

2. 控制食品加工中硝酸盐及亚硝酸盐的使用量

这可以减少亚硝基化前体的量，在加工工艺可行的情况下，尽量使用亚硝酸盐及硝酸盐的替代品。

3. 施用铝肥

农业用肥与用水被认为与蔬菜中亚硝酸盐和硝酸盐含量有关，使用铂肥有利于降低硝酸盐含量。例如给白萝卜和大白菜施肥后，亚硝酸盐的含量平均下降 26.5%。

4. 许多食物成分对防止亚硝基化合物危害有作用

我国学者发现大蒜和大蒜素可抑制胃内硝酸盐还原菌，使胃内的亚硝酸盐含量明显降低。

茶叶对亚硝胺的生成也有阻断作用。此外猕猴桃、沙棘果汁对亚硝胺也有阻断作用，前者还有抑制 NDMA 的致突变作用。

5. 提高维生素 C 摄入量

如前所述已有实验根据说明维生素 C 有阻断亚硝基化的作用，此外很多流行病学调查也证明食管癌高发区，维生素 C 的摄入量都很低，因而提高维生素 C 的摄取量也有相当重要意义。

6. 制定标准

目前我国已制订出海产品和肉制品中 N-二甲基亚硝胺、N-二乙基亚硝胺的限量卫生标准（GB9677—1998）。其中规定，海产品中的 N-二甲基亚硝胺≤4ug/kg，N-二乙基亚硝胺≤3μg/kg。肉制品中的 N-二甲基亚硝胺≤7μg/kg，N-二乙基亚硝胺≤5μg/kg。

第六节 多环芳烃类和杂环胺类化合物污染及其预防

多环芳族化合物（Polycyclic Aromatic Compounds）是食品化学污染物质中一类具有诱癌作用的化合物，它包括多环芳烃（Polycyclic Aromatic Hydrocarbons，PAH）与杂环胺（heterocyclic amimes）等。多环芳烃族化合物目前已鉴定出数百种，其中苯并（a）芘研究得最早，资料较多。

一、苯并（a）芘〔benzo（a）pyrene，B（a）P〕

1. 结构及理化性质

苯并（a）芘是由 5 个苯环构成的多环芳烃，分子式为 $C_{20}H_{12}$，分子量为 252。在常温下为针状结晶，呈浅黄色，可为单斜晶或斜方晶，性质稳定，沸点为 310~312℃，熔点为 178℃，在水中溶解度仅为 0.5~6μg/L，稍溶于甲醇和乙醇，易溶于苯、甲苯、二甲苯及环乙烷等有机溶剂中，阳光及荧光皆可使之发生光氧化作用，臭氧也可使之氧化。与 NO 或 NO_2 作用则发生硝基化，在苯溶液中呈蓝色或紫色荧光。

2. 致癌性与致突变性

苯并（a）芘对各种动物的致癌性资料很多，并认为其致癌性是肯定的。如经口给予小鼠一次性喂食 0.2mg 苯并芘即可诱发出前胃肿瘤，并有剂量反应关系，如饲料中含有 250mg/kg 苯并（a）芘可诱发前胃肿瘤，喂饲时间长还可诱发肺肿瘤及白血病，也有剂量反应关系。给 9 只大鼠一次经口喂食 100mg 苯并（a）芘，9 只动物中有 8 只发生乳腺瘤。此外，B（a）P 还可致大鼠、地鼠、豚鼠、兔、鸭及猴等动物肿瘤，并可经胎盘使子代发生肿瘤或胚胎死亡，仔鼠免疫功能下降。

苯并（a）芘是许多短期致突变实验的阳性物，它是间接致突变物，在 Ames 试验及其他细菌突变、细菌 DNA 修复、噬菌体诱发果蝇突变、DNA 修复、姊妹染色单体交换、染色体畸变、哺乳类细胞培养点突变及哺乳类动物精子畸变等实验中皆呈阳性反应。人体组织培养中也发现有组织毒性作用，造成上皮分化不良、细胞破坏、柱状上皮细胞变形等。

流行病学调查表明，食品中 B（a）P 含量与癌症发病率有关。匈牙利西部一地区胃癌明显高发，调查认为与此地区居民经常吃家庭自制含 B（a）P 较高的熏肉有关。拉脱维亚一个沿海地区胃癌明显高发，据认为其原因是吃熏鱼较多所致。冰岛是胃癌高发国家，可能与食用熏制品有关，其中含有较多的B（a）P。冰岛农民胃癌死亡率最高，农民吃自己熏制的食品最多，其中含多环芳烃或B（a）P高于市售制品，如果用该地的熏羊肉喂大鼠，会诱发出恶性肿瘤。

3. 体内代谢

通过食物或水进入机体的B（a）P在肠道被吸收，吸收入血后很快分布于全身。乳腺及脂肪组织中可蓄积B（a）P。动物试验发现经口摄入B（a）P可通过胎盘进入胎仔体内，引起毒性及致癌作用。B（a）P主要经过肝脏、胆道从粪便排出体外。

B（a）P在体内，通过动物混合功能氧化酶系中的芳烃羟化酶作用，代谢活化为多环芳烃环氧化物，与DNA、RNA和蛋白质大分子结合而呈现致癌作用，成为终末致癌物。进一步代谢，有的B（a）P形成带有羟基的化合物，最后与葡萄糖醛酸、硫酸、谷胱甘肽结合从尿中排出。

4. 对食品的污染

食品中的B（a）P由于其生产加工、烹调方法、距离污染源的远近、生产地区及食品品种等的差异导致其含量相差很大。一般烤肉、烤香肠内B（a）P含量为0.17～0.68μg/kg，而炭火烤的肉可达2.6～11.2μg/kg。广东叉烧肉和烧腊肠用柴炉加工者B（a）P含量很高，新疆烤羊肉如滴落油着火后，则含量为4.7～95.5μg/kg，平均为31.0μg/kg。冰岛家庭熏肉为23μg/kg，如将肉熏制后挂于厨房则高达107μg/kg。生红肠为1.5μg/kg，油煎后为14μg/kg，而且松木熏的红肠可高达88.5μg/kg。工业区生产的小麦中的含量较高，而非工业区则很低，农村生产的蔬菜中的含量较在城市或近城区生产的要低。清洗蔬菜只能去掉不到含量的10%。油脂中的含量为0.2～62μg/kg，谷类为0.2～6.9μg/kg，熏鱼为0.2～78μg/kg，熏肉及制品为0.05～95.5μg/kg，蔬菜水果为0.1～48.1μg/kg，咖啡为0.1～16.5μg/kg，茶叶为3.9～21.3μg/kg，酒中为0.03～0.08μg/kg。

多环芳烃主要由各种有机物如煤、柴油、汽油、原油及香烟燃烧不完全而来。食品中的多环芳烃、包括B（a）P主要有以下几个来源：①食品在烘烤或熏制时直接受到污染；②食品成分在烹调加工时经高温热解或热聚所形成，这是食品中多环芳烃的主要来源；③植物性食品可吸收土壤及水中污染的多环芳烃，还可受到大气飘尘的直接污染；④食品加工中受机油、食品包装材料等的污染，在柏油路上晒粮食使粮食受到污染；⑤污染的水可使水产品受到污染；⑥植物和微生物可合成微量多环芳烃。

5. 防止苯并（a）芘危害的措施

（1）防止污染改进食品加工烹调方法：①加强环境治理，减少环境对食品污染；②熏制、烘干粮食应改进燃烧过程，改良食品烟熏剂，不使食品直接接触炭火熏制、烘烤，使用熏烟洗净器或冷熏液；③粮食、油料种子不在柏油路上晾晒，以防沥青沾污；④机械化生产食品要防止润滑油污染食品，或改用食用油作润滑剂。

（2）去毒：食品中的苯并（a）芘可用吸附法去除。活性炭是从油脂中去除B（a）P的优良吸附剂，浸出法生产的菜油加入0.3%或0.5%活性炭，在90℃下搅拌30分钟，并在140℃93.1kPa真空下处理4小时，其所含的B（a）P可去除89.18%～94.73%，可使B（a）P含量下降。此外用日光紫外线照射食品时也能使B（a）P含量降低。

（3）制定食品中允许含量标准：现在许多国家的医学科研部门都在探讨B（a）P在食物中的含量标准或人体允许进食量问题，有人认为水中对机体无害的B（a）P芘水平为0.03μg/L；

我国目前已制定的标准有熏烤动物性食品中 B（a）P 含量≤5μg/kg（GB 7104—86），食用植物油中 B（a）P 含量≤10μg/kg（GB 2716—88）。

二、杂环胺化合物

杂环胺是从烹调食品的碱性部分中提取的主要成分，为带杂环的伯胺。可分为氨基咪唑氮杂芳烃（AIAs）和氨基咔啉两类。AIAs 包括喹啉类（IQ）、喹噁啉类（IQx）和吡啶类。AIAs 类基团所带的咪唑环 α 位上有一氨基，在体内转化为 N-羟基化合物而具有致癌和致突变活性。因 AIAs 上的氨基能承受 2mmol 亚硝酸钠处理，故 AIAs 被称为 IQ 型杂环胺。氨基咔啉类又包括 α 咔啉（AaC）、γ 咔啉和 δ 咔啉。

1. 杂环胺的致突变性和致癌性

Ames 试验表明杂环胺在 S_9 代谢活化系统中有较强的致突变性，其中 TA_{98} 比 TA_{100} 更敏感，从而提示杂环胺是移码突变物。除诱导细菌基因突变外，还可经 S_9 活化系统诱导哺乳动物细胞的 DNA 损害，包括基因突变、染色体畸变、姊妹染色体交换、DNA 断裂、DNA 修复合成和癌基因活化。但杂环胺在哺乳动物细胞体系中的致突变性较细菌体系弱。

杂环胺对啮齿动物均具不同程度的致癌性，除 PhIP 外，杂环胺致癌的主要靶器官为肝脏（表 9-8）所用剂量均接近最大耐受量。Glu-p-1、Glu-p-2、AaC 和 MeAaC 可诱导小鼠肩胛间及腹腔中褐色脂肪组织的血管内皮肉瘤。另外 Glu-p-1、Glu-p-2、IQ、8-MeIQx 和 PhIP 可诱导大鼠结肠癌。最近发现 IQ 对灵长类也具有致癌性。

表 9-8 多种杂环胺对大鼠和小鼠的致癌能力

化合物	动物	饲料中浓度（%）	TD_{50}（mg/kg 体重）	靶器官
IQ	大鼠	0.03	0.7	肝、大小肠、皮肤、阴蒂腺、Zymbal 腺
	小鼠	0.03	14.7	肝、前胃、肺
MeIQ	大鼠	0.03	0.1	大肠、皮肤、口腔、乳腺、Zymbal 腺
	小鼠	0.04	8.4	肝、前胃
δ-MeIQx	大鼠	0.04	0.7	肝、皮肤、阴蒂腺、Zymbal 腺
	小鼠	0.06	11.0	肝、肺、造血系统
Trp-p-1	大鼠	0.015	0.1	肝
	小鼠	0.02	0.8	肝
Trp-p-1	小鼠	0.02	2.7	肝
Glu-p-1	大鼠	0.05	0.8	肝、大小肠、阴蒂腺、Zymbal 腺
	小鼠	0.05	2.7	肝、血管
Glu-p-2	大鼠	0.05	5.7	肝、大小肠、阴蒂腺、Zymbal 腺
	小鼠	0.05	4.9	肝、血管
AaC	小鼠	0.08	15.8	肝、血管
PhIP	大鼠	0.04	<1.0	结肠、乳腺
	小鼠	0.04	31.5	淋巴组织

2. 杂环胺的致癌作用机制

杂环胺可诱导 CYP 酶，从而增加它们本身的代谢活化。研究发现 Trp-p-1、Trp-p-2、Glu-p-1、

Glu-p-2、AaC、MeAaC、IQ、MeIQx 和 PhIP 都能诱导大鼠肝脏的 CYPIA 酶，尤其是 $CYPIA_2$，但是诱导作用显示出明显的种属、性别和器官差别。

致癌物与 DNA 共价结合是癌发生的必需步骤。阐明致癌物 DNA 的加合化学结构，了解其生成率和相对稳定性可为致癌物的代谢、化学反应性以及致癌致突变的机制研究提供依据。一些杂环胺如 IQ、MeIQx、Glu-p-1、Glu-p-2、和 PhIP 的 N-羟基代谢产物可直接与 DNA 结合，但反应性较低。N-羟基衍生物与乙酸酐或乙烯酮在原位反应生成 N-乙酚氧基酯后与 DNA 结合能力显著增加。攻击 DNA 的亲电子的反应物可能是 N-O 链位断裂后形成的芳基正氮离子。

杂环胺类可在啮齿类或灵长类动物体内与 DNA 结合，形成加合物。绝大多数杂环胺形成的加合物以肝中含量最高，其次是肠、肾和肺等组织；但 PhIP 例外，在大鼠体内形成的加合物以心、肺、胰、结肠等较高而肝脏则极低。用 MeIQx 做的实验结果表明当剂量低至 500ng/kg 时（此剂量与估计的人每天摄入杂环胺的量相当），仍能在小鼠肝中测到 MeIQx-DNA 加合物，而且在 500ng/kg～5mg/kg 范围内呈剂量反应关系。说明杂环胺在形成 DNA 加合物方面可能没有阈剂量。

DNA 加合物形成的遗传后果是基因突变，细胞中癌基因的活化和肿瘤抑制基因的失活可能是癌发生的原因。

3. 杂环胺的生成

正常烹调食品中均含有不同量的杂环胺。在油炸牛肉（300℃ 10min）中检出的 PhIP 含量为 15mg/g、IQ 为 0.02ng/g、8-MeIQx 为 10ng/g、4,8-DIMeIQx 为 0.6ng/g，分别占 AIAs 总量的 93%、0.12%、6.2%和 0.37%，各种食品中检出的氨基咔啉类杂环胺含量并不完全一致。烹调食品中杂环胺的含量见表 9-9。

表 9-9　烹调食品中杂环胺的含量（μg/kg）

样品	IQ	MeIQ	8-MeIQ$_x$	4,8-DiMeIQ$_x$	Trp-p-1	Trp-p-2	AaC	MeAaC	PhIP
烤牛肉	0.19		2.11		0.21	0.25	1.20	27.0	
炸牛肉			0.64	0.12	0.19	0.21		—	
炸鸡			2.33	0.81	0.12	0.18	0.21		
炸羊肉			1.01	0.67	0.15	2.50	0.19		
牛肉提取物			3.10					—	
炸鱼	0.16	0.03	6.44	0.10				69.2	

注："—"为未测试

实验表明，所有烹调的含有肌肉组织的食品中都含有相似的前体物，肌酸或肌酐是杂环胺中 a-氨基-3-甲基咪唑基的来源。杂环胺的前体物是水溶性的，加热反应主要产生 AIAs 类杂环胺。这是因为水溶性前体物向表面迁移并被加热干燥。肉中水分是杂环胺形成的抑制因素，反应温度是另一重要因素。平锅温度从 200℃升至 300℃时，致突变性增加 5 倍。烹调时间不及烹调温度重要，在 200℃油炸温度环胺主要在前 5 分钟形成外，在 5～10 分钟形成减慢，更长的烹调时间不再增加。在正常家用温度对肉类进行烹调可产生致突变物，对不同烹调方法比较，油炸、烧烤较烘烤、煨炖及微波炉烹调时产生的致突变物水平要高。

4. 防止杂环胺危害的措施

（1）改进烹调加工方法：杂环胺化合物的生成与不良烹调加工有关，特别是过高温度烹调食物。因此，首要注意的是不要使烹调温度过高，不要烧焦食物，避免过多采用煎炸烤的烹调方法。

（2）增加蔬菜水果的摄入量：膳食纤维素有吸附杂环胺化合物并降低其生物活性的作用，某些蔬菜、水果中的一些成分又有抑制杂环胺化合物的致突变性的作用。因此，增加蔬菜水果的摄入量对于防止杂环胺的可能危害有积极作用。

（3）建立和完善杂环胺的检测方法，开展食物中杂环胺含量监测，研究杂环胺的生成条件与抑制条件，深入开展杂环胺在体内代谢状况、毒害作用的阈剂量等方面研究，尽早制定食品中的允许含量标准。

第七节　食品容器和包装材料设备的食品卫生

食品在生产加工、储存、运输和销售过程中，可能接触各种容器、用具、包装材料以及食品容器的内壁涂料等，包括包装纸、盒以及大型贮罐、槽车等等，种类很多。其所用原料的有纸、竹、木、金属、搪瓷、玻璃、塑料、橡胶、天然或人工合成纤维以及多种复合材料等。随着化学工业与食品工业的发展，新的包装材料已越来越多，在与食品接触中，某些材料的成分有可能移行于食品中，造成食品的化学性污染，将给人体带来危害，所以应该严格注意它们的卫生质量，防止其中出现有害因素或进入食品，以保证人体健康。

一、塑料分类与基本卫生问题

塑料是由大量小分子的单位通过共价键聚合成的化合物。分子量在 1 万～10 万之间属于高分子化合物。其中单纯由高分子聚合物构成的称为树脂，而加入添加剂以后的就是塑料。但也有塑料没有添加剂，在这样情况下树脂就是塑料。树脂的分类按加热以后是否提高可塑性而分为热塑性和热固性树脂。常见的热塑性树脂有聚烯烃（聚乙烯、聚丙烯、聚苯乙烯），有每个乙烯单元中一个氢被氯取代的聚合物聚氯乙烯，有每个乙烯单元中二个氢被氯取代的为聚偏二氯乙烯，还有聚乙二醇对苯二甲酸酯。热固性树脂都是二种单体交错聚合而成的共聚物，制成食品容器的有三聚氰胺甲醛塑料，其他二种热固性树脂（脲醛树脂与酚醛树脂）主要用作工程塑料。

1. 常用塑料制品

（1）聚乙烯（Poly Ethylene，PE）和聚丙烯（Poly Propvlene，PP）塑料分子式分别为 CH_2—CH_2、CH—CH_2，由于这二种塑料都是 H 饱和的聚烯烃，它们和其他元素的相容性很差，故能够加入其中的添加剂包括色料的种类很少，因而薄膜的固体成形品都难以印刷上鲜艳的图案。毒性也较低，属于低毒级物质。

高压聚乙烯的质地柔软，多制成薄膜，其特点是具透气性、不耐高温、耐油性也差。低压聚乙烯坚硬、耐高温，可以煮沸消毒。聚丙烯透明度好，耐热，且有防潮性（其透气性差），常用于制成薄膜、编织袋和食品周转苗等。

（2）聚苯乙烯（Poly Styrene，PS）：也属于聚烯烃，但由于在每个乙烯单元中有一苯核，因而比重较大，C：N 为 1：1，燃烧时冒烟。聚苯乙烯塑料有透明聚苯乙烯和泡沫聚苯乙烯两个品种（后者在加工中加入发泡剂制成，如快餐饭盒）。

由于属于 H 饱和烃，因而相容性也较差，可使用的添加剂种类很少，其卫生问题主要是单体苯乙烯及甲苯、乙苯和异丙苯等。当达到一定剂量时，则具毒性。如苯乙烯每天达 400mg/kg·bw 可致肝肾重量减轻，抑制动物繁殖能力。

以聚苯乙烯容器贮牛奶、肉汁、糖液及酱油等可产生异味，贮放发酵奶饮料后，可有极少量苯乙烯移入饮料，其移入量与贮存温度、时间成正相关。

（3）聚氯乙烯（Poly Vingyl Chloride，PVC）：是氯乙烯的多聚物。由于分子中含有氯故有以下特性：

① 在高温下容易发生分子内元素的重新排列而产生氯化氢，从而使该树脂劣化，故要在热加工时加入稳定剂。

② 氯的比重大，因而聚氯乙烯比前几种塑料的比重都大。

③ 氯是亲电子元素，因此聚氯乙烯塑料的相容性很广泛，可以加入多种添加剂。

因此聚氯乙烯在安全性上存在的问题是：①未参与聚合的游离氯乙烯单体；②含有多种塑料添加剂；③热解产物。

聚氯乙烯在体内可与 DNA 结合而引起毒作用，主要作用于神经、骨髓系统和肝脏，也被证实是一种致癌物质，因此许多国家均制订有聚氯乙烯及其制品中氯乙烯含量的控制水平。

聚氯乙烯透明度较高，但易分解与老化。一般用于制作薄膜（大部分为工业用）、盛装液体用瓶，硬聚氯乙烯可制管道。

（4）聚碳酸脂塑料（PC）：具有无毒、耐油脂的特点，广泛用于食品包装，可用于制造食品的模具、婴儿奶瓶等。

（5）三聚氰胺甲醛塑料与脲醛塑料：前者又名密胺塑料（melamin），为三聚氰胺与甲醛缩合热固而成。后者为腺素与甲醛缩合热固而成，称为电玉，二者均可制食具，且可耐 120℃ 高温。由于聚合时，可能有未充分参与聚合反应的游离甲醛，后者仍是此类塑料制品的卫生问题。甲醛含量则往往与模压时间有关，时间短则含量愈高。

（6）聚对苯二甲酸乙二醇脂塑料：可制成直接或间接接触食品的容器和薄膜，特别适合于制成复合薄膜。在聚合中使用含锑、锗、钴和锰的催化剂，因此应防止这些催化剂的残留。

（7）不饱和聚脂树脂及玻璃钢制品：以不饱和聚脂树脂加入过氧甲乙酮为引发剂，环烷酸钴为催化剂，玻璃纤维为增强材料制成玻璃钢。主要用于盛装肉类、水产、蔬菜、饮料以及酒类等食品的贮槽，也大量用作饮用水的水箱。

2. 塑料添加剂

添加剂种类很多，对于保证塑料制品的质量非常重要，但有些添加剂对人体可能有毒害作用，必须加以注意选用。

（1）增塑剂：增加塑料制品的可塑性，使其能在较低温度下加工的物质，一般多采用化学性质稳定，在常温下为液态并易与树脂混合的有机化合物。如邻苯二甲酸酯类是应用最为广泛的一种增塑剂，其毒性较低。其中二丁酯，二辛酯在许多国家都允许使用。磷酸酯类增塑剂中的磷酸二苯—辛酸（DPOP）耐浸泡和耐低温性较好，毒性也较低。另外，脂肪族二元酸酯类的己二酸二辛酯也是一种常用的增塑剂，耐低温性也较好。

（2）稳定剂：防止塑料制品在空气中长期受光的作用，或长期在较高温度下降解的一类物质。大多数为金属盐类，如三盐基硫酸铅、二盐基硫酸铅或硬脂酸铅、盐、钡盐、锌盐及镉盐，其中铅盐耐热性强。但铅盐、钡盐和镉盐对人体危害较大，这类稳定剂一般不用于食品工、用具和容器的塑料中。锌盐稳定剂在许多国家均允许使用，其用量规定为 1%～3%。有机锡稳定剂工艺性能较好，毒性较低（除二丁基锡外），一般二烷基锡碳链越长，毒性越小，二辛基锡可以认为经口无毒。

（3）其他：抗氧化剂如 BHA、BHT。抗静电剂一般为表面活性剂，有阴离子型如烷基苯磺酸盐、a-烯烃磺酸盐，毒性均较低；阳离子型如月桂醇 EO（4）、月桂醇 EO（9）；非离子型有醚类和酯类，醚类毒性大于酯类。润滑剂主要是一些高级脂肪酸、高级醇类或脂肪酸酯类。着色剂主要为染料及颜料。

3. 卫生要求、标准

各种塑料由于原料、加工成型变化以及添加剂种类和用量不同，对不同塑料制品应有不同要求，但总的要求应是对人体无害。根据我国有关规定，对塑料制品提出了树脂和成型品的卫生标准。其中主要规定了必须进行溶液浸泡的溶出试验：包括 3%～4%醋酸（模拟食醋）、己烷或庚烷（模拟食用油）。此外还用蒸馏水及乳酸、乙醇、碳酸氢钠和蔗糖等的水溶液作为浸泡液，按一定面积接触一定量溶液（大多为 2ml/cm^2）做为统一检验条件。由于长期储存的时间无法模拟，故一般都提高浸泡液温度，如蒸馏水 60℃ 2 小时，4%醋酸 60℃ 2 小时，65%乙醇室温 2 小时，正己烷室温 2 小时。我国几种常用塑料的卫生标准见表 9-10 所示。此外三聚氰胺还要求 4%醋酸浸泡液中甲醛不超过 30mg/L。几种塑料制品用无色油脂、冷餐油、65%乙醇涂擦都不得褪色。所有塑料制品浸泡液除少数有针对性的项目（如氯乙烯单位、甲醛、苯乙烯、乙苯、异丙苯）外，一般不进行单一成分分析。

表 9-10　几种常用塑料的卫生标准（mg/L）

项目	聚乙烯	聚丙烯	聚苯乙烯	三聚氰胺
4%醋酸中浸泡蒸发残留物（60℃，2h）≤	30	30	30	
蒸馏水浸泡液中蒸发残留物≤				10
65%乙醇浸液中蒸发残留物（60℃，2h）≤	30		30	
正己烷浸泡液中蒸发残留物（60℃，2h）≤	60	30		
水溶液中高锰酸钾消耗量（60℃，2h）≤	10	10	10	10
重金属（以 Pb 计）≤	1	1	1	1

至于酚醛树脂，我国规定不得用于制作食具、容器、生产管道、输送带等直接接触食品的包装材料。

二、橡胶的食品卫生

橡胶也是高分子化合物，有天然与合成橡胶两种。随着食品工业的发展，橡胶应用于食品容器及包装材料的范围已越来越广。由于长期与食品接触，特别在高温、水蒸气、酸性、油脂存在下，橡胶中的化学物质有可能向食品中移行，造成食品的污染，为此，应注意其中可能存在的化学物质的毒性问题。橡胶中的毒性物质来源有二个方面：①橡胶胶乳及其单体；②橡胶添加剂。

1. 橡胶、胶乳及其单体

天然橡胶是以异戊二烯为主要成分的不饱和态的直链高分子化合物，在体内不被酶分解，也不被吸收，因此可以认为是无毒的。但因工艺需要，常加入各种添加剂得到合成橡胶，合成橡胶是高分子聚合物，因此可能存在未聚合的单体及添加剂的卫生问题。合成橡胶单体因橡胶种类不同而异，大多是由二烯类单体聚合而成。主要有丁橡胶（IIR）和丁二烯橡胶（BR）的单体为异丁二烯、异戊二烯有麻醉作用，但尚未发现有慢性毒性作用。苯乙烯丁二烯橡胶（SBR）蒸气有刺激性，但小剂量也未发现慢性毒性。丁腈（丁二烯丙烯腈）橡胶耐热性与耐油性较好，但其单体丙烯腈具有较强毒性，可引起流血且有致畸作用，美国已将其溶出限量由 0.3mg/kg 降至 0.05mg/kg。氯丁二烯橡胶（CBR）的单体 1，3—二氯丁二烯，有报告称可致肺癌和皮肤癌。硅橡胶的毒性很小，可用于食品工业，也可作为人体内内脏器官使用。

2. 橡胶添加剂

主要的添加剂有硫化促进剂、防老剂以及充填剂。

（1）硫化促进剂：促进橡胶硫化作用，以提高其硬度、耐热性和耐浸泡性。无机促进剂有氧化锌、氧化镁、氧化钙等，均较为安全。氧化铅由于其对人体的毒性作用被禁止用于食具。有机类促进剂多属于醛胺类，如六甲四胺（乌洛托品，又名促进剂 H）能分解出甲醛。硫脲类中的乙撑丁硫脲（NA-22）有致癌可能，已被禁用。秋兰姆类（thiuram 或 thiram）的烷基秋兰姆硫化物中，烷基分子愈大，安全性愈高，如双五乙烯秋兰姆较为安全。二硫化四甲基秋兰姆与锌结合对人体有害。架桥剂中的过氯化二苯甲酰的分解产物二氯苯甲酸毒性较大，不宜用于食品工业橡胶。

（2）防老化剂：为使橡胶对热稳定，提高其耐热性、耐酸性、耐臭氧性以及耐曲折龟裂性等而使用。防老化剂不宜采用芳胺类而应使用酚类，因前者的衍生物及化合物具有明显毒性，如 β-萘胺可致膀胱癌，N-N′-二苯基对苯二胺在人体内可转化为 β-萘胺，酚类化合物则应限制制品中游离酚的含量。

（3）充填剂：主要有两种，即炭黑与氧化锌。炭黑提取物在 Ames 试验中，被证实有明显的致突变作用。故要求其纯度应高，并限制其苯并（a）芘含量，或将其提取至最低限度，法国规定为 0.01%。橡胶添加剂的 ADI 值见表 9-11 所示。

表 9-11　几种橡胶添加剂的 ADI 值

添加剂名称	ADI（mg/kg·bw）
过氧化苯酚	4～40
二硫化四甲基秋兰姆（TMTD）	0～0.025
二甲基二硫代氨基甲酸锌	0～0.125
a-硫醇基苯并噻唑（促进剂 M）	0.075*
2,6-二叔丁基-4-甲基酚（BHD）	0～0.5
烷基与芳基取代苯酚	0.04

* 根据 90 天动物毒性试验，以安全系数为 500，计算 ADI 值。

由于某些添加剂具有毒性，或对实验动物有致癌作用，我国规定 a-硫基咪唑啉，a-硫醇基苯并噻唑（促进剂 M）、二硫化二甲并噻唑（促进剂 DM）、乙苯-β-萘胺（防老剂 J）、对苯二胺类、苯乙烯代苯酚、防老剂 124 等不得在食品用橡胶制品中使用。

三、涂料的食品卫生

食品容器、工具及设备为防止腐蚀、耐浸泡等常需在其表面涂覆化学成膜物质即涂料。目前应用较广的是罐头内壁涂料，此外大型容器如贮放各种酒类、食醋、酱油、酱菜以及各种发酵食品的发酵池、贮藏池内壁也常用涂料。涂料的食品卫生问题不少，必须引起注意。

根据涂料的成分，其食品卫生问题主要有以下几方面。

1. 溶剂挥干成膜涂料

此类有过氧乙烯漆、虫胶漆等。是将固体涂料树脂（成膜物质）溶于溶剂中，涂覆后，溶剂挥发至干，树脂析出固化成膜。由于此种树脂涂料要求其聚合度不能太高，分子量也需较小，才能溶于溶剂中。因此与食品接触，常可溶出造成食品污染。而且在溶化时，需加入增塑剂以防龟裂，后者也可污染食品。因此必须严禁采用多氯联苯和磷酸三甲酚酯等有毒增塑剂，溶剂也应选用无毒者。

2. 加固化剂交联成膜树脂

主要代表为环氧树脂和聚酯树脂。常用固化剂为胺类化合物，此类成膜后分子非常大，除未完全聚合的单体及添加剂外，涂料本身不易向食品移行。其毒性主要在于树脂中存在的单体环氧丙烷与未参与反应的固化剂，如乙二胺、二乙烯三胺、三乙烯四胺及四乙烯五胺等。至于涂覆时尚需加入的增塑剂的卫生要求与塑料增塑剂同。

3. 氧化成膜树脂

干性油为主的油漆属于这类。干性油在加入的催干剂（多为金属盐类）作用下形成漆膜，此类漆膜不耐浸泡，不宜盛装液态食品。

4. 高分子乳液涂料

聚四氟乙烯树脂为代表，可耐热 280℃，属于防粘的高分子颗粒型，多涂于煎锅或烘干盘表面，以防止烹调食品粘附于容器上。其卫生问题是聚合不充分，可能会有含氟低聚物溶于油脂中。在使用时，加热不能超过其耐热温度（280℃），否则可使其分解产生挥发性很强的有毒有害的氟化物。

我国（1990 年）规定不得使用沥青作为食品容器内壁材料。此外，用环氧酚醛涂料作水果、蔬菜、肉类等食品罐头的内壁涂料时，应控制游离酚的含量不超过 3.5%。接触酸性食品的工具，容器不得涂有干性油涂料，防止催干剂中金属盐类或防锈漆中的红丹（Pb_3O_4）溶入食品。

四、陶瓷搪瓷及其他包装材料的卫生问题

1. 陶瓷或搪瓷

二者都是以釉药涂于素烧胎（陶瓷）或金属坯（搪瓷）上经 800～900℃ 高温炉搪结而成。其卫生问题主要由釉彩而引起，釉的彩色大多数为无机金属颜料，如氧化铬、硝酸锰等，不同

颜料中的元素不尽相同,如红色主要为铁、铬、铜、镉等;蓝色为钴、铜;黄色为铁、锑、铀、乙酸铬等;紫色主要为锰、镍成分。上釉彩的工艺有三种,其中釉上彩及粉彩中的有害金属易于移入食品中,而釉下彩则不易移入。其卫生标准是以4%乙酸液浸泡后,溶于浸泡液中的Pb与Cd量,应分别低于7.0mg/L、0.5mg/L。

搪瓷食具容器的主要卫生问题同样是釉料中的重金属移入食物中带来的危害,常见的也为铅、镉、锑的溶出量(4%乙酸浸泡)分别应低于1.0、0.5与0.7mg/L。

但由于不同彩料含有的金属不相同,所以溶出的金属也不一定相同,应分别加以考虑。

2. 铝制品

主要的卫生问题在于回收铝的制品,由于其中含有的杂质种类有多种,必须限制其溶出物的杂质金属量,常见为锌、镉和砷。我国(1990年)规定,凡回收铝不得用来制作食具,如必须使用时,应仅供制作铲、瓢、勺,同时,必须符合铝制食具容器卫生标准。

3. 不锈钢

主要需控制铅、铬、镍、镉和砷的含量,按在4%的乙酸浸泡液中的含量分别不高于1.0,0.5,3.0(1.0为马氏体型不锈钢)及0.02、0.04mg/L加以控制。

4. 玻璃制品

玻璃制品中的原料为二氧化硅,其毒性小,但应注意原料的纯度,至于在4%乙酸中溶出的金属,主要为铅。而高档玻璃器皿(如高脚酒杯)制作时,常加入铅化合物,其数量有的可达玻璃重量的30%,是较突出的卫生问题。

5. 包装纸卫生问题

包装纸卫生问题主要有:①荧光增白剂;②废品纸的化学污染和微生物污染;③浸蜡包装纸中多环芳烃;④彩色或印刷图案油墨的污染等,都必须加以控制管理。我国(1990年)规定:食品包装用原纸不得采用社会回收废纸作为原料,禁止添加荧光增白剂等有害助剂;食品包装用原纸的印刷油墨、颜料应符合食品卫生要求,油墨、颜料不得印刷在接触食品面;食品包装用石蜡应采用食品级石蜡,不得使用工业级石蜡。

五、复合包装材料的卫生问题

为使包装食品可以高温杀菌,延长保存期,并有良好密封性能以防氧、光、水的透过,保持食品的色、香、味而采用复合包装。

复合包装材料品种很多,主要有以下几点:①可供真空或低温消毒杀菌的,如聚乙烯层压塞洛芬或压聚酯,或聚酰胺等;②供高温(105~120℃)杀菌的包装材料则有高密度聚乙烯层压聚酯,或压聚酰胺,或三层的如聚酯、铝箔、高密度聚乙烯等;③可充气的,如聚乙烯层压聚酯,或压拉伸聚酰胺等等。

复合包装材料主要的卫生问题是粘合剂,粘合剂除可采用改性聚丙烯直接粘合外,有的多采用聚氨酯型粘合剂,它常含有甲苯、二异氰酸酯(TDI),蒸煮食物时,可以使TDI移入食品中,TDI水解可产生具有致癌作用的2,4-二氨基甲苯(TDA),所以应控制TDI在粘合剂中的含量。按美国FDA认可TDI在食物中的含量应小于0.024mg/kg。我国规定由纸、塑料薄膜或铝箔经粘合（粘合剂多用聚氨酯和改性聚丙烯）复合而成的食品包装袋（蒸煮袋或普通复合袋）其4%乙醇浸泡液中甲苯二胺应≤0.004mg/L。

六、食品容器包装材料设备的卫生管理

食品容器包装材料设备种类繁多，原材料复杂，与食品直接接触，其材料成分又有可能移行于食品中，造成对人体健康的威胁，根据《中华人民共和国食品卫生法》有关规定，"食品容器、包装材料和食品用工具、设备必须符合卫生标准和卫生管理办法的规定"，"食品容器、包装材料和食品用工具、设备的生产必须采用符合卫生要求的原材料，产品应当便于清洗和消毒"。因此，我国卫生部曾于1990年前后制订有关的管理办法，以加强对其管理监督。其管理涉及原材料、配方、生产工艺、运输、销售、贮存等各方面，主要有：

（1）包装容器材料必须符合GB有关卫生标准，并经检验合格方可出厂。

（2）利用新原料生产接触食品容器的包装材料新品种，在投产前必须提供产品卫生评价所需的资料（包括配方、检验方法、毒理学安全评价、卫生标准等）和样品，按照规定的食品卫生标准审批程序报请审批，经审查同意后方可投产。

（3）生产过程中必须严格执行生产工艺、建立健全产品卫生质量检验制度。产品必须有清晰完整的生产厂名、厂址、批号、生产日期的标识和产品卫生质量合格证。

（4）销售单位在采购时，要索取检验合格证或检验证书，凡不符合卫生标准的产品不得销售。食品生产经营者不得使用不符合标准的食品容器包装材料设备。

（5）食品容器包装材料设备在生产、运输、贮存过程中，应防止有毒有害化学品的污染。

（6）食品卫生监督机构对生产经营与使用单位应加强经常性卫生监督，根据需要采取样品进行检验。对于违反管理办法者，应根据《中华人民共和国食品卫生法》的有关规定追究法律责任。

第八节 食品的放射性污染及预防

一、电离辐射的单位及天然放射性本底

电离辐射包括α射线、β射线、γ射线、X射线等。电离辐射的单位原来常用厘米-克-秒（cgs）制，70年代以后国际辐射单位测量委员会（ICRU）推荐使用国际制单位（SI）。另外，表示电离辐射的单位又有吸收剂量、剂量当量、放射性活度和照射量（暴露剂量）之分，具体见表9-12所示。

表9-12 电离辐射单位

	SI 单位	Cgs 单位
吸收剂量	Gy（gray，戈瑞）	Rad（拉德）
剂量当量	Sv（sievert，希沃特）	Rem（雷姆）
放射性活度	Bq（becquerel，贝可勒尔）	Ci（cueie，居里）
照射量	C（coulomb，库仑）	R（reentgen，伦琴）

上述SI单位和CgS单位的换算关系如下：

各单位之间的换算关系：（SI单位和cgs单位）

$1Gy=1J/kg=100rad=2.94\times10^{-2}C/kg$ $1rad=0.01J/kg=1.14R$
$1Sv=1J/kg=100rem$ $1rem=0.01J/kg$
$1Bq=1$ 衰变/秒$=2.7\times10^{-11}Ci$ $1Ci=3.7\times10^{10}Bq$
$1R=2.58\times10^{-4}C/kg=0.877rad$ $1C/kg=3877R=3400rad$

环境天然放射性本底是指自然界本身固有的，未受人类活动影响的电离辐射水平。它主要来源于宇宙线和环境中的放射性核素，后者主要有地壳（土壤、岩石等）中含有的 ^{40}K、^{226}Ra（镭）、^{87}Rb（铷）、^{232}Th（钍）、^{238}U（铀）及其衰变产物和扩散到大气中的氡（radon，Rn）和钍射气（thoron，Tn）。环境天然放射性本底的辐射剂量平均为 $1.05\times10^{-3}Gy/$年〔范围在$(0.50\sim2.50)\times10^{-3}Gy/$年之间〕。

二、食品中的天然放射性核素

由于生物体与其所生存的外环境之间固有的物质交换过程，在绝大多数动植物性食品中都不同程度含有天然放射性物质，即食品的天然放射性本底。但由于不同地区环境的放射性本底值不同，不同动植物以及生物体内不同组织对某些放射性物质的亲和力有较大差异等原因，不同食品中的天然放射性本底值可能有很大差异。

食品中的天然放射性核素主要是 ^{40}K 和少量的 ^{226}Ra、^{228}Ra、^{210}Po（钋）以及天然钍和天然铀等。

1. ^{40}K

^{40}K 是食品中含量最多的天然放射性核素，其半衰期为 1.28×10^9 年。^{40}K 在环境和食品总钾含量中所占比例是比较恒定的，约为 0.0119%，其放射活性为每克天然钾中含 32.2Bq 的 ^{40}K，故可根据食品的总钾含量估算 ^{40}K 的含量及其放射活性。成人每日摄入钾为 $2\sim3g$，即摄入的 ^{40}K 约为 $65\sim100Bq$。根据我国的调查资料，成年男女体内的 ^{40}K 含量分别为 69.9 和 51.4Bq/kg 体重，其内照射剂量分别为 $0.212\times10^{-3}Gy/$年和 $0.156\times10^{-3}Gy/$年。

2. ^{226}Ra

^{226}Ra 的半衰期为 1.6×10^3 年。镭可通过饮水和食物进入人体，不同食物中的镭含量差异较大（$10^{-4}\sim10Bq/kg$），一般地区平均每人每日摄入 ^{226}Ra $0.02\sim0.2Bq$。动物和人体内的镭主要集中于骨组织，骨中 ^{226}Ra 的含量平均为 5.2×10^{-4} Bq/g。

3. ^{210}Po

^{210}Po 的母体为 ^{238}U，前身有 ^{226}Ra、^{222}Rn、^{210}Pb、^{210}Bi 等。自然环境中的 ^{210}Po 和 ^{210}Pb 处于平衡状态，广泛存在于植物和一些海产品中。^{210}Po 寿命较短（半衰期138.4天），但 ^{210}Pb 的半衰期长达 22 年，动物及人体内的 ^{210}Po 除来自食物外，还来源于摄入的 ^{210}Pb 在体内的衰变。动物骨胳和肝肾组织的 ^{210}Po 含量远高于肌肉。浮游生物从水中浓集 ^{210}Po 的能力较强，其 $^{210}Po/^{210}Pb$ 比率可大于 1，故以浮游生物为食的鱼类 ^{210}Po 含量较高，尤以肝组织和精、卵细胞为甚。不同食物中 ^{210}Po 含量差异较大，如谷物为 $0.04\sim0.37Bq/kg$，根菜类为 $0.04\sim0.11Bq/kg$，绿叶蔬菜为 $0.02\sim3.7Bq/kg$，奶为 $0.003\sim0.02Bq/kg$，动物内脏（肝、肾等）为 $0.19\sim37Bq/kg$，某些地区茶叶的 ^{210}Po 含量可高达 178Bq/kg。以海产品为主食的居民摄入 ^{210}Po 的量较大。^{210}Po 还可通过特殊的食物链进入人体，如居住在北极附近地区的牧民以驯鹿为主要食品，驯鹿在冬季主要以地衣为饲料，而地衣对 ^{210}Po 有很强的富集作用，故此类人群体内，

尤其是骨、牙中的 ^{210}Po 负荷量远高于一般人群。

三、环境中人为的放射性核素污染及其向食品中的转移

1. 环境中人为的放射性核素污染

环境中人为的放射性核素污染主要来源于以下三方面：

（1）核爆炸：原子弹和氢弹爆炸时可产生大量的放射性物质，尤其是空中核爆炸对环境可造成严重的放射性核素污染。一次空中核爆炸可产生数百种放射性物质，包括核爆炸时的核裂变产物、未起反应的核原料以及弹体材料和环境元素受中子流的作用形成的感生放射性核素等，统称之为放射性尘埃。大气中的放射性尘埃以不同速率、在不同范围内向地面沉降。颗粒较大者受重力作用可在短期内沉降于爆炸区附近地面，形成局部性污染；而颗粒较小者可进入对流层和平流层向大范围扩散，数月或数年内逐渐降落于地面，产生全球性的污染。它们产生的数量大，半衰期长，摄取量大和能在体内蓄积的放射性核素具有更大的危险性，如 ^{90}Sr（锶）和 ^{137}Cs（铯），其次是 ^{89}Sr、^{95}Zr（锆）、^{95}Nb（铌）、^{103}Ru（钌）、^{106}Ru、^{131}I（碘）、^{141}Ba（钡）^{140}La（镧）、^{144}Ce（铈）、^{144}Pr（镨）、^{206}Bi 等。

（2）核废物的排放：核工业生产中的采矿、冶炼、燃料精制、浓缩、反应堆组件生产和核燃料再处理等过程均可通过三废排放等途径污染环境，进而污染食品。有报告称核工厂附近的地区和水域生产的鱼虾、牡蛎、农作物和牛奶等食品含 ^{137}Cs、^{65}Zn、^{51}Cr、^{32}P 等都很高。此外，使用人工放射性同位素的科研、生产和医疗单位排放的废水中含有 ^{125}I、^{131}I、^{32}P、^{3}H 和 ^{14}C 等，也可造成水和食品的污染。

（3）意外事故：意外事故造成的放射性核素泄露主要引起局部性污染，可导致食品中含有很高的放射性核素。如英国温茨盖尔原子反应堆事故向大气中排放的放射性物质的总放射性约相当于 11.1×10^{14}Bq，由于附近牧草受到污染，当地生产的牛奶中的放射活性也相当高。前苏联切尔诺贝利的核事故也造成环境及食品的严重污染，如克罗地亚地区的羊肉中 ^{131}I 含量可达 62.7Bq/kg，^{137}Cs 达 39.4Bq/kg。

2. 放射性核素向食品转移途径

环境中的放射性核素可通过食物链向食品转移，其主要转移途径有：

（1）向水生生物体内转移：放射性核素进入水体后可溶解于水或以悬浮状态存在。水生植物和藻类对放射性核素有很强的浓集能力，如 ^{137}Cs 在藻类的浓度可高出周围水域 100~500 倍。鱼体内的放射性核素可通过鳃和口腔进入，也可由于附着于其体表的放射性核素逐渐渗透进入体内。低等水生生物为鱼和水生动物的主要食饵，故鱼及水生动物还可通过食饵摄入放射性物质，可表现出经食物链的生物富集效应。由于放射性物质和含有放射性核素的水生生物残骸可长期沉积于海底，不断释放放射性核素，故即使消除了放射性污染源，该水体亦可保持较长时间的放射性，使水生生物继续受到污染。

（2）向植物的转移：含有放射性核素的沉降物、雨水和污水污染环境后，植物表面吸附的放射性核素可直接渗透入植物组织，植物的根系也可从土壤中吸收放射性核素。放射性核素向植物转移的量与气象条件、放射性核素和土壤的理化性质、pH、植物种类和使用化肥的类型等因素有关。叶类植物表面积大，易吸附较多的放射性核素，雨水冲刷可降低植物表面的污染量。^{131}I 易被植物吸收，而 ^{137}Cs 与土壤的结合较为牢固，不易经根系吸收，但可通过叶部向内部组织转移。土壤中 ^{90}Sr 和 ^{137}Cs 被植物吸收的量还受土壤钙和钾含量的影响，增加土壤中

钙和钾的含量可使植物对 ^{90}Sr 和 ^{137}Cs 的吸收量降低。

（3）向动物的转移：环境中的放射性核素可通过牧草、饲料和饮水等途径进入禽畜体内，半衰期长的 ^{90}Sr 和 ^{137}Cs 以及半衰期短的 ^{89}Sr 和 ^{140}Ba 等是食物链中的重要核素，易造成对动物的污染，并可进入奶和蛋中。放射性核素向动物的转移过程中也常表现出生物富集效应。

3. 人为污染食品的放射性核素

人为污染食品的放射性核素主要有以下几种：

（1）^{131}I：是核爆炸早期及核反应堆运转过程中产生的主要裂变物。进入消化道可完全被吸收，并浓集于甲状腺内。膳食中稳定性碘的摄入量可影响放射性碘在甲状腺的浓集量。^{131}I 可通过污染牧草进而使牛奶受到污染，故在食用奶类较多的地区，牛奶是 ^{131}I 的主要来源。^{131}I 半衰期约 8 天，对食品的长期污染较轻，但对蔬菜的污染有较大意义，人可通过摄入新鲜蔬菜摄入较大量 ^{131}I。

（2）^{90}Sr：在核爆炸中大量产生，因其半衰期长（约 29 年），可在环境中长期存在，造成全球性沉降。^{90}Sr 进入人体后大部分沉积于骨骼中，其代谢与钙相似。^{90}Sr 广泛存在于土壤中，是食品放射性的主要来源。污染区的牛羊奶中含有较大量的放射性锶，据欧美国家调查通过膳食每年摄入 ^{90}Sr 可达 0.148～0.185Bq，其中主要为奶制品，其次是蔬菜水果、谷类和面制品。

（3）^{89}Sr：也是核爆炸的产物，其产量比 ^{90}Sr 更高。^{89}Sr 的半衰期约为 50 天，故对食品的污染与 ^{90}Sr 比较相对较轻。

（4）^{137}Cs：半衰期长达 30 年，化学性质与钾相似，易被机体充分吸收并可参与钾的代谢过程，主要通过肾脏排出，部分通过粪便排出。^{137}Cs 也可通过地衣—驯鹿—人的特殊食物链进入人体。

四、食品放射性污染对人体的危害

环境中的放射性核素通过各环节的转移进入人体，并在人体内储留，会造成多方面的危害。食品放射性污染对人体的危害主要是由于摄入污染食品后放射性物质对体内各种组织、器官和细胞生产的低剂量长期内照射效应。主要表现为对免疫系统、生殖系统的损伤和致癌、致畸、致突变作用。

低剂量辐射可引起免疫功能抑制或增强（兴奋）反应。有研究表明，小鼠脾经 0.25～0.5Gy 剂量照射后，可使其抗 SRBC（羊红细胞）反应增强，空斑形成细胞（PFC）增加。但当辐射剂量大于 1Gy 时，则具有抑制 PFC 形成的作用。低剂量长期照射还可引起 T 淋巴细胞增殖反应，使细胞免疫功能呈现应激性增强，并可由于辅助性 T 细胞的活性增强而使抗体生成增多，体液免疫反应亦有所增强。

辐照对生殖功能有明显损害，睾丸是对放射损害十分敏感的器官之一，辐照可使精子畸形数增加，精子生成障碍，精子数减少以及睾丸重量下降。0.03～0.1Gy 的低剂量内照射可致暂时性不育，而 2Gy 以上的剂量可致永久性无精子。人类卵巢对放射性损伤的抵抗性较高，2Gy 以上剂量可致暂时性不育，而在低剂量照射时对其卵子的生成反有一定的刺激作用。

致癌、致畸、致突变作用是低剂量长期照射产生的主要生物效应。0.2～0.3Sv 的照射即可引起动物和人体细胞染色体畸变的发生率明显增高，尤其双着丝粒和着丝粒环是辐射造成染色体损伤的特征性指标。辐射可引起白血病。甲状腺癌、乳腺癌、肺癌、肝癌、骨肉瘤等肿瘤，如肝中储留的 ^{134}Te（碲）和 ^{60}Co（钴）主要引起肝硬化和肝癌；嗜骨性的 ^{90}Sr、^{226}Ra、^{239}Pu

（钚）等主要引起骨肉瘤；均匀分布于组织的 ^{137}Cs 及 ^{210}Po 中。主要引起软组织的肿瘤。低剂量长期照射还可致胎仔减少、死胎、胎儿畸形和智力发育障碍等。

五、控制食品放射性污染的措施

预防食品放射性污染及其对人体危害的主要措施是加强对污染源的卫生防护和经常性的卫生监督。定期进行食品卫生监测，严格执行国家卫生标准，使食品中放射性物质的含量控制在允许浓度范围以内。我国于 1984 年制定了《放射卫生防护基本标准》（GB4792—84）。1994 年颁布的《食品中放射性物质限制浓度标准》（GB14882—94）中规定了粮食、薯类、蔬菜及水果、肉鱼虾类和鲜奶等食品中人工放射性核素 ^{3}H、^{89}Sr、^{90}Sr、^{131}I、^{137}Cs、^{147}Pm（钷）、^{239}Pu 和天然放射性核素 ^{210}Po、^{226}Ra、^{228}Ra、天然钍和天然铀的限制浓度，并同时颁布了相应的检验方法标准（GB14883—94）。

本章习题

一、填空题

1. 食品污染按其性质可分为三类：_____、_____、_____。
2. 非致病菌中多数为_____菌。
3. 反映食品卫生质量的细菌污染指标，可分为两个方面：一是_____、二是_____。
4. 食品腐败变质上是食品中_____、_____、_____等的分解过程，其程度常因_____种类、_____种类和数量以及其他条件的影响。
5. 为了防止食品腐败变质，延长食品可供信用的期限，常对食品进行加工处理，即_____。
6. "_____、_____"的原则，在冷冻食品中应予以严格执行。
7. 常见的腌渍法有_____、_____和_____等方法。
8. 影响霉菌繁殖和产毒的因素是食物基质的_____和_____、_____及_____等情况。
9. 霉菌毒素种类较多，而与食品关系密切的有_____、_____、_____、烟曲霉震颤素、单端孢霉烯族化合物、玉米赤霉烯酮、伏马菌素以及展青霉素、桔青霉素、_____等。
10. 按用途可将农药分为_____剂、_____剂、_____剂、杀线虫剂、杀鼠剂、落叶剂和_____剂等类型。其中使用最多的是_____剂、_____剂和_____剂三大类。由于使用农药而对环境和食品造成的污染，称之为_____或_____。
11. 人类接触 N-亚硝基化合物及其前体物，可能是引起某些_____发生的重要环境因素之一。
12. 致癌物与_____共价结合是癌发生的必需步骤。
13. 各种塑料由于原料、加工成型变化以及添加剂种类和用量不同，对不同塑料制品应有不同要求，但总的要求应是对人体_____。
14. 食品容器、工具及设备为防止腐蚀、耐浸泡等常需在其表面涂覆化学成膜物质即_____。

15. 环境天然放射性本底是指自然界本身_____，未受人类活动影响的_____水平。

16. 由于生物体与其所生存的外环境之间固有的物质交换过程，在绝大多数动植物性食品中都不同程度含有天然放射性物质，亦即_____。

二、简答题

1. 什么是菌落数？
2. 什么是食品腐败变质？食品腐败变质的原因？
3. 食品保藏常用的方法有哪些？
4. 干燥保藏根据热能传递方式的不同有哪些方法？
5. 冷冻干燥法具有哪些特点？
6. 食品中农药残留的主要来源有哪些方面？
7. 食品中的有害金属主要来源于哪些方面？
8. 食品中有害金属污染的毒作用特点有哪些？
9. 预防亚硝基化合物危害的措施有哪些？

第十章 食品卫生监督管理及各类食品卫生

第一节 粮豆、蔬菜水果的卫生与管理

1. 粮豆的卫生与管理

(1) 粮豆的卫生问题

① 自然陈化。粮豆在贮存过程中,由于自身酶的作用,营养素发生分解,从而导致其风味和品质发生改变的现象,称为自然陈化。

② 微生物的污染。

③ 农药和工业"三废"污染。

④ 仓储害虫的污染。

⑤ 有毒植物种子的污染。毒麦、麦仙翁籽、毛果洋茉莉籽、槐籽、蔓陀罗等植物种子在粮豆收割时容易混入。这些种子都含有有毒成分,误食后对机体产生一定的毒性作用。

⑥ 无机夹杂物的污染。污染粮豆的无机夹杂物主要包括泥土、砂石和金属等,分别来源于田间、晒场、农具及机械设备,这类污染物不仅影响感官性状,并且还损伤牙齿和胃肠道组织,造成一定损害。

(2) 粮豆的卫生管理

① 贮藏的卫生

粮豆入库前应做好质量检查;仓库应定期清扫,以保证清洁卫生;严格控制库内温度、湿度,按时翻仓、晾晒;定期监测粮豆温度和水分含量的变化,加强粮豆的质量检查,防止霉菌和昆虫的污染;粮豆使用药剂熏蒸后其残留量,应符合国家卫生标准方可出库、加工和销售。

② 加工的卫生

粮豆在加工时应将有毒植物种子、无机夹杂物、霉变粮豆去除;粮豆的水分含量应控制在粮食为12%~14%、豆类为10%~13%;面粉加工时应控制增白剂的使用量,以免过量添加危害人体健康。

③ 运输、销售的卫生

粮豆运输应有专用车船,并定期清洗消毒,禁止用装过农药、毒品或有异味的车船装运粮豆;使用符合卫生标准的专用粮豆包装袋;粮豆在销售过程中应防虫、防鼠和防潮,霉变和不符合卫生要求的粮豆禁止加工销售。

(3) 粮食的卫生质量要求

① 粮粒的卫生质量要求

优质粮粒应颗粒完整,大小均匀,坚实丰满,表面光滑,具有各种粮粒固有的色泽和气味。无异味、无毒变、无虫蛀、无杂质(铁屑、泥砂、煤渣、鼠屎等)。水分在15%以下,各项理化指标应符合国家卫生标准。

② 面粉和米粉的卫生质量要求

优质面粉和米粉应呈粉末状,颜色均匀一致,无异味、无霉味,气味和滋味正常。以手握

紧后放开不成团,不含杂质、无蛀虫和结块。

2. 豆类及其制品的卫生与管理

(1) 豆类的特殊卫生问题

豆类含有的多种抗营养因素,有些人在春夏季食蚕豆尤其是生食新鲜蚕豆,可引起急性溶血性贫血即蚕豆黄病。

(2) 豆制品的卫生问题

① 微生物的污染

豆制品富含蛋白质、脂肪、糖类,水分含量也高,为微生物生长繁殖提供了良好的条件。夏秋季,腐败菌可使豆制品在短时间内出现发粘、变色、酸味等腐败现象。

② 添加剂的污染

我国豆制品生产中使用的食品添加剂有凝固剂、消泡剂、漂白剂等。常用的传统凝固剂有卤水、石膏,其质量不合格的可引起铅、砷、汞等重金属污染。又如粉丝加工过程中要使用硫磺熏蒸,其目的是使粉丝变得透明洁白,并起防腐作用。使用时应注意 SO_2 的残留量。

③ 掺假

豆浆加水,豆腐制作时加米浆或纸浆,点制豆腐脑时加尿素,豆芽生长过程中使用尿素、硝酸盐等化肥,这些卫生问题非常普遍,须引起注意。

(3) 制品的卫生管理

① 豆制品原料、辅料的卫生

用于生产豆制品的各种豆类原料应符合卫生质量要求。豆制品生产用水、添加剂等辅料应符合国家卫生标准。

② 豆制品生产加工的卫生

豆制品生产加工的场所应符合卫生要求,有防尘、防蝇、防鼠设施;生产加工场所、工用具、容器、管道等应保持清洁卫生。禁止使用尿素等化肥促进豆芽的生长。发酵性豆制品如腐乳、豆豉等加工过程中使用的菌种应定期鉴定,防止菌种变异和黄曲霉的污染。

③ 豆制品运输的卫生

豆制品在运输过程中要轻装轻卸,运输工具和盛器要清洁。各种豆制品在运输过程中做到冷热分开、干湿分开、水货不脱水、干货不着水、不叠不压、不污染。

④ 豆制品贮存的卫生

豆制品应及时摊开散热,通风冷却。热天应贮存于低温环境,尽快食用。发酵豆制品应密封保存,防止苍蝇污染,避免孳生蛆虫。

⑤ 豆制品销售的卫生

豆制品销售时盛器、工用具应清洁消毒。销售过程中豆制品应处于低温环境,以防止微生物大量生长繁殖。

(4) 豆制品的卫生质量要求

① 粮豆的安全水分

粮豆含水分的高低与其贮藏的时间长短和加工密切相关。在贮藏期间,粮豆水分含量过高时,因其代谢活动增强而发热,使霉菌、仓虫易生长繁殖,致使发生霉变和变质。水分含量高的原粮也不利于加工。因此应将粮豆水分控制在安全贮存所要求的水分含量以下,粮谷的安全水分为 12%~14%,豆类为 10%~13%。粮豆籽粒饱满、成熟度高、外壳完整,其贮藏性更好,因此应加强入库前的质量检查，与此同时还应控制粮豆贮存环境的温度和湿度。

② 仓库的卫生要求

为使粮豆在贮藏期不受霉菌和昆虫的侵害，保持原有的质量，应严格执行粮库的卫生管理要求：仓库建筑应坚固、不漏、不潮，能防鼠防雀；保持粮库的清洁卫生，定期清扫消毒；控制仓库内温度、湿度，按时翻仓、晾晒，降低粮温，掌握顺应气象条件的门窗启闭规律；监测粮豆温度和水分含量的变化，加强粮豆的质量检查，发现问题，立即采取相应措施。此外，仓库使用熏蒸剂防治虫害时，要注意使用范围、控制用量。熏蒸后粮食中的药剂残留量必须符合国家卫生标准才能出库、加工和销售。

③ 粮豆运输、销售的卫生要求

粮豆运输时，铁路、交通和粮食部门要认真执行安全运输的各项规章制度，搞好粮食运输和包装的卫生管理。运粮应有清洁卫生的专用车，防止意外污染。对装过毒品、农药或有异味的车船，未经彻底清洗消毒的，不准装运。粮食包装袋必须专用，不得染毒或有异味，包装袋使用的原材料应符合卫生要求，袋上油墨应无毒或低毒，不得向内容物渗透。销售单位应按食品卫生经营企业的要求，设置各种经营房舍，搞好环境卫生。加强成品粮卫生管理，做到不加工、不销售不符合卫生标准的粮豆。

④ 防止农药及有害金属的污染

为控制食品中农药的残留，必须合理使用农药，严格遵守《农药安全使用规定》和《农药安全使用标准》，采取的措施是：针对农药毒性和在人体内的蓄积性，不同作物及条件，选用不同的农药和剂量；确定农药的安全使用期；确定合适的施药方式；制定农药在食品中的最大残留限量标准。使用污水灌溉应采用的措施是：废水应经过活性炭吸附、化学沉淀、离子交换等方法处理，使灌溉水质必须符合《农田灌溉水质标准》，根据作物品种，掌握灌溉时期及灌溉量；定期检测农田污染程度及农作物的毒物残留水平，防止污水中有害化学物质对粮食的污染。为防止各种贮粮害虫，常采用化学熏蒸剂、杀虫剂和灭菌剂，如甲基溴、磷、氰化氢等，应用时应注意其质量和剂量，在粮豆中的残留应不超过国家标准限量。近年采用 ^{60}Co 的 γ 射线低剂量辐照粮食，可杀死所有害虫，且不破坏粮豆营养成分及品质，效果好，我国已颁布了相应的卫生标准。

⑤ 防止无机夹杂物及有毒种籽的污染

粮豆中混入的泥土、砂石、金属屑及有毒种籽对粮豆的保管、加工和食用均有很大的影响。为此，在粮豆加工过程中安装过筛、吸铁和风车筛选等设备可有效去除无机夹杂物。有条件时，逐步推广无夹杂物、无污染物或者强化某些营养素的小包装粮豆产品。

为防止有毒种籽的污染，应作好以下工作：加强选种、农田管理及收获后的清理措施，尽量减少其含量或完全清除；制定粮豆中各种有毒种籽的限量标准并进行监督。如我国规定，按重量计麦角不得大于 0.01%，毒麦不得大于 0.1%。

3. 蔬菜水果的卫生与管理

（1）蔬菜水果的卫生问题

蔬菜水果的卫生问题主要包括腐败变质的污染，肠道致病菌和寄生虫卵的污染，化学农药的污染，污水灌溉的污染。

蔬菜水果在采收后，仍继续进行着呼吸作用，在有氧条件下，蔬菜水果中的糖类或其他有机物氧化分解，生成二氧化碳和水，并释放出大量的热；在无氧条件下，则生成酒精和二氧化碳，释放出少量的热。因呼吸作用分解产生的代谢产物可导致蔬菜水果腐烂变质，尤其是无氧条件下呼吸产生的酒精在蔬菜水果组织内的不断堆积，还可加速腐烂变质。

（2）蔬菜水果的卫生管理

① 贮藏的卫生

根据蔬菜水果的不同种类和特性选择适宜的贮藏条件。贮藏时应防止损伤，经常检查，及时剔除已腐败变质的蔬菜水果。如果冷藏，要注意选择合适的冷藏温度，避免冻伤蔬菜水果组织。

② 加工的卫生

蔬菜水果加工时应剔除腐败变质及不可食部分。洗涤时要求清洗干净，直接食用的蔬菜水果最好消毒。

（3）蔬菜水果的卫生质量要求

① 蔬菜的卫生质量要求

优质蔬菜鲜嫩，无黄叶，无伤痕，无病虫害，无烂斑。次质蔬菜梗硬，老叶多，枯黄，有少量病虫害、烂斑和空心，经挑选后可食用。变质蔬菜严重腐烂，呈腐臭气味，亚硝酸盐含量增多且有毒，或蔬菜严重虫蛀、空心，不可食用。

② 水果的卫生质量要求

优质水果表皮色泽光亮，肉质鲜嫩、清脆、有固有的清香味。次质水果表皮较干，不够光泽丰满，肉质鲜嫩度差，清香味减退，略有小烂斑点，有少量虫伤，去除腐烂和虫伤部分，仍可食用。变质水果严重腐烂、虫蛀、变味，则不可食用。

第二节 畜、禽、鱼类原料及其制品的卫生与管理

一、畜肉及其制品的卫生与管理

1. 牲畜宰后的变化及其食品卫生学意义

牲畜宰后其肉品一般将发生四个阶段既僵直阶段、成熟阶段、自溶阶段和腐败阶段的变化，前两个阶段的肉品称为新鲜肉。

（1）僵直阶段

刚宰杀后的牲畜，其肉品呈中性或弱碱性，即 pH7.0～7.4，随着肌肉中组织酶的作用和微生物酶的作用，肌肉组织中的糖原和含磷有机化合物被分解为乳酸、磷酸，使肉品的酸度增加，pH 值下降，当 pH 值下降至 5.4 时，由于达到了肌凝蛋白的等电点，这时肌凝蛋白凝固，使肌纤维出现变硬僵直现象。僵直现象一般在牲畜宰后夏季 1.5 小时，冬季 3～4 小时出现。

此时进入僵直阶段的肉品，其食品卫生学意义有以下几个方面：

① 最适宜冷藏；

② 肉品不适宜作烹饪原料。

（2）成熟阶段

僵直期肉品中的糖原仍然继续分解为乳酸，pH 值继续下降，肌肉中的结缔组织因而逐渐软化，肉品也就变得柔软多汁，具有弹性，味美鲜香，这个过程为肉的后熟。此时的肉品就进入成熟阶段。在 4℃环境温度时，肉品经 1～3 天就可完成成熟过程。环境温度较高时可缩短成熟阶段。

成熟阶段的肉品,其食品卫生学意义,表现在以下几个方面:
① 最适合作烹饪原料;
② 适宜冷藏;
③ 具有无害化作用。
(3) 自溶阶段

成熟阶段的肉品在室温或较高温度下存放,肌肉中组织酶的活性增强,即使在无菌情况下,组织中的营养组分继续被分解,从而导致自溶现象的发生,此时肉品进入自溶阶段。由于内脏含组织酶比肌肉多,因此内脏自溶速度较肌肉快。

自溶阶段的肉品,其食品卫生学意义有以下几个方面:
① 肉品品质下降;
② 失去贮藏性。
(4) 腐败阶段

自溶阶段的肉品,在大量微生物的作用下,营养成分分解并引起肉品恶臭、变绿、发粘的过程既为肉的腐败。此时的肉品进入腐败阶段。腐败肉因含有蛋白质、脂肪被分解时产生的胺类、醛类、酮类、吲哚、硫化氢、硫醇、粪臭素及细菌毒素等腐败产物,其食品卫生学意义是禁止食用。

2. 畜肉的卫生问题

(1) 腐败变质的污染

(2) 人畜共患传染病和寄生虫病的污染

(3) 化学农药的污染

(4) 抗生素和动物激素残留

3. 肉制品的卫生问题

(1) 微生物的污染

(2) 脂肪氧化酸败的污染

(3) 虫蛆的污染

(4) 多环芳烃族的污染

(5) 发色剂过量使用的污染

我国食品添加剂使用卫生标准中规定:肉类制品硝酸盐最大使用量<0.5g/kg,亚硝酸钠<0.15g/kg。

4. 畜肉的卫生管理

(1) 屠宰场的卫生

根据我国《肉类加工厂卫生规范》(GB12694—90)的规定:肉类联合加工厂、屠宰厂及肉制品厂应建在地势较高、干燥、水源供应充足、交通方便、无有害气体和其他污染源、下水道通畅和排污方便的地区。屠宰场的选址,必须与生活饮用水的地表保护区有一定距离,不应干扰或影响居民生活和公共场所的活动。厂房设计应符合流水作业的要求,既按饲养、屠宰、分割、加工、冷藏的作业线合理设置,避免交叉污染。

(2) 屠宰的卫生

根据肉品检验结果，将肉品质量分为三类：

① 可食肉（良质肉）：指健康牲畜肉，可直接食用。

② 条件可食肉：指病畜肉必须通过处理后以达到无害化才可食用的肉。无害化处理方法有高温、冷冻、盐腌、产酸或炼食用油等。

③ 废弃肉（劣质肉）：指患有烈性传染病如炭疽或严重寄生虫病如囊虫病的畜肉，及死因不明的畜肉应禁止食用。

(3) 贮藏的卫生

肉及肉制品贮藏时做好检验工作，凡质量不合格的肉及肉制品不能入库贮藏。

肉及肉制品应按入库时间、生产日期和批号分别存放，存放时应吊挂或放置于容器中，不能直接着地存放。垛间的距离相隔30～40cm，距离墙边应有30cm。

贮藏期间库内的温度、湿度应按不同肉制品设置。定期检查肉品质量，及时处理已有变质迹象的肉品，出库时遵循先进先出的原则。

贮藏库有防蝇、防尘、防鼠措施，定期进行清洗消毒工作。

(4) 运输的卫生

运输鲜肉和冻肉要使用密闭冷藏车，鲜肉应倒挂，冻肉可堆放运输。合格肉与病畜肉、鲜肉与熟肉制品不可同车运输。鲜肉与内脏不可混放。短途运输时若使用敞车，应该上盖下垫，有防尘、防雨、防晒、防蝇设施，卸肉时，应有铺垫。

运输熟肉制品应有专用车辆和专用容器，每次使用前后必须进行清洗消毒。无专用车辆则要有专用的密闭包装容器，禁止用运输过化学药品或污染严重，不易清除的车辆运输肉及肉制品。

搬运工人应穿戴清洁消毒的工作衣帽、鞋和手套。搬运病畜肉、鲜肉、熟肉及其他肉制品的工人要分开，避免交叉污染。

(5) 销售的卫生

销售部门应对肉及肉制品进行验收，不收售腐败变质或未经兽医卫生检验的肉及肉制品。

销售鲜肉和冻肉应有挂放场所和解冻池，肉品不可直接放在地面。当天销售不完的肉品应及时冷藏保存，刀、砧板应专用并消毒。肉馅应现绞制现卖，制作肉馅的原料肉要符合鲜肉的卫生质量要求，绞制过程中不得加入零星绞肉、血污肉、次质肉，变质肉和污染严重的肉。

销售熟肉制品，应做到专用销售间、专人销售、专用工用具售货、专用冷藏设施、专用消毒设备及防蝇防尘设备，每次销售前后应彻底清洗消毒。无冷藏条件，则熟肉制品销售时间超过6小时后，应再彻底加热杀菌后出售，腐败变质食品不允许销售。销售人员不得用手直接拿取熟肉制品，销售过程中人员、工具和容器必须做到生熟分开，实行工具售货制度，做到货钱分开。未售完的熟肉制品要低温冷藏，隔日需进行质量检查，若无变质迹象时回锅加热杀菌再销售。用于熟肉制品的包装材料或容器必须符合卫生要求。

5. 常见病畜肉的鉴定和处理

(1) 炭疽

由炭疽杆菌引起的烈性人畜共患传染病。

炭疽主要为牛、羊及马等动物的传染病，表现为病畜突然倒地死亡，天然孔出血，血粘稠却不凝固，呈暗红色，脾脏肿大。

在屠宰中发现炭疽病,病畜严禁屠宰并封锁现场,病畜在不解体和不放血条件下高温焚毁,或与石灰同埋在深 2 米的坑里。被炭疽污染的饲养圈、屠宰室及设备、用具,必须在发现炭疽 6 小时内用 20%漂白粉(有效氯达 25%)、5%氢氧化钠或 5%甲醛进行消毒。用具也可以煮沸消毒。屠宰工人的手和工作服用 2%的来苏水进行消毒,并进行青霉素注射预防。

(2)口蹄疫

由口蹄疫病毒引起的急性接触性人畜共患传染病,常见于偶蹄兽牛、羊、猪,人可通过食用病畜的乳及肉制品或与病畜接触而感染。病畜在口腔粘膜、齿龈、舌面及鼻翼边缘或蹄部发生水泡,破裂后形成溃疡。肉尸检验可见心脏呈脂肪样变化,胃肠道有时发生出血性炎症。

病畜肉的处理:凡疑似或确诊为口蹄疫的牲畜应立即宰杀,其他同群牲畜也应全部屠宰。如果牲畜宰前体温升高,则肉品、内脏通过后熟阶段的产酸可达到无害化处理,既在 0℃～6℃下存放 48 小时或在 6℃～10℃下存放 36 小时或在 10℃～12℃下存放 24 小时后可以食用,其他副产品须经高温处理。毛皮消毒后方可出厂。凡与病畜接触过的工具、衣服、屠宰室等应彻底消毒。

(3)结核病

由结核杆菌引起的人畜共患传染病,牛、羊、猪及家禽都可感染,尤其以牛感染结核病最为多见。

病畜常表现为消瘦、贫血、咳嗽、呼吸声粗糙、颌下、乳房和体表淋巴结肿胀发硬等。

病畜肉的处理:对全身患结核且消瘦的病畜须全部销毁,对全身未见消瘦的病畜,其病灶部分割除销毁,余下部分经高温处理后方可食用。仅为个别淋巴结或脏器发生结核病变时,局部废弃,其肉品不受限制可以食用。

(4)猪瘟、猪丹毒及猪出血性败血症

分别由猪瘟病毒、丹毒杆菌及猪出血性败血症杆菌引起的猪三大传染病。这三大常见传染病,只有猪丹毒主要是经过皮肤接触传染人外,其余两种都不传染人,但是猪因患这些疾病,身体抵抗力下降,其肌肉和内脏常会继发感染沙门氏菌,人食用被沙门氏菌污染的肉品后易引起食物中毒。

患猪瘟病猪以皮肤、腹腔、粘膜和脏器出血为特征。患猪丹毒病猪在皮肤上出现大小不等,呈菱形或方形或圆形的红色凸起的疹斑,淋巴结、肾脏、脾脏、胃肠粘膜充血肿胀。患猪出血性败血症病猪,其皮肤上出现出血点,淋巴结肿大、出血,肺部呈暗红。

病畜肉的处理:病变较轻的肉品及内脏须经高温处理,病变严重者则销毁处理。猪皮应经 25%食盐水加 1%盐酸浸泡 48 小时后才能再加工利用。

6. 死畜肉的鉴定和处理

死畜肉指牲畜因各种原因死后屠宰的肉品。由于未经放血或放血不彻底,死畜肉表现以下特征:肉品有淤血点或黄染现象,脂肪偏红,肌肉呈暗红色,无弹性,切开肌肉按压时,有暗紫色淤血溢处,切面不干燥。

牲畜死亡的原因有病死、毒死、烧、淹、轧等物理性致死或死因不明。死畜肉必须确定死亡原因后才能作出相应的卫生处理。如死亡原因确定为一般性疾病或物理性死亡,而肉品未出现腐败变质迹象,内脏废弃,肉品须经高温处理后可以食用;如牲畜的致死原因为人畜共患传染病,其肉品按兽医卫生检验规定进行处理;如死因不能确定的死畜肉,其肉品不得食用。

7. 肉品的卫生检验

肉品卫生检验的目的主要是为了让患病牲畜与健康牲畜分开，避免肉品间的相互污染，从而保障人们健康。

（1）宰前检验

牲畜宰前应进行外观和行为观察，测体温，必要时进行细菌学检查。

（2）宰后检验

① 头部检验：检查颌下淋巴结有无炭疽、结核、猪瘟和猪丹毒等病灶和切面检查咬肌是否有囊虫寄生。

② 内脏检验：主要观察脏器外表、形态、大小、色泽是否有异常和寄生虫寄生等。

③ 肉品检验：主要检验皮肤是否有充血、出血、溃疡、疹块等，肌肉和脂肪的色泽、弹性及有无异常等。

根据肉品检验结果，对作出肉品质量评价。

8. 肉类食品的卫生评价

（1）鲜肉的卫生质量评价

鲜肉指畜类屠宰后，经兽医卫生检验符合市场鲜销的肉品。

肉品鲜度的检查，按其是否变质，可分为新鲜肉、次鲜肉和变质肉三种。猪肉的感官指标见表10-1所示。

表10-1 猪肉的感官指标

	鲜猪肉	冻猪肉
色泽	肌肉有光泽，红色均匀，脂肪乳白色	肌肉有光泽，红色或稍暗，脂肪白色
组织状态	纤维清晰，有坚韧性，指压后凹陷立即恢复	肉质紧密，有坚韧性，解冻后指压凹陷恢复较慢
粘度	外表湿润，不粘手	外表湿润，切面有渗出液，不粘手
气味	具有鲜猪肉固有的气味，无异味	解冻后具有鲜猪肉固有气味，无异味
煮沸后肉汤	澄清透明，脂肪团聚	澄清透明或稍有浑浊，脂肪团聚于表面

（2）注水猪肉的鉴定

注水猪肉肌肉色泽浅淡，外观湿润，具有渗水光泽，肌纤维肿胀，切面可见血水渗出；指压后凹陷恢复较慢；较正常鲜猪肉味淡或带有血腥味；煮后肉汤混浊，脂肪滴不匀，缺少香味，有的上浮血沫，有血腥味。

二、禽蛋类的卫生与管理

1. 禽肉的卫生问题

禽类宰杀后，其肉品会经过僵直、成熟、自溶、腐败4个阶段的变化，因其肌肉中结缔组织含量少，禽肉的僵直、成熟期较畜肉短，所以禽肉比畜肉易腐败变质。

禽类体表污染的细菌主要是假单胞杆菌，在适宜条件下大量繁殖，使肉发臭、发粘。冻禽冷藏时，只有产生绿色的假单胞菌繁殖，所以腐败的禽肉多呈绿色。禽肉的掺假多在鸡、鸭腿部内侧注水，活鸡活鸭就灌凉粉、小石子或用注射器从腿部注水，用染料或添加色素给禽肉品上色等。

2. 禽类的卫生管理

(1) 宰前及宰后的检验

禽类在宰杀前必须经卫生检验，若发现病禽应立即隔离、急宰，宰后发现的病禽肉品应根据检验结果作相应处理。

(2) 宰杀的卫生

宰前停食24小时，但应充分喂水，以清洁胃肠。禽类的宰杀过程一般为吊挂、击昏、宰杀放血、浸烫（用50℃~54℃或56℃~62℃热水）、拔毛、开膛、取出内脏、冲洗、冷却。为减少禽类体表微生物对肉品的污染，宰杀过程中应多次用水冲洗禽体。

(3) 宰后冷冻保藏

禽肉在-25℃~-30℃和相对湿度85%~90%下急冻24~48小时，再冷藏于-12℃~-20℃和相对湿度90%的冷库中。

3. 蛋类的卫生问题

(1) 沙门氏菌及其他微生物的污染

蛋壳表面细菌很多，清洁的卵壳表面约有细菌400~500万个，而脏蛋壳表面细菌多达1.4~9亿个。蛋壳表面易受沙门氏菌的污染，尤其是水禽蛋感染率较高，不得用作糕点原料。

鲜蛋的微生物污染途径有三个：

① 卵巢的污染（产前污染）

禽类感染沙门氏菌及其他微生物后，可通过血液循环而进入卵巢，当卵黄在卵巢内形成时可被污染。

② 产蛋时污染（产道污染）

禽类的排泄腔和生殖腔是合一的，蛋壳在形成前，排泄腔里的细菌向上污染输卵管，从而导致蛋受污染。蛋从泄殖腔排出后，由于外界空气的自然冷却，引起蛋内容物收缩，空气中的微生物可通过蛋壳上小孔进入蛋内。

③ 产蛋场所的污染（产后污染）

蛋壳可被环境中的禽类、鸡窝、人手以及装蛋容器上的微生物污染。此外，蛋因搬运、贮藏受到机械损伤，蛋壳破裂，极易受微生物污染，发生变质。

(2) 农药及其他有害物质的污染

饲料受农药、重金属污染，以及饲料本身含有的有害物质如棉饼中游离棉酚、菜籽中硫葡萄糖甙可以向蛋内发生转移和蓄积，造成蛋的污染。

(3) 生蛋清中抗生物素、抗胰蛋白酶的污染

前者影响生物素的吸收，后者抑制胰蛋白酶活性，当蛋煮熟后，这两种物质可被破坏。

4. 鲜蛋的卫生管理

(1) 为了防止微生物对鲜蛋的污染，应加强对禽类饲养过程中的卫生管理，确保禽体和产蛋场所的清洁卫生。

(2) 鲜蛋贮藏的卫生

Be浸泡后，放置在10℃的室温下可保存8~12个月，但易造成蛋散黄。若无冷藏条件，鲜蛋也可保存在米糠、稻谷、木屑或锯末中，以延长保存期。鲜蛋最适宜的贮藏条件是在1℃~5℃、相对湿度87%~97%的条件下存放。当鲜蛋从冷库中取出时，应在预暖间放置一定时间，以防止因温度升高产生冷凝水而引起出汗现象。

（3）鲜蛋运输的卫生

运输鲜蛋的容器应坚固，能耐受较大的外力而不易损坏，避免发生蛋壳破裂。用于运输的容器、车辆应清洗消毒。装蛋的容器和铺垫的草、谷糠应干燥，无异味。鲜蛋不应与散发特异气味的物品同车运输。运输途中要防晒、防雨，以防止蛋的变次和腐败。

（4）鲜蛋销售的卫生

鲜蛋销售前必须进行卫生检验，符合鲜蛋要求方可出售。

5. 蛋制品的卫生管理

（1）加工蛋制品的蛋类原料应符合鲜蛋质量要求。

（2）皮蛋制作过程中注意碱、铅的含量，目前以氧化锌或碘化物代替氧化铅加工皮蛋，可明显降低皮蛋的铅含量。

（3）制作冰蛋和蛋粉时，为防止沙门氏菌的污染，应采取以下措施：

① 打蛋前必须清洗干净并用漂白粉溶液（有效氯 0.08～0.1%）浸泡消毒 5 分钟，取出后在 4 小时内晾干再打蛋。

② 凡接触蛋液的工具、容器应用 4%碱水消毒，冲洗干净，再用蒸汽消毒 10 分钟。

③ 打蛋时采取"过桥"的方法，既一个蛋打一个盆，防止次蛋污染蛋液。

④ 加工人员应遵守卫生操作规定，打蛋前必须洗手到肘部，用 75%酒精消毒。

⑤ 使用隔氧材料包装蛋粉以防止脂肪的氧化。包装材料可外涂石蜡以阻止蛋粉受潮变质。

⑥ 冰蛋冷藏时不得和肉品、水产品等同放一室，以防止交叉污染。大块切分时，所用的刀和砧板等工具应清洁干净，余下部分应重新包装冷藏。

6. 鲜蛋的质量鉴定

（1）对鲜蛋的质量鉴定，可通过感官检验和灯光透视法来检验其质量好坏。

1）感官检验法

感官检验法包括眼看、手摸、耳听和鼻闻四种方法。

① 眼看：观察蛋的大小、形状、颜色、表面是否清洁、长霉、破裂及光滑程度。

新鲜蛋蛋壳应完整，颜色正常，略有一点粗糙，蛋壳上有一层霜状物。如果蛋壳颜色变灰变黑，说明蛋内容物已腐败变质。如果蛋壳表面光滑，说明该蛋已孵化过一段时间。

② 手摸：用手摸蛋的表面、试重量、试重心。如果蛋壳手摸光滑，则一般为孵化蛋；蛋放在手中颠重量，若较轻则说明蛋因存放过久而水分蒸发为陈蛋，较重则表明蛋为熟蛋或水泡蛋。把蛋放在手心翻转几次，若始终为一面朝下，则为贴壳蛋。

③ 耳听：把蛋与蛋轻轻互相碰击，若发出清脆声，则为鲜蛋；哑声则为裂纹蛋；空空声则为水花蛋；戛戛声则为孵化蛋。

④ 鼻闻：用嘴对蛋壳哈一口热气，再用鼻子闻其味，若有臭味则为黑腐蛋；若有酸味则为泻黄蛋；若有霉味则为霉蛋；若有青草味或异味，则说明蛋与青饲料放在一起或在有散发特殊气味的环境中贮藏。

2）灯光透视法

灯光透视法是在暗室里将蛋放在照蛋器上的光线小孔处，利用蛋对光线有半透过性，把蛋上下左右前后轻轻转动，观察蛋壳是否有裂缝、气室的大小、蛋的透明度、蛋黄移动的影子和其他异常现象的发生。

通过上面的综合检验，新鲜蛋的质量要求是蛋壳清洁完整，表面附有一层霜状的粉末，轻轻抖动使蛋与蛋相互撞击，发出清脆声，灯光透视整个蛋呈微红色，蛋黄不见或略见阴影，打开后蛋黄凸起完整并带有韧带。

（2）皮蛋的质量鉴定

优质皮蛋色料和外壳应完整，无霉点。蛋上抛落下时有弹性感，摇晃时无晃荡感。蛋白凝固，清洁有弹性。蛋黄呈淡褐或淡黄色，中心较稀。气味芳香，无辛辣味。若皮蛋无弹性且感觉轻飘，或耳听有水响声则为劣质蛋。凡是腐败发臭、发霉、液化的皮蛋不得食用。

皮蛋在制作过程中，使用黄丹粉（氧化铅），常引起铅的污染。我国规定皮蛋中铅含量不得超过 3mg/kg，皮蛋的总碱度不得超过 15 度。

皮蛋存放过久，因蛋内水分蒸发，可使蛋白变硬，食后不易消化，故皮蛋制作好后，保存期限一般为 2～3 个月。

（3）咸蛋的质量鉴定

咸蛋经灯光透视蛋黄应呈鲜红色，圆如球形，蛋黄靠一边，蛋黄浓缩且质地硬，蛋白应清亮透明。咸蛋煮熟后蛋白白嫩，蛋黄食用时有细砂感，富有油脂，清香适口。散黄咸蛋若无腥臭味或呈水样咸蛋，未出现腐败变质现象，均可食用。如果出现蛋白、蛋黄全部发黑或全部水样的蛋，则禁止食用。

（4）冰蛋的质量鉴定

正常冰蛋应为橙黄色，冻结状态时质地坚硬，解冻后为均匀的液体，无杂质，无异味，具有蛋类正常的气味和滋味。

三、鱼类食品的卫生与管理

1. 鱼类死后的变化及其食品卫生学意义

鱼类死后的变化与畜禽肉相似，仅各阶段时间的变化比畜肉短，所以鱼类较畜禽肉易腐败变质。

2. 鱼类的卫生与管理

（1）鱼类食品的主要卫生问题

① 腐败变质：鱼类离开水面后，很快死亡，鱼死后的变化与畜肉相似，其僵直持续的时间比哺乳动物短。

僵直由背部肌肉开始，手持僵直的鱼身时，尾不下垂，按压肌肉不凹陷、鳃紧闭、口不张、体表有光泽、眼球光亮，是鲜鱼的标志。随后由于鱼体内酶的作用，使鱼体蛋白质分解，肌肉逐渐变软失去弹性，出现自溶。自溶的同时微生物易侵入鱼体，由于鱼体酶和微生物的作用，鱼体出现腐败，表现为鱼鳞脱落，眼球凹陷，鳃呈暗褐色有臭味，腹部膨胀，肛门肛管突出，鱼肌肉碎裂并与鱼骨分离，发生严重腐败变质。

② 鱼类食品的污染：鱼类及其他水产品常因生活水域被污染，使其体内含有较多的重金属（如汞、镉、铬、砷、铅等）、农药和病原微生物。据报道，我国水产品中汞的含量平均为 0.04mg/kg，占最大残留限量标准的 13.3%，平均每人每天从水产品中摄入汞为 1.0μg、镉 0.5μg、铅 2.4μg。

由于人畜粪便及生活污水的污染，使鱼类及其他水产品受到肠道致病菌的污染。如 1988 年上海甲型肝炎爆发流行，波及人数 29 万之多，主要是因食用被污染而未经正确烹调的毛蚶所引起的。此外鱼类及其他水产品还受到农药、有机氯、有机磷等的污染。

(2) 鱼类食品的卫生管理

① 鱼类保鲜

鱼处在僵直期，组织状态完整、质量新鲜，故鱼的保鲜就是要抑制酶的活力和微生物的污染和繁殖，使自溶和腐败延缓发生。有效的措施是低温、盐腌、防止微生物污染和减少鱼体损伤。

低温保鲜有冷藏和冷冻两种，冷藏多用机冰使鱼体温度降至 10℃左右，保存 5~14 天；冷冻贮存是选用鲜度较高的鱼类在-25℃以下速冷，使鱼体内形成的冰块小而均匀，然后在-15~-18℃的冷藏条件下，保鲜期可达 6~9 个月。含脂肪多的鱼，不宜久藏，因鱼的脂肪酶须在-23℃以下低温才受抑制。盐腌保藏一般鱼类用 15%以上食盐即可，此方法简易可行，使用广泛。

② 运输销售的卫生要求

生产运输鱼船，(车) 应经常冲洗，保持清洁卫生，减少污染；外运供销的鱼类及水产品应符合该产品一、二级鲜度的标准，尽量用冷冻调运，并用冷藏车船装运。

鱼类在运输销售时，应避免污水和化学素物的污染，凡接触鱼类及水产品的设备用具应用无毒无害的材料制成。提倡用桶、箱装运，尽量减少鱼体损伤。

为保证鱼品的卫生质量，供销各环节均应建立质量检收制度，不得出售和加工已死亡的黄鳝、甲鱼、乌龟、河蟹及各种贝类；含有自然毒素的水产品，如鲨鱼、鱼工鱼等必须去除肝脏，有剧毒的河豚鱼，不得流入市场，应剔出并集中妥善处理。有生食鱼类习惯的地区，应限制品种，严格遵守卫生要求，防止食物中毒。卫生部门可根据防疫要求，随时采取临时限制措施。

第三节 奶及奶制品的卫生及其管理

一、奶的卫生及管理

刚挤出的乳汁中含有乳素 (lectcynin)，它是一种蛋白质，有抑制细菌生长的作用。其抑菌作用的时间与奶中存在的菌量和存放的温度有关。当菌数多，温度高，抑菌作用时间就短，如在 0℃可保持 48 小时，5℃为 36 小时，10℃为 24 小时，25℃为 6 小时，30℃为 3 小时，37℃为 2 小时，故挤出的奶应及时冷却。

1. 奶的腐败变质

奶是富含多种营养成分的食品，适宜微生物的生长繁殖，是天然的培养基。微生物污染奶后，在奶中大量繁殖并分解营养成分，造成奶的腐败变质。如奶中的乳糖分解成乳酸，使奶pH下降呈酸味，并导致蛋白质凝固。蛋白质分解产物如硫化氢、吲哚使奶具有臭味，不仅影响奶的感官性状，而且使奶失去食用价值。

引起奶腐败变质的微生物主要来自乳腔管、乳头管、挤奶人员的手和外界环境。因此做好挤奶过程各环节的卫生工作，是减少微生物对奶的污染，防止腐败变质的有效措施。

2. 病畜奶的处理

奶中的致病菌主要是人畜共患传染病的病原体。如乳畜患有结核、布氏杆菌病及乳腺炎时，其致病菌通过乳腺排出污染到奶中，当人食用这种未经卫生处理的奶时可感染患病。因此，对各种病畜乳，必须分别给以卫生处理。

（1）结核病畜奶的处理

结核病是牧场牲畜易患疾病。有明显结核症状的乳畜奶，应禁止食用。对结核菌素试验呈阳性而无临床症状的乳畜奶，经巴氏消毒（70℃维持30分钟），或煮沸5分钟后，可制成奶制品。

（2）布氏杆菌病畜奶的处理

羊布氏杆菌对人易感性强，威胁大，凡有症状的奶羊，禁止挤奶，并应予以淘汰。布氏杆菌病乳牛的奶，经煮沸5分钟后可利用。对凝集反应呈阳性但无明显症状的奶牛，其奶经巴氏消毒法后，允许作食品工业用，但不得制成奶酪。

（3）口蹄疫病畜奶的处理

如发现个别患口蹄疫的乳畜，应不挤奶，急宰后进行严格消毒，尽早消灭传染源。如已蔓延成群时，应在严格控制下对病畜奶分别处理：凡乳房外出现口蹄疫病变（如水泡）的乳畜奶，禁止食用，并就地进行严格消毒处理后废弃。体温正常的病畜乳，在严格防止污染情况下，其奶煮沸5分钟或经巴氏消毒后，允许利用喂饲犊牛或其他禽畜。

（4）乳房炎奶处理

不论是乳房局部的炎症的奶，还是乳畜全身疾病在乳房局部表现有症状的乳畜奶（如口蹄疫病乳畜乳房病变、乳房结核病），均应消毒废弃，不得利用。

（5）其他病畜奶处理

乳畜患炭疽病奶、牛瘟、传染性黄疸、恶性水肿、沙门菌病等病畜奶，均严禁食用和工业用，应予消毒后废弃。

除此之外，病乳畜应用的抗生素，饲料中的农药残留及霉菌和霉菌毒素对奶的污染，也应给予足够的重视。

3. 奶生产、贮运的卫生

（1）奶的生产卫生

1）乳品厂、奶牛的卫生要求

乳品厂的厂房设计与设施的卫生应符合乳品厂卫生规范（GB12693—90）。乳品厂必须建立在交通方便、水源充足、无有害气体、烟雾、灰沙及其他污染地区。供水除应满足生产需要外，水质还应符合生活饮用水卫生标准（GB5749—85）。有健全配套的卫生设施，如废水、废气及废弃物处理设施、清洗消毒设施、良好的排水系统等。乳品加工过程中，各生产工序必须连续生产，防止原料和半成品积压变质而导致致病菌、腐败菌的繁殖和交叉污染。乳牛场及乳品厂应建立化验室，对投产前的原料、辅料和加工后的产品，进行卫生质量检查，乳制品必须做到检验合格后出厂。

乳品加工厂的工作人员应保持良好的个人卫生，遵守生产时的卫生制度，定期接受健康检查，需取得健康合格证后方可上岗工作。对传染病及皮肤病患者应及时调离工作。

为防止人畜共患传染病及对产品的污染，奶牛应定期预防接种及检疫，发现病牛应及时隔离饲养，其工作人员及用具等须严格分开。

2）挤奶的卫生

挤奶的操作是否规范，直接影响到奶的卫生质量。挤奶前应作好充分准备工作，如挤奶前1小时，停止喂干料，并消毒乳房，保持乳畜清洁干净和挤奶环境的卫生，防止不良气味吸入奶中和微生物的污染。挤奶的容器、用具应严格执行卫生要求,挤奶人员应穿戴好清洁干净的工作服,洗手至肘部。挤奶时应注意,每次开始挤出的第一、二把奶应废弃,以防乳头部细菌污染乳汁。此外,产犊前15天的胎乳、产犊后7天的初乳、应用抗生素期间和停药后5天内的乳汁、患乳房炎的乳汁等应废弃,不得供食用。

挤出的奶,应立即进行净化处理,除去奶中的草屑、牛毛、乳块等非溶解性的杂质。净化可采用过滤净化或离心净化等方法。通过净化可降低奶中微生物的数量,有利于奶的消毒。净化后的奶应及时冷却。

3) 奶的消毒:奶消毒的目的是杀灭致病菌和多数繁殖型微生物。

① 巴氏消毒法(pasteurization):低温长时间巴氏消毒法,将奶加热到 62.8℃,保持 30 分钟;b. 高温短时间巴氏消毒法,即 71.7℃加热 15 秒或 80~85℃加热 10~15 秒。

② 超高温瞬间灭菌法:在 137.8℃,保持 2 秒。

③ 煮沸消毒法:将奶直接加热煮沸,方法简单,但对奶的理化性质和营养成分有影响,且煮沸时泡沫部分温度低,影响消毒效果。若泡沫层温度提高 3.5~4.2℃,可保证消毒效果。

④ 蒸气消毒法:将瓶装生奶置蒸气箱或蒸笼中加热至蒸气上升维持 10 分钟,奶温可达 85℃,营养损失也小,适于在无巴氏消毒设备的条件下使用。

牛奶的消毒,一般在杀菌温度有效范围内,温度每升高 10℃,奶中细菌芽胞的破坏速度增加约 10 倍,而奶褐变的化学反应增加 2.5 倍,故常采用高温短时间巴氏消毒法,其消毒效果好,且奶的质量变化小;也可采取其他经卫生主管部门认可的有效消毒方法,禁止生牛奶上市。

(2) 奶的贮运卫生

为防止微生物对奶的污染和奶的变质,奶的贮存和运输均应保持低温,贮奶容器应经清洗消毒后才能使用。运送奶应有专用冷藏车辆。瓶装或袋装消毒奶夏天自冷库取出后,应在 6 小时内送到用户手中,奶温不高于 15℃。

二、奶及奶制品的卫生质量要求

乳制品包括炼奶、各种奶粉、酸奶、复合奶、奶酪和含奶饮料等。为提高乳品的卫生质量,维持人民身体健康,我国制定了《乳与乳制品的卫生管理办法》,保证乳品卫生标准的切实执行。

各种奶制品均应符合相应的卫生标准,卫生质量才能得以保证。如在乳和乳制品管理办法中规定,在乳汁中不得掺水和加入其他任何物质;乳制品使用的添加剂应符合《食品添加剂使用卫生标准》,用作酸奶的菌种应纯良、无害;乳制品包装必须严密完整,乳品商标必须与内容相符,必须注明品名、厂名、生产日期、批量、保存期限及食用方法。

1. 消毒牛奶的卫生质量

(1) 感官指标

为乳白色或稍带微黄色的均匀液体。无沉淀、无凝块、无机械杂质、无粘稠和浓厚现象,具有牛奶固有的纯香味,无异味。

(2) 理化指标

比重为 1.028~1.032;脂肪≥3%;全乳固体≥11.2%;杂质含量≤2mg/kg;酸度(°T)≤18;汞(以 Hg 计)≤0.01mg/kg;六六六、滴滴涕<0.1mg/kg;黄曲霉毒素 M1≤0.5μg/kg。

(3) 微生物指标

菌落总数≤30000cfu/ml;大肠菌群 MPN≤90/100ml;致病菌不得检出。凡不符合消毒牛奶质量标准者，不能供食用。

2. 奶制品的卫生质量

（1）全脂奶粉

感官性状应为浅黄色、无结块、颗粒均匀的干燥粉末；冲调后无团块、杯底无沉淀物并具有牛奶的纯香味。当具有苦味、腐败味、霉味、化学药品和石油等产品气味时，应作废品处理，禁止食用。它的理化指标与消毒奶相同，菌落总数≤50000cfu/g；大肠菌群 MFN≤40 个/100g；致病菌不得检出。

（2）甜炼乳

为乳白色或微黄色、均匀、有光泽、粘度适中、无异味、无凝块、无脂肪漂浮的粘稠液体。酸度（°T）≤48，每公斤奶中重金属铅≤0.5mg、铜≤4mg，锡≤10mg，其他理化指标及微生物指标与消毒奶相同，凡具有苦味、腐败味、霉味、化学药品和石油产品等气味或真胖听甜炼乳应作废品处理。

淡炼乳的感官及理化指标与甜炼乳相同，要求在淡炼乳中不得含有任何杂菌。

（3）酸牛奶

酸牛奶是以牛奶为原料，添加适量砂糖，经巴氏杀菌和冷却后，加入纯乳酸菌发酵剂，经保温发酵而制成的产品。呈乳白色或稍带微黄色，具有纯正的乳酸味，凝块均匀细腻，无气泡，允许少量乳清析出。制成果味酸牛奶时，允许加入各种果汁，加入的香料应符合食品添加剂使用卫生标准的规定。酸牛奶在出售前应贮存在 2~8℃ 的仓库或冰箱内，贮存时间不应超过 72 小时。当酸奶表面生霉、有气泡和大量乳清析出时，不得出售和食用。

（4）奶油

正常奶油为均匀一致的浅黄色，组织状态正常，具有奶油的纯香味。凡有霉斑、腐败、异味（苦味、金属味、鱼腥味等）时作废品处理。其他理化与微生物指标与消毒奶相同

第四节　冷饮食品的卫生及其管理

冷饮食品是冷冻饮品和饮料的总称。冷冻饮品包括冰淇淋、冰棍、雪糕和食用冰；饮料按物态可分为液态饮料和固态饮料。液态饮料包括碳酸饮料（普通汽水、可乐型饮料、茶饮料）、果（蔬）汁饮料、含乳饮料（发酵型和非发酵型）、植物蛋白饮料、瓶装饮用水（矿泉水和纯净水）等。固态饮料包括麦乳精、果味粉和咖啡等。冷饮食品，顾名思义具有消暑解渴功能，是炎热时节深受人们喜爱的食品。

一、冷饮食品原料的卫生要求

冷饮食品主要原料为水、甜味料、乳及蛋品、果蔬原汁或浓缩汁、食用油脂、食品添加剂和二氧化碳等。原料的卫生状况直接影响产品的卫生质量，必须严加把关。

1. 冷饮食品用水

加工冷饮食品的用水最好是自来水或深井水，若使用地面水，则水源周围应无污染源。原料用水必须经沉淀、过滤（砂滤）和消毒，并达到国家生活饮用水的质量标准。除此之外，饮料用水还必须符合加工工艺的要求，如水的硬度不宜过大，否则就会导致钙、镁离子与有机酸

结合形成沉淀物。人工或天然泉水应按允许开采量开采，天然泉水应建立自流式建筑物，以免天然因素或人为因素造成污染。

2. 原辅材料

甜味料如白砂糖、绵白糖、淀粉糖浆、果葡糖浆、乳及乳制品、蛋及蛋制品和果蔬汁等，必须符合国家相关的卫生标准，不得使用糖蜜或进口粗糖（原糖）、变质乳品、发霉的果汁作为冷饮食品原料。酒精应使用符合蒸馏酒卫生标准的食用级酒精，不得使用工业酒精或医用酒精配制低度酒精饮料。

碳酸饮料所使用的二氧化碳，需经纯化系统处理，质量应符合GB1917的规定，纯度应大于99%，不应含有CO、SO_2、H_2、NH_3、矿物油等杂质。

3. 食品添加剂

冷饮食品使用的食品添加剂种类较多，包括甜味料、酸味剂、着色剂（天然色素和人工合成色素）、防腐剂、乳化剂、增稠剂和食用香精等。在使用范围和剂量上必须符合国家的《食品添加剂使用卫生标准》（GB2760—86）的有关规定。

二、冷饮食品加工过程的卫生要求

1. 液体饮料

液体饮料的加工工艺包括水处理、糖浆（果汁）杀菌过滤、空瓶洗消和沥干、汽水混合灌装、压盖、装箱和检验等环节。

（1）水处理

水是液体饮料最主要的成分，水质好坏直接影响饮料质量和风味。因此，水处理是饮料工业的重要工艺过程。它包括去除悬浮性杂质和溶解性杂质。前者属于初级处理，一般采用活性炭吸附和砂滤棒过滤。活性炭可吸附异物、氯离子、三氯甲烷和某些有机物，但不能吸附金属离子，因而也不改变水的硬度。去除溶解性杂质目前最常用的方法为：①电渗析法：利用直流电场将水中阴、阳离子分开使阴离子通过渗透膜进入阳极区，阳离子进入阴极区，从而达到去除杂质的目的。此法的优点是可实现水处理的连续化、自动化，且除垢方便。但是它不能除去有机物和微生物。②反渗透法：利用反渗透膜去除比水分子直径大的绝大多数杂质，包括各种阴、阳离子，有机物和微生物。目前使用的反渗透膜为孔径$0.0001\sim0.0002\mu m$的醋酸纤维膜、中空纤维膜和复合膜三种。根据不同饮料对水质的要求进行不同的组合以达到最佳处理效果。电导率是反映处理后水纯度的简便而实用的指标。电导率越低说明水中杂质越少，纯度越高。此外，去除水中溶解性杂质的方法还有蒸馏法和离子交换法，但是这些方法在实际生产中已很少应用。

（2）包装容器

包装容器种类很多，有玻璃瓶、塑料瓶（袋）、易拉罐（二片罐和三片罐）以及纸盒等。包装容器的材料应无毒无害并具有一定的稳定性，即耐酸、耐碱、耐高温、耐老化。新包装容器、回收包装容器和一次性包装容器应分类堆放，使用前必需经过消毒、清洗。回收旧瓶要剔除盛过农药、煤油、油脂和污染严重不易洗净或瓶口不平的空瓶。旧瓶的洗消必须经过1%~2%的NaOH碱液或洗涤液浸泡，瓶内壁和瓶口刷洗，热碱水或有效氯含量为150~200mg/L的消毒液槽内浸泡杀菌以及倒置净水反冲。经沥干洗消后的空瓶内残留水不应超过1ml。聚乙烯或聚氯乙烯软包装，因具透气性、强度低不能充二氧化碳，尤其在夏、秋季节细菌污染常较严重，因此，这种包装形式应严加限制。

（3）杀菌

杀菌工序是控制原辅材料或终产品微生物污染，延长产品保质期和食用者安全的重要措施。根据产品的性质可选择不同的杀菌方法：

① 巴氏消毒法。

② 加压蒸气杀菌：此法适用于非碳酸型饮料，特别是非发酵型含乳饮料、植物蛋白饮料、果（蔬）汁饮料等。在罐装后应按杀菌规程进行杀菌，一般蒸气压为 1kg/m2，温度为 120℃，持续 20～30 分钟，经杀菌后产品可达到商业无菌要求。

③ 紫外线杀菌：紫外线可使繁殖型细菌蛋白质和核酸变性而起到杀菌作用，适用于原料用水的杀菌。应选择 250～280nm 杀菌峰值波长，水层厚度不超过 2cm，并适当控制水流流速。

④ 臭氧杀菌：臭氧是一种强氧化剂和消毒剂，杀菌速率为氯的 30～50 倍，且半衰期短，无残留。因而特别适用于各种瓶装饮用水的杀菌。臭氧发生器应根据水温、pH 和水质还原性物质含量加以调节。一般认为，水中臭氧浓度达 0.3～0.5mg/L，即可获得满意的杀菌效果。

（4）灌装

灌装设备、管道、冷却器等最好使用食用级不锈钢、塑料、橡胶和玻璃材料。用前必须彻底消毒、清洗，管道应无死角、无盲端、无渗漏，便于拆卸和清洗；材质应无毒、无异味、耐腐蚀、无吸附性；瓶装饮料灌装前后均应进行灯光照检，光源照度应在 1000lx 以上，检查空瓶时应采用间接或减弱的荧光灯，背景要求均匀洁白；检验成品时，需采用较强的白炽间接灯。检瓶速度在每分钟 100 以上时，连续检瓶时间不超过 30 分钟，以防止因视力疲劳而漏检。

（5）灌装间的环境卫生

灌装一般在暴露和半暴露条件下进行，尤其对无终产品消毒的品种环境的卫生特别重要，其中空气净化是防止微生物污染的重要环节。首先应将灌装工序设在单独房间，或用铝合金玻璃隔断，形成独立的灌装间与厂房其他工序隔开，避免空气交叉污染。其次是对灌装间消毒，一般采用紫外线照射，按 1W/m³ 功率设置。也可采用过氧乙酸熏蒸消毒，按 0.75～1g/m³ 配制。有条件的企业灌装间最好安装空气净化器，灌装间空气中菌落总数以 cfu/平皿＜30 为宜。

2. 冷冻饮品

冰棍、雪糕等工艺过程包括配料、杀菌、冷却、浇模、冻结、脱模、包装、检验等。冰淇淋的加工工艺为配料、杀菌、均质、冷却、老化、凝冻、浇铸、包装硬化、检验等。

由于冷冻饮品原料中的乳、蛋和果品常染有大量微生物，因此原料配制后的杀菌与冷却是产品卫生的关键。一般采用 68～73℃ 加热 30 分钟或 85℃ 加热 15 分钟熬煮，试验证明这种杀菌条件能杀灭几乎所有繁殖型细菌，包括致病菌。杀菌后应迅速冷却，至少要在 4 小时内将温度降至 20℃ 以下，否则就有可能使残留的或外界污染的微生物重新大量繁殖起来。目前冰淇淋原料在杀菌后常采用循环水和热交换器进行冷却。冰棍、雪糕普遍采用热料直接灌模，以冰水冷却后立即冷冻成型，这样可以大大提高产品的卫生质量。冰糕、冰棍的棍棒应去除霉变和断裂棍，并经清洗消毒后使用，不得使用回收旧棍棒。模具要求完整、无渗漏；在冷水熔冻脱模时，应避免模边、模底上的冷冻液污染冰体。

包装时手不应直接接触冰体，要求以块或支为单位实行小包装，数打或块应有外包装，成品出厂前应做到批批检验。

3. 固体饮料

固体饮料按卫生学意义分为三类：①蛋白型：以糖、乳及乳制品、蛋及蛋制品或植物蛋白等为主要原料，添加适量辅料和食品添加剂而制成；②普通型：以糖、果汁或食用植物浓缩提取物为主要原料，添加适量辅料和（或）食品添加剂而制成；③焙烤型：以焙烤后的咖啡豆磨碎所提取的浓缩物为主要原料，添加适量辅料和食品添加剂经脱水而制成。

固体饮料因含水分少，即使有微生物污染一般在封闭包装条件下也不易繁殖，特别是此类饮料多以开水冲溶热饮，所以微生物污染的问题不大。应该注意的是水分含量、化学性污染和金属污染等问题。固体饮料在质量相关的卫生标准中规定：该类饮料的水分含量不得＞4%，蛋白型固体饮料的蛋白质含量应≥4%，焙烤型固体饮料的咖啡因含量应≥3%。

三、冷饮食品的卫生管理

冷饮食品销售量大，涉及人群面广，加之制售过程中污染环节多，因而冷饮食品的卫生问题历来是卫生防疫部门的重要工作内容之一。我国已经颁布多项相关的卫生标准、卫生规范和管理办法，为冷饮食品经营者开展科学管理和食品卫生监督人员的监督执法提供理论和实践依据，在保障食用者安全上发挥着重要作用。

（1）严格执行冷饮食品卫生管理办法的有关规定，实行企业经营卫生许可证制度，一般冷饮食品多为季节性生产，新企业正式投产之前或老企业在每年开业之前必须经食品卫生监督机构检查、审批，合格后方可允许生产。

（2）冷饮食品从业人员，包括销售摊贩每年进行一次健康检查，凡患痢疾、伤寒、病毒性肝炎或病原体携带者，活动型肺结核、化脓性或渗出性皮肤病者均不得直接参与饮食业的生产和销售。同时要建立健全的从业人员培训制度和个人健康档案。

（3）冷饮食品生产单位应远离污染源，周围环境应经常保持清洁。生产车间应设不用手开关的洗手设备和供洗手用的清洗剂，入门处设鞋靴消毒槽，门窗应有防蝇、防虫、防尘设施，地面、墙壁应便于冲刷清洗；生产工艺和设备布置要合理，避免交叉污染。机械设备、管道、盛器和容器等实行生产前彻底清洗、消毒。原料库和成品库要分开，并应有防鼠设施。冷冻饮品企业必须有可容纳3天产量的专用成品库，专有的产品运输车。

（4）冷饮食品企业应有与生产规模和产品品种相适应的质量和卫生检验能力。做到批批检验，确保合格产品出厂。冷冻食品的不合格成品可分别按情况加工复制，复制后产品应增加三倍采样量复检，若仍不合格应废弃。

（5）产品包装要完整严密，做到食品不外露。商品标志应有产品名称、生产厂名、厂址、生产日期和保存期等标志以便监督检查

第五节 食品添加剂的使用卫生

一、食品添加剂的定义和分类

1. 定义

所谓食品添加剂是在食品生产、加工或贮存过程中，添加进去的天然或化学合成的物质，对食品的色、香、味或质量起到一定的作用，本身不作为食用目的，也不一定具有营养价值，它并不包括残留的农药、污染物和营养强化剂。即食品在生产、加工或保存过程中，添加到食

物中期望达到某种目的的物质称食品添加剂。

2. 分类

食品添加剂的种类很多,按其来源可分为天然食品添加剂和化学合成添加剂。

天然食品添加剂是利用动物与植物组织或分泌物及以微生物的代谢产物为原料,经过提取、加工所得到的物质。如辣椒红色素、番茄红色素等是从植物中提取出来的。而化学合成添加剂是通过一系列化学手段所得到的有机或无机物质,或多或少都有毒性,在剂量上应该严格掌握。

添加剂按不同用途可分成很多种类:

(1) 防腐剂(苯甲酸、苯甲酸钠、山梨酸、山梨酸钠)饮料、果浆中用。
(2) 抗氧化剂(BHA、BHT、PG 等)。
(3) 发色剂(亚硝酸盐、硝酸盐 $NaNO_3$)腌肉用。
(4) 漂白剂(如蘑菇罐头,一般加工时氧化褐变,所以用亚硫酸盐浸泡)。
(5) 增稠剂(如淀粉、糖浆等)。
(6) 甜味剂(如糖精钠、糖精等,不产生能量的木糖醇等)。
(7) 着色剂(食用染料、色素)饮料及糖果里加入。
(8) 调味剂(味精谷氨酸钠,各种香精单体等)。

以上的添加剂大部分都是化学合成的。它们是通过氧化、还原、缩合、聚合等合成反应制得,有的具有毒性,所以对于添加剂的含量多少与规格、剂量都要进行分析、标定。目前推广使用的天然添加剂有 VC、淀粉、糖浆、红曲等天然色素。

二、对食品添加剂及其使用的原则要求

食品添加剂不是食品的天然成分,其来源广泛,生产方法多重多样,可能含有的有毒有害物质的情况也极其复杂,即便是少量长期摄入也可能存在对机体的危害。食品毒理学研究方法的不断发展,使人们能够对一些食品添加剂有着更全面、更深入的了解,原来认为无害的食品添加剂,后来又发现其可能存在慢性毒性,有的甚至具有致畸、致突变、致癌性。对此,各国都给予了充分的重视,对待食品添加剂所持的基本态度是严格管理、加强评价和限制使用。

1. 对食品添加剂的要求

为了保证食品安全,食品添加剂必须符合以下其本要求:

(1) 食品添加剂要按照规定的《食品安全性毒理学评价程序》进行安全性毒理学评价,证明其在使用的计量范围内长期摄入对人体安全无害。
(2) 食品添加剂对食品营养成分不应有破坏作用,更不能在人体内分解或与食品作用后形成对人体有害的物质。
(3) 食品添加剂应达到严格的质量标准,其有害杂质不得超过允许限量。
(4) 在达到一定的加工目的后,加入的食品添加剂最好能在以后的食品烹调加工过程中消失或破坏,从而避免进入人体。
(5) 食品添加剂在进入人体后,最好因不能被消化道吸收而全部排出体外,其次,或能参与人体正常的物质代谢,或经过解毒后排出体外。

2. 食品添加剂的使用原则

不同种类的食品添加剂各有其使用目的,但前提是必须确保消费者食用安全,因此,食品

生产经营者要遵循以下使用原则：

（1）在食品加工中必须按照《食品添加剂使用卫生标准》的要求使用食品添加剂，严格控制食品添加剂的使用范围和使用量，原则上能不用就不用，若必须要用则应在达到效果的浓度范围内，选择最小使用剂量。

（2）不得因为使用添加剂而改变良好的加工工艺和降低卫生要求。

（3）不得以掩盖食品的腐败变质或掺杂、掺假、伪造为目的而使用食品添加剂。

（4）专供婴幼儿的主辅食品除规定可以加入营养强化剂外，不得加入人工甜味剂、色素、香精等食品添加剂。

（5）食品营养强化剂的使用应依照现代营养学知识和相关科学技术，有目的、有计划地安排。强化食品时必须遵守《食品营养强化剂使用卫生标准实施细则》的规定，杜绝滥用食品营养强化剂的现象。

（6）对使用食品添加剂的食品不得有虚假的宣传内容。

三、食品添加剂的卫生管理

随着食品化学工业的发展，食品添加剂的种类和使用量或许越来越多，因此应当特别重视食品添加剂对人体健康可能带来的危害性，并采取措施加强食品添加剂的卫生管理。

1. 国外对食品添加剂的规定

食品贸易国际化的前提之一是消除食品添加剂在不同国家的法规允许使用情况的差别，以避免发生各种纠纷。FAO/WHO 设立了一个专门委员会来审议有关食品添加剂的全部问题，这个机构叫做 FAO/WHO 联合食品添加剂专家委员会（JECFA）。自 1956 年起，JECFA 每年召开专家委员会议，主要是建议食品添加剂的使用原则、安全性实验及其结果评价的统一方法；建议各种食品添加剂的安全性评价和每日允许摄入量等。JECFA 对食品添加剂进行安全审查后，制定出它们的每日容许摄入量，向各国政府建议。

JECFA 建议把食品添加剂分为如下四类进行管理：

（1）GRAS 物质，即一般认为是安全的物质，可以按正常的需要使用，不需建立 ADI 值。

（2）A 类，即毒理学资料证明是比较安全的物质，其中又分为 A（1）和 A（2）两类。A（1）类是指毒理学性质清楚，可以使用并订出了正式 ADI 值的；A（2）类是指毒理学资料不够完善，安全性评价尚未完成，但已暂定了 ADI 值，暂时允许使用的。

（3）B 类，即毒理学资料不足，安全性评价尚未完成，没有建立 ADI 值，不宜列入 A 类者。

（4）C 类，即原则上禁止使用者，其中又分为两类。C（1）类被认为在食品上使用时不安全的物质，C（2）类只限定适用于某些特殊用途的食品。

以上划分归类并不是一成不变的，JECFA 将根据新提出的和补充突出的毒理学数据，对新的食品添加剂或已归类者进行评定，然后按分类标准予以归类或重新调整归类。

为进一步加强对食品添加剂的管理，很多国家规定必须在食品标签上标明所用食品添加剂的种类、计量等。我国要求在食品标签上注明食品添加剂的具体名称。

2. 我国对食品添加剂的卫生管理

（1）制定《食品添加剂使用卫生标准》：食品添加剂作为加入食品中的化学合成或者天然物质，如同食品一样，必须保证其安全和卫生，即这类产品必须符合国家规定的质量标准。世界各国对食品添加剂使用的基本要求是一致的,也就是说原则上应局限于必要的食品,并强调使用最小量,这是制定使用卫生标准的宗旨。我国颁布的《食品添加剂使用卫生标准》的内容包括食品添加剂的类别、名称、使用范围和最大使用量。

(2)制定《食品添加剂卫生管理办法》:我国卫生部早已制定了《食品添加剂卫生管理办法》。该《办法》主要规定了关于食品添加剂国家、行业质量标准、需要扩大使用范围和增大使用量的某种规定食品添加剂、食品添加剂新品种、进口食品添加剂的有关资料的审议及批准程序等。

(3)趋向于和食品添加剂的国际标准接轨:我国已对《食品添加剂使用卫生标准》进行了多次修订,在这项工作中贯彻了向国际标准靠拢,组建与其接轨的原则。与过去规定的种类相比较,先执行标准增加额若干品种,此外,还批准许多种食品添加剂扩大使用范围。

实际上,JECFA 的工作重点之一就是促使各国在允许使用的食品添加剂品种上更为接近。食品添加剂的法规、标准的国际化,是适应食品贸易国际化的需要,这有利于食品及其原料的国际流通,避免由于食品添加剂的原因而产生贸易摩擦。

四、我国常用的食品添加剂

1. 防腐剂

防腐剂通过发挥抑菌作用而防止食品腐败变质,一般使用于蛋白质含量较低的食品中。我国允许使用的主要有苯甲酸及其钠盐、山梨酸及其钾盐、丙酸钙、对羟基苯甲酸乙酯等。防腐剂的毒性都较低,其中苯甲酸、山梨酸等可参与人体的正常代谢途径,如苯甲酸以马尿酸和葡萄糖苷酸形式从尿中排出,山梨酸直接参于脂肪代谢,最后被氧化为 CO_2 和水,故其安全性很高。

苯甲酸在酸性环境中有明显的抑菌作用,最适 pH 为 2.5~4.0。抑菌机制是其分子能抑制细菌呼吸酶系统的活性,山梨酸宜在 pH5~6 以下作用,其分子通过与微生物酶系统中的巯基结合,破坏酶的活性,从而达到抑菌目的。其他防腐剂也因对不同微生物的抑制作用而被应用于各类食品中。

2. 抗氧化剂

用于加工食品中的植物油可因接触空气中氧的面积增加而很容易发生油脂酸败,使食品产生令人不愉快的气味和味道。抗氧化剂的作用就是防止和延缓油脂氧化,增加食品的稳定性,延长保存期,常用于油脂和脂肪含量高的食品中。我国允许使用丁基羟基茴香醚(BHA)、二丁基羟基甲苯(BHT)、异抗坏血酸钠、茶多酚。

抗氧化剂的作用机理比较复杂,概括起来有以下几种情况:①由于抗氧化剂自身比油脂更易氧化,因而可夺取空气中的氧,与之结合反应,使油脂得以保护;②抗氧化剂释放出的氢离子,可使油脂自身氧化所产生的过氧化物氢化分解,使其不能继续氧化产生醛、酮等有害的酸败物质;③减弱氧化酶类的活性。

维生素类抗氧化剂主要有维生素 E 和维生素 C,它们可作为奶脂、奶粉、蛋粉、黄油等食品的抗氧化剂。另外,诸如丁香、花椒、茴香、姜、桂皮等香料都具有抗氧化作用。

3. 护色剂

我国允许使用的护色剂只有硝酸钠和亚硝酸钠。将其加入肉制品中可使肉色鲜红,作用机制是:硝酸钠用于肉制品时,首先在亚硝基化菌作用下转变为亚硝酸钠,后者再与肌肉中的乳酸作用，产生游离的亚硝酸（HNO_2），不稳定的亚硝酸分解产生一氧化氮（NO），NO 与肌红蛋白结合，最后形成对热稳定的鲜红色亚硝基肌红蛋白（MbNO）。亚硝酸盐除能使肉制品保持鲜红色外，还有抑制肉毒梭状芽胞杆菌等细菌的作用，这有助于肉制品的保藏。

人体大量摄入亚硝酸钠，可使血红蛋白变成高铁血红蛋白，失去运送氧的能力，致使组织缺氧而出现皮肤青紫等临床表现，即所谓肠源性青紫症，又称亚硝酸盐中毒。另一个需要注意的问题是，亚硝酸盐也能和肉制品中的胺类结合形成亚硝胺，而亚硝胺是早已确定的致癌物质。鉴于此种情况，在目前没有替代物之前，各国对护色剂的使用，均采取限制含量的措施来避免其危害。

4. 甜味剂

甜味剂赋予食品以甜味，分为人工合成甜味剂和天然甜味剂。前者是一些具有甜味的非糖类化学物质，无任何营养价值，但甜度一般比蔗糖高数十倍甚至数百倍。我国允许使用的只有三种，即糖精钠、甜蜜素（环己基氨基磺酸钠）、甜味素（天门冬酰苯丙氨酸甲酯）。其中糖精钠的产量和使用量最大，一般认为糖精是安全的，关于它的致癌问题，目前尚未得出最后结论，1993 年 FAO/WHO 又将其归入 A（1）类。近年来甜蜜素和甜味素的使用量也较大。

天然甜味剂主要有木糖醇、甜叶菊糖甙、麦芽糖醇、甘草等，它们都可按正常生产需要加入食品中，安全无毒害。甜叶菊糖甙是从原产于巴拉圭的甜叶菊的叶中提取的一种含二萜烯的糖甙，其甜度是蔗糖的 300 倍。我国早已引进栽培成功多年，生产量很大。木糖醇的甜度与蔗糖相差无几。

5. 着色剂

着色剂又称色素，是一种本身有色泽的物质，通过使食品着色以改善食品的感官性状，增进食欲。着色剂按其来源分为天然和人工合成两类。

天然着色剂主要来自动、植物组织或微生物代谢产物，如甜菜红、姜黄、高粱红、胡萝卜素是从植物的根、茎、叶、果实、种子中提取的；红曲霉是将紫红曲霉接种在大米上培养而成。天然色素多数是安全的，个别的有毒性，如藤黄有剧毒，不能用于食品中。人工合成色素是从煤焦油中提取，或以苯、甲苯、萘等芳香烃化合物为原料合成的。多数为偶氮化合物，可在体内转化为具有致癌性的物质，另外，在合成过程中可因原料不纯而污染有铅、砷等有害金属元素。人工合成色素的突出优点是着色力强，色泽鲜艳，价格低廉。我国允许使用的人工合成色素有苋菜红、胭脂红、赤藓红、新红、柠檬黄、日落黄、靛蓝和亮蓝八种，对其生产和使用应采取从严管理的原则。

6. 香料

在食品加工过程中，加入少量香料的目的是为了改善或增强其芳香气味。按其来源分为天然香料和人工香料。天然香料的成分很复杂，并非单一化合物，常用的天然香料很多，例如八角、茴香、花椒、胡椒、薄荷、丁香、桂花、桂皮、姜、肉豆蔻等，它们能给予食品以特有风味。有的人造香料是从天然香料中分离出来的香料化合物，称单离香料；有的是以石油化工产品、煤焦油产品等为原料而制成，称为合成香料。将多种人造香料加入酒精等溶剂中调配成的产品即为食用香精。由不同原料和不同的配方调配出的人造香精，具有不同的气味，如桔味、香蕉味等。我国允许使用的香料达数百种，其中包括属于暂时允许使用的香料。

本章习题

一、填空题

1. 我国豆制品生产中常用的食品添加剂有_____、_____、_____等。
2. 牲畜宰后其肉品一般将发生四个阶段既_____、_____、_____和_____变化。前两个阶段的肉品称为_____。
3. 自溶阶段的肉品,在大量微生物的作用下,营养成分分解并引起肉品_____、_____、和_____的过程既为肉的腐败。
4. 我国食品添加剂使用卫生标准中规定:肉类制品硝酸盐最大使用量_____,亚硝酸钠_____。
5. 常见的人畜共患病有_____,_____,_____和_____。
6. 奶的消毒的方法包括_____,_____,_____和_____等四种。
7. 液体饮料的加工工艺包括_____、_____、_____、_____、_____、_____等环节。
8. 乳制品包括_____、_____、_____、_____、_____和_____等。

二、简答题

1. 简述鱼类食品在运输销售过程中的卫生要求?
2. 简述禽类的卫生管理措施?
3. 简述熟肉制品的卫生要求?
4. 粮豆的卫生问题体现在那些方面?
5. 贮存粮豆时对仓库卫生的要求有哪些?
6. 如何判断鲜蛋的质量?
7. 挤奶的卫生要求如何?
8. 我国常用的食品添加剂有哪些?各有什么作用?

第十一章 食物中毒

第一节 食物中毒的概念与分类

一、食物中毒的概念

食物中毒是一类最常见最典型的食源性疾患,多年来没有一个公认的完整的定义。教科书中认为,凡是由于经口进食正常数量,"可食状态"的含有致病菌、生物性或化学性毒物以及动植物天然毒素食物而引起的,以急性感染或中毒为主要临床特征的疾病,统称为食物中毒。凡食入非可食状态(未成熟水果等)食物、暴饮暴食所引起的急性胃肠炎;因摄入食物而感染的传染病、寄生虫病、人畜共患传染病等食源性疾病、或摄食者本身有胃肠道疾病、过敏体质者食入某食物后发生的疾病,均不属于此范畴。不论是一次性还是长期连续摄入"有毒食物",凡是以慢性毒害为主要特征的也不是食物中毒。

1994年卫生部颁发的《食物中毒诊断标准及技术处理总则》(B14938—94),首次从技术上和法律上明确了食物中毒的定义:食物中毒是指摄入了含有生物性、化学性有毒有害物质的食品或者把有毒有害物质当做食品摄入后出现的非传染性(不属于传染病)的急性、亚急性疾病。从这个概念可清楚地了解,食物中毒的病原可以是生物性的致病微生物和化学毒物;中毒的原因可以是食品污染,食用有毒动植物以及把有毒有害的非食品当做食品误食;其发病的特点是非传染性的急性、亚急性疾病。

二、食物中毒特征

虽然食物中毒的原因不同,症状各异,但一般都具有如下流行病学和临床特征:

(1)潜伏期短,一般由几分钟到几小时,食入"有毒食物"后于短时间内几乎同时出现一批病人,来势凶猛,很快形成高峰,呈爆发流行。

(2)病人临床表现相似,且多以急性胃肠道症状为主。

(3)发病与食入某种食物有关。病人在近期同一段时间内都食用过同一种"有毒食物",发病范围与食物分布呈一致性,不食者不发病,停止食用该种食物后很快不再有新病例。

(4)一般人与人之间不传染。发病曲线呈骤升骤降的趋势,没有传染病流行时发病曲线的余波。

(5)有明显的季节性。夏秋季多发生细菌性和有毒动植物食物中毒;冬春季多发生肉毒中毒和亚硝酸盐中毒等。

三、食物中毒的分类

能够引起食物中毒的有毒有害物质我们称之为病原体或致病因素。根据病原体的不同性质,常将食物中毒分为以下四类。

1. 细菌性食物中毒

约占全部食物中毒的60%~70%,其主要原因是食物受到细菌污染,使食物含有大量致病的活细菌，而导致的食后中毒。细菌性食物中毒的特征主要有：

（1）通常有明显的季节性。多发生于气候炎热的季节，一般以5~10月份最多。一方面由于较高的气温为细菌繁殖创造了有利条件；另一方面，这一时期内人体防御能力有所降低，易感性增高，因而常发生细菌性食物中毒。

（2）引起细菌性食物中毒的食品，主要是动物性食品，如肉、鱼、奶和蛋类等。少数是植物性食品，如余饭、糯米凉糕、面类发酵食品等。

（3）抵抗力降低的人，如病弱者、老人和儿童易发生细菌性食物中毒。发病率较高，急性胃肠炎症较严重，但此类食物中毒病死率较低，愈后良好。

2. 化学性食物中毒

化学性食物中毒，主要指一些有毒的金属、非金属及其化合物，农药和亚硝酸盐等化学物质污染食物而引起的食物中毒。引起化学性食物中毒的原因，主要是误食有毒化学物质，或食入被化学物质污染的食物所致。化学性食物中毒的特征主要有：

（1）发病快。潜伏期较短，多在数分钟至数小时，少数也有超过一天的。

（2）中毒程度严重。病程比细菌性毒素中毒长，发病率和死亡率较高。

（3）季节性和地区性均不明显。中毒食品无特异性，多为误食或食入被化学物质污染的食品而引起，其偶然性较大。

3. 有毒动植物食物中毒

有些动物和植物，含有某种天然有毒成分，往往由于其形态与无毒的品种类似，被混淆而误食；或食用方法不当，食物贮存不当，形成有毒物质，食用后引起中毒。可以细分为：

（1）有毒动物中毒。如海豚鱼、生鱼胆等中毒。主要是因动物体内含有某些毒素，在加工、烹调时没有清除或破坏掉，使食用后引起中毒。

（2）有毒植物中毒。如毒蘑菇、苦杏仁、生扁豆、发芽土豆中毒等。这主要是因为误食有毒植物，或因种植、储藏、加工方法不对而没能除去植物性生物中的天然霉素所致。

此类食物中毒的特征主要有：

（1）季节性和地区性较明显。这与有毒动物和植物的分布、生长成熟、采摘捕捉、饮食习惯等有关。

（2）散在性发生，偶然性大。

（3）潜伏期较短。大多数在10分钟~10小时，少数也有超过1天的。

（4）发病率和病死率较高，但与有毒动物和植物种类的不同而有所差异。

4. 真菌毒素食物中毒

如赤霉病麦面、霉变甘蔗中毒，霉变花生或玉米中毒等，这主要是因为食物在生长、收割、运输、储藏、加工、销售过程中，被产毒霉菌污染并在食物中产生大量霉素而引起。

四、食物中毒发生的原因

（1）原料选择不严格，可能食品本身有毒，或受到大量活菌及其毒素污染，或食品已经腐败变质。

（2）食品在生产、加工、运输、贮存、销售等过程中不注意卫生、生熟不分造成食品污染，食用前又未充分加热处理。

（3）食品保藏不当，致使马铃薯发芽、食品中亚硝酸盐含量增高、粮食霉变等都可造成食物中毒。

（4）加工烹调不当，如肉块太大，内部温度不够，细菌未被杀死。

（5）食品从业人员本身带菌，个人卫生不好，造成对食品的污染。

（6）有毒化学物质混入食品中并达到中毒剂量。

五、食物中毒的流行病学特点

（1）食物中毒的病因、分布特点：由连续多年全国食物中毒的统计资料表明，微生物引起的食物中毒仍是最为常见的食物中毒，其次为化学性食物中毒，其中农药引起的食物中毒有增高的趋势。

（2）引起食物中毒的食品种类分布特点：连续多年的全国食物中毒的统计资料表明，仍以动物性食物引起食物中毒为主，其次为植物性食品和水产品引起的食物中毒。

（3）食物中毒发病的季节性、地区性特点：食物中毒发生的季节性因引起的原因不同而异。细菌性食物中毒的发生仍集中在2、3季度。绝大多数食物中毒发生有明显的地区性，如肉毒梭菌中毒主要发生在西北的新疆、青海等地；由于海产食品的市场流通，副溶血性弧菌食物中毒可散发生于全国各地，但沿海各地仍是多发区；变质甘蔗中毒多发生在北方；椰毒假单胞菌酵米面亚种引起的酵米面或银耳中毒分布于我国有酵米面或银耳饮食习惯的16个省区。针对上述食物中毒病因分布、中毒食品种类分布及地区分布特点,安排食品卫生管理工作计划，制定针对性预防措施，对控制食物中毒有重要意义。

第二节　细菌性食物中毒

细菌性食物中毒是指因摄入被致病菌或其毒素污染的食物后所发生的急性或亚急性疾病，是食物中毒中最常见的一类。近年来食物中毒统计资料表明，我国发生的细菌性食物中毒以沙门菌、变形杆菌和葡萄球菌食物中毒较为常见，其次为副溶血性弧菌、蜡样芽胞杆菌等引起的食物中毒。

一、细菌性食物中毒的特点

1. 流行病学特点

（1）发病率高，病死率低：在各类原因引起的食物中毒中，细菌性食物中毒无论在发病次数还是发病人数均居首位。除肉毒梭菌毒素食物中毒有较高的病死率外，大多数细菌性食物中毒病程短、恢复快、预后好、死亡率低。

（2）夏秋季节发病率高：细菌性食物中毒全年皆可发生，但绝大多数发生在气温较高的5~10月。这与细菌在较高温度下易于生长繁殖或产生毒素的生活习惯相一致；也可能与机体在夏秋季节防御功能降低、易感性增高有关。

（3）动物性食品是引起细菌性食物中毒的主要食品。其中主要有肉、鱼、奶、蛋类及其制品；植物性食品如剩饭、糯米凉糕等曾引起葡萄球菌肠毒素中毒；豆制品、面类发酵食品也曾引起肉毒梭菌毒素中毒。值得注意的是，近几年来，生食水果蔬菜引起的病原性大肠埃希菌食物中毒的发病率在某些国家有增高趋势。我国虽然还未发现该种细菌引起食物中毒的报道，但应予以高度重视。

2. 发生原因

发生细菌性食物中毒的原因主要有以下三个方面：

（1）食品在生产、运输、贮存、销售及烹调过程中受到致病菌的污染，而食用前又未经过充分的高温处理或清洗。

（2）加工后的熟食品受到少量致病菌污染，但由于在适宜条件（适宜温度、适宜pH及充足的水分和营养条件）下存放时间较长，从而使致病菌大量繁殖或产生毒素，而食用前又未加热处理，或加热不彻底。

（3）熟食品受到生熟交叉污染或食品从业人员中带菌者的污染，以致食用后引起中毒。

3. 发生机制

细菌性食物中毒的发病机制可分为以下几种情况：

（1）病原菌作用：病原菌随食物进入肠道后继续生长繁殖，附于肠粘膜或浸入粘膜及粘膜下层，引起肠粘膜的充血、水肿、渗出和白细胞浸润等炎性病理变化。

（2）内毒素作用：当细菌侵入肠粘膜固有层后受到免疫系统如巨噬细胞等作用后，细菌死亡，其内部的毒素会释放出来，入血并作用于中枢神经系统的温度调节中枢，引起发热反应。另外，内毒素也可作用于肠粘膜，引起肠蠕动加快，从而产生呕吐、腹泻、腹痛等症状。由病原菌和内毒素共同发挥作用引起的中毒，其发病机制为感染型。

（3）外毒素作用：某些病原菌（如葡萄球菌）污染食品后，可在食品中大量繁殖并产生外毒素（又称肠毒素）。肠毒素可作用于肠粘膜受体，使肠粘膜细胞中的环一磷酸腺苷（CAMP）和环一磷酸鸟苷（CGMP）浓度升高，从而抑制肠粘膜细胞对钠和水的吸收，促进肠液与氯离子的分泌，因而引起腹泻。单独由外毒素引起的中毒，其发病机制为毒素型。

（4）混合作用型：某些病菌进入肠道后，除侵入粘膜引起肠粘膜的炎性反应外，还产生引起急性胃肠道症状的肠毒素（如副溶血性弧菌）。另外，细菌死亡之后可释放出内毒素。这类病原菌引起的食物中毒是致病菌的侵入和其产生的肠毒素以及内毒素共同作用的结果，因此，其发病机制是混合型。

二、沙门菌属食物中毒

1. 病原

沙门菌属（Salmonella）属肠杆菌科，为具有鞭毛、能运动的革兰染色阴性杆菌。目前至少有67种O抗原和2000个以上的血清型。我国现已发现26群161个血清型。按菌体O抗原结构的差异，将沙门菌属分A、B、C、D、E、F、G七大组，对人类致病的沙门菌99%属A至E组。

沙门菌属对人类感染可分为两种类型。一些沙门菌特异的对人类致病，如伤寒杆菌、副伤寒甲杆菌、副伤寒乙杆菌，只能引起人类的伤寒和副伤寒；另一些沙门菌无宿主特异性或只有极弱的宿主特异性，既可感染动物也可感染人类，极易引起人类的食物中毒。其中最常见的为B组中的鼠伤寒沙门菌，C组中的猪霍乱沙门菌，D组中的肠炎沙门菌。此外，纽波特沙门菌、都柏林沙门菌、汤卜逊沙门菌、德尔卑沙门菌、鸭沙门菌、山顿堡沙门菌和病牛沙门菌引起人类食物中毒也有报道。

沙门菌属生长繁殖的最适温度为20℃～37℃，在水中可生存2～3周，在粪便和冰水中可生存1～2月，在冰冻土壤中可过冬，在含食盐12%～19%的咸肉中可存活75天。沙门菌属在100℃时立即死亡，70℃经5分钟、65℃经15～20分钟、60℃经1小时方可被杀死。水经氯化物处理5分钟可杀灭其中的沙门菌。此外，沙门菌属不分解蛋白质，不产生靛基质，污染食物后无感官性状的变化，应予注意。

2. 流行病学特点

沙门菌广泛分布于自然界，人和动物皆可带菌，但食物中毒的主要传染源为家畜、家禽和鼠类。由于食物受到沙门菌污染的机会很多，因此引起食物中毒的机率较大。一般情况下，在细菌性食物中毒中，以沙门菌属食物中毒占居首位。其流行病学特点如下：

（1）发病率：沙门菌属食物中毒发病率较高，一般为40%～60%，最高可达90%。

（2）发病季节：沙门菌食物中毒全年皆可发生，但多见于夏、秋两季，即5～10月。

（3）引起中毒的食物：沙门菌食物中毒主要由动物性食物引起，特别是畜肉类及其制品，其次为禽肉、蛋类、奶类及其制品。

（4）食物中沙门菌的来源

① 肉类食品中沙门菌的来源包括生前感染和宰后污染两方面。生前感染指家畜、家禽在宰杀前已感染沙门菌并已患病，其肉及内脏均带有大量的沙门菌。生前感染是肉类食品中沙门菌的主要来源。宰后污染指家畜、家禽在宰杀后被带沙门菌的粪便、容器、污水等污染，这种污染可发生在从宰杀到烹调处理的各个环节。

② 家禽、蛋类及其制品感染或污染的沙门菌的机会也较多，尤其是鸭、鹅等水禽及其蛋类带菌率一般在30%～40%之间。家禽及蛋类除生前感染沙门菌外，禽蛋在经泄殖腔排出时，蛋壳表面可在肛门腔里被沙门菌污染，沙门菌通过蛋壳气孔侵入蛋内。另外，禽蛋还可受到产蛋周围环境中的沙门菌污染。家禽肉及其蛋类在宰杀或加工过程中亦可受到污染。

③ 奶牛患沙门菌病，可使奶中带菌。即便是健康奶牛的奶在挤出后也可受到带菌奶牛粪便或挤奶器具、容器的污染。故未经彻底消毒的鲜奶，有可能引起沙门菌食物中毒。

④ 烹调后的熟食品，如熟肉、卤肉、内脏、煎蛋等可再次受到生熟交叉污染或食品从业人员带菌者的污染。

3. 发病机制

随食物进入肠道的沙门菌可侵入肠粘膜，死亡的细菌可产生内毒素，某些沙门菌如鼠伤寒沙门菌、肠炎沙门菌还可产生肠毒素。因此沙门菌属食物中毒的发病机制是活细菌、内毒素和肠毒素的共同作用。

4. 临床表现

沙门菌属食物的中毒潜伏期一般为4～48小时，短者为6～8小时，一般不超过72小时。前驱症状有寒战、头晕、头痛、恶心和腹痛。主要症状为发热、恶心、呕吐、腹痛、腹泻。除出现败血症情况外，病程一般为3～5天，病死率约为1%。按其临床特点可分为5种类型，其中胃肠炎型最常见，其次为类霍乱型、类伤寒型、类感冒型、败血症型。

5. 诊断和治疗

沙门菌属食物中毒的诊断包括临床诊断和病因诊断两方面。临床诊断可根据临床表现和流行病学特点作出，而病因诊断需要进行细菌学和血清学鉴定。

（1）诊断

1）流行病学特点

① 常见的中毒食品为动物性食品，如畜肉及其制品、禽肉、蛋类、奶类及其制品。

② 本菌引起的食物中毒绝大多数发生在夏秋季节（即 5～10 月）。

2）临床表现

潜伏期一般为 4～48 小时，主要症状为发热、恶心、呕吐、腹痛、腹泻。急性腹泻以黄色或黄绿色水样便为主，有恶臭；但注意有寒战、头晕、头痛等前驱症状；同时注意区分胃肠炎症、类霍乱型、类伤寒型、类感冒型、败血症型等所特有的临床表现；病情严重者可出现痉挛、脱水、休克等现象。

3）实验室诊断

① 从可疑食物、患者粪便和呕吐物中分离培养，以获得同一血清型的沙门菌。如无可疑食品，从几个病人的呕吐物或腹泻便中检出血清型相同的沙门菌也可作为诊断依据。

② 有必要时可观察分离出的沙门菌与病人血清的凝集效价，恢复期应比初期有所升高（一般约升高 4 倍）。

（2）判定原则：凡符合沙门菌属食物中毒的流行病学特点和临床表现，即使在缺乏实验室诊断依据的情况下，亦可判断为沙门菌属食物中毒；实验室诊断，包括细菌学和血清学检验指标有一项为阳性者，亦可判断为沙门菌属食物中毒。

（3）治疗：沙门菌属食物中毒的治疗以对症处理为主。一般采取补充水和电解质的常规方法，对重症患者可考虑使用抗生素，并针对其症状分别采用镇静、升压或抗休克治疗等。

6. 预防措施

（1）防止食品被沙门菌污染。其措施有：①严格控制带沙门菌的肉类食品流入市场。为此，畜禽在宰杀前应进行严格的兽医卫生检验，区别健康畜、禽和病畜、病禽，并查明病因作出诊断，以便按有关卫生条例和规定进行处理。②在屠宰健康家畜、家禽时，应严格遵守合理屠宰过程的卫生要求，避免肉尸受到带菌皮毛、粪便、污水和容器等污染。③食品在贮藏、运输、加工、销售、烹调等过程中，要防止食品的生熟交叉污染和食品从业人员带菌者对熟食品的污染。

（2）控制繁殖：低温贮存食品是控制沙门菌繁殖的重要措施。因此，食品工业、集体食堂、食品销售网点均应配制冷藏设备，并按食品低温贮藏卫生要求贮存食品。

（3）食品在食用前应加热以杀灭病原菌：加热不仅可杀死细菌，而且还可灭活其毒素，因此是防止食物中毒的重要措施。为达到上述效果，加热时应注意以下几点：

① 肉块重量不应超过 2kg，肉块厚度不超过 8cm；②持续煮沸时间 2.5～3 小时，以便使肉块深部温度达到 80℃以上，并持续 12 分钟。

三、变形杆菌食物中毒

1. 病原

变形杆菌食物中毒是较为多见的食物中毒之一。变形杆菌（Proteus）属于肠杆菌科，为有鞭毛、寄生于人和动物肠道中的革兰染色阴性杆菌。变形杆菌属包括五群，即普通变形杆菌（P. Vulgaris）、奇异变形杆菌（P. mirabilis）、摩氏摩根菌（P. morganii）、雷氏普罗威登斯菌（P. rettgeri）

和无恒变形杆菌（P. inconstants），其中引起食物中毒的主要是前三群。此外，摩氏摩根菌还与组胺中毒有关。现已发现，普通变形杆菌、奇异变形杆菌分别有 100 多个血清型，摩氏摩根菌有 75 个血清型。

变形杆菌属腐败菌，在自然界分布广泛，需氧或兼性厌氧，其生长繁殖对营养要求不高。变形杆菌不耐热，加热 55℃持续 1 小时即可将其杀灭。

现已证实，变形杆菌可产生肠毒素，该肠毒素是蛋白质和碳水化合物的复合物，因此具有抗原性。

2. 流行学特点

（1）季节性：变形杆菌食物中毒大多数发生在 5～10 月，以 7～9 月多见。

（2）引起中毒的食品：引起变形杆菌食物中毒的食品主要是动物性食品，特别是熟肉及内脏的制品。此外，凉拌菜、剩饭、水产品等也有引起变形杆菌食物中毒的报告。

（3）食物中变形杆菌的来源：变形杆菌广泛分布于自然界，也可寄生于人和动物的肠道，食品受其污染的机会很多，人和食品中变形杆菌带菌率因季节而异，夏秋季节较高，冬春季节下降。

① 人类带菌对熟制品的污染：健康人群的肠道菌率为 1.3%～10.4%，腹泻病人的肠道带菌率高达 13.3%～52.0%。

② 生熟食品的交叉污染：生的肉类食品变形杆菌带菌率较高，在食品烹调加工过程中，处理生、熟食品的工具、容器未严格分开，被污染的食品工具、容器可污染熟制品。如果受变形杆菌污染的熟肉或内脏制品在夏、秋季节的较高温度下存放，就会使变形杆菌在食品中大量生长繁殖，食用前未回锅加热或加热不彻底，食后即引起食物中毒。

3. 发病机制

变形杆菌引起食物中毒的发病机制主要是大量活菌侵入肠道，从而导致肠道炎性反应；另外，某些变形杆菌还可产生肠毒素，并导致腹泻等症状。

4. 临床表现

变形杆菌食物中毒的潜伏期一般为 12～16 小时，短者为 1～3 小时，最长可达 60 小时。主要临床表现为恶心、呕吐、发冷、发热、头晕、头痛、乏力，脐周边阵发性剧烈腹痛（绞痛）、腹泻水样便，常伴有粘液、恶臭，一日数次至 10 余次。体温 37.8℃～40℃不等，但多数情况在 39℃以下。病程较短，为 1～3 日，多数在 24 小时内恢复，治愈后一般恢复良好。

5. 诊断和治疗

（1）诊断

1）流行病学特点

① 常见的中毒食品为熟肉或动物内脏的熟制品；其次为豆制品和凉拌菜。

② 除一般食物中毒特点外，变形杆菌引起的食物中毒来势迅猛，在短时间内有许多人同时发病。发病季节多在夏秋季。

2）临床表现：符合变形杆菌食物中毒的临床表现，其中尤以腹部绞痛和急性腹泻为其临床表现的特点。体温一般为 38℃～39℃。发病率高，病程短，恢复快。

3）实验室诊断

① 取可疑食物、中毒病人呕吐物或粪便样品进行增菌、培养，检出占优势、且生化反应特征及血清学型别相同的变形杆菌。鉴于变形杆菌在自然界分布广，在食物中存在的可能性很大，因此需要根据血清学试验来进一步确定诊断。

② 取患者早期（2～3 天）及恢复期（12～15 天）血清，与从可疑食物中分离的变形杆菌进行抗原抗体反应。恢复期凝集效价升高 4 倍以上有诊断意义。同时以健康人做对照，应为阴性。

③ 将从可疑食物中分离的变形杆菌与已知的因子血清作凝集试验，以确定引起中毒的变形杆菌的血清型，从而进一步证实细菌学检查结果。

（2）判定原则

具有本菌的流行病学与临床表现，实验室检验各项指标检测结果与变形杆菌特点相符。

（3）治疗

变形杆菌属食物中毒多呈自愈性，治疗以对症处理为主。

6. 预防措施

防止污染、控制繁殖和食用前彻底加热杀灭病原菌是预防变形杆菌属食物中毒的三个主要环节。为防止污染，尤其应控制人类带菌者对食物的污染及生熟交叉污染。因此，食品企业、食堂应建立严格的卫生管理制度，搞好食品卫生。食品从业人员应定期进行肠道变形杆菌的检查，带菌者不得从事接触熟食品的工作。

四、病原性大肠埃希菌食物中毒

1. 病原

埃希菌属（Escherichia）俗称大肠杆菌属，是一组革兰染色阴性杆菌，多数菌株全身有鞭毛。其生化特性是能发酵乳糖及多种糖类，产酸产气。该菌属在自然界生命力很强，能在土壤、水中存活数月。

埃希菌属中大肠埃希菌（E. Coli）与食物中毒的关系较为密切。大肠埃希菌中只有少数菌株能直接引起肠道感染，这些菌株又称致病性或病原性大肠埃希菌。引起食物中毒的致病性大肠埃希菌的血清型主要有 O157：H7、O111：B4、O55：B5、O26：B6、O86：B7、O124：B17等。目前已知的致病性大肠埃希菌主要有肠产毒性大肠埃希菌、肠侵袭性大肠埃希菌、肠致病性大肠埃希菌和肠出血性大肠埃希菌。

2. 流行病学特点

大肠埃希菌一般很少引起食物中毒。1996 年日本曾暴发大肠埃希菌食物中毒，随后苏格兰也发生因食用污染 O157：H7 大肠埃希菌的碎牛肉而引起的数万人食物中毒。至此，世界各国才对大肠埃希菌引起的食物中毒给予高度重视。我国虽然也从一些食物（如猪头肉、胡萝卜等）中检出了大肠埃希菌，但至今尚未见到大肠埃希菌引起的食物中毒报告。

（1）发病季节：多见于夏、秋两季，即 5～10 月。

（2）引起中毒的食物：主要由动物性食品引起，如畜肉类及其制品、禽肉、蛋类、奶类及其制品。

（3）食物中大肠埃希菌的来源：大肠埃希菌存在于人和动物的肠道中，健康人肠道致病性大肠埃希菌带菌率为 2%～8%，高者达 44%；成人患肠炎、婴儿患腹泻时，致病性大肠埃希菌带菌率可高达 29%～52%。大肠埃希菌随粪便排出，可污染水源和土壤。受污染的水源、土壤及带菌者的手均可直接污染食物，或通过食品容器再污染食物。

3. 中毒机制

不同的致病性大肠埃希菌具有不同的致病机制，肠出血性大肠埃希菌引起毒素型中毒；肠致病性大肠埃希菌和肠出血性大肠埃希菌引起感染型中毒。不同的致病机制将导致不同的临床表现。即使相同的致病机制，由于细菌及其产生的毒素不同，所导致的临床表现也不尽相同。

4. 临床表现

（1）肠产毒性大肠埃希菌：潜伏期一般为 10～15 小时，最短为 6 小时，最长可达 72 小时。中毒者出现水样腹泻、腹痛、恶心、发热（体温为 38℃～40℃），易患人群主要是婴幼儿和旅游者。

（2）肠出血性大肠埃希菌：前驱症状为腹部痉挛性疼痛和短时间的自限性发热，呕吐，1～2 天内出现非血性腹泻，然后出现出血性结肠炎、严重腹痛和便血。

（3）肠侵袭性大肠埃希菌：由于肠粘膜细胞出现炎性反应和溃疡，因而患者出现血性腹泻，其临床症状类似痢疾。

（4）肠致病性大肠埃希菌：临床症状主要为水样腹泻、腹痛。易患人群为幼儿和儿童。

5. 诊断及治疗

（1）诊断

1）流行病学特点：与沙门菌食物中毒相似。

2）临床表现：中毒的临床表现因引起的病原不同而不同，主要分为两种。一种是一般胃肠炎表现，即腹部绞痛、腹泻呈水样或米汤样，伴呕吐；另一种呈痢疾样表现。

由于大肠埃希菌食物中毒的流行病特点和临床表现缺乏特异性，故很难就此作出诊断。

3）实验室诊断

① 细菌学检验：由中毒食品和患者呕吐物中均检出生化及血清型别相同的大肠埃希菌。

② 血清学鉴定：将经生化试验证实为大肠埃希菌的琼脂培养物，与肠致病性大肠埃希菌、肠侵袭性大肠埃希菌和肠产毒性大肠埃希菌多价 O 血清和肠出血性大肠埃希菌 O157 血清作玻片凝集试验。多价凝集试验呈阳性结果时，进行单价凝集试验，有明显升高者，再进行肠侵袭性大肠埃希菌、肠致病性大肠埃希菌的血清与分型鉴定，最后进行证实试验。

③ 肠侵袭性大肠埃希菌应进行豚鼠角膜试验；肠产毒性大肠埃希菌应进行肠毒素测定。

④ 肠毒素试验：经产毒培养的样品，可用酶联免疫吸附试验检测不耐热毒素和耐热毒素；也可采用双向琼脂扩散试验检测不耐热毒素，用乳鼠灌胃试验检测耐热毒素。

（2）判定原则

① 符合本菌的流行病学特点和临床表现。

② 符合实验室诊断的结果。

（3）治疗大肠埃希菌引起的食物中毒部分症状较重，应及时治疗，尽早使用抗生素。

6. 预防措施

大肠埃希菌食物中毒的预防与沙门菌食物中毒预防基本相同。

五、葡萄球菌食物中毒

1. 病原

（1）病原菌：引起葡萄球菌食物中毒的细菌主要是金黄色葡萄球菌，其次为表皮葡萄球菌，而且是由这两种细菌所产生的肠毒素所引起的。

葡萄球菌为革兰染色阳性兼性厌氧菌，最适生长温度为37℃，最适生长pH值为7.4。耐盐，在含10%～15%氯化钠的培养基中仍能生长。对热的抵抗力较强，70℃、1小时方能杀死。培养基中如果含有碳水化物，则有利于葡萄球菌产生毒素。

（2）肠毒素：葡萄球菌的肠毒素是单一的多肽链，按其抗原性和等电点的差异，可分为A、B、C_1、C_2、C_3、D、E、F 8个血清型。引起食物中毒的以A、D型较多见，B、C型次之。各型肠毒素引起的中毒症状基本相同。多数葡萄球菌肠毒素耐热性能好，因此必须加热100℃并保持2小时方能确保将其破坏。故在一般烹调温度下，食物中如有肠毒素，仍能引起食物中毒。中毒剂量一般认为A型为1μg/kg体重，D型为25μg/kg体重。

2. 流行病学特点

（1）季节性：全年皆可发生，但多见于夏秋季节。

（2）引起中毒的食品种类较多，如奶、肉、蛋、鱼类及其制品。在我国主要是乳及乳制品、含奶糕点、荷包蛋、糯米凉糕、凉粉、剩饭和米酒等。

（3）食物中葡萄球菌来源及肠毒素形成的条件：葡萄球菌广泛分布于自然界，人和动物的鼻腔、咽喉、皮肤和肠道的葡萄球菌带菌率较高。该菌为最常见的化脓性球菌之一，化脓部位常成为传染源，因此食品受其污染的机会较多。

1）食物中葡萄球菌来源

① 人类带菌者（健康带菌者或患病带菌者）对各种食物的污染。

② 奶牛患化脓性乳腺炎时，乳汁中可能带有葡萄球菌。

③ 畜、禽肉体局部患化脓性感染时，感染部位的葡萄球菌对肉其他部位的污染。

2）肠毒素形成的条件

① 食物受污染的程度：食物受葡萄球菌污染的程度越严重，繁殖越快，越易形成毒素。

② 食物存放的温度：在37℃的范围内，食物存放的温度越高，产生肠毒素需要的时间越短。

③ 食物存放的环境：通风不良氧分压降低时，肠毒素易于形成。

④ 食物的种类及性状：一般而言，含蛋白质丰富、含水分较多，同时含一定淀粉的食物或含油脂较高的食物受葡萄球菌污染后易于形成毒素。需要强调的是，淀粉可促进肠毒素的形成。

3. 发病机制

葡萄球菌肠毒素经小肠粘膜细胞以完整的分子吸收入血，到达中枢神经系统后刺激呕吐中枢而导致以呕吐为主要症状的食物中毒。

4. 临床表现

食用受葡萄球菌肠毒素污染的食物后，大约有30%的人发病，而且发病的潜伏期短，一般为2～4小时，最短为1小时，最长为6小时。主要症状为突然恶心，剧烈而频繁的呕吐，呕吐物中常有胆汁、粘液和血，同时伴有上腹部剧烈疼痛，腹泻物呈水样便。体温一般正常，因剧烈频繁的呕吐加之腹泻，可致虚脱和严重脱水。儿童对肠毒素比成人较为敏感，故其发病率较成人高，病情也较成人重。病程一般较短，1～2日即可恢复，愈后一般恢复良好。

5. 诊断及治疗

（1）诊断

1）流行病学特点：常见的中毒食品是乳及乳制品、蛋及蛋制品、各类熟肉制品，其次为含乳的冷冻食品，个别也有含淀粉类食品；发病急，潜伏期短，为2～4小时；病程一般较短。

2）临床表现：剧烈而反复地呕吐、腹痛、腹泻等。

3）实验室诊断：以毒素鉴定为主。

① 从中毒食品中直接提取肠毒素，用双向琼脂扩散（微玻片）法、动物（幼猫）试验法检测肠毒素，并确定其型别。

② 按《食品卫生微生物学检验——金黄色葡萄球菌检验》操作，从中毒食品、患者呕吐物或粪便中经培养、分离出同一型别金黄色葡萄球菌，用双向琼脂扩散（微玻片法）、动物（幼猫）试验从培养基中检测肠毒素，并证实为同一型别。

③ 从不同患者呕吐物中检出金黄色葡萄球菌，其肠毒素为同一型别。

（2）判定原则

① 符合本菌引起食物中毒的流行病学特点及临床表现。

② 从中毒食品检出肠毒素。

③ 从中毒食品、患者吐泻物中经培养检出金黄色葡萄球菌，菌株经肠毒素检测证实在不同样品中检出同一型别肠毒素。

④ 从不同患者吐泻物检出金黄色葡萄球菌，其肠毒素型别一致。

凡符合其中一项者即可判断为葡萄球菌食物中毒。

（3）治疗

中毒的治疗可根据一般急救处理的原则，以补充水和维持电解质平衡等对症治疗为主，一般不需用抗生素。

6. 预防措施

葡萄球菌食物中毒的预防包括防止葡萄球菌污染和防止肠毒素的形成两方面。

（1）防止葡萄球菌污染食物

① 防止带菌人群对各种食物的污染：定期对食品加工人员、饮食从业人员、保育员进行健康检查，患局部化脓性感染、上呼吸道感染者应暂时调换其工作。

② 防止葡萄球菌对奶的污染：定期对健康奶牛的乳房进行检查，患化脓性乳腺炎时，其奶不能食用。健康奶牛的奶在挤出后，除应防止葡萄球菌污染外，还应迅速冷却至10%7以下，防止在较高温度下该菌的繁殖和毒素的形成。此外，奶制品应以消毒奶为原料。

③ 患局部化脓性感染的畜、禽肉尸应按病畜、病禽肉处理，将病变部位除去后，按条件可食肉经高温处理以熟制品出售。

（2）防止肠毒素的形成：在低温、通风良好条件下贮藏食物不仅防止葡萄球菌生长繁殖，而且还可防止毒素的形成。因此，食物应冷藏或置于阴凉通风的地方，但放置时间亦不应超过6小时，同时食用前还应该注意进行彻底加热。

六、副溶血性弧菌食物中毒

1. 病原

副溶血性弧菌是一种近海的海洋细菌,革兰染色阴性,有鞭毛,兼性厌氧;在含2%~4%氯化钠的普通培养基上生长最佳;最适宜生长的pH值为7.7;最适宜生长温度为37℃,能生长的温度范围为15℃~40℃。

副溶血性弧菌对外界抵抗力较弱。56℃加热5分钟,或90℃加热1分钟,或1%食醋处理5分钟,或稀释一倍的食醋处理1分钟均可将其杀灭。副溶血性弧菌在淡水中存活不超过2月,但在海水中可存活近50天。

副溶血性弧菌的一个显著特征是从患者分离的菌株在含食盐的血琼脂培养基上出现β溶血带,这种能引起红细胞溶血的现象称为"神奈川试验"阳性。引起食物中毒的副溶血性弧菌90%以上呈"神奈川试验"阳性。

将副溶血性弧菌培养液离心沉淀后,可由上清液或滤液中分离出耐热性溶血毒素。该毒素除有溶血作用外,还具有细胞毒、心脏毒、肝脏毒和致泻作用等毒性。给大鼠静脉注入25μg耐热性溶血毒素一分钟即可致死。该毒素耐热性能好,100℃下加热10分钟尚不被破坏。另外,从该菌培养物的滤液中,还可分离出不耐热的溶血毒素和肠毒素等有毒物质。该菌的内毒素也有致病作用。

副溶血性弧菌是一种嗜盐性细菌,存在于近岸海水、海底沉积物和鱼、贝类等海产品中。副溶血性弧菌引起食物中毒是我国沿海地区最常见的一种食物中毒。

2. 流行病学特点

(1) 地区性和季节性:副溶血性弧菌食物中毒很多国家都有发生,其中尤以日本和我国沿海地区发病率较高。夏秋季节,尤其是7~9月是副溶血性弧菌食物中毒的高发季节。

(2) 引起中毒的食物:主要是海产品和盐浸食品,如鱼、虾、蟹、贝类、咸肉、禽、蛋类,以及咸菜或凉拌菜类。

(3) 食物中副溶血性弧菌的来源

① 近海海水及海底沉淀物中:副溶血性弧菌对各种海产品的直接污染,其中以墨鱼受污染最严重,带菌率可高达93%;另外,海域附近的池塘、河水、井水也可受到海水及其沉淀物的污染,从而使该地区淡水鱼、虾、贝类受到该菌的间接污染。

② 人群带菌者对各种食品的污染:沿海地区人群带菌率较高,其中有肠道病史者带菌率可达31.6%~88.8%,带菌人群,尤其是饮食从业人员、渔民带菌者可污染各类食物。

③ 食物容器、炊具等对食物的污染:用这些工具加工、处理食品时,如果生熟不分,副溶血性弧菌可通过上述工具污染熟食物或凉拌菜。

3. 发病机制

副溶血性弧菌在肠道内大量繁殖,侵袭肠粘膜,引起急性胃肠道症状,这是该菌引起食物中毒的主要机制。组织学检查显示,肠道有侵蚀病灶、粘膜坏死及中性粒细胞浸润。发病的第1天粪便中即可分离出副溶血性弧菌,第1~2天阳性率高,第3~4天阳性率下降,发病第5天绝大多数患者的粪便中副溶血性弧菌检出为阴性。患者发病初期及恢复期血清中的副溶血性弧菌凝集价增高。

副溶血性弧菌在肠道内繁殖过程中所产生的耐热性溶血毒素，在发病中也起一定作用，但不是主要作用。

4. 临床表现

潜伏期短，多为 10 小时左右，一般为 10~18 小时，最短者为 4~6 小时，长者达 24~48 小时。

主要症状为上腹部阵发性绞痛，继之腹泻，每天 5~10 次，多者达 20 多次。粪便为水样或糊状，少数有粘液或粘血样便，约 15% 的患者出现洗肉水样血水便。多数患者在腹泻后出现恶心、呕吐，回盲部有明显压痛。体温 37.7℃~39.5℃。病程一般为 1~3 日，恢复较快，预后良好。重症患者可出现脱水、休克及意识障碍，甚至死亡。

5. 诊断和治疗

（1）诊断

1）流行病学特点：中毒食品主要为海产品（鱼、虾、蟹、贝类等及其制品）和直接或间接被本菌污染的其他食品。中毒多发生在 6~9 月，发病急，潜伏期短。

2）临床表现：上腹部阵发性绞痛，腹泻水样便、粘液便或粘血便，腹泻后出现恶心、呕吐。

3）实验室诊断

①细菌学检验：从中毒食品、食品工具、患者腹泻物或呕吐物中采样，经增菌、培养、分离并经形态、生化反应、嗜盐试验等检验，确认为生物学特性或血清型别一致的副溶血性弧菌。

②血清学检验：发病早期（1~2 天）病人的血清与细菌学检验分离的菌株或已知菌株的凝集价通常增高至 1∶40~1∶320。

③动物试验：将细菌学检验分离的副溶血性弧菌给小鼠腹腔注射，观察毒性。

④临床鉴别诊断：副溶血性弧菌食物中毒易误诊为细菌性痢疾。临床鉴别时可参考下列几点：副溶血性弧菌食物中毒可有集体暴发的历史，有引起中毒的特定可疑食物，如海产品等；临床表现为上腹部和脐周围剧烈疼痛，少有里急后重症状；而细菌性痢疾腹痛多在左下腹脐周围，里急后重明显，有明显的脓血便。

（2）判定原则

①符合本菌的流行病学特点与临床表现。

②细菌学检查实验结果阳性，即从中毒食品、食品工具、患者腹泻物或呕吐物检出生物学特性或血清型别一致的副溶血性弧菌。

③有条件时可做血清学和动物毒性实验。

（3）治疗以对症治疗为主，除重症患者外，一般不用抗生素。

6. 预防措施

预防副溶血性弧菌食物中毒的关键在于抓住防止污染、控制繁殖和杀灭病原菌等三个主要环节。

（1）防止带菌者和食品容器及炊具对食品的污染。

（2）低温储藏各种食品，尤其是海产品及各种熟制品，以便控制副溶血性弧菌的繁殖。

（3）海产品在烹调过程中，应烧熟煮透，蒸煮时需加热至 100℃ 并持续 30 分钟；对凉拌海产品要清洗干净后置食醋中浸泡10分钟，或在100℃沸水中漂烫数分钟，其目的是杀灭副溶血性弧菌。

七、蜡样芽胞杆菌食物中毒

1. 病原

（1）病原菌蜡样芽胞杆菌（Bacillus cereus）为需氧或兼性厌氧、革兰染色阳性、能产生芽胞的链锁状杆菌。最适生长繁殖温度为28℃～35℃，10℃以下停止繁殖。

其繁殖体比芽胞耐热性能差，100℃经20分钟可被杀死。

（2）肠毒素蜡样芽胞杆菌引起的食物中毒主要是由该菌产生的两种肠毒素—腹泻毒素和呕吐毒素所引起。

① 腹泻毒素：系不耐热肠毒素，分子量为55～60KD。45℃加热30分钟或56℃加热5分钟均可使之失去活性；易被蛋白酶及胰蛋白酶消化、破坏。2、6、8、9、10及12型蜡样芽胞杆菌可在多种食品中产生腹泻毒素。

② 呕吐毒素：系低分子耐热肠毒素，分子量<5KD，126℃加热90分钟不被破坏；对酸碱、胃蛋白酶、胰蛋白酶均有抵抗性。1、3、4、5、8型蜡样芽胞杆菌主要在米饭类食品中产生呕吐毒素。

2. 流行病学特点

（1）季节性：以夏秋季，尤其是6～10月为该菌引起食物中毒的高发季节。

（2）引起中毒的食品：主要有乳及乳制品、肉类制品、蔬菜、甜点心、调味汁、凉拌菜、米粉、米饭等。在我国引起中毒的食品以米饭、米粉最为常见。引起蜡样芽胞杆菌食物中毒的食品，大多数无腐败变质现象，除米饭有时微粘、入口不爽或稍带异味外，大多数食品感官正常。

3. 发病机制及临床表现

（1）腹泻型：由蜡样芽胞杆菌产生的腹泻毒素所引起。该毒素可通过激活粘膜上的腺苷酸环化酶使粘膜细胞分泌功能改变而引起腹泻。

腹泻型食物中毒潜伏期为8～16小时。以腹痛、腹泻为主要症状，一般不发热，可有轻度恶心，但极少有呕吐。病程16～36小时，预后良好。

（2）呕吐型：由蜡样芽胞杆菌（其中1型最常见）产生的呕吐毒素所引起。该毒素不能激活小肠粘膜细胞膜腺苷酸环化酶，因而不能引起腹泻；引起呕吐机制可能与葡萄球菌肠毒素的致呕吐机制相同。

呕吐型食物中毒潜伏期较短，一般0.5～5小时。以恶心、呕吐、腹痛为主要症状，腹泻和体温升高情况少有。此外，亦可出现头晕、四肢无力、口干等症状。病程一般为8～10小时，长者1天左右，预后良好。

4. 诊断和治疗

（1）诊断

1）流行病学特点

① 引起中毒的食品多为剩米饭、米粉、甜酒酿、甜点心及乳、肉类食品。

② 引起中毒的食品常于食用前保存温度较高（20℃以上）和放置时间较长，使食品中的蜡样芽胞杆菌得到繁殖。

2）临床表现

① 呕吐型：以恶心、呕吐为主，并有头晕、四肢无力，潜伏期较短（一般为 0.5～5 小时）。

② 腹泻型：以腹痛、腹泻为主，潜伏期较长（一般为 8～16 小时）。

3）实验室诊断

① 中毒食品中蜡样芽胞杆菌菌数测定，菌落计数每克食品中≥10^5个，有诊断意义。

② 中毒病人呕吐物或粪便中检出的蜡样芽胞杆菌与中毒食品检出的菌株，其生化性状或血清型须相同。

（2）判定原则

① 符合蜡样芽胞杆菌食物中毒的流行病学特点和临床表现。

② 实验室诊断至少必须符合两项细菌学检查中的其中一项。

（3）治疗

以对症治疗为主，重症者采用抗生素治疗。

5. 预防措施

蜡样芽胞杆菌常存在土壤、灰尘、腐草和空气中，昆虫、苍蝇、鼠类、不洁的容器及烹调用具皆可传播该菌，因此食品很容易受到污染。为防止食品受其污染，食堂、食品企业必须严格执行食品良好生产规范（GMP），做好防蝇、防鼠、防尘等各项卫生工作。奶类、肉类及米饭等食品必须在低温下短时间存放，剩饭及其他熟食品在食用前须彻底加热，一般应 100℃ 加热 20 分钟。

八、肉毒梭菌食物中毒

1. 病原

肉毒梭菌（C.botuinum）食物中毒是由肉毒梭菌产生的外毒素，即肉毒毒素（bo-tulinumtoxin）所引起。

（1）病原菌：肉毒梭菌为厌氧、革兰染色阳性的杆菌，在 20℃～25℃ 温度下可形成芽胞。肉毒梭菌芽胞抵抗力强，需经高压蒸气 121℃，30 分钟、或干热 180℃，5～15 分钟、或加热 100℃，5 小时才能将其杀死。

（2）肉毒毒素：肉毒梭菌生长繁殖和产生毒素的适宜温度为 18℃～30℃。肉毒毒素是一种强烈的神经毒素，其毒性比氰化钾强一万倍，对人的致死量约为 0.1μg。根据毒素的抗原性质不同，将肉毒毒素分为 A、B、Cα、Cβ、D、E、F、G 共 8 型。引起人类中毒的有 A、B、E、F 4 种类型，其中 A、B 型最常见。我国报道的肉毒毒素中毒多为 A 型，其次为 B、E 型。各型毒素对热极不稳定，80℃ 加热 30 分钟或 100℃ 加热 10～20 分钟，可完全被破坏。

2. 流行病学

肉毒梭菌存在于土壤、江河湖海淤泥沉淀物、尘土和动物的粪便中。A 型菌多分布于山区和未开垦的荒地；B 型菌多分布于草原区耕地；E 型多分布于土壤、湖海淤泥和鱼类肠道中；F 型则多分布于欧、亚、美洲海洋沿岸及鱼体中。

（1）季节性：肉毒梭菌食物中毒一年四季均可发生，但大部分发生在 3～5 月，其次发生在1~2月。

(2) 地区性：肉毒梭菌食物中毒的多发地区为新疆和青海。西藏、黑龙江、吉林、河北及四川省等的牧区也有肉毒梭菌中毒报道。

(3) 引起中毒的食品：绝大多数为家庭自制的盐浓度低、并经厌氧条件加工的食品或发酵食品，以及厌氧条件下保存的肉类制品。例如：在新疆察布查尔地区主要为家庭自制谷类或豆类发酵食（如臭豆腐、豆酱、面酱、豆豉等）；在青海主要为越冬密封保存的肉制品；在美国主要为家庭自制的蔬菜、水果罐头、水产品及肉、奶制品；在欧洲各国主要为火腿、腊肠和其他肉类制品。

(4) 食物中肉毒梭菌的来源及毒素的形成：食物中肉毒梭菌主要来源于带菌土壤、尘埃及粪便，尤其是带菌土壤可污染各类原料食品。受肉毒梭菌芽胞污染的食品原料在家庭自制成各种食品时，如果加热的温度及压力均不能将芽胞杀死，随后又在厌氧条件贮存（如封密、装罐、厌氧发酵），则为肉毒梭菌芽胞发育成繁殖体和产生毒素提供了良好条件。这些食品制成后一般不经加热而食用，其毒素随食物进入人体，并引起中毒的发生。此外，牧民冬季常将牛屠宰后，把牛肉密封越冬至开春。春天气温的升高为牛肉中存在的肉毒梭菌芽胞发育成繁殖体及产生毒素提供了条件。牧民有生吃这种牛肉的习惯，因此，极易引起中毒。

3. 发病机制

在活的肉毒梭菌胞浆中先产生无毒的毒素前体物，当细菌死亡自溶后，其毒素前体物释放出来污染食品。毒素前体物随食物进入小肠内，被胰蛋白酶活化并释放出神经毒素。神经毒素被小肠粘膜细胞吸收入血后，作用于外周神经-肌肉接头处、自主神经末梢及神经颅脑神经核。毒素可通过其重链与胆碱能神经突触前膜上的毒素受体结合；毒素的轻链部分进入细胞，阻止胆碱能神经末梢释放乙酰胆碱，使神经冲动的传递受阻，最后导致肌肉的麻痹和瘫痪。严重情况可出现颅脑神经核及脊髓前角产生退行性变，脑及脑膜充血、水肿及血栓形成。

婴儿肉毒梭菌食物中毒机制尚不清楚。一般认为婴儿肠道内缺乏对抗肉毒梭菌芽胞的正常菌，加之肠道内厌氧环境，其芽胞在肠内可转变成繁殖体并产生毒素，从而引起中毒。其可疑中毒食物为蜂蜜，引起中毒的菌型多为E型。

4. 临床表现

潜伏期为数小时至数天不等，一般为1~7天，最短者6小时，长者可达8~10天，潜伏期越短，病情越严重。

肉毒梭菌中毒的临床表现与其他细菌性食物中毒不同，以运动神经麻痹的症状为主，胃肠道症状少见。中毒的前驱状为乏力、头晕、头痛、食欲不振、走路不稳等，少数患者有恶心、呕吐等胃肠道症状。其突出的临床特征为出现对称性颅脑神经受损的症状。主要表现为眼部功能障碍及延髓麻痹。最初出现眼肌及调节功能麻痹、视力模糊、复视、斜视、眼球震颤、瞳孔散大、眼睑下垂，继之出现咽部肌肉麻痹：咀嚼无力、吞咽困难、言语不清、声音嘶哑、唾液分泌减少、颈肌无力、头下垂等。继续发展可出现呼吸肌麻痹：呼吸困难、呼吸衰竭，并因此死亡。一般很少出现肢体麻痹的情况。

患者大多神态清醒，不发热但脉搏加快，在得不到抗毒素治疗的情况，易导致死亡，多发生在中毒后的第4~8天，死亡率为30%~70%。近年来，国内广泛用多价抗肉毒毒素血清治疗本病，死亡率已降至10%以下。病人经治疗可于第4~10天后恢复，一般无后遗症。

婴儿中毒主要症状为便秘、头颈部肌肉软弱、吮吸无力、吞咽困难、眼睑下垂、全身肌张力减退。大多数患者1~3个月自然恢复，重症者可因呼吸麻痹而导致婴儿猝死。

5. 诊断和治疗

（1）诊断

1）流行病学特点

① 中毒多发生在冬春季。

② 中毒食品因地区而异，但多为家庭自制发酵豆类、谷类食品；其次为肉类和罐头食品。

2）临床表现

潜伏期一般为1~7天，临床表现为特有的对称性颅脑神经受损的症状，病死率高。

3）实验室诊断

① 肉毒毒素检验：从中毒食品、患者粪便、血液中制备出含有肉毒毒素的上清液，用该上清液0.5ml给小鼠做腹腔注射，上清液中有肉毒毒素存在时，小白鼠大多在注射后24小时发病、死亡。

② 肉毒毒素确证试验：以小白鼠为实验对象，用多价（多型）抗肉毒毒素诊断血清与样品上清液进行中和试验；然后以不同稀释浓度的样品上清液用小白鼠做毒力试验；最后用单价（单型）抗肉毒毒素诊断血清确定毒素的型别。毒素检出及型别鉴定后可做出诊断报告。

（2）判定原则

① 符合肉毒梭菌食物中毒的流行病学特点及临床表现。

② 实验室诊断须从中毒食品中检出肉毒毒素，并确定其型别（如中毒食品未能采到，可采取患者粪便或血液进行检测）。

（3）治疗

① 要早期注射或静脉滴注多价或单价抗肉毒毒素血清。

② 要及时应用支持疗法及有效的护理，特别注意预防呼吸肌麻痹和窒息。具体措施是中毒患者需静卧休息，静脉点滴葡萄糖和维生素C及钾盐；必要时需吸痰、作气管切开、进行人工呼吸等，以防患者呼吸道阻塞、窒息死亡。

6. 预防措施

（1）加工食品前应对食品原料进行清洁处理，除去泥土和粪便。特别在肉毒梭菌中毒的多发地区，土壤及动物粪便的带菌率较高，故更应严格进行清洗。

（2）罐头食品的生产，除应严格执行GB 8590—1988《罐头厂卫生规范》外，应特别注意灭菌过程。罐头在贮藏过程中如发生胖听或破裂时，不能食用。制作发酵食品时，在发酵前，对原料应进行彻底蒸煮，以杀灭肉毒梭菌芽胞。

（3）加工后的食品应避免再污染和在较高温度或缺氧条件下存放；加工后食用前不再加热处理的食品，更应迅速冷却并在低温环境贮存。

（4）肉毒梭菌毒素不耐热，对可疑食物进行彻底加热是破坏毒素、预防中毒发生的可靠措施。

（5）建议牧民改变肉类贮藏方式或改变生吃牛肉的饮食习惯。

（6）防止婴儿肉毒梭菌中毒，首先应避免不洁之物进入口内，以免经口感染；其次对婴儿的辅助食品应去皮或洗净消毒。

九、产气荚膜梭菌食物中毒

1. 病原

产气荚膜梭菌（C. perfringens）又称韦氏梭菌（C. welchii），为革兰染色阳性大肠杆菌，无鞭毛、不运动，厌氧但不严格，是一种广泛分布于自然界及人和动物肠道中的厌氧芽胞梭菌。其生长繁殖的最适温度为37℃～45℃，适宜条件下分裂1次仅需8分钟。该菌能产生毒性强烈的外毒素和多种侵袭酶。根据外毒素的性质和致病性的不同，将其分为A、B、C、D、E五型。对人类致病的是A、C型，其中A型最常见，引起人类气性坏疽和食物中毒，C型可导致坏死性肠炎。

引起食物中毒的A型产气荚膜梭菌多为耐热的厌氧菌株，100℃下能抵抗1～4小时。A型产气荚膜菌可在小肠内形成芽胞，并同时产生肠毒素，经胰蛋白酶作用后，该毒素可断裂部分多肽，从而使毒性增强。该毒素不耐热，60℃，45分钟或100℃瞬时破坏，该毒素也不耐酸。

2. 流行病学特点

（1）发病季节：以夏、秋气温较高季节为多见。

（2）引起中毒的食物：主要是动物性食品，如鱼、肉、禽等；也有鱼、贝类、面类食品引起中毒的报道。

（3）食物中产气荚膜梭菌的来源：主要是人或动物无症状带菌者的粪便、土壤、尘埃和污水中存在的产气荚膜梭菌对食品造成的直接或间接污染，并在适宜条件下在食品中大量繁殖。一般认为，当食品中该菌增至10^6/g以上时，即可引起食物中毒。

3. 发病机制

产气荚膜梭菌在小肠的碱性环境中形成芽胞并释放肠毒素，该毒素经胰蛋白酶作用，断裂部分多肽链后活化。活化的肠毒素与小肠粘膜细胞膜上的受体结合，整段肠毒素肽链嵌入细胞膜，使细胞膜代谢受影响，通透性改变，进而离子及大分子流失，最终导致细胞死亡。该肠毒素作用部位是十二指肠和空肠。

4. 临床表现

A型产气荚膜梭菌肠毒素食物中毒潜伏期一般为8～24小时。主要症状是腹痛、水样腹泻并有大量气体产生，少有恶心、呕吐及发热。发病特点是发病急、恢复快，一般在1～2日内恢复，预后良好。

5. 诊断和治疗

（1）诊断

1）流行病学特点：引起中毒的食品多为同批大量加热后在较高温度下长时间（数小时）缓慢冷却，且不经再加热而直接供餐的肉、禽、鱼制品。

2）临床表现：发病急、潜伏期一般为8～24小时，恢复快，一般预后良好。

3）实验室诊断

①细菌学检验：取可疑食物及患者粪便样品（发病2日内）进行产气荚膜梭菌培养，经生化试验确认为产气荚膜梭菌，尤其检出血清型相同的，具有诊断意义。

②肠毒素鉴定：直接从中毒病人粪便中检出并确认为产气荚膜梭菌的肠毒素。

（2）判定原则 符合本菌食物中毒的流行病学特点及临床表现；实验室诊断能从多数患者粪便中检出产气荚膜梭菌的肠毒素，或者能从多数患者的粪便与可疑中毒食品中检出血清型相同、且数量异常多的产肠毒素性产气荚膜梭菌。

（3）治疗：以对症治疗为主，有时需补充水分和电解质。

6. 预防措施

（1）加强卫生管理，控制污染源

①对食品从业人员定期进行肠道带菌检查，带菌者和肠道传染病患者不得从事接触食品的工作。

②严格执行家畜和家禽在屠宰、加工、运输、贮藏、销售各个环节的卫生管理，防止受该菌的污染。

（2）加工、处理后的熟肉类食品应快速降温，低温贮存，存放时间应尽量缩短。

（3）肉类等动物性食品，食用前应充分加热，烧热煮透，以彻底杀灭产气荚膜梭菌。

十、椰毒假单胞菌酵米面亚种食物中毒

1. 病原

（1）病原菌：椰毒假单胞菌酵米面亚种（Pseudomononas cocovenenans Subsp. Farinefermentans），过去曾称为酵米面黄杆菌、酵米面假单胞菌，为革兰染色阴性、两端钝圆的无芽胞短杆菌。专性厌氧，嗜中温，生长繁殖的最适温度为30℃，最适pH为7.0，不耐盐，不耐酸。

（2）毒素：椰毒假单胞菌酵米面亚种能产生米酵菌酸和毒黄素两种外毒素。

①米酵菌酸：米酵菌酸过去曾称为黄杆菌毒素A。对人和动物有强烈的毒性作用，是引起食物中毒和致死的主要毒素。

②毒黄素：是一种水溶性色素，耐热性强，一般烹调方法不能将其破坏，具有抗生素样作用。毒性较大，小鼠经口LD_{50}为8.4mg/kg·bw，静脉注射为1.7mg/kg·bw。

2. 流行病学特点

（1）发病季节：多发生于温暖潮湿的季节，即5～8月。

（2）发病区域：1953～1980年间，椰毒假单胞菌酵米面亚种食物中毒，主要发生在东北三省及广西等有酵米面饮食习惯的地区。1981～1984年间，由该菌引起的食物中毒区域扩大至四川、河北、内蒙古、山西等地。1984～1994年10年间，中毒区域进一步扩大至山东、河南、贵州等16个省。

（3）病死率：椰毒假单胞菌毒素毒性强，加之目前尚缺乏特效的解毒措施，因而椰毒假单胞菌毒素食物中毒的病死率较高。

（4）引起中毒的食品：印尼为发酵食物，我国传统的中毒食品是酵米面，随流行区域的扩大，引起中毒的食品种类增多，但谷类发酵制品仍是主要的中毒食品，如发酵玉米面、糯玉米、汤圆粉、玉米淀粉、发酵小米粉等；其次为变质银耳及薯类淀粉制品，如马铃薯淀粉、甘薯淀粉也是引起椰毒假单胞菌食物中毒的食品。

引起中毒食物外观有明显的改变。酵米面可出现霉斑，变质鲜银耳暗黄、发粘，耳片丧失弹性，有刺鼻气味，甚至糜烂。

(5) 食物中椰毒假单胞菌酵米面亚种来源及毒素的形成

① 酵米面是一种夏秋季节家庭自制的发酵食品，其发酵后常带湿存放，或遇阴湿天气晾晒不干，或用草木灰隔包吸收水分，食品中仍含有较多的水分及充足的氧气，这为椰毒假单胞菌繁殖及毒素形成创造了条件。

② 银耳在湿度及温度均较高的环境下培植，培植后期，遇天气骤然变冷时生长停滞，早生的银耳片变软并逐渐腐烂，椰毒假单胞菌酵米面亚种可在这种情况下生长繁殖并产生毒素。如此将银耳片采下淘洗后凉拌或烹调或晾晒成半干银耳，再经用水浸泡凉拌或烹调，食用后均可引起食物中毒。

3. 中毒机制

椰毒假单胞菌酵米面亚种引起的食物中毒主要由该菌产生的两种毒素——米酵菌酸和毒黄素所导致的病理反应和组织损害。

(1) 米酵菌酸作用于细胞线粒体内膜，与 ADP 载体形成复合物，阻止了 ADP 的转移，破坏线粒体的功能。此外，该毒素还作用于巯基酶类，使其部分失去活性。

(2) 毒黄素作用于细胞呼吸链系统，该毒素可从还原性辅酶Ⅰ获得电子，再将电子传递至分子氧而产生 H_2O_2 从而对细胞产生毒性作用。

4. 临床表现

潜伏期长短不一，多数病例在 2~24 小时内，少数长达 1~2 日以上。潜伏期长短、病情严重程度及预后好坏与摄入的毒素量有关。

发病的开始，首先出现胃肠道症状，如胃区不适、恶心、呕吐。呕吐物开始为食物，随后出现粘液甚至咖啡样物，同时伴有腹胀、腹痛及腹泻。随后出现脑、肝、肾等多种脏器损伤的临床症状。脑的损伤出现较早，有明显的神经症候群，如头痛、头晕、乏力、精神萎靡、嗜睡或烦燥不安、抽搐、惊厥以至昏迷，预后不良。继消化道症状后出现肝脏损害症状，如肝肿大、肝功能异常、黄疸等，重症者出现肝昏迷。对肾脏的损害一般出现较晚，轻者出现血尿、蛋白尿等，重者出现血中非蛋白氮含量增加、少尿、无尿等尿毒症症状，严重时因肾功能衰竭而死亡。

此外，中毒患者常出现胃肠麻痹及出血、腹胀、肠蠕动音减弱甚至消失、便秘等。出血可发生在消化道粘膜、脑膜、肝、肾等实质器官和皮肤。患者可出现呕血、便血及皮下出血等，病死率较高，为 30%~50%。

5. 诊断和治疗

(1) 诊断

1) 流行病学特点：发生在中毒流行区域；有进食特殊的可疑食物史，如酵米面或变质银耳；病情通常较严重，死亡率高。

2) 临床表现：病期出现胃肠道症状，接着出现神经系统症状，后期出现肝、肾等脏器受损或多处出血的中毒表现。

3) 实验室检验

① 细菌学检验：将可疑中毒食品样品，经增菌、培养、分离，并根据菌落特征及生化特性初步确定为椰毒假单胞菌酵米面亚种。最后经血清学分型鉴定，小白鼠毒性及毒力试验确定。

② 米酵菌酸测定：从可疑中毒食品或从可疑中毒食品的细菌培养物中检出米酵菌酸。

（2）治疗

由于目前还没有针对米酵菌酸和毒黄素的特效解毒药，故一旦发生中毒要立即报告，并尽早组织力量抢救。大量临床抢救经验说明，降低病死率到目前为止的唯一可靠措施，是尽早、彻底地排出胃肠道内存留的可疑中毒食物。因此，凡吃过同批食物的人，不论发病与否，应一律收入医院，及早催吐、洗胃、清肠。洗胃液常加入 10%活性炭，以吸附毒素。亦有人建议口服硫酸钠 20～30g 以清洗肠道中可疑中毒食物，并增加米酵菌酸的解离度，降低其肠腔浓度而减少吸收。此外，有条件的情况下，可采用微囊活性炭血液灌流，以便吸附血中毒素。

6. 预防措施

（1）在中毒高发地区，首要的任务是进行广泛、耐心的宣传教育，劝告居民不要制做与食用酵米面，逐步改变这种饮食习惯；即便制做酵米面，也要现做现吃，不贮存更不能带湿存放。

（2）银耳的生产与销售要执行（GB11675—89）《银耳卫生标准》。银耳专业户在培养银耳时，要注意无菌操作，要保证银耳生长的最适温湿度，使其茁壮生长，提高其抗病能力。银耳出现腐烂时，应及时剔出并销毁。收获的银耳要立即晒干或烘干。

（3）培训基层医务人员，向他们普及防治本病的的基本知识、技能和经验，特别是及时发现和确诊中毒病人的知识，尤其是抢救病人、排毒、洗胃等技能。

（4）一旦发生中毒，要做到早发现、早报告、早组织力量抢救。

十一、小肠结肠炎耶尔森菌食物中毒

1. 病原

小肠结肠炎耶尔森菌为革兰染色阴性小杆菌，需氧或兼性厌氧，属于肠杆菌科耶尔森菌属中的一种，是引起人类食物中毒和小肠结肠炎的重要病原菌。

小肠结肠炎耶尔森菌具有侵袭性并能产生耐热肠毒素，大多数产毒株在 4℃～35℃的广泛温度范围内产生肠毒素。该毒素与大肠埃希菌耐热肠毒素相似，完全由蛋白质构成，能抵抗 30 分钟 121℃的高温，亦能耐受 7 个月 4℃的低温并保持其毒性。此外，该毒素不被包括蛋白酶在内的多种酶的分解或破坏。

2. 流行病学

（1）发病季节：多发生在秋冬、冬春季节。

（2）引起中毒的食品：主要是动物性食物，如猪肉、牛肉、羊肉等；其次为生牛奶，尤其是 0℃～5℃低温运输或贮存的食品。

（3）食物中小肠结肠炎耶尔森菌的来源：小肠结肠炎耶尔森菌广泛存在于人和动物的肠道中，因此带菌的粪便、受粪便污染的水源及鼠类等均可通过各途径直接或间接污染食物。该菌耐低温，可在 0℃～5℃生长繁殖，故应特别注意冷藏食品被该菌污染。

3. 中毒机制

小肠结肠炎耶尔森菌食物中毒的发生，是该菌的侵袭性及肠毒素的共同作用。侵袭的靶组织为小肠和结肠，其产生的耐热性肠毒素可引起腹泻。

4. 临床表现

潜伏期一般比其他细菌性食物中毒长，为 3～7 天。易感人群为 1～5 岁幼儿，临床主要症状为腹痛、腹泻和发热。体温38℃~39.5℃，病程1~2日。此外，该菌也可引起结肠炎、阑尾炎、肠系膜淋巴结炎、关节炎及败血症。

5. 诊断和治疗

（1）诊断

1）符合本菌引起食物中毒的流行病学特点、临床表现。

2）实验室诊断

① 细菌学检验：取可疑中毒食品、患者呕吐物，经增菌、分离培养，进行改良克氏双糖试验、尿素酶试验和动力观察，符合本菌染色镜检的形态及生化特性，可以确定。

② 血清型鉴定：用小肠结肠炎耶尔森菌因子血清（O型诊断血清）对细菌学分离的菌株进行型别鉴定；也可用患者发病初期及恢复期血清与从可疑样品分离的菌株进行凝集试验，恢复期凝集价明显增高（1∶160~1∶1280）时，可进一步确定。

（2）治疗

多采用对症治疗，重症病例可用抗生素。

6. 预防措施

（1）防止该菌通过各种途径污染食品。

（2）该菌可在低温下生长繁殖并产生毒素，因此应特别警惕冰箱冷藏食品引起食物中毒的可能性。由于一旦产生耐热性毒素很难破坏，故冰箱冷藏食品的时间不宜过长；如果发现冷藏食品有异味或感观性状有改变，应将其弃掉，不准再加热后食用。

十二、其他的细菌性食物中毒

其他的细菌性中毒见表11-1所示。

表11-1 其他的细菌性中毒

	肠球菌食物中毒	李斯特菌食物中毒	志贺菌食物中毒	空肠弯曲菌食物中毒
病因	D群链球菌中的肠球菌，如粪链球菌、尿链球菌等	单核细胞增生李斯特菌	宋氏志贺菌、福志贺菌及其肠毒素（致贺毒素）	空肠弯曲菌及其霍乱样肠毒素
污染源	人和动物粪便、土壤、污染水源、人类带菌者	人和动物粪便、土壤、污染水源、人类带菌者	人类带菌者及其粪便污染物	人和动物带菌者的粪便、污染水源
中毒食物	动物性食物、特别是熟肉制品、奶及奶制品	奶及奶制品、肉类制品、水产品、蔬菜和水果	肉、奶及其熟制品、冷盘、凉拌菜	动物性食物、牛奶及肉制品
中毒机制	感染型	感染型	感染型、毒素型、或二者共同作用	感染型、毒素型、或二者共同作用
临床表现	潜伏期5~10h，急性胃肠炎症状、体温略高、偶有头痛、头晕等	孕妇、新生儿易发病，胃肠炎症状、败血症、脑膜炎、孕妇可出现流产等	潜伏期10~24h，剧烈腹痛，多次腹泻水样、血样或粘液便、伴高热、里急后重	婴幼儿为易感人群，潜伏期3~5d，急性胃肠炎症状，体温38℃~40℃
诊断	流行病学特点，临床表现和细菌学检查	流行病学特点，临床表现和细菌学检查	临床表现、细菌学检查、血清学鉴定毒素鉴定	细菌学检查恢复期血清与该菌凝集价升高4倍以上
预防	重点防止对熟肉制品的再污染	重点防止冷藏奶及奶制品、熟肉制品的污染	重点为食品企业卫生管理及从业人员肠道带菌检查	重点为婴幼儿食品及奶类食品卫生管理

第三节　非细菌性食物中毒

一、化学性食物中毒

化学性食物中毒，是指由于食用了被有毒有害化学物质污染的食品；或误为食品、食品添加剂、营养强化剂的有毒有害的化学物质；或添加非食品级的或伪造的、禁止使用的食品添加剂和营养强化剂的食品，以及超量使用食品添加剂的食品；或营养素发生化学变化的食品（如油脂酸败）等所引起的食物中毒。

1. 亚硝酸盐食物中毒

（1）引起中毒的原因

① 意外事故性中毒，是指误将亚硝酸盐当作食盐食用而引起中毒；或由于在食品加工过程中，作为发色剂的硝酸盐或亚硝酸盐加入过量所引起的中毒。这种意外事故性中毒虽不多见，但偶尔也有中毒发生的报告。

② 一般情况下引起中毒的原因系由于食入含有大量硝酸盐、亚硝酸盐的蔬菜或食物所致。

（2）亚硝酸盐的来源归纳起来主要有以下几个来源：①蔬菜在生长过程中可从土壤中吸收大量的硝酸盐。新鲜蔬菜贮存过久尤其腐烂时及煮熟蔬菜放置过久，菜内原有的硝酸盐在其还原菌的作用下转化为亚硝酸盐。②腌制不久的蔬菜往往含有大量亚硝酸盐，尤其是加盐量少于12%、气温高于20℃的情况下，可使菜中亚硝酸盐含量显著增高。但一般情况下于腌制20天后消失。③个别地区的井水，含硝酸盐较多（一般称为"苦井"水），如用这种水煮饭，并在不卫生的条件下存放过久，在细菌的作用下，硝酸盐还原成亚硝酸盐。④亚硝酸亦可在体内形成。当胃肠道功能紊乱、贫血、患肠道寄生虫病及胃酸浓度降低时，可使胃肠道硝酸盐还原菌大量繁殖。如再大量食用硝酸盐含量较高的蔬菜，即可使肠道内亚硝酸盐形成速度过快、数量过多以致机体不能及时将亚硝酸盐分解为氨类物质，从而使亚硝酸盐大量吸收入血导致中毒，病人出现青紫的症状，通常称为"肠原性青紫症"。儿童最易出现，多为散在性发生。

（3）中毒机制及临床表现　亚硝酸盐为强氧化剂，进入血液后可使血中低铁血红蛋白氧化成高铁血红蛋白，从而失去输送氧的功能，致使组织缺氧，出现青紫症状而中毒。亚硝酸盐的中毒剂量为 0.3~0.5g，致死剂量为 1~3g。

误食亚硝酸盐纯品引起的中毒，潜伏期很短，一般仅为 10 几分钟；大量食用蔬菜等引起的中毒，潜伏期一般为 1~3 小时，甚至可长达 20 小时。中毒的主要症状为口唇、指甲以及全身皮肤出现青紫等组织缺氧表现；自觉症状有头晕、头痛、无力、心律快、嗜睡或烦躁不安，呼吸急促，并有恶心、呕吐、腹痛、腹泻，严重者昏迷、惊厥、大小便失禁，可因呼吸衰竭导致死亡。

（4）急救及治疗　轻症中毒一般不需治疗，重症中毒要及时抢救和治疗。具体措施是，首先要催吐、洗胃和导泻；然后要及时口服或注射特效解毒剂美兰（又称亚甲兰），用量为每次 lmg/kg 体重~2mg/kg 体重。通常将 1%的美兰溶液以 25%~50%葡萄糖 20mL 稀释后，缓慢静脉注射。1~2 小时后，如青紫症状不退或再现，可重复注射以上剂量或半量。美兰也可口服，剂量为每次 3mg/kg 体重~5mg/kg 体重，每 6 小时 1 次或 1 日 3 次。使用美兰抢救亚硝酸盐中毒时，应特别注意美兰的用量一定要准确，不得过量，否则不但起不到解毒作用，反而会加重中毒。另外用美兰抢救的同时，补充大剂量维生素 C，会起到辅助治疗作用。

(5) 预防措施

① 保持蔬菜的新鲜，勿食存放过久或变质的蔬菜；剩余的熟蔬菜不可在高温下存放过久后再食用；腌菜时所加盐的含量应达到12%以上，不吃刚腌制不久的腌菜，至少需腌制15天以上再食用。

② 肉制品中硝酸盐、亚硝酸盐的添加量应严格遵照国家卫生标准的规定，不可多加。

③ 尽量不用苦井水煮粥。不得不用时，应避免水长时间保温后，又用来煮饭菜。

2. 砷中毒

砷和无机砷的化合物一般都有剧毒，常见的有三氧化二砷（通常称为砒霜、白砒或信石）、砷酸钙、亚砷酸钠、砷酸铅等。由于这些含砷化合物在工业、农业和医药上用途广泛、人类接触机会较多，故极易引起中毒。

(1) 引起中毒的原因

① 误将砒霜当成面碱、食盐食用，或误食含砷农药拌过的种粮。

② 不按规定滥用含砷农药喷洒果树和蔬菜，造成水果、蔬菜中砷的残留量过高。喷洒含砷农药后不洗手即直接进食。

③ 盛装过含砷化合物的容器、用具，不经清洗直接盛装或运送食物，致使食品受砷污染。

④ 食品工业用原料或添加剂质量不合格，砷含量超过食品卫生标准。

(2) 砷的毒性及中毒机制

砷的成人经口中毒剂量以三氧化二砷计约为 5～50mg，致死量为 60～300mg。三价砷的毒性大于五价砷。三价砷为原浆毒，其毒性主要为：

① 砷在机体内，可与细胞内酶的巯基结合而使其失去活性，从而影响组织细胞的新陈代谢，引起细胞死亡。这种毒性作用如发生在神经细胞，则可引起神经系统病变。

② 砷对消化道有直接腐蚀作用，接触部位可产生急性炎症、溃疡、糜烂、出血、甚至坏死。

③ 砷可麻痹血管运动中枢和直接作用于毛细血管，使血管扩张、充血、血压下降。

④ 砷中毒严重者，可出现肝脏、心脏及脑等器官的缺氧性损害。

(3) 临床表现潜伏期短，仅为十几分钟至数小时。患者口腔和咽喉有烧灼感，口渴及吞咽困难，口中有金属味。随后出现恶心，反复呕吐，甚至吐出黄绿色胆汁，重者呕血、腹泻，初为稀便，后呈米泔样便并混有血液。症状加重时全身衰竭，脱水，体温下降，虚脱，意识消失。肝肾损害可出现黄疸、蛋白尿、尿少等症状。重症患者出现神经系统症状，如头痛、狂躁、抽搐、昏迷等。抢救不及时可因呼吸中枢麻痹于发病 1～2 天内死亡。

(4) 急救与治疗砷中毒抢救原则为快速地、尽可能地将有毒物排出，及时应用特效解毒剂和对症处理。

排出毒物采用催吐、洗胃，然后立即口服氢氧化铁，它可与三氧化二砷结合形成不溶性的砷酸盐，从而保护胃肠粘膜，并防止砷化合物的吸收。方法是将硫酸亚铁水溶液（1∶3）和20%氧化镁水溶液分别配制保存，临用时将二种溶液等量混合，每5～10分钟喂服一汤匙，直至呕吐停止。

特效解毒剂有二巯基丙磺酸钠、二巯基丙醇等。此类药物的巯基与砷有很强的结合力，能夺取与组织中酶系结合的砷，形成无毒物质，随同尿液排出。一般首选二巯基丙磺酸钠，因其吸收快、解毒作用强、毒性小。采用肌肉注射，每次用量为 5mg/kg 体重。第 1 天每 6 小时

1次，第2天每8小时1次，以后每日1～2次，共计5～7天。

对症处理应注意纠正脱水、维持电解质平衡。

（5）预防措施

① 对含砷化合物及农药要健全管理制度，实行专人专库、领用登记。盛装砷制剂农药的容器必须有鲜明、易识别的标志，并标明"有毒"字样，以防误食。农药不准与食品混放、混装。

② 盛装含砷农药的容器、用具应有明显的标记，并不得再用于盛装食品。拌过农药的粮种亦应专库保管，防止误食。

③ 砷中毒死亡的家禽，应深埋销毁，严禁食用。

④ 砷酸钙、砷酸铅等农药用于防治蔬菜、果树害虫时，于收获前半个月内停止使用，以防蔬菜水果农药残留量过高；喷洒农药后，必须洗净手和脸才能吸烟、进食。

⑤ 食品加工过程中所使用的原料、添加剂等，其砷含量不得超过国家允许标准。

3. 有机磷农药中毒

有机磷农药是目前市场上销售量最大、使用量最大的一种农药，它具有高效、易分解、低残留的优点，对于防治病虫害、保证农业增产增收发挥了重要作用。但有机磷农药有一定毒性，在生产和使用过程中如不注意防护，往往可发生食物中毒。由于误食引起的急性中毒，每年都有发生。

（1）引起中毒的原因

① 误食农药拌过的种子，或误把有机磷农药当作酱油或食用油而食用；或把盛装过农药的容器再盛装油、酒及其他食物等引起中毒。

② 喷洒农药不久的瓜果、蔬菜，未经安全间隔期即采摘食用亦可造成中毒。

③ 误食农药毒杀的家禽。

（2）毒性及中毒机制 有机磷农药有100多种，其毒性大小相差很大，一般可分三类：①剧毒类，甲拌磷（3911）、对硫磷（1605）、内吸磷（1059）；②高毒类，如敌敌畏、甲基1059、异丙磷；③低毒类，如敌百虫、乐果、杀螟松、马拉硫磷。

有机磷农药在酸性溶液中较稳定，在碱性溶液中易分解失去毒性。故绝大多数有机磷农药与碱性物质如肥皂、碱水、苏打水接触时，可分解破坏，但敌百虫例外，遇碱可生成毒性更大的敌敌畏。

有机磷农药进入人体后，与体内胆碱酯酶迅速结合，形成磷酰化胆碱酯酶，使胆碱酯酶活性受到抑制，失去催化水解乙酰胆碱的能力，结果使大量乙酰胆碱在体内蓄积，导致以乙酰胆碱为传导介质的胆碱能神经处于过度兴奋状态而出现中毒症状。

（3）临床表现 中毒的潜伏期一般在2小时以内，误服农药纯品者可立即发病。根据中毒症状的轻重可将急性中毒分为三度：

① 轻度中毒表现为头疼、头晕、恶心、呕吐、多汗、流涎、胸闷无力、视力模糊等，瞳孔可能缩小。血中胆碱酯酶活力减少30%～50%。

② 中度中毒除上述症状外，出现肌束震颤、轻度呼吸困难、瞳孔明显缩小、血压升高、意识轻度障碍、血中胆碱酯酶活力减少50%～70%。

③ 重度中毒时，出现瞳孔缩小如针尖大，呼吸极度困难，出现青紫、肺水肿、抽搐、昏迷、呼吸衰竭、大小便失禁等，少数病人出现脑水肿。血中胆碱酯酶活力减少70%以上。

上述症状中以瞳孔缩小、肌束震颤、血压升高、肺水肿、多汗为主要特点。

需要特别注意的是，某些有机磷农药如马拉硫磷、敌百虫、对硫磷、伊皮恩、乐果、甲基对硫磷等有迟发性神经毒性，即在急性中毒后的第二周产生神经症状，主要表现为下肢软弱无力、运动失调及神经麻痹等。

（4）急救与治疗

急救与处理原则为快速排出毒物，及时应用特效解毒药，同时注意对症治疗。

① 排除毒物：迅速给予中毒者催吐、洗胃。为彻底排出毒物，必须反复、多次洗胃，直至洗出液中无有机磷农药臭味为止。洗胃液一般可用2%苏打水或清水，但误服敌百虫者不能用苏打水等碱性溶液，可用1：5000高锰酸钾溶液或1%氯化钠溶液。但1605、1059、3911、乐果等中毒时不能用高锰酸钾溶液，以免这类农药被氧化而增强毒性。

② 应用特效解毒药：轻度中毒者可单独给予阿托品，以拮抗乙酰胆碱对副交感神经的作用，解除支气管痉挛，防止肺水肿和呼吸衰竭；中度或重度中毒者，需要阿托品和胆碱酯酶复能剂（如解磷定、氯磷定）两者并用。胆碱酯酶复能剂能迅速恢复胆碱酯酶活力，对于解除肌束震颤、恢复病人神态有明显的疗效。敌敌畏、敌百虫、乐果、马拉硫磷中毒时，由于胆碱酯酶复能剂的疗效差，治疗应以阿托品为主。

（5）预防措施在遵守《农药安全使用标准》的基础上，应特别注意以下几点：

① 有机磷农药必须由专人保管，必须有固定的专用贮存场所，其周围不能存放食品。

② 喷药及拌种用的容器应专用；配药及拌种的操作地点应远离畜圈、饮水源和瓜菜地，以防污染。

③ 喷洒农药必须穿工作服，戴手套、口罩，并在上风向喷洒；喷药后须用肥皂洗净手、脸，方可吸烟、饮水和进食。

④ 喷洒农药及收获瓜、果、蔬菜，必须遵守安全间隔期。

⑤ 禁止食用因剧毒农药致死的各种畜禽。

⑥ 禁止孕妇、乳母参加喷药工作。

4. 锌中毒

锌是人体所必须的微量元素，保证锌的营养素供给量对于促进人类生长发育和维持健康具有重要意义。然而锌的供给量与中毒剂量相距很近，即安全带很窄。如人的锌供给量为每日10~20mg，而中毒量为80~400mg。目前市场上补锌制剂和保健食品琳琅满目，滥补现象严重，虽然尚未见到因补锌而引起的中毒报告，但应引起高度警惕。

到目前为止，锌中毒的发生主要还是由于使用镀锌容器存放酸性食品和饮料所致。锌不溶于水，能在弱酸或果酸中溶解，致使被溶解下来的锌以有机盐的形式大量混入食品，即可引起食物中毒。

锌中毒潜伏期很短，仅数分钟至1小时。临床上主要表现为胃肠道刺激症状，如恶心、持续性呕吐、上腹部绞痛、口中烧灼感及麻辣感，伴有眩晕及全身不适，体温不升高，甚至降低。严重中毒者可因剧烈呕吐、腹泻而虚脱。病程短，几小时至1天可痊愈。

预防措施主要是禁止使用锌铁桶盛放酸性食物、醋及清凉饮料；食品加工、运输和贮存过程均不可使用镀锌容器和工具接触酸性食品。国内曾报告几起由于使用锌桶盛醋，大白铁壶盛放酸梅汤和清凉饮料而引起的锌中毒。另外，应加强对补锌制剂和保健食品审批，并加强对市场的监督管理；是否需要补锌及补锌剂量应在临床医生指导下进行，不可自己乱补乱用。

二、有毒动植物中毒

有毒动植物中毒是指一些动植物本身含有某种天然有毒成分,或由于贮存条件不当形成某种有毒物质,被人食用后所引起的中毒。动物性中毒食品可分为二类:将天然含有有毒成分的动物或动物的某一部分当作食品(如河豚鱼);在一定条件下,产生了大量的有毒成分的动物性食品(如鲐鱼等)。植物性中毒食品可分为三类:将天然含有有毒成分的植物或其加工制品当作食品(如大麻油、桐油等);在加工过程中未能破坏或除去有毒成分的植物当作食品(如木薯、苦杏仁等);在一定条件下,产生了大量的有毒成分的植物性食品(如发芽马铃薯等)。

自然界有毒的动植物种类很多,所含的有毒成分也较复杂,现就一些常见的动植物食物中毒分别介绍如下:

1. 河豚鱼中毒

河豚又名河鲍,或称鲢鲤鱼,我国沿海各地及长江下游均有出产,属无鳞鱼的一种,在淡水、海水中均能生活。河豚是一种味道鲜美,但含有剧毒物质的鱼类。江浙一带民间流传一句俗语"拼死吃河豚",可见该鱼味美诱人,食之却要冒生命危险。

(1) 有毒成分:引起中毒的河豚毒素可分为河豚素、河豚酸、河豚卵巢毒及河豚肝脏毒素。其中河豚卵巢毒素是毒性最强的非蛋白质的神经毒素。河豚毒素为无色针状结晶,微溶于水,易溶于稀醋酸,对热稳定,煮沸、盐腌、日晒均不能将其破坏。河豚毒素主要存在于河豚的肝、脾、肾、卵巢、卵子、睾丸、皮肤、血液及眼球中,其中以卵巢毒性最大,肝脏次之。新鲜洗净的鱼肉一般不含毒素,但鱼死后较久,其内脏毒素可渗透到肌肉中,仍不可忽视;另外有的河豚品种鱼肉本身亦含有毒素。每年春季2~5月为河豚鱼的生殖产卵期,此时毒素含量最多,因此春季最易发生中毒。

(2) 中毒机理:河豚毒素主要作用于神经系统,阻碍神经传导,可使神经末梢和中枢神经发生麻痹。最初为知觉神经麻痹,继而运动神经麻痹,从而引起外周血管扩张,血压下降,最后出现呼吸中枢和血管运动中枢麻痹。

(3) 中毒症状:河豚鱼中毒的特点是发病急速而剧烈,潜伏期一般在10分钟至3小时。起初感觉手指、口唇和舌有刺痛,然后出现恶心、呕吐、腹泻等胃肠症状。同时伴有四肢无力、发冷、口唇、指尖和肢端知觉先出现麻痹,并有眩晕。重者瞳孔及角膜反射消失,四肢肌肉麻痹,以致身体摇摆、共济失调,甚至全身麻痹、瘫痪,最后出现语言不清、血压和体温下降。一般预后不良,常因呼吸麻痹、循环衰竭而死亡,致死时间最快在食后1个半小时。

(4) 抢救与治疗:河豚毒素中毒尚无特效解毒药,一般以排出毒物和对症处理为主。排出毒物的方法主要是催吐、洗胃和泻下。催吐可用1%硫酸铜口服或灌下;洗胃用1:2000~1:4000高锰酸钾溶液反复洗胃;导泻用硫酸钠。对症处理时,如出现呼吸困难,则可用山梗菜碱、尼可刹米等药物注射;肌肉麻痹可用番木鳖碱;另外可用高渗葡萄糖液以保护肝脏,并促进排毒。

(5) 预防措施

① 大力开展宣传教育:首先让广大居民认识到河豚有毒勿食;其次让广大居民能识别河豚以防误食。河豚鱼的外形较特殊,头部呈棱形,眼睛内陷半露眼球,上下唇各有两个牙齿形状似人牙。鳃小不明显,肚腹为黄白色,背部有小白刺,皮肤表面光滑无鳞,呈黑黄色。

② 加强对河豚鱼的监督管理:首先,禁止河豚鱼流入市场,应集中加工处理。在加工处

理时，应先断头（弃掉）、充分放血、去除内脏、皮，最后用清水反复冲洗鱼肉，然而将其制成干制品。其次，市场出售海杂鱼前，应先经过仔细严格地挑选，将挑出的河豚鱼进行掩埋等适当处理，不可随便扔弃，以防拣食后中毒。

2. 鱼类引起的组胺中毒

鱼类引起的组胺中毒的发生，主要是由于食用了某些不新鲜的鱼类（含有较多的组胺），同时也与个人体质的过敏性有关，所以组胺中毒是一种过敏性食物中毒。

（1）组胺形成及中毒机制：组胺是组胺酸的分解产物，海产鱼类中的青皮红肉鱼，如鲐巴鱼、师鱼、竹夹鱼、金枪鱼等鱼体中含有较多的组氨酸。当鱼体不新鲜或腐败时，污染于鱼体的细菌如组胺无色杆菌、摩氏摩根菌可产生脱羧酶，从而使组胺酸脱羧基形成大量的组胺。一般认为当鱼体中组胺含量超过 200mg/100g 时，即可引起中毒。

（2）中毒症状：组胺中毒临床表现的特点是发病快、症状轻、恢复快。潜伏期一般仅数分钟至数小时，临床表现为面部、胸部及全身皮肤潮红，眼结膜充血，并伴有头痛、头晕、脉快、胸闷、心跳加快、血压下降。有时可出现荨麻疹，咽喉烧灼感，个别患者可出现哮喘。一般体温正常。大多在 1～2 日内恢复健康。

（3）治疗：一般可采用抗组胺药物和对症治疗的方法。常用药物为口服盐酸苯海拉明，或静脉注射 10%葡萄酸钙，同时口服维生素 C。

（4）预防措施

① 防止鱼类腐败变质，禁止出售腐败变质的鱼类。

② 对于易产生组胺的青皮红肉鱼类，家庭在烹调前，可采取一些去毒措施。首先应彻底刷洗鱼体，去除鱼头、内脏和血块，然后将鱼切成两半后以冷水浸泡。烹调时可加入少许醋或雪里红或红果，据报道可使鱼中组胺含量下降 65%以上。

3. 麻痹性贝类中毒

太平洋沿岸地区有些贝类在 3 月至 9 月可使人中毒，中毒的特点为神经麻痹，所以称为麻痹性贝类中毒。我国虽未见到报道，但浙江沿海地区曾发生织纹螺引起的食物中毒，其症状类似麻痹性贝类中毒，应引起高度重视。

（1）有毒成分的来源：贝类在某些地区、某个时期有毒与海水中的藻类有关。当贝类食入有毒的藻类如膝沟藻科的藻类后，其所含的有毒物质即进入贝体内，并在贝体内呈结合状态，但对贝类本身没有毒性。当人食用这种贝类后，毒素可迅速从贝肉中释放出来，对人呈现毒性作用。目前已从贝类中分离、提取和纯化了几种毒素，其中石房蛤毒素发现的最早，是一种白色、溶于水、耐热、分子量较小的非蛋白质毒素，很容易被胃肠道吸收。该毒素耐热，一般烹调温度很难将其破坏。

贝类含石房蛤毒素的多少取决于海水中膝沟藻类的数量，贝类中毒的发生往往与水域中藻类大量繁殖、集结形成所谓"赤潮"有关。海水受污染时可形成赤潮。

（2）中毒机制：石房蛤毒素为神经毒，主要的毒作用为阻断神经传导，作用机制与河豚毒素相似。该毒素的毒性很强，对人的经口致死量为 0.84～0.9mg。

（3）中毒症状及治疗：潜伏期短，仅数分钟至 20 分钟。开始为唇、舌、指尖麻木，随后腿、颈部麻痹，然后运动失调。病人可伴有头痛、头晕、恶心和呕吐，最后出现呼吸困难。膈肌对此毒素特别敏感，重症者常在 2～24 小时因呼吸麻痹而死亡，病死率为 5%～18%。病程超过24小时者,则预后良好。

目前对贝类中毒尚无有效解毒剂,有效的抢救措施是尽早采取催吐、洗胃、导泻,设法去除毒素,同时对症治疗。

(4)预防措施:主要应进行预防性监测,当发现贝类生长的海水中有大量海藻存在时,应测定当时捕捞的贝类所含的毒素量。美国FDA规定,新鲜、冷冻和生产罐头食品的贝类中,石房蛤毒素最高允许含量不应超过80μg/100g。

4. 毒蕈中毒

蕈类通常称蘑菇,属于真菌植物。在我国目前已鉴定的蕈类中,可食用蕈300多种,有毒类约80多种,其中含剧毒能对人致死的有10多种。毒蕈虽然所占比例较少,但因蕈类品种繁多,形态特征复杂以致毒蕈与可食用用蕈不易区别,常因误食而中毒。

(1)有毒成分和中毒临床表现:一般按临床表现将毒蕈中毒分为四型。

1)胃肠型:主要症状为剧烈恶心、呕吐、阵发性腹痛,以上腹部疼痛为主,体温不高。经过适当处理可迅速恢复,一般病程2~3天,很少死亡。

引起此型中毒的毒蕈主要为黑伞蕈属和乳菇属的某些蕈种,毒性成分可能为类树脂物质、苯酚、类甲酚、胍啶或蘑菇酸等。

2)神经精神型:此型的临床症状除有轻度的胃肠反应外,主要为精神神经症状。如精神兴奋或抑制,精神错乱,部分患者尚有迫害妄想,类似精神分裂症。另外尚有明显的副交感神经兴奋症状,如流涎、流泪、大量出汗、瞳孔缩小、脉缓等。

导致此型中毒毒素主要有4大类:毒蝇碱(生物碱的一种),存在于毒蝇伞蕈、丝盖伞属及杯伞属蕈、豹斑毒伞蕈等;蜡子树酸及其衍生物,存在于毒伞属的一些毒蕈中;光盖伞素及脱磷酸光盖伞素,存在于裸盖菇属及花褶伞属蕈类;幻觉原主要存在于桔黄裸伞蕈中。

此型中毒可用阿托品类药物及时治疗,可迅速缓解症状。病程一般1~2天,死亡率低。

3)溶血型:中毒潜伏期多为6~12小时,主要表现为恶心、呕吐、腹泻、腹痛。发病3~4天后出现溶血性黄疸、肝脾肿大,少数病人出现血红蛋白尿。给予肾上腺皮质激素治疗可很快控制病情,病程一般2~6天,死亡率不高。

引起此型中毒的毒蕈为鹿花蕈,有毒成分为鹿花蕈素,属甲基联胺化合物,有强烈的溶血作用。此毒素具有挥发性,对碱不稳定,可溶于热水,烹调时如弃去汤汁可去除大部分毒素。

4)肝、肾损害型:此型中毒最严重,由于由不同的毒素所引起,所以临床表现十分复杂。按其病情发展一般可分为6期。①潜伏期:大多数在食毒蕈后10~24小时发病,短者为6~7小时。②胃肠炎期:患者出现恶心、呕吐、脐周围腹痛、水样便腹泻,多在1~2天后缓解。假愈期:胃肠炎症缓解后,病人暂时无症状,或仅有轻微乏力、不思饮食,而实际上毒素已逐渐进入内脏,肝脏损害已开始。轻度中毒病人肝损害不严重,可由此进入恢复期。③内脏损害期:严重中毒病人在发病2~3天后出现肝、肾、脑、心等内脏损害的症状。如可出现肝肿大、黄疸、转氨酶升高、甚至出现肝坏死、肝昏迷;肾损害症状可出现少尿、无尿或血尿,严重时可出现肾功能衰竭、尿毒症。④精神症状期:此期的症状主要是由于肝脏的严重损害出现肝昏迷所引起。病人主要表现烦躁不安、表情淡漠、思睡,继而出现惊厥、昏迷,甚至死亡。某些病人在胃肠炎期后很快出现精神症状,但见不到肝损害明显症状,此种情况属于中毒性脑病。⑤恢复期:经过积极治疗的病人,一般在2~3周进入恢复期,各项症状体征逐渐消失而痊愈。

引起此型中毒的毒素有毒肽类、毒伞肽类、鳞柄白毒肽类、非环状肽的肝肾毒,这些毒素主要存在于毒伞属蕈、褐鳞小伞蕈及秋生盔孢伞蕈中。此类毒素为剧毒,如毒肽类对人类的致死量为 0.1mg/kg 体重,因此肝肾损害型中毒危险,死亡率高(国外报告为 60%~80%,国内重庆报告为 37%),一旦发生中毒,应及时抢救。

(2)毒蕈中毒的急救与治疗原则

① 及时催吐、洗胃、导泻、灌肠,迅速排出毒物。凡食毒蕈后 10 小时内均应彻底洗胃,洗胃液可用 1∶4000 高锰酸钾溶液。洗胃后给予活性碳可吸附残留的毒素。

② 对于各型毒蕈中毒,应根据不同症状和毒素情况采取不同的治疗方案。

胃肠炎型,可按一般食物中毒处理。

神经精神型,可采用阿托品治疗。

溶血型可用肾上腺皮质激素治疗;一般状态差或出现黄疸,应尽早应用较大量的氢化考的松,并同时给予保肝治疗。

肝肾型中毒,可用二巯基丙磺酸钠治疗,该药品可破坏毒素,保护体内含巯基酶的活性。

(3)预防措施:毒蕈与可食用蕈很难鉴别,民间百姓虽然有一定的实际经验,但不够完善、可靠。因此为预防毒草中毒的发生,最可靠的方法是切勿采摘自己不认识的蘑菇食用;毫无识别毒蕈经验者,千万不要自己采摘蘑菇食用。

5. 含氰甙类食物中毒

指因食用苦杏仁、桃仁、李子仁、枇杷仁、樱桃仁、木薯等含氰甙类食物引起的食物中霉。

(1)有毒成分及中毒机制:有毒成分为氰甙,其中苦杏仁含量最高,平均为 3%,而甜杏仁则平均为 0.11%,其他果仁平均为 0.4%~0.9%。木薯亦会含有氰甙。

当果仁在口腔中咀嚼和在胃肠内进行消化时,氰甙被果仁所含的水解酶水解释放出氢氰酸,并迅速被粘膜吸收入血引起中毒。氢氰酸的氰离子可与细胞色素氧化酶中的铁离子结合,使呼吸酶失去活性,氧不能被组织细胞利用导致组织缺氧而陷于窒息状态。另外氢氰酸可直接损害延髓的呼吸中枢和血管运动中枢。苦杏仁氰甙为剧毒,对人的最小致死量为 0.4~1mg/kg 体重,约相当于 1~3 粒苦杏仁。苦杏仁因品种和产地不同,其毒性亦不同。

(2)临床表现:苦杏仁中毒的潜伏期,短者 0.5 小时,长者 12 小时,一般 1.0~2.0 小时。木薯中毒的潜伏期,短者 2.0 小时,长者 12.0 小时,一般为 6.0~9.0 小时。

苦杏仁中毒时,出现口中苦涩、流涎、头晕、头痛、恶心、呕吐、心悸、四肢无力等。较重者胸闷、呼吸困难、呼吸时可嗅到苦杏仁味。严重者意识不清、呼吸微弱、昏迷、四肢冰冷、常发生尖叫,继之意识丧失、瞳孔散大、对光反射消失、牙关紧闭、全身阵发性痉挛,最后因呼吸麻痹或心跳停止而死亡。此外,亦有引起多发性神经炎的情况。

木薯中毒的临床表现与苦杏仁相似。

(3)急救与治疗

① 催吐:用 5%硫代硫酸钠溶液洗胃。

② 解毒治疗:首先吸入亚硝胺异戊酯,接着缓慢静脉注射 3%亚硝酸钠溶液,然后静脉注射新配制的 50%硫代硫酸钠溶液。

③ 对症治疗。

(4)预防措施

① 向广大居民,尤其是儿童进行宣传教育,勿食苦杏仁等果仁,包括干炒果仁。

② 采取去毒措施,将苦杏仁等制成杏仁茶、杏仁豆腐,因经加水煮沸,可使氢氰酸挥发

除去，故不会引起中毒。木薯所含氰甙 90%存在于皮内，因此食用时，通过去皮、蒸煮等可使氢氰酸挥发掉，亦不会引起中毒。

6. 粗制棉籽油棉酚中毒

棉籽中含有毒物质，如未经蒸炒加热直接榨油，则此种粗制生棉籽油即含有毒物质，如食用可引起中毒。

（1）有毒成分：粗制生棉籽油中有毒物质主要有棉酚、棉酚紫和棉酚绿三种，其中以游离棉酚含量最高，为 1%～1.3%。游离棉酚是一种毒甙，为细胞原浆毒，可损害人体肝、肾、心等实质器官及神经系统，并损害生殖系统。

（2）中毒表现：棉酚中毒的临床表现主要有三个方面：①引起"烧热痛"。长期食用粗制棉籽油，可出现皮肤潮红、烧灼难忍、口干、无汗或少汗、四肢麻木、心慌无力等症状。②损害生殖功能，男性病人睾丸损害，多数病人精液中无精子或少精；女性病人出现闭经，子宫萎缩，导致不育症。③引起低血钾，出现肢体瘫痪。

（3）预防措施：①加强宣传教育，勿食粗制生棉籽油；②采取去毒棉籽榨油方法，油炸前必须将面子粉碎，经蒸炒加热后再炸油，炸出的油再经过加碱精炼，则可使棉酚逐渐分解破坏；③卫生监督人员应加强对棉籽油的管理，经常检测棉酚含量。我国规定棉籽油中棉酚含量不得超过 0.02%，超过此标准的棉籽油不得出售。表 11-2 为其他有毒动植物中毒。

表 11-2 其他有毒动植物中毒

名称	有毒成分	临床特点	急救处理	预防措施
甲状腺中毒	甲状腺素	潜伏期 10～24h。头疼、乏力、烦躁、抽搐、震颤、脱发、多汗、心悸等	抗甲状腺素药，促肾上腺皮质激素，对症处理	加强兽医检查，屠宰牲畜时除净甲状腺
动物肝脏中毒	大量维生素 A	潜伏期 0.5～12h。头疼、恶心、呕吐、腹部不适、皮肤潮红、脱皮	对症处理	含大量维生素 A 的动物肝脏不宜过量食用
发芽马铃薯中毒	龙葵素	潜伏期数分钟至数小时。咽部搔痒、发干、胃部烧灼、恶心、呕吐、腹疼、腹泻、伴头晕、耳鸣、瞳孔散大	催吐、洗胃、对症处理	马铃薯贮存干燥阴凉处。食用前挖去芽眼、削皮、烹调时加醋
四季豆中毒	皂素植物血凝素	潜伏期 1～5h。症状为恶心、呕吐、腹疼、腹泻、头晕、出冷汗	对症处理	豆角煮熟、煮透至失去原有生绿色
鲜黄花菜中毒	类秋水仙碱	食后 0.5～4h 发病。症状以呕吐、腹泻为主，伴头晕、头疼、口渴、咽干	即时洗胃，对症处理	食用黄花菜，如食鲜黄花菜，须用水浸泡或用开水烫后弃水炒熟后食用
有毒蜂蜜中毒	蜜源来自含生物碱的有毒植物，常见为雷公藤植物、钩藤属植物的生物碱	潜伏期 1～2 天。口干、舌麻、恶心、呕吐、头疼、心慌、腹疼、肝肿大、肾区疼	对症处理，输液，保肝	加强蜂蜜检验，防止有毒蜂蜜进入市场
白果中毒	银杏酸 银杏酚	潜伏期 1～12h。呕吐、腹泻、头疼、恐惧感、惊叫、抽搐、昏迷、甚至死亡	催吐、洗胃、灌肠、对症处理	误食生白果及变质白果，去皮加水煮透后弃水食用

三、真菌毒素和霉变食品中毒

1. 霉变谷物中呕吐毒素食物中毒

中毒食品为赤霉病麦、霉变小麦、霉变玉米等。赤霉病麦食物中毒多发生在小麦收割季节（5~7月），霉变小麦和霉变玉米食物中毒可发生在任何季节。

（1）病原菌及中毒机制：赤霉病麦是由于镰刀菌感染了麦子所致，其中最主要的为禾谷镰刀菌。小麦、大麦、元买、玉米、稻米、甘薯等在适宜条件（气温16℃~24℃，湿度85%）下，可感染禾谷镰刀菌。从外观上看，赤霉病麦粒的颜色灰暗带红，谷皮邹缩并有胚芽发红的特征。肉眼可将病粒挑出，还可用物理学方法和霉菌培养法进一步鉴定病麦粒。

引起中毒的毒素有许多种，其中主要有脱氧雪腐镰刀菌烯醇（DON）、雪腐镰刀菌烯醇、镰刀菌烯酮—X、T2毒素等，这一类毒素都属于单端孢霉烯族化合物，其主要毒性为引起呕吐。

（2）中毒症状：潜伏期一般半小时至2小时，短者10~15分钟，长者4~7小时。主要症状有：胃部不适、恶心、呕吐、头痛、头晕、腹痛、腹泻等症状，还可有无力、口干、流涎、颜面潮红、发热等症状。

（3）预防措施主要措施有：①加强田间管理，预防谷类感染镰刀菌；粮食在仓库内贮存时应防止霉变。②已经发生霉变的谷物，则应采取去毒措施，如采用比重分离法去除病麦粒；采用稀释法降低病麦粒含量，如病麦粒含量稀释至3%~5%时，不会引起中毒；由于毒素主要存在于麦粒的表皮，故可采取碾磨去皮法去除毒素。

2. 变质甘蔗食物中毒

（1）引起中毒的原因：甘蔗盛产于我国的南方，运至北方后，通常经过一冬天的贮存于次年的春季才出售。由于冬季贮存不当，霉菌大量繁殖，甘蔗发霉变质，食用后即可引起中毒。因此变质甘蔗中毒多发生在北方的初春季节。另外甘蔗在南方产地未等完全成熟即被收割，这种甘蔗含糖量低，更有利于霉菌生长繁殖而发生霉变，食用这种霉变甘蔗后亦可引起中毒，但这种情况并不多见。因此变质甘蔗食物中毒有一个显著特点，即"甘蔗产在南方，中毒却主要发生在北方"。

（2）有毒成分：变质甘蔗质软，瓤部比正常甘蔗色深，呈浅棕色，闻之有轻度霉味。从霉变甘蔗中可分离产毒真菌，称为甘蔗节菱孢霉，其所产生的毒素为3—硝基丙酸，是一种神经毒素，主要损害中枢神经系统。

（3）临床表现变质：甘蔗食物中毒潜伏期短，最短仅十几分钟，最长十几个小时。发病初期为一过性的胃肠道症状，如出现恶心、呕吐、腹痛、腹泻，有的大便为黑色。随后出现神经系统症状，头晕、头疼、视力障碍（如复视、眼前发黑），轻症患者可很快恢复，重症者则出现抽搐。抽搐时四肢强直、屈曲、内旋，手呈鸡爪状，眼球向上偏向凝视，瞳孔散大，继而进入昏迷。体温发病初期正常，几天后增高。患者可死于呼吸衰竭。重症病人多为儿童，严重者1~3日死亡，幸存者常留下严重的神经系统后遗症，导致终生残废。

（4）抢救与治疗：无特效治疗方法，主要抢救措施是，发现中毒后尽快洗胃、灌肠以排除毒物，并进行对症治疗。

（5）预防措施：甘蔗必须在成熟后方可收割；收割后需防冻、防霉菌污染繁殖。贮存期应防止霉变，并定期对甘蔗进行感官检查，已变质的甘蔗严禁出售；另外甘蔗贮存期不可过长。

第四节 食物中毒的调查处理

食物中毒的调查处理要以科学为依据,以法律为准绳。所谓以科学为依据,就是以科学的方法、实事求是的态度,客观地对食物中毒事件进行调查;所谓以法律为准绳,就是食物中毒调查处理要根据有关的法律、法规和标准进行,如《中华人民共和国食品卫生法》、《中华人民共和国国家标准——食物中毒诊断标准及技术处理总则(GB 14938—94)》、《中华人民共和国卫生行业标准 WS/T—1996》(主要规定了各类食物中毒诊断标准及处理原则)等。

食物中毒调查处理的工作内容、方法和步骤主要包括以下五个方面:

1. 接到食物中毒报告后的准备工作

(1)食品卫生监督员在接到发生食物中毒的报告后,应立即向上级卫生行政管理部门报告,以便组织卫生、医疗单位及时接纳和抢救病人。

(2)接到食物中毒报告的同时,迅速组织食品卫生监督人员携带采样器材和协助抢救的物品前往现场。

2. 食物中毒现场的处理与调查

(1)到达现场后,首要的任务是组织、协调和帮助临床医生进行病人抢救工作,如调动抢救工作所需人员,调用特效药等。与此同时,更为重要的是,根据发病的流行病学特点和中毒的临床表现,尽可能明确引起中毒的病原物质,以便指导临床医生采取有针对性的抢救措施。

(2)保护现场,封存中毒食品或疑似中毒食品,并尽快地采样,同时收集病人呕泻物,采样还同时包括可疑中毒食物所涉及的餐具、炊具的细菌涂抹样。

(3)对中毒患者的询问调查

① 对中毒患者进行 48 小时的进餐食谱调查,找出共同的进餐餐次和食物;同时与有相同餐次而未发病的就餐者食谱相比较,找出或明确可疑中毒食物。

② 发病情况调查,包括最早出现的中毒症状、潜伏期与主要症状。

③ 询问调查时,要由两个人同时做记录,询问后要由被询问及询问人签字。

④ 必要时可对调查现场进行拍照、录像,留下视听证据。

⑤ 调查中可以继续补充采集样品。

3. 食物中毒的诊断及技术处理

根据上述现场调查应做出是否为食物中毒的诊断,并尽可能找出中毒的病因。食物中毒的诊断标准及技术处理总则如下:

(1)食物中毒诊断的标准总则:食物中毒诊断主要以流行病学调查资料及病人的潜伏期和中毒的特有表现为依据,实验室诊断是为了确定中毒的病因而进行的。食物中毒的确定应尽可能有实验室诊断资料,由于采样不及时或已用药或其他技术、学术上的原因而未取得实验室诊断资料时,可根据明确的流行病学和中毒的临床表现特点,判定为原因不明的食物中毒,必要时可由三名副主任医师以上的食品卫生专家进行评定。

(2)技术处理原则

① 对病人采取紧急处理:停止食用中毒食品;采取病人标本,以备送检;对病人的急救

治疗主要包括催吐、洗胃、清肠、对症治疗，特殊治疗。

② 对中毒食品采取的控制性处理：保护现场，封存中毒或疑似中毒食品；返回已售出的中毒食品或疑似中毒的食品；对中毒食品进行无害化处理或销毁。

③ 对中毒场所的消毒处理：根据不同的中毒食品，对中毒现场采取相应的消毒处理。

4. 引起中毒事件的原因及责任追查

为查明食物中毒发生的环节及造成中毒的责任者，应以中毒食物或可疑食物为线索，沿着该食品在商业网中的流通线路，由中毒单位上溯（食品供应点及生产经营场所直至查明其污染环节和条件），其中重点调查内容有原料来源、加工过程、贮存条件等。调查材料要由有关食品生产、销售等单位签字。通过追查，不仅可找出食物中毒责任者，而且还可发现易发生中毒的环节，总结经验，以避免类似中毒事件的发生。

5. 食物中毒的处理

（1）对于食品生产经营者造成的食物中毒，应依据《中华人民共和国食品卫生法》的有关规定进行行政处罚；而对非食品生产经营者造成的食物中毒，不能给予行政处罚。

（2）对于患者住院费、误工费、精神损害补偿费、营养费等民事赔偿，可由当事人双方协商解决或由法院调解仲裁；卫生监督机构只能提供民事争议所需的证据资料，而不能以监督机构自己的名义做出赔偿的调解或仲裁意见。

（3）对于涉及刑事责任，主要由司法部门追究，卫生监督机构主要提供充分可靠的证据。

（4）应向病人的家属及所属单位证明发生食物中毒的原因，指出仍然存在的隐患，提出具体改进意见和措施。

（5）对食物中毒的调查资料进行整理、分析和总结，进行必要的登记和报告。

本章习题

一、填空题

1. 能够引起食物中毒的有毒有害物质我们称之为_____或_____。常见的食物中毒分为_____、_____、_____、_____、四类。
2. 葡萄球菌食物中毒的临床表现为剧烈而反复的_____、_____、_____等。
3. 预防副溶血性弧菌食物中毒的关键在于抓住_____、_____和_____等三个主要环节。
4. 肉毒梭菌芽胞抵抗力强，需经高压蒸气____℃，____分钟、或干热____℃，____分钟、或加热____℃，____小时才能将其杀死。
5. 椰毒假单胞菌酵米面亚种能产生_____（过去称为_____）和_____两种外毒素。
6. 引起中毒的河豚毒素可分为_____、_____、_____及_____。其中_____是毒性最强的非蛋白质的神经毒素。
7. 有毒动植物中毒主要包括_____、_____、_____、_____、_____、_____等六大类。

二、简答题

1. 食物中毒的特征有哪些？
2. 简述细菌性食物中毒的流行病学特点？
3. 沙门菌属食物中毒的临床表现？
4. 变形杆菌食物中毒的预防措施？
5. 大肠埃希菌食物中毒的实验室诊断效果？
6. 试述沙门菌属食物中毒的临床表现？
7. 肉毒梭菌中毒的临床表现与其他细菌性食物中毒有何不同？
8. 预防亚硝酸盐中毒的措施有哪些？
9. 鱼类引起的组胺中毒的预防措施？

参 考 文 献

吴坤主编，营养与食品卫生学（第五版）．北京：人民卫生出版社，2003年
凌文华主编，营养与食品卫生学．北京：人民卫生出版社，2000年
郭俊生主编，饮食营养与卫生．北京：第二军医大学出版社，2002年
王尔茂主编，食品营养与卫生．北京：科学出版社，2004年
王宇鸿主编，食品营养与保健．北京：化学工业出版社，2008年
孙远明主编，食品营养学．北京：科学出版社，2006年
刘志诚，于守洋主编．营养与食品卫生学（第二版）．北京：人民卫生出版社，1981年
李凤林，夏宇．食品营养与卫生学．北京：中国轻工业出版社．2007
彭萍．食品营养与卫生．武汉：武汉大学出版社．2006
王丽琼．食品营养与卫生．北京：化学工业出版社．2008
刘志皋主编．食品营养学．北京：中国轻工业出版社，2004-4
《食品卫生学》编写组编．食品卫生学．北京：中国轻工业出版社，2005-7
闻之梅，陈君石主译．现代营养学（第七版）．北京：人民卫生出版社，1999
何志谦主编．人类营养学（第二版）．北京，人民卫生出版社，2000
陈炳卿等主编．现代食品卫生学．北京：人民卫生出版社，2001
武汉医学院主编．营养与食品卫生学．北京：人民卫生出版社．1981
陈学为主编．应用营养学．北京：人民卫生出版社．1984
刘本仁主编．卫生法学．上海：上海医科大学出版社，1992
刘毓谷主编．中国医学百科全书—营养与食品卫生学．上海：上海科学技术出版社，1988年
中国营养学会编．中国居民膳食营养素参考摄入量．北京：中国轻工业出版社，2000-10
杨月欣，王光亚主编．实用食物营养成分分析手册．北京：中国轻工业出版社，2002
于守洋、顾景范主编．特殊营养学．上海：科学出版社，1991
陈学存主编．应用营养学．北京：人民卫生出版社，1984年
杨月欣，王光亚，潘兴昌主编，中国食物成分表．北京：北京大学医学出版社，2002
Benyon S, Metabolism and Nutrition（影印版）．北京，科学技术出版社，2002
Garrow JS, et al. Human Nutrition and Dietetics (10th Edition). Harcourt Publishers Limited, 2002
Jim MA, Stewart T. Essentials of Human Nutrition (2nd Edition). Oxford University Press, 2002
Whitney EN, et al. Understanding Nutrition (8th Edition). Wadsworth Publishing Company，1999
Manrice E. Shils, James A.Olson,Moshe Shike, A.Catharine Ross, Modern Nutrition in Health and Disease.9th ed. Baltimore, Williams & Wilkins Company, 1999
Eleanor Noss Whitney, Sharon Rady Rolfes, 8th ed. Belmont, Wadsworth Publishing Company,1999
D'Mello, J. P. F. (2003). Food Safety, CABI Publishing
Paster, T. (2007). The HACCP Training Food Safety. John Willey & Son's Inc